Psicologia Médica

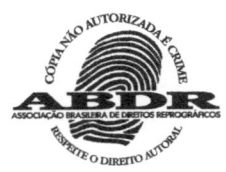

P974　Psicologia médica : abordagem integral do processo saúde-doença / Mario Alfredo De Marco ... [et al.]. – Porto Alegre : Artmed, 2012.
383 p. ; 25 cm.

ISBN 978-85-363-2754-9

1. Psiquiatria. 2. Psicologia médica. I. De Marco, Mario Alfredo.

CDU 616.89:159.9

Catalogação na publicação: Ana Paula M. Magnus – CRB 10/2052

Mario Alfredo De Marco
Cristiane Curi Abud
Ana Cecilia Lucchese
Vera Blondina Zimmermann

Psicologia Médica

Abordagem integral
do processo saúde-doença

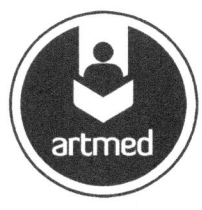

2012

© Artmed Editora Ltda., 2012

Capa
Paola Manica

Preparação do original
Alessandra B. Flach

Leitura final
Antonio Augusto da Roza

Coordenadora editorial – Biociências
Cláudia Bittencourt

Assistente editorial
Adriana Lehmann Haubert

Gerente editorial
Letícia Bispo de Lima

Projeto e editoração
Armazém Digital® Editoração Eletrônica – Roberto Carlos Moreira Vieira

Reservados todos os direitos de publicação, em língua portuguesa, à
ARTMED EDITORA LTDA., uma empresa do GRUPO A EDUCAÇÃO S.A.
Av. Jerônimo de Ornelas, 670 – Santana
90040-340 – Porto Alegre, RS
Fone: (51) 3027-7000 Fax: (51) 3027-7070

É proibida a duplicação ou reprodução deste volume, no todo ou em parte,
sob quaisquer formas ou por quaisquer meios (eletrônico, mecânico, gravação,
fotocópia, distribuição na Web e outros), sem permissão expressa da Editora.

SÃO PAULO
Av. Embaixador Macedo Soares, 10.735 – Pavilhão 5
Cond. Espace Center – Vila Anastácio
05095-035 São Paulo SP
Fone: (11) 3665-1100 Fax: (11) 3667-1333

SAC 0800 703-3444 – www.grupoa.com.br

IMPRESSO NO BRASIL
PRINTED IN BRAZIL

Autores

Mario Alfredo De Marco – Psiquiatra. Psicanalista pela Sociedade Brasileira de Psicologia Analítica e pela International Association for Analytical Psychology. Mestre em Psiquiatria e Psicologia Médica e Doutor em Ciências pela Pós-graduação do Departamento de Psiquiatria da Universidade Federal de São Paulo (UNIFESP). Professor Associado do Departamento de Psiquiatria da Escola Paulista de Medicina – UNIFESP. Coordenador do Serviço de Atenção Psicossocial Integrada em Saúde do Hospital São Paulo (SAPIS/HSP-UNIFESP). Professor e Coordenador de cursos de Psicologia Médica da Escola Paulista de Medicina.

Cristiane Curi Abud – Psicóloga. Psicanalista Membro do Departamento de Psicanálise do Instituto Sedes Sapientiae. Mestre em Psicologia Clínica pela Pontifícia Universidade Católica de São Paulo (PUCSP) e Doutora em Administração de Empresas pela Fundação Getúlio Vargas (FGV-SP). Professora de Psicologia Médica da UNIFESP-EPM. Psicóloga, Supervisora e Professora do curso de Psicossomática do Programa de Assistência e Estudos de Somatização (PAES), UNIFESP-EPM.

Ana Cecilia Lucchese – Psicóloga. Especialista em Psicologia da Saúde e Mestre em Ciências da Saúde pelo Departamento de Psiquiatria da UNIFESP. Professora de Psicologia Médica do Departamento de Psiquiatria da UNIFESP.

Vera Blondina Zimmermann – Psicóloga. Psicanalista Membro do Departamento de Psicanálise do Instituto Sedes Sapientiae. Doutora em Psicologia Clínica pela PUCSP. Professora Adjunta do Instituto de Psicologia da Universidade Federal do Rio Grande do Sul (UFRGS). Professora de Psicologia Médica da UNIFESP. Coordenadora do Centro de Referência da Infância e Adolescência (CRIA), UNIFESP.

COLABORAÇÃO

Mariella Vargas Degiovani – Psicóloga. Psicoterapeuta Clínica. Psicóloga do Serviço de Atenção Psicossocial Integrada em Saúde, responsável pela Unidade de Terapia Intensiva do Hospital São Paulo (HU-UNIFESP). Tutora e Preceptora da Residência Multiprofissional Hospitalar em Cuidados Intensivos do HU-UNIFESP. Professora de Psicologia Médica da UNIFESP-EPM.

Aos alunos de medicina, que tanto nos ensinam,
ajudando a nos tornarmos mais humanos, e aos colegas
professores que têm nos acompanhado nesta jornada.

Apresentação

Psicologia médica: abordagem integral do processo saúde-doença é uma notável contribuição dos professores Mario Alfredo De Marco, Cristiane Curi Abud, Ana Cecilia Lucchese e Vera Blondina Zimmermann para uma das áreas mais relevantes do proceder médico e das equipes de saúde. Em um momento em que nos deparamos com a paradoxal situação em que extraordinários progressos de algumas áreas da medicina e de sua pesquisa, tecnologia e instrumental terapêutico convivem com uma lamentável falência do sistema de saúde pública, a pessoa do paciente fica exposta entre essas duas tendências, e o elemento-chave da abordagem médica e dos cuidados com a saúde fica com frequência negligenciado. Desde Hipócrates, como tão bem ilustra a excelente revisão histórica do livro, sabemos que é nessa relação que se encontrará a possibilidade de intervenções mais ou menos efetivas. Acompanhamos nos sucessivos capítulos a importância da comunicação, os diferentes momentos do ciclo da vida humana, as distintas configurações que se formam nessa relação fascinante, os aspectos culturais, conscientes, inconscientes, os dilemas éticos e a miríade de difíceis situações clínicas que devemos enfrentar em nosso dia de trabalho e em nossa jornada como cuidadores, ao longo de nosso próprio ciclo vital. Como nos bons livros de qualquer área, encontramos aqui algo que se situa entre a ciência e a arte, na medida em que se acompanha o trabalho dos autores e se percebe a solidez de sua visão e as longas horas de voo nesse desafiador trajeto. Os autores revisam com adequação a mais relevante literatura sobre o tema, tanto nacional como internacional, acrescentam suas próprias contribuições e ilustram com rico material produzido por seus alunos em suas observações clínicas cada um dos pontos examinados, contribuindo, ainda, com completos e abrangentes roteiros de entrevista. Como coautor de um dos livros nacionais sobre o ciclo da vida humana, senti-me particularmente satisfeito por me ver incluído neste diálogo acadêmico entre distintas experiências e produções brasileiras sobre o processo de saúde-doença. Para mim, a psicanálise, que encontramos tão presente neste livro, é uma obra em construção; da mesma forma, a psicologia médica é uma obra em construção, e vejo com grande entusiasmo o que diferentes grupos de trabalho de nossas principais universidades estão produzindo nesta tarefa interminável de construir uma ciência brasileira que é ao mesmo tempo parte de uma ciência mais ampla e nos permite dialogar com colegas de todas as latitudes geográficas e culturais. Afinal, dentro da irredutível individualidade de cada um de nós, o que temos em comum está sintetizado nas palavras de Drummond, que nos estimulou a empreender a difícil, dangerosíssima viagem de si a si mesmo e a encontrar a insuspeitada alegria de conviver. Por todas essas razões, recomendo vivamente este belo e estimulante livro, que consegue a façanha de nos guiar em mais uma trajetória pela abordagem integral do processo saúde-doença e mostrar a perene e sempre renovada relevância da Psicologia Médica.

Cláudio Laks Eizirik
Professor Associado do Departamento de Psiquiatria e Medicina Legal
da UFRGS e Ex-presidente da Associação Psicanalítica Internacional

Prefácio

Como entrevistar um paciente? O que perguntar a ele? Deve-se usar um questionário fechado de temas a serem investigados ou deixar que o paciente fale livremente? Em que momento interromper sua fala? Como interrompê-la? Como observar, durante uma entrevista clínica, o estado psíquico e emocional do paciente? E se ele chorar, o que fazer?

Essas e tantas outras são perguntas muito frequentes dos estudantes do curso de graduação em medicina. Elas surgem na graduação, mas acompanham o profissional da saúde ao longo de sua carreira. Na tentativa de orientar o processo de aprendizagem dos estudantes com relação aos aspectos humanos de uma entrevista clínica, desenvolvemos, a partir de nossa experiência ministrando a disciplina de Psicologia Médica, uma metodologia que tem se mostrado bastante profícua, destacando, de alguns campos do conhecimento científico, temas, conceitos e ilustrações que possam orientar o estudante na organização de sua experiência de campo junto aos pacientes.

Ao longo deste livro, abordaremos temas, que relacionamos à entrevista clínica, provenientes da história da medicina, da comunicação, da psiquiatria, da psicanálise, da psicologia do desenvolvimento e da psicologia médica, com o objetivo de percorrer, na medida do possível, o caminho que traçamos com nossos alunos a fim de prepará-los para entrevistar pacientes. Um caminho teórico e prático planejado e replanejado muitas vezes, a partir de acertos e erros, e modificado em função de diferenças, limites e resistências encontrados durante o processo de ensino-aprendizagem. Nesta obra, oferecemos ao leitor o que selecionamos, ao longo dos anos, em termos de questões básicas sobre o processo de subjetivação humana, abordando alguns fenômenos que podem se apresentar no dia a dia do trabalho do médico, mas que não exigem deste aprofundamentos teóricos em assuntos que não lhe cabe diagnosticar ou sobre os quais seria inadequado intervir diretamente. Optamos por apresentar diretrizes norteadoras que ajudem na formação de um panorama dos fenômenos psíquicos e, dessa forma, proporcionem melhor habilitação para a prática profissional.

Buscamos mostrar ao leitor não só um programa de informações, mas nossa forma de abordagem, desde a linguagem usada na comunicação dos conteúdos até relatos de entrevistas realizados por estudantes, com comentários.

A partir dos recortes desses campos de conhecimento e de nossa experiência, criamos um roteiro de entrevista que visa não a engessar o aluno/entrevistador, mas a oferecer um norte, uma referência geral dos temas básicos que devem ser abordados e observados na entrevista com os pacientes. Os roteiros orientam não apenas o momento da realização das entrevistas, mas sua organização posterior na forma de relatório escrito. Em uma relação dialética, os alunos estudam e ensaiam aplicações da teoria, realizam as entrevistas e escrevem relatórios sobre a experiência prática articulada com a teoria. Assim, apresentaremos também, neste livro, diversos relatórios escritos por estudantes, oferecendo ao leitor um modelo de articulação entre teoria e prática médica.

Optamos por começar a apresentação das áreas de conhecimento pela história da medicina, pois, em uma entrevista clínica, para além da história dos sintomas e da doença dos pacientes, é fundamental conhecer sua história de vida. Qual é o seu nome e seu sobrenome, sua idade, onde nasceu, quem são seus pais, qual sua escolaridade, sua cultura, sua profissão, sua religião, seu grupo social e sua forma de se relacionar com as pessoas a sua volta, com a vida e com a doença? Todo sintoma, toda doença e toda dor têm uma história. A doença aparece em determinado contexto histórico, psíquico e social. É certo que existem as predisposições genéticas e biológicas, que fazem de seu aparecimento algo simplesmente "natural", mas observamos, e demonstraremos ao longo desta obra, que raramente o aparecimento dos sintomas referidos pelos pacientes é alheio a sua contingência histórica, psíquica e social. Ademais, ainda que o surgimento seja ou pareça alheio, a doença, uma vez instalada, deve ser integrada – tanto pelo paciente como pelo médico – a esse contexto de vida mais amplo. Por exemplo, como a mãe de duas crianças, de 4 e 3 anos, administra o câncer de mama que surgiu e a obriga a ausentar-se de casa para tratamento quase diário? Ela é casada? Conta com o apoio de familiares? Conta com o apoio de sua mãe, ou esta já faleceu de câncer de mama, que, como se sabe, é altamente hereditário? Ela tem medo de falecer como sua mãe? Tem medo de que seus filhos padeçam do mesmo mal? Ela deve conversar com os filhos sobre a doença? Como explicar a eles sua ausência? Em suma, qual é a história dessa família e como seus membros lidam com a vida e com a doença?

A história da medicina tampouco é uma história "natural", na qual o saber e as práticas médicas sempre existiram de modo independente de seu contexto social, histórico e cultural. Para que o estudante possa contextualizar o conhecimento atual do campo e criar uma distância crítica e reflexiva sobre sua formação e atuação profissional, consideramos necessário conhecer a história da medicina. Conhecer, por exemplo, o fato de que Hipócrates perguntava a seus pacientes o que eles sonhavam, quais eram seus receios e suas esperanças, perguntas que foram abolidas da anamnese médica, por razões históricas, cultural e socialmente determinadas, e não necessariamente por razões científicas.

Perguntaria o leitor: Por que um médico precisa saber se o paciente tem receios? O que isso tem a ver com medicina? Como essa informação poderia interferir no tratamento de uma doença?

Em uma entrevista realizada pelos alunos do segundo ano do curso de graduação de medicina da Unifesp, Joãozinho, um paciente de 5 anos de idade, revelou um sonho aos entrevistadores: ele passeava na rua quando um urubu enorme voava em sua direção, atingindo-o e derrubando-o no chão. O garoto revelou, ainda, que, durante o sonho, sentiu muito medo da ave. Ora, esse rapazinho estava internado para realizar a terceira intervenção cirúrgica em seu pé esquerdo, procedimento corretivo de uma lesão causada por um atropelamento – passeando com sua mãe pela rua, fora atingido por um carro, ficando seu pé gravemente ferido. Outra informação importante observada pelos alunos consistia no fato de que cada profissional da saúde que se aproximava do leito de Joãozinho para realizar algum procedimento o deixava em estado de pânico, dificultando enormemente o trabalho da equipe e amplificando as dores – segundo a equipe médica do menino, as lesões do pé não justificavam a intensidade de suas queixas de dor.

Voltando à importância da história como campo de saber que organiza a prática da entrevista, a mãe de Joãozinho forneceu um dado importante para compreendermos seus receios revelados pelo sonho e pelo comportamento diante da equipe de profissionais: seu pai saíra de casa havia um ano, tendo sido expulso pela mãe, pois bebia muito e tornava-se agressivo com a família. Inconformado, fazia ameaças à esposa e aos filhos, sendo que uma dessas ameaças fora feita no dia do atropelamento de Joãozinho.

Outras teorias podem ser úteis para a compreensão e a condução desse fragmento clínico, a começar pela comunicação, área do saber também selecionada neste livro para orientar a prática da entrevista: não fosse o fato de os estudantes terem utilizado o tipo de entrevista semiestruturada – que contempla perguntas fechadas, mas propicia um espaço de conversa aberto às demandas do paciente –, provavelmente Joãozinho não teria contado seu sonho. Isso também permitiu aos estudantes notarem a comunicação não verbal de Joãozinho, que, desde sua expressão corporal e facial – tenso e retraído – até seu tom de voz – baixo, trêmulo e voltado para dentro –, revelava um fundo emocional de medo e receio. Assim, o uso de técnicas de entrevistas apropriadas, descritas neste livro, permite o estabelecimento de uma relação de confiança com o paciente – ainda que receoso, como Joãozinho, que se sentiu à vontade para revelar sua história, seus medos e suas esperanças, possibilitando ao profissional obter informações importantes para a formulação de um diagnóstico correto e para uma condução e um manejo clínicos menos ameaçadores ao paciente. Os estudantes puderam, inclusive, avaliar que, do ponto de vista do exame psíquico, Joãozinho não apresentava nenhuma alteração de pensamento, sendo sua forma agregada e seu curso normal. Destacamos esse dado observado pelos estudantes pois os receios de Joãozinho poderiam, além de não encontrar fundamentos em sua história de vida e na história de sua doença, hipótese não confirmada pelos dados até então revelados, estar relacionados a um psiquismo comprometido, paranoico, hipótese também não confirmada pelo exame psíquico.

Do ponto de vista do funcionamento psíquico e da experiência subjetiva da doença, e aqui nos apoiamos na teoria psicanalítica descrita na Parte IV deste livro, Joãozinho apresentava uma realidade psíquica bastante compatível com a situação de vida na qual estava inserido. Ele tinha um pai agressivo que os perseguia e ameaçava, o que, naturalmente, gera medo e receio em qualquer pessoa. Ele foi atropelado no dia em que ocorreu uma dessas ameaças, o que confirma seus medos e receios, conferindo ao fato uma concretude ainda maior. Seu sonho revela o receio de ser atacado por esse pai-carro-urubu, o que se reflete em sua relação com os profissionais da saúde, adicionando à cadeia pai-carro-urubu mais um componente: pai-carro-urubu-profissional da saúde. Ou seja, na relação transferencial, o paciente coloca a equipe médica no lugar, por exemplo, do pai que ameaça sua integridade física. A experiência subjetiva da dor ganha, nesse contexto psíquico e emocional, uma amplificação afetiva: o medo. Para organizar essas ideias, valemo-nos de conceitos psicanalíticos como subjetividade, realidade psíquica, mecanismos de defesa, transferência e contratransferência.

Da mesma forma, é possível destacar noções oriundas da psicologia do desenvolvimento, que oferecem uma referência do que é esperado nas várias fases do desenvolvimento durante o ciclo de vida e morte. Por exemplo, aos 5 anos de idade, as crianças costumam ser egocêntricas, ou seja, estabelecem relações causais que envolvem a sua pessoa, tendendo a se sentirem culpadas ou responsáveis por tudo o que acontece a sua volta. Não seria estranho, portanto, se Joãozinho se sentisse responsável pela braveza de seu pai e pela decorrente separação dos pais, esperando o tempo todo, receosamente, ser castigado por isso.

Por fim, extraímos do campo da psicologia médica teorias e noções descritas na Parte V deste livro, que contemplam, no âmbito emocional e psíquico, as reações que o paciente pode apresentar como parte do processo de adoecer e como a equipe de saúde pode manejar essas situações clínicas conjugando, às intervenções técnicas, a observância aos aspectos emocionais e éticos implicados na tarefa. No caso de Joãozinho, como a equipe de saúde poderia manejar a situação de forma a tornar o tratamento menos dolorido para o paciente? O simples fato de discriminar que a dor física sofria uma amplificação pela dor psíquica originada pelos conflitos familiares já seria de grande valia para os profissionais. Poder conversar com Joãozinho, dizer-lhe que seu medo é natural, que os adultos são complicados e que as crianças não têm de se responsabilizar por isso poderia aliviar seu sofrimento. A cada procedimento, explicar o que será feito, como será feito e quais as consequências dos procedimentos; pedir permissão para realizar as intervenções e para tocar seu corpo, mostrar que percebemos que ele se sente já muito machucado e que serão tomados todos os cuidados necessários para não machucá-lo ainda mais. Enfim, de forma objetiva e resumida, mostrar ao paciente que ele não será tratado como pelo pai, que o ameaça, ou como pelo carro e o urubu, que o atropelaram sem pedir licença. Pelo contrário, a equipe deve demonstrar que percebe e respeita sua dor e seus medos e que, além dos procedimentos técnicos, irá emprestar-lhe coragem para enfrentar essas barreiras.

Conforme já mencionado, o estudo da teoria e as ilustrações e vivências que vão sendo trabalhadas ao longo do curso organizam a prática da entrevista, mas essa experiência deve ainda passar por mais um processo de elaboração: a confecção de relatórios escritos que integrem e articulem a teoria e a prática. Os relatórios escritos pelos estudantes são instrumentos dinâmicos, em que registram e organizam suas entrevistas de forma sistematizada mediante um discurso narrativo, contínuo e reflexivo. A reflexão é um processo em que o sujeito atribui sentido a uma situação, reflexo dos fatos e de si, e, por isso, deve ser crítica e autocrítica.

A narração é uma história, um discurso com significação. Assim, solicitamos que escrevam narrativamente, em primeiro lugar, os fatos descritos pelo paciente. Dados de história de vida passada e atual devem ser registrados o mais próximo possível do discurso do paciente. A realidade psíquica do paciente é diferente de sua realidade histórica, e devemos investigar os fatos para, a partir deles, encontrar o sentido psíquico que o paciente lhes atribui.

Após transcrever os dados fornecidos pelo paciente sobre sua identidade, sua história de vida, a história da doença, sua família, seu trabalho, seu grupo social e sua relação com o hospital (ambiente e profissional), o estudante deve relacionar essas informações com aspectos teóricos apreendidos e vivenciados no curso preparatório. É importante descrever o paciente, sua comunicação não verbal, sua maneira de se comunicar, seu exame psíquico, seus mecanismos de defesa, aspectos transferenciais e contratransferenciais, enfim, conceitos que possam servir à melhor compreensão do paciente em relação a seu funcionamento psíquico, sua personalidade, sua forma de se relacionar com os outros e com a própria saúde. Ao refletir sobre conceitos como comunicação não verbal, o estudante pode, inclusive, comparar os dados obtidos pelo discurso do paciente com aqueles observados diretamente no paciente. Por exemplo, um estudante entrevistou, na pediatria, um pai que cheirava a álcool no período da manhã. Trata-se de um dado da comunicação não verbal que pode comprometer a veracidade dos fatos relatados por esse pai.

Finalmente, o estudante deve realizar uma autorreflexão, levantando aspectos da entrevista que despertaram sua atenção e que geraram dificuldades ou indagações, temores, gratificação e alegrias.

Os relatórios, que um dia se tornarão anamneses escritas e registradas nos prontuários dos pacientes, são os instrumentos de comunicação de que os profissionais da saúde dispõem para sua comunicação com colegas, devendo, portanto, ser bem aprendidos e redigidos.

Solicitamos aos estudantes que escrevam esses relatórios seguindo um roteiro preestabelecido. E, para ilustrar ao leitor não apenas casos clínicos, mas a sua articulação com as teorias aqui dispostas, reproduzimos ao longo do livro diversos relatórios escritos pelos estudantes da graduação em medicina. Para guardar o sigilo dos pacientes, alteramos dados de identificação que não comprometessem o entendimento do caso clínico. Articular teoria e prática em um registro narrativo constitui uma metodologia de ensino e aprendizagem trabalhosa, mas que propicia assimilação consistente.

A entrevista realizada com Joãozinho foi narrada pelos estudantes, que só então se deram conta das diversas teorias que usaram na prática e, principalmente, do quanto se sentiram ameaçadores para o menino, tendo por vezes dificuldade em fazer perguntas por medo de gerar uma reação adversa no paciente. Percebendo que estavam incluídos na série pai-carro-urubu-profissionais da saúde-entrevistadores, eles puderam dar um significado para o receio de fazer perguntas e machucar o paciente, receio que, de outra forma, talvez fosse interpretado como insegurança do tipo "não sirvo para isso", "sou muito tímido para entrevistar" ou "não levo jeito com pacientes". Essas seriam noções equivocadas sobre a experiência com o paciente e funcionariam como inibidores para as próximas entrevistas.

Assim, além da articulação da teoria com a prática, faz-se necessária a reflexão, para que o profissional possa conferir algum significado a situações de vida tão dolorosas quanto a de Joãozinho. O processo de significação afetiva da experiência ajuda a aliviar a dor psíquica do paciente e do profissional que o assiste.

Boa leitura a todos!

Sumário

Introdução 25

Parte I
VISÃO GERAL

1. A medicina da pessoa 31
    Um pouco de história – saúde-doença: evolução do conceito 31
        Período pré-histórico 31
        Período histórico – primórdios 33
        O antigo Século das Luzes 35
        Medicina romana 42
        Período medieval 42
        A Renascença 43
        A era da razão e da observação 45
        O Iluminismo 45
    A construção do modelo biomédico 49
    Descartes e o modelo biomédico 51
    Foucault e a evolução do saber em medicina 51
    A construção do modelo biomédico e o ensino médico 52
    O complexo de Procusto 53
    O resgate do psíquico e a construção do modelo
    biopsicossocial na prática e no ensino em medicina 54
    Freud e a psicanálise 55
    A integração do estudo e do treinamento
    das aptidões psicológicas nos currículos 56
    A psicologia médica como estudo da relação e da comunicação 57
    O estudo da comunicação e o currículo médico 58
    Referências 60

Parte II
COMUNICAÇÃO E RELAÇÃO

2. Modelos de comunicação e comunicação em saúde 63
    Modelos de comunicação humana 64

Comunicação e humanização 65
Os padrões vinculares e a constituição do sujeito 67
Natureza e cultura 68
Comunicação em saúde 70
Referências 71

3. Comunicação em saúde e os meios de informação e comunicação 74
O paciente informado 74
Internet 76
Internet e saúde 77
Os profissionais da saúde e a Internet 78
Internet e saúde: prós e contras 79
O profissional diante do paciente informado 81
Referências 82

4. Desenvolvimento das capacidades comunicacionais 84
Habilidades de comunicação e entrevista 84
Os desafios a serem enfrentados pelo futuro médico ou
por que é importante para o futuro médico aprofundar-se
no conhecimento das habilidades de comunicação 85
Desenvolvimento das capacidades 91
Encontrando com o outro 92
Observando 92
Identificação de perspectivas 94
Criação e ampliação da continência 95
Criação e ampliação da empatia 97
Discriminação dos canais de comunicação 98
Referências 99
Leitura sugerida 99

5. A dinâmica vincular na relação médico-paciente 100
Transferência-contratransferência e o estudante de medicina 101
Os padrões de relacionamento 103
Referências 104

Parte III
A ENTREVISTA

6. A dinâmica da observação e registro 107
Continuidade dos cuidados 109
O registro das informações 111
Referências 113

7. Fases e técnicas de entrevista 115
A fase de recepção 115
O pano de fundo 115
O contato inicial 116
A fase de exploração da entrevista 117
O que perguntar? 118

    Como perguntar? 119
    Por que é importante perguntar sobre a vida pessoal? 119
  A fase de resolução da entrevista 121
    Etapa informativa 122
    Etapa negociadora 122
  Referências 123

8. O exame físico do paciente: aspectos psicológicos 124
  O exame íntimo 124
  O exame nas diferentes fases da vida 125
  Questões de gênero 126
  Questões culturais 127
  Referências 127

9. O exame psíquico 128
  Em busca do psíquico 128
  Apresentação, aspecto e comportamento geral 129
  Consciência 130
  Atenção 131
  Orientação 132
  Memória 133
  Inteligência 135
  Sensopercepção 136
  Pensamento 137
  Juízo e crítica 139
  Linguagem 140
  Humor e afeto 140
  Vontade e pragmatismo 141
  Referências 142

Parte IV
CONSTITUIÇÃO PSÍQUICA E SUBJETIVIDADE

10. Introdução à subjetividade humana 145
  A constituição do psiquismo – da sensação ao afeto 145
  Os afetos e as palavras 149
    Caso clínico 151
  Defesas contra a angústia 156
  Mecanismos de defesa 156
    Negação 157
    Recalque 157
    Projeção 157
    Racionalização 158
    Formação reativa 158
  A angústia e as defesas do profissional 161
  Transferência e contratransferência 162
  Concluindo 163
  Referências 164

Parte V
O CICLO DE VIDA E MORTE, FASES E DINÂMICAS, CRISES, DESADAPTAÇÕES E PSICOPATOLOGIAS E ASPECTOS INERENTES À RELAÇÃO MÉDICO-PACIENTE

11. **O ciclo da vida e da morte: introdução**..**169**
    Referências 171
12. **Gestação, parto e puerpério** **172**
    Primeiro trimestre: o começo da gestação 175
    Segundo trimestre: o melhor momento? 176
    Terceiro trimestre: e então? É para quando? 177
    O momento do parto..179
    Puerpério 182
    Referências 186
13. **A infância: introdução** **187**
    A primeira infância: os três primeiros anos 187
        O bebê na família: primeiras experiências sociais 187
    A criança, seu desenvolvimento e seus dinamismos psíquicos 194
        Primeira infância: 1 a 3 anos 194
        Segunda infância: dos 3 aos 6 anos 200
        Terceira infância: idade escolar 205
    Referências 208
14. **A infância: especificidades** **209**
    Especificidades do desenvolvimento na infância 209
        A constituição de um ser social 209
    A aquisição da leitura e da escrita: quando tudo isso começa?* 214
        Primeiro ano...216
        12 a 24 meses 217
        24 a 36 meses 217
        3 a 4 anos 218
        5 a 7 anos 219
        7 a 10 anos 220
    O brincar e sua função nas diferentes faixas etárias..225
    Violência física e abuso sexual na infância 231
    Psicopatologia na infância: o que um médico pode observar
    e como intervir a favor da saúde mental nessa fase?...233
        Detecção precoce de fatores de risco de patologias mentais graves 233
    Referências 243
15. **A puberdade e a adolescência** **244**
    A puberdade 244
    A adolescência 249
        O processo adolescente..249
        Os rapazes..250
        As moças..250
        Crise de identidade 251
        Identidade sexual 251
        O grupo..252

  Psicopatologia 256
 Caso clínico 256
  A família 257
  Uma ilustração bastante curiosa 259
 Referências 265

16. A idade adulta 266
 O jovem adulto 267
  O amor e o sexo 267
  O pensamento 268
  A saúde 268
  O trabalho 269
 A meia-idade 273
  A família 277
  Mudanças físicas 277
  Sexualidade 279
  A idade da sabedoria 280
  O trabalho 280
  Prevenção 281
 Referências 281

17. A terceira idade: ponto final? 282
 Referências 294

18. A morte na cultura, nos hospitais, no indivíduo 295
 Morte e luto durante o ciclo de vida 295
 Preparando as crianças para entender o fenômeno "morte" 297
  Como a criança internaliza a noção de morte 298
 A cultura 299
 A morte, a medicina e os hospitais 301
 Referências 304
 Leituras sugeridas 305

Anexo 18.1 306
 O desenvolvimento da inteligência segundo a teoria piagetiana 306
 Referência 309

Parte VI
O PROCESSO DE ADOECER

19. O adoecer como processo 313
 A intervenção que faz a diferença 313
 Cura e cuidado: natureza e tecnologias 315
  Os poderes curativos da natureza 315
  O efeito placebo 316
  Cura e cuidado 317
  Cuidados paliativos 318
  Saúde mental e cuidados paliativos 329
  O cuidado com os cuidadores 333
  O papel da intervenção em saúde mental 333
 Referências 335

20. Reações e crises ... 337
Doenças agudas ... 337
   Regressão ... 338
   Negação ... 339
   Depressão ... 339
Cirurgias ... 340
Transplantes ... 340
Hemodiálise ... 341
Oncologia ... 341
Referências ... 342
Leitura sugerida ... 342

21. A família e o adoecer ... 343
Referências ... 345

Parte VII
DILEMAS E SITUAÇÕES CRÍTICAS

22. A ética e seus dilemas ... 349
Abordagem autoritária ... 351
Abordagem puramente facilitadora ... 351
Abordagem de facilitação ética ... 351
Planejando um doador ... 352
A escolha de Maria ... 353
A despedida ... 353
Josué quase perdeu o pé ... 354
Incorporando a dimensão ética à formação e ao exercício profissional ... 355
Referências ... 356

23. Situações e relações difíceis ... 357
Consultas e encontros difíceis ... 357
Lidando com as situações difíceis ... 360
   Doze segundos que fazem a diferença ... 360
   Suspender os juízos de valor e adotar uma atitude avaliadora ... 360
   Percepção das próprias emoções ... 360
   Não tomar as dificuldades ou as limitações como algo pessoal ... 361
   Tentar mudar o padrão de comunicação ... 361
Reconhecer transtornos mais graves ... 361
Aceitar limitações ... 362
Buscar ajuda ... 362
Referências ... 362

24. Comunicação dolorosa ... 363
Cuidando da comunicação com a família ... 365
O que é uma má notícia ... 366
O preparo do profissional ... 366
   Atendendo uma solicitação de assessoria ... 366
Reações a más notícias ... 368
Fatores que influenciam a resposta a más notícias ... 369
Orientações e métodos para a comunicação de más notícias ... 371
Referências ... 372

25. Sobre os relatórios de entrevista 374
    O relatório 374
    Roteiros de entrevista de psicologia médica 375
        Gestação 375
        O bebê (0-1 ano) 376
        Criança de 1 a 3 anos 377
        Criança de 3 a 6 anos 378
        Criança de 6 a 12 anos 379
        Adolescência 380
        Adulto 381
        Terceira idade 382
        Paciente terminal 382
        Familiares de luto 383

Introdução

A evolução da medicina, acompanhando o progresso das ciências em geral e o desenvolvimento das novas tecnologias, alcançou uma condição inimaginável em um passado recente, propiciando a cura, o controle e a prevenção de inúmeras patologias, bem como a realização, com altas margens de sucesso, de intervenções e cirurgias de alta complexidade. Os benefícios são inúmeros: aumento da expectativa de vida da população, diminuição das taxas de mortalidade e melhora na qualidade de vida de muitas pessoas que, antes, estariam limitadas por doenças crônicas.

A medicina teve um impulso considerável na ampliação de seus conhecimentos a partir da adesão à experimentação e da adoção do modelo biomédico. Isso trouxe progresso, mas colocou a psique como um estorvo, uma intromissão indesejada, que interfere em investigações e ações (De Marco, 2003). O objetivo da medicina tem sido a compreensão da fisiologia e da patologia do corpo, separadas das vivências e das emoções. A formação das escolas médicas tem seguido preferencialmente esse modelo (denominado biomédico), isolando o físico para facilitar a compreensão dos fenômenos estudados e desconsiderando essas dimensões que constituem a base essencial de nosso processo de evolução cultural e humanização e que determinam o sentido e a qualidade de nossa existência, bem como interferem em todo o processo saúde-doença.

É importante destacar que, nessa postura reducionista, a medicina conta com a cumplicidade da própria sociedade, expressa nas atitudes de pacientes que costumam pedir, ansiosamente, por um medicamento milagroso, por um caminho de dissociação entre corpo e mente. Buscar relações do psiquismo com o corpo é evitado, de forma geral, reforçando a fuga do médico em confrontar-se com essa realidade subjetiva. As defesas dos profissionais são reforçadas, ainda, porque o medicamento tende a resolver os sintomas; portanto, a eficácia do profissional não é questionada.

Nesse contexto, tenta-se silenciar as emoções, mas elas afloram, inevitavelmente, em qualquer relação. O que faz um paciente seguir ou não a prescrição de um médico? O que o faz sair satisfeito com uma consulta? O que o faz considerar seu médico um bom profissional?

Sem dúvida, ter conhecimentos biomédicos é essencial para ser um bom médico, mas não é o suficiente. Os protocolos são necessários, mas contêm apenas as diretrizes para o começo de um bom cuidado. Os pacientes esperam alguém que cuide deles, alguém que entenda de "gente doente", e não apenas de *doenças*, e isso começa por um interesse genuíno pela vida, pelas pessoas e pelos dramas humanos, ou seja, pelo interesse por histórias de vida. O que constrói tal interesse? É parte do papel de uma escola de medicina contribuir para a construção e/ou a evolução desse interesse? Em caso afirmativo, como construí-lo e capacitar o futuro profissional para esses aspectos?

Nossa perspectiva, fundada em um modelo biopsicossocial do ser e do adoecer, considera que é essencial para o futuro profissional ter, além de preparo no campo da biomedicina, uma formação que lhe proporcione uma educação emocional, ética e estética, que consiga demonstrar e sensibilizar para a importância que, no currículo médico, ao lado do preparo para o conhecimento das doenças, tem um preparo para o conhecimento das pessoas. É fundamental o reconhecimento de que aprender a auscultar as pessoas é tão necessário para o bom desempenho profissional quanto aprender a auscultar um coração ou um pulmão, que aprender técnicas de comunicação é tão importante quanto aprender técnicas cirúrgicas e que as áreas ligadas às humanidades contribuem de forma fundamental para a aquisição desses conhecimentos.

Eis alguns pontos que ajudam a evidenciar por que consideramos tal formação essencial para o profissional:

- O conhecimento e o reconhecimento das emoções (em si e no outro) e seu manejo apropriado contribuem de forma decisiva para a construção de um campo emocional favorável para o desempenho da tarefa médica. Desde o plano do diagnóstico ao plano do tratamento, diante de toda a experiência acumulada, deveria ser até desnecessário enfatizar a importância das emoções e sua influência no processo do adoecer, bem como sua participação no estabelecimento de uma relação médico-paciente favorável a um bom desempenho da tarefa. Quem já tem alguma experiência nesse campo reconhece prontamente a enorme diferença para a relação que advém, por exemplo, da capacidade de continência e empatia e da observação e do manejo da dinâmica transferencial--contratransferencial.
- Também deveria ser desnecessário justificar a importância da educação ética para o profissional, pois os dilemas éticos acompanham desde sempre o exercício da medicina. Hoje, com as intensas mudanças sociais e tecnológicas, a capacitação do profissional é muito mais necessária e difícil nesse campo, pois ele está em constante transformação. O panorama é de uma importante defasagem entre, de um lado, as mudanças sociais (que, com a globalização, vêm sendo aceleradas e radicais) e as aquisições tecnológicas (com crescimento e transformações exponenciais) e, de outro, as mudanças éticas/morais (que são, por sua própria natureza, de gestação e amadurecimento mais lentos).

Embora, à primeira vista, a importância da educação estética para o profissional da saúde possa não parecer tão evidente, temos segurança em afirmar sua enorme valia e utilidade para nossa tarefa. A arte nos apresenta, em sua linguagem peculiar, conhecimentos sobre os fatos da vida e as pessoas com profundidade que não pode ser alcançada por meio de outras linguagens. Já existem inúmeros estudos apontando o quanto uma sensibilização para o conhecimento proporcionada pela arte, em suas diferentes manifestações, pode melhorar a capacidade dos médicos no exercício dos cuidados (Hojat et al., 2001). Todavia, o contato com a arte proporciona também uma transformação no próprio profissional, em sua visão de mundo e na qualidade de vida. Ao colocá-lo em contato com estados e "frequências mentais" que favorecem uma visão ampliada do mundo e uma plasticidade desautomatizadora da percepção, a arte é um convite constante a uma reorganização do mundo e à experimentação de novas versões do mundo e de si.

O que estamos expondo é a necessidade de uma formação que habilite, de fato, o profissional a ter uma visão e uma atuação que contemplem a integralidade do adoecer e do ser. Os médicos precisam ser "tocados" pela vida do paciente, bem como por sua doença. O médico não precisa ser um antropólogo, mas deve saber como perguntar sobre a cultura de seu paciente; não precisa ser um psicoterapeuta, mas precisa saber detectar sinais de depressão ou outros tipos de sofrimento psíquico. Bons médicos são aqueles que conseguem ouvir seus pacientes e acionar todos os recursos disponíveis capazes de contribuir para seu bem-estar. Essa preocupação ajuda a criar uma relação de confiança e uma relação satisfatória que tenham implicações na qualidade de vida e na saúde de ambos. Um médico que consegue estabelecer uma boa relação com seus pacientes é também alimentado pela gratidão e pelo reconhecimento daqueles a quem atende. Nada mais estressante do que passar o dia irritado e atendendo gente mais irritada ainda.

A aproximação a esses temas humanos pode ser facilitada por diversas áreas de conhecimento: conhecer mitos, conhecer história, ler boa literatura, ler poesias e assistir a bons filmes. Enfim, ter contato com conhecimentos desenvolvidos pelas artes e pelas ciências humanas pode aproximá-lo de muitas histórias e servir como subsídio para compreender melhor o que se passa com o "estranho" que se senta a sua frente e lhe pede algum tipo de ajuda.

Conseguimos preparar os futuros profissionais para todas as situações? Certamente não, mas buscamos fornecer referências importantes para que observem, reflitam e tenham saídas criativas diante do inesperado, que sempre acontece nos encontros humanos, e deixar claro, parafraseando William Osler (1950), que a educação específica do profissional não é curso colegial, nem mesmo o curso médico, mas um *curso de vida*, para o qual o trabalho de poucos anos sob ensino é apenas preparação.

REFERÊNCIAS

DE MARCO, M. A. *A face humana da medicina*. São Paulo: Casa do Psicólogo, 2003.

HOJAT, M. et al. Empathy in medical education and patient care (letter). *Acad Med*, v. 76, n. 7, p. 669, 2001.

OSLER, W. *Aphorisms from his bed side teachings and writings*. New York: Henry Schuman, 1950.

Parte I
Visão geral

1
A medicina da pessoa
As dimensões humanas da educação médica e a construção do conhecimento

MARIO ALFREDO DE MARCO

UM POUCO DE HISTÓRIA – SAÚDE-DOENÇA: EVOLUÇÃO DO CONCEITO

> *Aqueles que não conhecem a história estão condenados a repeti-la.*
> Edmund Burke (1729-1797)
>
> *Se queremos progredir, não devemos repetir a história, mas fazer uma história nova.*
> Gandhi (1869-1948)

O conhecimento da história é muito importante, seja quando vamos atender um paciente, seja quando vamos nos aproximar de uma área de conhecimento. No caso do paciente, é fundamental conhecer não só a história completa de sua queixa ou de sua doença, mas sua história de vida. Esperamos que, ao longo do livro, vá ficando claro o quanto isso nos ajuda a contextualizar a situação atual, permitindo um diagnóstico mais completo da situação e do processo e orientando nossas resoluções e ações. Da mesma forma, quando nos aproximamos de um campo de conhecimento, é importante conhecer sua evolução histórica. Isso nos ajuda a contextualizar e a manter a situação atual do campo em perspectiva, evitando polarizações e maniqueísmos.

Período pré-histórico

O período pré-histórico compreende o período de desenvolvimento da medicina anterior ao advento da escrita em determinada cultura. Dessa forma, o intervalo temporal é variável, uma vez que a escrita surgiu em momentos diferentes nas diversas culturas.

O estudo da medicina pré-histórica se apoia, basicamente, em artefatos e esqueletos, cujos sinais podem ser rastreados até cerca de 18000 a.C., bem como na observação direta de povos indígenas vivendo em seu modo e hábitat tradicionais, sem contato prévio com outras civilizações.

A paleopatologia é o campo de estudo das enfermidades do homem pré-histórico. A investigação é centrada nos tecidos que têm grande conteúdo mineral, como dentes e ossos, permitindo estabelecer a sobrevida e os tipos de alimentos consumidos, bem como algumas das doenças de que padeceram (apenas um pequeno índice, pois menos de 1% das enfermidades afeta o tecido ósseo). Não existem restos de homens com mais de 60 anos, e a mortalidade antes dos 20 anos era em torno de 50%.

Na pré-história, existiram três tipos de medicina: instintiva, empírica e mágico-religiosa. A medicina instintiva envolvia procedimentos semelhantes aos praticados pelos animais: lamber as feridas, comer ervas, sugar o ferimento quando picado, pressionar uma ferida para deter uma hemorragia, retirar os piolhos uns dos outros, etc.

As evidências apontam a coexistência da medicina instintiva com a visão empírica ou natural e a sobrenatural das doenças. Pinturas em cavernas e artefatos simbólicos encontrados pelos arqueologistas indicam que havia uma crença em espíritos e forças sobrenaturais. Indivíduos especiais, como os Xamãs, eram considerados possuidores de um poder, alcançado mediante um estado especial de transe, de contatar e buscar orientação e proteção no mundo espiritual. Pedir para que uma caçada fosse bem-sucedida ou curar uma enfermidade faziam parte das tarefas desses indivíduos que podem ser considerados os primeiros médicos. O conhecimento e o uso que faziam de diferentes meios (sangue, plantas, etc.) para tratar o enfermo permitiram (por tentativa e erro?) a identificação de plantas com princípios ativos que ainda hoje são de grande importância, como, por exemplo, o digital e a morfina.

Um importante achado, ocorrido recentemente, lançou mais luz sobre esse campo: em setembro de 1991, um casal de montanhistas alemães descobriu, em uma geleira dos alpes tiroleses, na fronteira da Itália com a Áustria, os restos preservados de um homem do período Neolítico que havia morrido há cerca de 5.300 anos. As análises de Ötzi (nome derivado do vale onde foi descoberto) e de seus pertences proporcionaram uma nova visão da tecnologia e da cultura da Europa Central da época. Do ponto de vista da medicina, tais achados sugerem que o homem dessa época possuía mais conhecimentos nesse campo do que se acreditava: ele tinha 57 tatuagens, algumas das quais eram localizadas em (ou perto de) pontos que coincidem com os atuais pontos de acupuntura, que podem ter sido feitas para tratar os sintomas de doenças de que Ötzi parece ter sofrido, como parasitas digestivos e artrose. Especula-se se esse achado pode ser uma indicação de que esses pontos tatuados correspondam a uma cartografia de uma forma primitiva de acupuntura. Além disso, Ötzi carregava duas espécies de cogumelos, entre os quais dois pedaços de fungo de bétula (*Piptoporus betulinus*). O fungo contém compostos farmacologicamente ativos (triterpenos) e parece ter sido usado para fins medicinais. Será que a utilização desse cogumelo indica que esse homem primitivo tinha conhecimento de seus parasitas intestinais? De qualquer forma, mesmo que não tivesse esse conhecimento, o achado deixa patente que, para essa população, há mais de 5 mil anos, já existia, ao lado da concepção sobrenatural das doenças, uma concepção natural. Segundo a concepção sobrenatural, as causas das doenças eram atribuídas a deuses, a espíritos malígnos ou a práticas mágicas.

Outros achados, que proporcionaram acesso privilegiado a algumas surpreendentes intervenções praticadas pelos homens pré-históricos, foram os crânios com sinais de trepanações encontrados em diversos esqueletos. Nesses casos, também permanecem dúvidas quanto aos procedimentos terem sido motivados pela concepção natural ou sobrenatural (é provável que houvesse uma sobreposição das duas perspectivas). Sabe-se que, para a realização dessas cirurgias em certa época, já eram usadas poções soporíferas, à base de mandrágora, para efeitos anestésicos. Como instrumentos cirúrgicos, eram usadas pedras de quartzo afiadas, manejadas em rápidos movimentos circulares. Crânios com até cinco orifícios foram encontrados, com vários desses orifícios apresentando bordas lisas, indicando que houve crescimento ósseo no local e, portanto, que esses pacientes sobreviveram ao processo. As estimativas a partir dos dados coletados indicam que de 60 a 70% desses indivíduos sobreviviam ao processo. O conceituado neurologista Paul Broca (1824-1880), a partir de seus estudos, concluiu que a trepanação era realizada principalmente em jovens, para o tratamento de convulsões simples associadas a possessões demoníacas. Dessa forma, Broca atribuiu uma função religiosa, propondo que a trepanação era considerada capaz de liberar demônios que estariam atormentando o doente. Em oposição a essa perspectiva religiosa, Victor Horsley (1857-1916), neurocirurgião contemporâneo a Broca, excluiu o componente místico ou sobrenatural associado à trepanação entre as culturas primitivas. Em sua visão, a cirurgia estaria relacionada exclusivamente ao tratamento de convulsões originárias de algum tipo de traumatismo craniano. Suas conclusões fundamentaram-se no fato de que os orifícios presentes nos crânios trepanados não estavam distribuídos de forma aleatória; na verdade, concentravam-se no ápice do crânio, acima do córtex motor primário, mais especificamente no giro pré-central (Castro; Landeira-Fernandez, 2010). Como referido, a controvérsia quanto a quais intervenções praticadas pelos homens pré-históricos obedeciam a uma concepção natural e quais resultavam de uma concepção sobrenatural permanece um campo aberto de debate.

Período histórico – primórdios

Egito

Informações obtidas de escritos (período histórico) mostram que uma concepção natural já existia desde tempos remotos. É o que se evidência no famoso papiro que recebeu o nome de Edwin, em homenagem a Edwin Smith (1822-1906), egiptólogo norte-americano que comprou esse manuscrito antigo em 1862. Nesse documento, com 4,5 metros de largura e 33 cm de altura, escrito por um autor egípcio desconhecido, o cérebro já era reconhecido como sede das funções mentais. Esse papiro, datado de cerca de 1700 a.C., que se acredita ser uma transcrição de manuscritos de um período ainda mais longínquo (entre 3000 e 2500 a.C.), é o documento mais antigo a fazer referências ao cérebro, a sua anatomia e a suas funções e a reconhecer que os danos cerebrais poderiam ter efeitos em áreas distantes dos ferimentos (Feldman; Goodrich, 1999). Entre os documentos encontrados no Egito, cinco são referentes a textos médicos: o papiro Ebers, descoberto em 1860 e traduzido em 1890; o papiro Edwin Smith, publicado em 1930, e três outros menos importantes.

O papiro Ebers, assim denominado em homenagem ao egiptólogo alemão Georg Moritz Ebers (1837-1898), é datado, aproximadamente, de 1536 a 1534 a.C. e é o mais longo papiro médico (20 metros de comprimento distribuídos por 110 páginas). É um verdadeiro compêndio médico e permite diferenciar três categorias de praticantes da medicina no antigo Egito: os sacerdotes mágicos, os feiticeiros e os médicos. Os primeiros cuidavam das cortes dos faraós e curavam principalmente com encantamentos; os feiticeiros recorriam a amuletos e processos mágicos; já os médicos exerciam seu trabalho talvez dentro de normas mais racionais e tinham quase sempre, além desse, outros ofícios.

No papiro Edwin, além do reconhecimento do cérebro como sede das funções mentais, encontramos uma série de referências a procedimentos cirúrgicos: sutura de ferimentos com fios, circuncisão (praticada desde os tempos mais remotos) e trepanação do crânio (praticada raramente). Verificamos, também, que a traumatologia era um campo de conhecimento e atenção: cuidados especiais na redução e na contenção das fraturas, curativos de ferimentos, abertura de abscessos, etc.

No campo da obstetrícia e da ginecologia, há referências a uma série de procedimentos, entre os quais alguns que correspondem a prescrições modernas: o método contraceptivo que utilizava espinhos de acácia finamente esmagados, misturados com tâmaras e mel, de modo a formar uma pasta a ser introduzida profundamente no canal vaginal encontra uma correspondência no uso de certos óvulos anticoncepcionais de hoje – o princípio básico é o mesmo (nos espinhos de acácia existe um látex que desprende ácido lático, que também é o principal componente dos óvulos vaginais).

Mesopotâmia

Na Mesopotâmia, da mesma forma que no Egito, conviviam lado a lado a perspectiva sobrenatural e a natural das doenças: estas eram frequentemente atribuídas a causas sobrenaturais – fantasmas, deuses, etc. –, sendo que havia uma "especialização", isto é, cada fantasma ou divindade causava certo tipo de distúrbio ou moléstia. Ao mesmo tempo, também era reconhecido que vários órgãos podiam simplesmente estar disfuncionais, causando as enfermidades. Tem sido demonstrado que as plantas usadas no tratamento tinham por objetivo amenizar os sintomas da doença, e não primordialmente para fins mágicos, como oferendas aos deuses. É provável que oferendas específicas fossem feitas às divindades, mas elas não estão indicadas nos textos médicos (Bottéro, 1985).

Por meio de inúmeras plaquetas em escrita cuneiforme encontradas e decifradas, temos acesso a uma série de informações sobre os aspectos da vida e das diferentes práticas dessa civilização. Há muitas plaquetas que abordam a matéria médica, sendo, em sua vasta maioria, prescrições. A existência de atividades cirúrgicas pode ser amplamente comprovada por uma importante fonte de evidência: o código de Hamurabi.

Esse código não foi gravado em uma plaqueta, mas em um imponente bloco de basalto negro com 2,25 m de altura (atualmente no museu do Louvre). Ele não é um código de leis no sentido moderno, mas, provavelmente, uma coleção de decisões legais feitas por Hamurabi no exercício de suas atividades de juiz (1792-1750 a.C.).

Entre as leis de Hamurabi, há algumas concernentes aos médicos que realizavam cirurgias. Elas estabeleciam o que fazer com os médicos responsáveis por erros ou falhas cirúrgicas. É curioso que as leis mencionem tão somente a responsabilidade em conexão com o "uso da faca", o que leva a concluir que os erros não cirúrgicos não eram passíveis de responsabilidade ou punição. É interessante, também, o fato de que, de acordo com esse código, havia tanto um castigo para erro ou insucesso como uma recompensa estabelecida para o evento bem-sucedido.

Mesmo no documento médico mais antigo (2100 a.C.), já encontramos referência a técnicas de tratamento de ferimentos com lavagens, bandagens e emplastros. O preparo dos medicamentos e os procedimentos estavam a cargo dos próprios médicos, que também se incumbiam de realizar uma série de manipulações e cirurgias, praticadas com ou sem a ajuda de instrumentos. No código de Hamurabi, encontramos informações que mostram o médico reduzindo fraturas e utilizando um estilete para incisão na região ocular.

Os babilônios parecem ter sido mais sistemáticos do que os egípcios. Eles aplicavam seus conhecimentos de matemática e astronomia a sua erudição médica, e os métodos diagnósticos e terapêuticos eram distintos: os babilônios visavam os sintomas, enquanto os egípcios focalizavam a doença; os primeiros mencionavam os remédios sem discriminar as quantidades, enquanto os segundos as especificavam; os textos dos egípcios são longos e explícitos, os dos babilônios, sumários (Oliveira, 1993).

O antigo Século das Luzes

O século VI a.C. marca a grande revolução da cultura ocidental, com o surgimento, na Grécia, da contemplação filosófica de orientação racional e naturalista. Essa filosofia induzia ao estudo atento da natureza humana e extra-humana, propondo-se a encontrar explicações a partir de uma perspectiva racional e natural.

Os pré-socráticos

Os primeiros filósofos surgiram na colônia grega de Mileto (situada na moderna Turquia) e são comumente considerados um grupo – os filósofos milesianos. São eles: Tales (c. 640-550 a.C.), Anaximandro (c. 610-546 a.C.) e Anaxímenes (c. 588-524 a.C.). Na condição de grupo, deram origem a dois conceitos primordiais: *physis* (em latim, *natura*; em inglês, *nature*; em português, *natureza*) e *arqué* (começo, princípio, substância original).

Dos três, Tales é personagem semilendário; nenhum de seus textos sobreviveu, mas seus discípulos, bem como escritores e filósofos que o sucederam, referiam que ele afirmava que a terra flutuava na água, que, para o filósofo, era o princípio (*arqué*) de todas as coisas. Ele é o fundador da mais antiga escola filosófica de que se tem conhecimento, a escola Jônica, e sua fama estendeu-se a todo o mundo heleno graças, principalmente, à previsão de um eclipse solar que ocorreu em torno de 600 a.C. No plano da reflexão filosófica, a maior importância de Tales está no fato de ter sido o precursor da busca de uma causa natural das origens.

Para Anaximandro, discípulo de Tales, primeiro pré-socrático de quem temos os escritos (o tratado *Da natureza*), o *arqué* era o *ápeíron*, que significa o "sem fronteiras", o ilimitado ou o infinito, que estava no começo de tudo. Atribui-se a Anaximandro a invenção do relógio de sol e a afirmação de que a Terra é esférica e o Sol é um globo de fogo.

Anaxímenes, por sua vez, identificava a substância ilimitada (o *ápeíron* de Anaximandro) como o ar. Para Heráclito de Éfeso (c. 540-470 a.C.), o princípio era o fogo (*pyr aeizoon*, fogo sempre vivo): tudo se origina por rarefação e flui como um rio, sendo o cosmos um só e nascido do fogo e sempre de novo pelo fogo consumido, em períodos determinados, em uma repetição cíclica que se estende pela eternidade.

Pitágoras (c. 580-510 a.C.) é outra das figuras semilendárias. Nascido em Samos, uma ilha pouco afastada da costa da Ásia Menor, viveu em Crotona, na Itália, onde fundou sua escola, na qual era cultivada a medicina ao lado das doutrinas religiosas. A harmonia dos números, a música, a dieta vegetariana e a paz espiritual marcaram essa escola, na qual o bem-estar físico era paralelo ao mental – conjugação de higiene e terapêutica psicossomática (Edinger, 2000). A Pitágoras devem-se conceitos matemáticos aplicados à medicina: febres periódicas, terçã, quartã, etc. Alguns autores encontram correlações entre a escola pitagórica e os princípios inspiradores do juramento hipocrático.

Parmênides (c. 530-460 a.C.) é originário de Eleia, sul da Itália, e foi um notável filósofo e legislador. Em sua doutrina destacam-se o monismo e o imobilismo, pois, ao contrário de Heráclito, considerava que a natureza fundamental das coisas é estática. Além disso, ele formulou uma teoria sobre a natureza da *physis* e do universo e acerca da constituição do céu, dos astros e dos planetas, o mesmo que já haviam feito outros fisicistas, considerando duas vias de conhecimento: a da verdade (*alethéia*) e a da opinião (*doxa*).

Anaxágoras (c. 500-428 a.C.) é contemporâneo de Parmênides. Nascido em Clazômena, na costa da Ásia Menor, viveu a maior parte de sua vida em Atenas, até ser exilado, quando ancião, por impiedade, aparentemente por professar a doutrina de que o Sol é uma pedra aquecida ao rubro. Sua contribuição mais importante foi a ideia central de *nous*, um princípio unificador e ordenador da matéria, de natureza espiritual, que geralmente se traduz por mente (Edinger, 2000).

Empédocles (c. 490-430 a.C.), nascido em Agrigento, na Sicília, foi especialmente importante no desenvolvimento do pensamento médico, em parte porque ele próprio praticava a medicina. Sua obra é o primeiro exemplo em que se pensou existirem quatro *arqué*: descreveu os processos cósmicos como a operação de quatro elementos imutáveis e eternos – terra, ar, água e fogo –, que iriam influenciar o pensamento médico na Grécia. Para ele, todos os fenômenos naturais eram o resultado da união (pelo amor) ou da separação (pelo ódio ou pela discórdia) desses quatro elementos. Assim como Pitágoras, Empédocles postulava a transmigração das almas mediante um longo ciclo de reencarnações, condicionado pelas consequências de alguma ofensa grave cometida. Ele também se apresentava como um curandeiro, com o poder de ressuscitar os mortos, e como mago capaz de influenciar os ventos e a chuva. Diz a lenda que morreu ao atirar-se em uma das crateras do vulcão Etna, convicto de sua imortalidade.

De Demócrito (c. 460-370 a.C), nascido em Abdera, na Trácia, herdamos a concepção de átomo. Ainda que, durante sua vida, tenha sido ignorado em Atenas, sua obra foi extensamente comentada por Aristóteles. No Renascimento, Demócrito foi denominado e retratado como "filósofo hilário", pois, segundo seus contemporâneos, ele estava sempre rindo das loucuras da humanidade e também gargalhando de tudo o que ele próprio dizia, pois considerava o riso o caminho para a sabedoria.

Pós-socráticos

Entre os pós-socráticos, o que teve influência mais significativa para a medicina foi Aristóteles (384-322 a.C.). Filho de médico, nunca praticou a medicina. Nos trabalhos biológicos, empregou paciente diligência e produziu contribuições notáveis, entre as quais a concepção da crescente complexidade dos seres vivos, cuja origem da matéria inanimada fazia-se por transição. Aceitava a doutrina dos quatro elementos com suas qualidades, acrescendo-lhe mais uma, que, mais tarde, seria chamada de *quinta essentia*.

Suas observações sobre o embrião da galinha são dignas de nota. Nesse campo ligado à questão da reprodução, ele se rebelou contra a ideia da mulher poder conceber sem a participação masculina. Aristóteles preconizava a existência de uma base física para a hereditariedade presente no sêmen produzido pelos pais (ele utilizava o termo sêmen no sentido em que modernamente empregamos o termo gametas).

Porém, contrastando com as minúcias de suas pesquisas nos animais, acha-se a deficiência de sua anatomia humana, quase reduzida à superfície do corpo. De fato, Aristóteles jamais praticou qualquer investigação morfológica com cadáveres.

Sua repercussão mais desfavorável foi a convicção da geração espontânea dos seres vivos. De acordo com sua teoria, existiam dois princípios, um passivo, que é a matéria, e outro ativo, a forma, que, em determinadas condições, se combinariam, originando a vida. Isso explicava, por exemplo, como a carne em decomposição gerava as larvas de moscas.

Na visão de Bacon (apud Oliveira, 1993), a enorme autoridade desfrutada por Aristóteles constituiu fator de atrasos, em função de seu método de utilizar engenhosos recursos intelectuais no lugar da indução nascida da observação e da experiência. Na medicina, seu raciocínio dedutivo impregnou profundamente a área, acarretando atraso a seu progresso.

A prática da medicina na Grécia

A literatura atribuída a Homero é uma das primeiras fontes de conhecimento médico: na *Ilíada*, são mencionados aproximadamente 150 diferentes tipos de ferimentos, descritos com surpreendente precisão anatômica. Por exemplo, na passagem em que Harpalion, príncipe aliado dos troianos, é ferido pelas costas com uma flechada, temos a explicação de que a flechada foi fatal porque entrou perto da nádega direita, atravessando os ossos pélvicos e púbicos e perfurando a bexiga.

Além da descrição de toda uma série de ferimentos, encontramos um registro dos cuidados com os guerreiros feridos: de modo geral, a atenção está focada no conforto do homem ferido, e não no tratamento da própria lesão. Entre os guerreiros, há alguns considerados especialistas na arte de curar com remédios à base de ervas e bandagens, como é o caso de Machaon, considerado filho de Asclépio.

Os santuários

Os santuários gregos de cura foram centros de grande importância na prática médica e sempre conciliaram a visão teúrgica com a visão naturalista. Os templos mais importantes que se dedicavam às artes da cura eram aqueles situados em Tricca, na Tessália, Cnido, no litoral iônico, e o de Cós, na ilha fronteiriça. Contudo, o mais importante e que se imortalizou para as gerações futuras foi o templo de Epidauro, na Argólida.

Quem se dirige, ainda hoje, a Epidauro, adentra uma região, em um vale frondoso, que exala uma atmosfera de magia e encantamento. Os sinais ainda imponentes do conjunto arquitetônico do Santuário de Asclépio testemunham um passado glorioso dessa civilização que marca nossas raízes. Construído a 9 km da cidade de Epidauro, no século VI a.C., manteve suas plenas funções, com altos e baixos, até o século III d.C. O conjunto compreendia uma série de edifícios destinados a diferentes funções no processo de tratamento. O teatro, onde até hoje se encenam espetáculos, é uma testemunha viva da grande sensibilidade da arquitetura grega. Sua localização, disposição e seus resultados visual e acústico dão uma amostra da preocupação com a harmonização entre obra e natureza e de uma fina percepção na busca por esse equilíbrio. A catarse, vivenciada ao se assistir às encenações das tragédias, era considerada um importante elemento terapêutico.

De alguns edifícios não se conhece claramente a função, como é o caso do Tholos, um templo redondo com um labirinto em suas fundações. Seguramente, tinha um papel significativo nos rituais, dada sua localização e a imponência de sua arquitetura, obra de Policleto, um dos mais famosos arquitetos gregos. O Abaton era o edifício onde se dormia após as ofertas sacrificiais. Eram admitidos aqueles que obtivessem respostas favoráveis nos sacrifícios. Nesses casos, procedia-se a um ritual de incubação, em que o paciente se dispunha à espera do sonho ou da visão que lhe anunciasse o seu mal e a cura. Em geral, era o próprio deus Asclépio quem aparecia, como velho ou jovem, ou, ainda, como serpente ou cão, seus aspectos teriomórficos. Aquele que não recebesse na primeira noite a visita da divindade era considerado incurável ou teria de continuar com as ofertas e os sacrifícios enquanto não surgisse o sinal que anunciasse o momento da epifania (De Marco, 1993).

A estrutura global do conjunto, que incluía, também, um ginásio para esportes e competições, representa uma visão nada limitada da concepção do ser e do adoecer.

A medicina empírico-racional

Ao lado da medicina praticada nos santuários, uma medicina não sacerdotal vinha já há longo tempo sendo exercida por médicos que formavam uma espécie de corporação profissional e que se julgavam igualmente herdeiros e filhos de Asclépio, donde sua denominação de Asclepíades.

Esses primeiros médicos gregos compartilhavam com os filósofos pré-socráticos a crença de que o homem é parte do mundo natural, sujeito às mesmas leis que regem o resto do cosmo. Os médicos gregos usaram o trabalho dos pré-socráticos como inspiração e aplicaram o conhecimento dos filósofos de várias formas (p. ex., a teoria humoral que se tornou a base da medicina hipocrática é inspirada na teoria dos quatro elementos de Empédocles).

Escritos hipocráticos

Ainda que Hipócrates de Cós (c. 460-380 a.C.) seja considerado o "Pai da Medicina", pouco sabemos sobre ele. Em geral, aceita-se que era contemporâneo de Sócrates e um médico praticante. Nasceu na ilha de Cós e era filho de Heracleides, também médico, provavelmente membro da Asclepíades, de quem recebeu instrução. Parece que Hipócrates, do mesmo modo, teria sido um asclepíade.

Mais de 60 tratados médicos são atribuídos a ele, sendo seu conjunto conhecido como Corpo Hipocrático. A maioria desses tratados, contudo, não foi escrita por Hipócrates. De fato, muitos deles foram escritos inclusive bem depois de sua morte, ao longo de um período de 200 anos (c. 510-300 a.C.). É certo que Hipócrates escreveu algum dos tratados, mas nenhum deles pode ser atribuído a ele de forma inquestionável. Em grande parte, eles contêm concordâncias e semelhanças, mas, muitas vezes, as matérias são conflitantes. Hipócrates tentou explicar coerentemente as doenças com base em causas naturais e ressaltava a importância da natureza para a cura: *vis medicatrix naturae* (é a natureza que cura o paciente) é a grande máxima hipocrática. Ao contrário dos asclepíades, Hipócrates não hesitava em contar casos malsucedidos. Afirmava, nesse sentido, que 60% dos seus casos tinham desfecho fatal.

Várias orientações introduzidas pelos médicos hipocráticos são empregadas na terapia médica atual: exercícios para aqueles que sofrem de condições crônicas, mas que devem ser usados parcimoniosamente nas doenças agudas, e a dieta e a higiene apropriadas tidas como essenciais à manutenção da boa saúde. No que tange a tratamentos, era preconizado o uso de sangria e purgativos, mas só depois de outras medidas terem falhado. Remédios eram receitados – por exemplo, heléboro, um emético e purgativo. Porém, o mais importante era o método utilizado, que se articulava à descrição cuidadosa do conjunto de sintomas para poder traçar um prognóstico da evolução do estado do paciente. Tratava-se, antes de tudo, de considerar a doença como objeto de "observação" e "entendimento" (Adam; Herzlich, 1994).

Hipócrates elaborou uma teoria – o sistema humoral – que foi a primeira formulação racional para o estudo das doenças, marcando o exercício da medicina por séculos. Segundo essa teoria, a saúde e a doença repousam no equilíbrio entre a bile negra (melancolia), a bile amarela, a pituíta e o sangue, que, por sua vez, interagem com os quatro elementos cósmicos (fogo, ar, água e terra), com as estações, com os estados climáticos (o quente, o frio, o seco e o úmido) e com os quatro pontos cardeais. De acordo com a teoria humoral, a matéria é formada pelos quatro elementos, com seus atributos, gerando nos organismos os humores que, mais tarde, na Idade Média, seriam considerados responsáveis pelos temperamentos. A simplicidade e sua geral aplicabilidade, bem como a ausência de conhecimentos capazes de melhor explicar os fatos, garantiram a essa teoria uma longa sobrevivência.

A doutrina estendeu-se à explicação dos sintomas, ao funcionamento visceral e às propriedades dos remédios, como se verá em Galeno, que a revestiu de minúcias e detalhes levados ao limite da imaginação.

Para Hipócrates, contudo, os humores não seriam capazes, por si, de tudo esclarecer; uma força impulsora era exigida para mantê-los em atividade, expulsá-los ou reequilibrá-los, se perturbados, em suas devidas proporções. Essa força foi denominada calor inato (*enfiton termon*) e, segundo Hipócrates, achava-se situada no ventrículo esquerdo.

O vocabulário e as concepções hipocráticas permanecem ainda vivos na apreensão social que se faz acerca das doenças, como, por exemplo, quando se fala que o "sangue ferve" e que "engolir a raiva faz mal para o fígado". Porém, foi mais por sua insistência em fazer coincidir a teoria humoral com a observação do estágio da doença que Hipócrates, até para os médicos de hoje, continua sendo considerado o pai da medicina científica.

O juramento de Hipócrates

Entre os livros conhecidos como *Corpus hippocraticum*, sete tratam exclusivamente da ética médica. São eles: *Juramento, Da lei, Da arte, Da antiga medicina, Da conduta honrada, Dos preceitos* e *Do médico*. Nesses escritos, destaca-se o Juramento Hipocrático, proferido por todos os que irão ingressar como membros da classe médica. Eis a íntegra do juramento:

> Juro por Apolo Médico, por Esculápio, por Higeia, por Panaceia e por todos os deuses e deusas, tomando-os como testemunhas, obedecer, de acordo com meus conhecimentos e meu critério, este juramento: considerar meu mestre nesta arte igual aos meus pais, fazê-lo participar dos meios de subsistência que dispuser, e, quando necessitado, com ele dividir os meus recursos; considerar seus descendentes iguais aos meus irmãos; ensinar-lhes esta arte se desejarem aprender, sem honorários, nem contratos; transmitir preceitos, instruções orais e todos os outros ensinamentos aos meus filhos, aos filhos do meu mestre e aos discípulos que se comprometerem e jurarem obedecer a Lei dos Médicos, porém, a mais ninguém. Aplicar os tratamentos para ajudar os doentes conforme minha habilidade e minha capacidade, e jamais usá-los para causar dano ou malefício. Não dar veneno a ninguém, embora solicitado a assim fazer, nem aconselhar tal procedimento. Da mesma maneira, não aplicar pessário em mulher para provocar aborto. Em pureza e santidade guardar minha vida e minha arte. Não usar da faca nos doentes com cálculos, mas ceder o lugar aos nisso habilitados. Nas casas em que ingressar, apenas socorrer o doente,

resguardando-me de fazer qualquer mal intencional, especialmente ato sexual com mulher ou homem, escravo ou livre. Não relatar o que no exercício do meu mister ou fora dele no convívio social eu veja ou ouça e que não deva ser divulgado, mas considerar tais coisas como segredos sagrados. Então, se eu mantiver este juramento e não o quebrar, possa desfrutar honrarias na minha vida e na minha arte, entre todos os homens e por todo o tempo; porém, se transigir e cair em perjúrio, aconteça-me o contrário. (Hipócrates apud Rezende, 2003)

A validade da manutenção do juramento de Hipócrates tem sido questionada, tendo em vista que os conceitos e os aspectos relativos à ética médica se revelam desatualizados diante do progresso científico e do avanço tecnológico da medicina. Propostas têm surgido preconizando uma "atualização" ou "modernização", de forma a compatibilizá-lo com a bioética e adaptá-lo à problemática decorrente da prática médica atual. As modificações que têm sido sugeridas são voltadas principalmente para a questão da mercantilização da medicina, a justiça social e a autonomia do paciente. Afrouxam e relativizam as obrigações dos discípulos para com seus mestres e substituem a proibição do aborto por sua regulamentação. Suprimem, também, o tópico referente à operação de calculose vesical.

A Declaração de Genebra é a mais antiga e conhecida de todas as propostas de modificação e tem sido utilizada em vários países. A versão clássica em língua portuguesa é a seguinte:

> Eu, solenemente, juro consagrar minha vida a serviço da Humanidade.
> Darei como reconhecimento a meus mestres meu respeito e minha gratidão.
> Praticarei a minha profissão com consciência e dignidade.
> A saúde dos meus pacientes será a minha primeira preocupação.
> Respeitarei os segredos a mim confiados.
> Manterei, a todo custo, no máximo possível, a honra e a tradição da profissão médica.
> Meus colegas serão meus irmãos.
> Não permitirei que concepções religiosas, nacionais, raciais, partidárias ou sociais intervenham entre meu dever e meus pacientes.
> Manterei o mais alto respeito pela vida humana, desde sua concepção. Mesmo sob ameaça, não usarei meu conhecimento médico em princípios contrários às leis da natureza.
> Faço estas promessas, solene e livremente, pela minha própria honra. (Associação Médica Mundial, apud Rezende, 2003)

Em 1994, a Assembleia Geral da Associação Médica Mundial modificou ligeiramente o texto. Sua versão em português ficou com a seguinte redação:

> No momento de me tornar um profissional médico:
> Prometo solenemente dedicar minha vida a serviço da Humanidade.
> Darei aos meus mestres o respeito e o reconhecimento que lhes são devidos.
> Exercerei a minha arte com consciência e dignidade.
> A saúde do meu paciente será minha primeira preocupação.
> Mesmo após a morte do paciente, respeitarei os segredos que a mim foram confiados.
> Manterei, por todos os meios ao meu alcance, a honra da profissão médica.
> Os meus colegas serão meus irmãos.

> Não deixarei de exercer meu dever de tratar o paciente em função de idade, doença, deficiência, crença religiosa, origem étnica, sexo, nacionalidade, filiação político-partidária, raça, orientação sexual, condições sociais ou econômicas.
> Terei respeito absoluto pela vida humana e jamais farei uso dos meus conhecimentos médicos contra as leis da Humanidade.
> Faço estas promessas solenemente, livremente e sob a minha honra. (Associação Médica Mundial, apud Rezende, 2003)

Medicina romana

Cláudio Galeno de Pérgamo (131-200 d.C.) foi o maior dos escritores médicos, e sua autoridade foi praticamente inconteste por 1.500 anos, estabelecendo uma espécie de ditadura médica que se estendeu, inclusive, após o advento do Renascimento.

Nascido de pais gregos em Pérgamo, na Ásia Menor, durante o período de Adriano, ele tinha dotes pessoais de argumentador e polemista nato, os quais transferiu para suas obras.

Pelo que se tem notícia, Galeno escreveu, no mínimo, 400 obras, das quais se conservam 83 livros e pelo menos 15 comentários sobre os escritos hipocráticos. Sua obra mais importante, que atingiria cerca de 700 páginas impressas, foi *Da unidade das partes do corpo*. Em termos de sua teoria geral, filiava-se aos hipocráticos, adotando a doutrina dos quatro humores (Boorstin, 1989).

Contudo, diferentemente de Hipócrates, que buscava fundar-se nas observações, Galeno era mais afeito às especulações, que, com engenhosa criatividade, utilizava para conciliar os fatos e convencer os outros (Oliveira, 1993). Sustentava que a anatomia humana era igual à animal, teoria mantida até o século XVI, quando Vesálio provou o contrário.

Galeno provavelmente assistiu à dissecação de corpos humanos apenas duas vezes em sua vida; no entanto, fez excelentes descrições de ossos e músculos. Observou, também, que lesões cerebrais em animais produzem danos do lado oposto do corpo e localizou sete dos nervos cranianos, distinguindo entre nervos sensores e motores. Demonstrou que as artérias continham sangue, mas, embora soubesse que o sangue era móvel, nunca formulou uma teoria a respeito.

No campo da terapêutica, seguia métodos empíricos, dando ênfase aos preceitos hipocráticos quanto ao uso dos recursos naturais. Sempre em obediência à doutrina humoral, a terapêutica galênica visava anular ou retirar os humores excedentes ou corruptos, donde a indicação de laxativos, eméticos, sudoríficos e, principalmente, sangrias, mais tarde abusivamente empregadas (Oliveira, 1993).

Galeno transmitiu ao mundo medieval alguns raios da cultura helenística, mas, por ter codificado as noções primitivas de sua era, contribuiu também para retardar por séculos o desenvolvimento da medicina.

Período medieval

A partir do século VI, a medicina assiste a um recrudescimento da perspectiva religiosa, com o dogma cristão predominando amplamente. Santos eram reverenciados e, como no passado pagão, invocados para prevenir doenças: São Sebastião, por exemplo, protegia contra a peste; São Jó, contra a lepra; e Santo Antônio, contra toda espécie de distúrbios, desde os intestinais até as fraturas.

O lema medieval *credo quia absurdum est* (acredito porque é absurdo) vigorou por muito tempo, em oposição à posição científica, apoiada na observação e na razão. O racionalismo como força social desapareceu ou, para ser mais exato, precisou agir subterraneamente durante séculos. A tradição do empirismo cético grego, a erudição alexandrina e as adaptações práticas da herança grega pelos romanos foram preservadas em bibliotecas monásticas e pelos árabes. A ciência e a medicina bizantina, assim como o Império Bizantino, travaram uma batalha perdida contra o crescente e inevitável destino do declínio helenístico.

Os escolásticos e os monges tiveram seu milênio interrompido apenas brevemente pela tentativa de sábios árabes de acrescentar algum conhecimento novo à medicina. O mais importante impulso na medicina árabe foi o trabalho dos nestorianos, seita religiosa que foi dominada por tribos islâmicas nas terras da Mesopotâmia, da Síria e da Pérsia.

Um dos mais ilustres médicos árabes foi Abu Bakr Muhammad ibn Zakariya al Razi, ou Rhazes (c. 865-925 d.C.), conhecido como o Galeno Persa. Devido a seu brilhantismo como professor e clínico, foi nomeado médico-chefe do hospital de Bagdá, um dos primeiros hospitais a ter uma enfermaria dedicada aos doentes mentais. Escreveu uma grande enciclopédia, conhecida pelo nome de *Continens*, na qual depositou o que sabia dos antigos e o que adquiriu pela própria experiência. Foi prejudicado pelo fato de sua cultura, mediante os preceitos do Alcorão, insistir na aceitação da autoridade intelectual. Como dizia o próprio Rhazes (apud Oliveira, 1993): "Se Galeno e Aristóteles pensam o mesmo sobre um assunto, então naturalmente a opinião deles é certa. Quando diferem, porém, é extremamente difícil saber a verdade".

Abu-Ali al-Husain ibn Sin, ou simplesmente Avicena (980-1037 d.C.), médico, filósofo, astrônomo, matemático e enciclopedista, foi considerado o mais brilhante de todos os médicos árabes. Assim como Rhazes, tentava correlacionar reações fisiológicas e estados emocionais (Alexander; Selesnick, 1968). Seu tratado *Cânon* foi uma tentativa sistemática de correlacionar a filosofia aristotélica à observação hipocrática e à especulação galênica, sendo utilizado amplamente para o ensino da medicina durante séculos. Seu apego à autoridade contribuiu para o dogmatismo que impedia a livre observação e pesquisa.

Em seu tratado, há páginas de excelente exposição médica, ao lado de tolices. Avicena foi o primeiro a utilizar cateter para constrição da uretra causada por gonorreia. No entanto, aconselhava também a colocação de um piolho no meato da uretra para pacientes que sofriam de retenção urinária.

A Renascença

A opinião de que o corpo nu é pecaminoso foi superada pelos artistas da Renascença. Leonardo da Vinci (1452-1519) compreendeu que o artista precisava ter conhecimento da estrutura anatômica e, graças à permissão da dissecação de corpos humanos pelo Papa Sisto IV, em 1482, teve oportunidade de estudar corpos vivos e mortos, deixando desenhos com perfeição e realismo impressionantes, como é o caso do desenho do crânio, realizado em 1489, provavelmente a partir da observação da cabeça de um executado (Oliveira, 1993). Ele rompeu com a autoridade, afirmando que "aqueles que estudam autores antigos e não as obras da natureza são enteados, não filhos da Natureza, que é mãe de todos os autores" (Da Vinci, apud Alexander; Selesnick, 1968).

O mais alto clamor dos que defendiam a autoridade foi erguido contra Andréas Vesalius (1514-1564) e seu *De humani corporis fabrica*, uma obra que inclui todos os aspectos da anatomia humana, com mais de 300 ilustrações. Ao estudar cadáveres humanos, Vesalius rompeu a tradição galênica do estudo em animais, denunciando as falhas e os erros contidos nessas descrições. Com a observação e a experiência a guiá-lo, esse jovem, nascido em Bruxelas, revisou drasticamente os conceitos anatômicos estabelecidos. Sua obra de sete volumes, publicada em 1543, quando ele tinha apenas 29 anos, foi um marco na origem da moderna anatomia científica.

A confiança na observação, mais do que na teoria, refletiu-se também no fato de terem os médicos do século XVI começado a olhar seus pacientes de perto e a registrar o que viam. Um dos primeiros defensores do método experimental foi Ambroise Paré (1510-1590), considerado o pai da cirurgia moderna e o preconizador do tratamento biológico dos ferimentos. Nesse campo, sua primeira contribuição importante ocorreu quando contava 26 anos de idade e, após uma batalha, deixou de cauterizar os ferimentos de alguns soldados com óleo fervente (ele nunca acreditara nesse tratamento, e, por coincidência, não havia mais óleo), empregando como substituto uma mistura de gema de ovos, óleo de rosas e terebentina. A abertura para a experimentação e a capacidade de observação lhe permitiram verificar que o tratamento substitutivo era inquestionavelmente superior ao tradicional. Todavia, curiosamente, Paré ainda acreditava na existência de seres ocultos, tendo consagrado capítulos inteiros aos demônios, aos feiticeiros e às moléstias por eles produzidas (Oliveira, 1993).

Antes de Paré, em um mundo no qual a medicina consistia na separação entre livros e corpos e entre saber e experiência, outro personagem abriu caminho para a medicina moderna. Pela natureza de sua contribuição, ele não poderia, obviamente, ter sido algum professor submisso ou de grande eminência (Boorstin, 1989). Paracelso (1493-1541) foi uma figura ímpar: mistura de vagabundo e visionário, foi o "profeta louco" (Boorstin, 1989) que apontou o novo caminho. Durante sua vida, foi objeto de perseguições e acusações de charlatanismo, fama da qual não se livraria até o fim de sua vida.

Theophrastus Bombastus von Hohenheim (seu nome verdadeiro) nasceu na Suíça e, durante sua breve vida, dedicou-se a um programa de solapamento da autoridade dos antigos. Queimou livros de Galeno e Avicena, gesto muitas vezes equiparado à queima da bula papal por Lutero, rebelando-se contra o princípio da autoridade (Oliveira, 1993). A autoridade dos antigos, seus finos raciocínios e as filigranas de sua elaboração mental, bitolada pelas premissas aceitas sem maiores objeções, foram alvo das investidas de Paracelso. Ele foi o marco que assinalou o movimento de renovação terapêutica, fundamentada de modo especial na química (*alquimia*). Patcher (apud Oliveira, 1993) cita uma passagem de Paracelso que ilustra a conjugação do espírito positivo ao lado de seu misticismo: "Nos experimentos, as teorias ou os argumentos não contam. Consequentemente, pedimos que não se oponham ao método do experimento, mas que o sigam sem preconceito".

Não satisfazia sua curiosidade limitar-se a apreciar o efeito de uma medicação natural; procurava indagar o motivo dessa atividade: que contém este vegetal para possuir semelhante virtude? A tais princípios denominava *arcanos*, substâncias ocultas que urgia procurar e isolar para chegar-se aos remédios puros e realmente eficazes.

A era da razão e da observação

Ao século XVII deve-se o mérito de ter lançado os alicerces do mundo moderno. É impossível atribuir a apenas uma causa a razão de tão grandes avanços do conhecimento científico.

Alexander e Selesnick (1966) consideram os grandes progressos alcançados resultado da cristalização de dois métodos intelectuais: o primeiro dava ênfase ao raciocínio dedutivo, analítico e matemático; o segundo, ao raciocínio empírico e indutivo. O primeiro seria usado primordialmente por Descartes, Hobbes e Spinoza; o segundo, por Francis Bacon e John Locke. O importante, no entanto, é que ambas as escolas de pensamento compartilham uma característica vitalmente importante: a dúvida em relação ao conhecimento existente e a crença de que o mundo é governado por uma ordem racional suscetível de descoberta, seja pelo raciocínio dedutivo ou por laboriosa observação (Alexander; Selesnick, 1968). As duas tendências teriam, na visão desses autores, encontrado harmoniosa integração em Galileu Galilei (1564-1642).

Outra personalidade de destaque nos progressos dessa época foi William Harvey (1578-1657), que, movido por um método de investigação científica do mais exato rigor, baseou-se em fatos derivados da direta verificação e os tratou sob o prisma da interpretação matemática (cálculos de volumes e capacidades) para estabelecer os princípios da circulação do sangue.

Por fim, René Descartes (1596-1650) foi o mais extremado dos racionalistas dedutivos; segundo Alexander e Selesnick (1968), ele foi ainda influenciado pela Idade Média: de espírito escolástico, tentava resolver o enigma do mundo por raciocínio dedutivo silogístico, partindo de abstrações intuitivas que tinham pouca relação com o mundo dos sentidos e terminando com um universo mecanicista no qual os organismos vivos são complexas peças da maquinaria. Às declarações fisiológicas de Descartes faltavam fundamentos sólidos, e ele também não era bom observador de fenômenos psicológicos. Dotou o homem de uma "substância pensante", a alma, que, disso estava certo, não interagia com o corpo. Separou, assim, completamente o corpo da mente, em uma enganadora dicotomia que ainda hoje obceca o estudo do homem (Alexander; Selesnick, 1968).

O Iluminismo

O contínuo desenvolvimento das ideias não pode ser nitidamente dividido em séculos; é por questão de conveniência que se rotula o século XVIII como a época do Iluminismo. A característica saliente da época é que a razão substituiu a tradição e a fé em todos os aspectos da sociedade. Contudo, as descobertas mais marcantes e seus expoentes, que prepararam o terreno para o imenso progresso alcançado no século XX, ocorreriam no século XIX.

Nessa época, muitos foram os que contribuíram para uma verdadeira revolução do pensamento no campo da ciência em geral e suas consequentes repercussões na medicina (Simmons, 2004). Entre os mais destacados, podem-se citar, no campo da bacteriologia e da microbiologia, Koch e Pasteur, que iriam influenciar enormemente a compreensão das doenças infecciosas e abrir espaço para sua prevenção.

Robert Koch (1843-1910), médico, patologista e bacteriologista alemão, foi um dos fundadores da microbiologia e um dos principais responsáveis pela atual compreensão da epidemiologia das doenças transmissíveis. Entre suas contribuições para a ciência médica estão a descoberta e a descrição do agente do carbúnculo e seu ciclo, a etiologia da infecção traumática, os métodos de fixação e coloração de bactérias para estudo em microscópio, com respectiva identificação e classificação, e a descoberta, em 1882, do bacilo da tuberculose (o bacilo de Koch) e sua responsabilização etiológica. Seu primeiro artigo sobre tal descoberta contém a primeira declaração do que veio a ser conhecido como postulados de Koch):

1. A presença do agente deve ser sempre comprovada em todos os indivíduos que sofram da doença em questão e, a partir daí, isolada em cultura pura.
2. O agente não poderá ser encontrado em casos de outras doenças.
3. Uma vez isolado, o agente deve ser capaz de reproduzir a doença em questão após a sua inoculação em animais experimentais.
4. O mesmo agente deve poder ser recuperado desses animais experimentalmente infectados e de novo isolado em cultura pura.

Koch foi contemplado com o Nobel de Fisiologia ou Medicina de 1905.

As descobertas de Louis Pasteur (1822-1895) tiveram uma imensa importância na história da medicina, em particular no campo da descoberta das causas e da prevenção de doenças. Seus experimentos refutaram categoricamente a teoria da geração espontânea e deram fundamento para a teoria microbiológica da doença. Foi mais conhecido do público em geral por inventar um método para impedir que leite e vinho causassem doenças, um processo que veio a ser chamado de pasteurização, e pela criação da primeira vacina contra a raiva. Ele é considerado um dos três principais fundadores da microbiologia, junto com Ferdinand Cohn e Robert Koch. Pasteur também fez muitas descobertas no campo da química, sendo a base molecular para a assimetria de certos cristais uma das mais importantes. Suas investigações proporcionaram explicação para as causas de muitas doenças – incluindo antraz, cólera, tuberculose e varíola – e permitiram sua prevenção mediante a vacinação (Simmons, 2004).

Uma importante revolução para os procedimentos cirúrgicos se deu com a introdução da assepsia e da anestesiologia moderna. No dia 16 de outubro de 1846, Thomas Green Morton (1819-1868) foi o responsável pela apresentação à comunidade científica de uma droga anestésica por inalação. Na demonstração, que ocorreu no Massachusetts General Hospital, Morton utilizou uma esfera de vidro, dotada de uma válvula de entrada e uma de saída, dentro da qual posicionou uma esponja embebida em éter. A sedação foi bem-sucedida e a intervenção foi rápida e indolor. Nascia a anestesiologia moderna (Simmons, 2004).

Alguns anos mais tarde, o artigo de Pasteur refutando a teoria da geração espontânea e destacando a participação dos germes na produção das doenças inspirou Joseph Lister (1827-1912) na introdução da antissepsia, uma mudança que revolucionou os procedimentos cirúrgicos. Por considerar, a princípio, que a transmissão dos micróbios responsáveis pelas infecções ocorria pelo ar, Lister propôs a vaporização de ácido carbólico (ácido fênico) sobre a região onde seria realizado o ato cirúrgico. Esse método – no qual Lister pulverizou continuamente com o ácido uma mesa de cirurgia, utilizando para tanto um vaporizador de perfume adaptado – foi empregado pela primeira vez em 12 de agosto de 1865. Mais tarde, compreendeu-se que a esterilização preventiva (assepsia) introduzida por Ernst von Bergmann (1836-1907) era mais prática e eficaz do que a antissepsia.

Contudo, o grande precursor da assepsia foi Ignaz Philipp Semmelweis (1818-1865), médico húngaro que trabalhava em Viena, em uma unidade obstétrica de fama perversa, tendo em vista a mortalidade das pacientes superior em 3 a 10 vezes a da segunda unidade, onde as parturientes eram atendidas por parteiras. Semmelweis postulou, a partir de suas observações e de procedimentos estatísticos, que uma causa provável dessa alta taxa de óbitos era o fato de os médicos saírem da sala de autópsia para as enfermarias. Sua hipótese sugeria que alguma substância presente nos cadáveres era transferida para as parturientes, provocando a infecção puerperal, responsável por incontáveis mortes. Ele, então, afixou na porta da unidade o seguinte cartaz: "A partir de hoje, 15 de maio de 1847, todo estudante ou médico é obrigado, antes de entrar nas salas da clínica obstétrica, a lavar as mãos com uma solução de ácido clórico, na bacia colocada na entrada. Esta disposição vigorará para todos, sem exceção". Infelizmente, por motivos políticos e pessoais, ocorreram resistências que acabaram retardando em quase 20 anos essa importante revolução nos procedimentos cirúrgicos (Simmons, 2004).

No campo do estudo celular, tivemos como expoentes Wirchow e Ramón y Cajal. Rudolf Virchow (1821-1902), fundador da histopatologia, em 1859, chamou atenção para o fato de que as lesões das doenças eram observáveis em nível celular, publicando o seu famoso tratado *A patologia celular*.

Já Santiago Ramón y Cajal (1852-1934) é considerado o pai da neurociência moderna. Ele era médico e histologista, e seus estudos mais famosos se centraram na estrutura fina do sistema nervoso central. Utilizando uma coloração histológica de cromato de prata desenvolvida por seu contemporâneo Camillo Golgi (1843-1926), Ramón y Cajal chegou a uma conclusão diferente daquela encontrada por Golgi sobre a estrutura do tecido nervoso. Enquanto Golgi considerava o tecido nervoso um retículo (ou teia) contínuo de células interligadas, como as que constituíam o sistema circulatório, Ramón y Cajal concluiu que o sistema nervoso é composto por bilhões de neurônios distintos, os quais, em vez de formarem uma teia contínua, se comunicam entre si por ligações especializadas chamadas sinapses. Essa hipótese transformou-se na base da chamada doutrina do neurônio. Ramón y Cajal recebeu o Nobel de Fisiologia ou Medicina de 1906.

A fisiologia e a medicina experimental devem a formulação de suas bases a Claude Bernard (1813-1878). O historiador da ciência Bernard Cohen, da Universidade de Harvard, denominou-o "um dos maiores homens de ciência de todos os tempos". Médico e fisiologista de renome, foi considerado um dos fundadores da medicina experimental ou laboratorial. Segundo afirmava, sua aspiração era instaurar o método científico na medicina. O primeiro estudo importante de Claude Bernard foi sobre as funções do pâncreas, demonstrando a importância do suco pancreático no processo digestivo. Em um de seus trabalhos mais importantes, descobriu, em 1851, o glicogênio e a sua produção pelo fígado e, em 1865, publicou *Introdução ao estudo da medicina experimental*. Devemos a ele, também, o importante conceito de *milieu intérieuer* (meio interno) para descrever a sua brilhante constatação dos mecanismos que mantêm o delicado equilíbrio de nossos corpos, apesar das variações do meio externo. Bernard praticou de forma sistemática a vivissecção, acreditando firmemente que o progresso da ciência justificava o sofrimento dos animais (Simmons, 2004).

No campo da genética, Gregor Mendel (1822-1884), um botânico e monge agostiniano austríaco, revelou, em 1865, os resultados de suas descobertas sobre as leis que regulam os mecanismos da hereditariedade, com base nas experiências que tinha conduzido no cruzamento de ervilhas híbridas brancas e amarelas, no quintal de seu mosteiro. Mesmo sem saber da existência dos cromossomos e dos genes, Mendel formulou as três leis da hereditariedade (posteriormente chamadas de Leis de Mendel), que ainda hoje permanecem válidas.

Por fim, nos estertores do século, em dezembro de 1895, uma contribuição significativa foi proporcionada por Wilhelm Conrad Rontgen (1845-1913) ao revelar sua descoberta dos raios X, capazes de penetrar os corpos opacos. Devido à grande importância dessa descoberta, Rontgen recebeu o Prêmio Nobel em 1901 (o primeiro Prêmio Nobel da história).

Como indicado, a revolução do século XIX no campo da medicina centrou-se, principalmente, na identificação de fatores etiológicos e na prevenção das doenças. A evolução nos tratamentos, com a descoberta dos antibióticos e todo o avanço farmacológico e outras novas e revolucionárias terapias, ocorreria apenas no século XX. Para termos uma ideia, o medicamento mais importante dessa época chega ao mercado somente na virada do século (1899): a aspirina, sintetizada e patenteada pelo laboratório Bayer.

Nesse breve resumo da revolução que se produziu no século XIX, citamos apenas algumas das contribuições mais importantes, sempre tendo como foco o rastreamento da evolução que culminou na construção da medicina científica e do modelo biomédico, que, depois, teria como movimento complementar a reintrodução da perspectiva psicológica e social, abrindo espaço para as tentativas modernas de construção de um modelo biopsicossocial.

Na realidade, essa correlação de tendências e a construção de um modelo multifatorial do ser e do adoecer vêm permeando os posicionamentos e as discussões dos últimos 300 anos.

Nesse sentido, Lipowski (1986) faz uma consideração interessante quanto aos caminhos que a história acaba tomando, mostrando como certas descobertas de impacto podem alterar rumos e definir perspectivas, deslocando unilateralmente a ênfase para determinada área. Ele pondera, por exemplo, que a teoria celular das doenças de Virchow, as descobertas dos microrganismos por Pasteur e os postulados de Koch sobre as doenças causadas por germes contribuíram para abortar um movimento que vinha se delineando na direção de uma visão mais integral do ser e das doenças, redirecionando fortemente a medicina para um reducionismo biológico (De Marco, 1996). Nesse campo, Claude Bernard arrastou por décadas uma controvérsia com Pasteur pelo que considerava um fervor unilateral dos caçadores de micróbios, pois sustentava a convicção de que a doença ameaça constantemente, mas não adquire raiz enquanto o terreno, o corpo, não for receptivo. Para ele, consequentemente, o foco principal do estudo deveria ser o terreno. Entretanto, Pasteur, Koch e muitos outros de sua geração estiveram envolvidos com as valiosas tentativas de identificar e derrotar os germes e, com isso, libertar a humanidade das doenças por eles causadas.

Conta-se que, em seu leito de morte, vítima de um dos germes que tentara erradicar, Pasteur reconheceu que, afinal, Bernard estava certo: o micróbio não é nada; o terreno é tudo. Porém, não há notícias do que teria dito Bernard em seu leito de morte, ficamos livres para imaginar (De Marco, 1996).

Bernard, conforme já mencionamos, enunciou o conceito de *milieu intérieur*, que culminaria, quase 70 anos depois, no conceito de *homeostase* formulado por Cannon, contribuindo para fornecer as bases, a partir da perspectiva fisiológica, para atenuar o reducionismo do modelo biomédico (De Marco, 1996).

A CONSTRUÇÃO DO MODELO BIOMÉDICO

A história, como já tem sido reiteradamente formulado, é construída a partir de uma seleção direcionada dos fatos e admite interpretações as mais variadas, dependendo da orientação e das peculiaridades de cada comentador. Tendo em mente essa ressalva, pode ser útil examinar alguns diferentes olhares que têm se voltado para a questão da evolução das ciências e do pensamento médico em particular.

Uma das questões que têm se colocado diz respeito às condições e aos fatores que levaram à constituição do modelo biomédico, com a exclusão do psíquico e a perda de uma visão integral do ser e do adoecer. Que fatores participaram dessa evolução? Encontramos, para essa indagação, análises e reflexões bastante variadas.

No exame dos dados históricos, há uma relativa concordância de que, inicialmente, parece ter havido um convívio harmonioso entre as vertentes religiosa e empírica e que não existia a separação entre doenças físicas e mentais.

Schneider (1986), ao lado de uma série de outros pensadores da área, situa o começo desse afastamento já a partir da estruturação de duas escolas distintas entre os gregos: uma, a escola de Cós, ou hipocrática, que é classificada como tendo uma postura que contemplava as tendências dinâmicas, humorais e sintéticas, estudando o homem em sua totalidade; a outra, a escola de Cnido, percebida por esse autor como mais analítica, claramente específica e mecanicista. O século XIX e o começo do século XX teriam, para ele, inspiração mais *cnidiana*, uma vez que a medicina teria fragmentado o homem enfermo, reduzindo-o a um sistema, a um tecido, a um órgão e, por último, a uma célula enferma. O movimento da medicina psicossomática seria um retorno à escola de Cós (Schneider, 1986).

Alexander e Selesnick (1968) analisaram o movimento de exclusão do psicológico do modelo biomédico a partir da questão dos métodos de abordagem. Para eles, há três métodos distintos de abordagem da psique e de seus transtornos:

- Método orgânico – tentativa de explicar os fenômenos em termos físicos.
- Método psicológico – tentativa de encontrar uma explicação psicológica.
- Método mágico-religioso – tentativa de explicar e manejar por meio da magia e/ou religião.

Eles ponderam que o homem primitivo curava seus males mediante ações instintivas e técnicas empíricas intuitivas e que a medicina primitiva, por sua vez, pode ser considerada principalmente psiquiatria primitiva, pois não havia uma separação nítida entre sofrimento mental e físico.

O homem primitivo estendia a causalidade motivacional de suas próprias ações a toda a natureza, e a medicina progrediu à medida que o homem foi se libertando gradualmente dessas teorias animistas, substituindo-as por outro tipo de causalidade – não psicológica e aplicável também à natureza inanimada. As ciências naturais só puderam desenvolver-se depois que o homem substituiu suas ideias primitivas da causalidade motivacional na natureza pelo reconhecimento de certas regularidades no mundo natural. No entanto, foi difícil desenvolver e manter tal reconhecimento: os filósofos racionalistas gregos dos séculos VII e VI a.C. introduziram os fundamentos do pensamento científico, mas, na Idade Média, suas revolucionárias descobertas foram substituídas pelo retorno das tendências demonológicas e mágico-religiosas. Só nos últimos 300 anos, a partir da Renascença, é que o pensamento científico conseguiu verdadeiro predomínio.

Por fim, eles deixam implicitamente sugerido que a luta continua hoje e que o reducionismo do modelo biomédico seria o reflexo de um funcionamento que, de forma não percebida, guarda relações com o modelo mágico: o papel do demônio, por exemplo, teria sido assumido pela química cerebral. O responsável pelo funcionamento ou pela doença mental não seria mais um demônio, mas uma química cerebral perturbada, e não as próprias experiências de vida da pessoa.

O fato importante que essas análises procuram ressaltar é que a química cerebral não pode ser isolada do homem, de sua personalidade, do que é o núcleo de sua existência, pois, se a química cerebral pode alterar o funcionamento mental, ela também é alterada pelas vivências da pessoa, por suas tensões emocionais, ansiedades, cólera, medo, desesperança (Alexander; Selesnick, 1968).

DESCARTES E O MODELO BIOMÉDICO

Uma visão central, evocada constantemente, coloca Descartes e seu método no centro dos dilemas que têm marcado a evolução da ciência. Considera-se que a influência do paradigma cartesiano sobre o pensamento médico foi um fator determinante na construção do chamado modelo biomédico, alicerce consensual da moderna medicina científica. Descartes propõe, mediante suas concepções, uma separação absoluta entre fenômenos da natureza e fenômenos do espírito e, por consequência, uma separação radical entre mente e corpo. A distinção entre interno e externo, entre os estados psíquicos vivenciados e o acontecimento corporal no espaço (dualismo ontológico), abre caminho para a estruturação de diferentes métodos de abordagem (dualismo metodológico), o que resultará em duas direções distintas de desenvolvimento. O estudo da natureza e do corpo (*res estensa*) será imensamente facilitado, na medida em que são apartados da complexidade dos fenômenos psíquicos e submetidos ao enquadre mecanicista, cujo procedimento fundamental consiste em promover uma decomposição do complexo em suas partes mais simples. Por sua vez, o estudo dos estados psíquicos vivenciados (*res cogitans*) será abordado a partir de uma metodologia distinta, vindo a integrar o campo das chamadas ciências humanas, que, para muitos, permanecem excluídas do campo científico. Dessa forma, a psique, a alma, seria remetida ao cuidado religioso ou à especulação filosófica.

Curiosamente, Descartes era um católico convicto que se empenhava em combater o ceticismo em relação à existência de Deus. Para ele, a missão da razão seria, precisamente, ter um poder de convencimento que pudesse levar as pessoas à aceitação da existência de Deus. Pela demonstração analítica, a razão traria as provas de que a fé necessitava, e foi por meio de sua *dúvida metódica* que Descartes retirou Deus da natureza para colocá-lo na consciência humana (De Marco, 1995).

Descartes certamente foi influenciado pelo espírito da época e por sua postura religiosa. Para a religião (e para várias escolas filosóficas), a alma precisa separar-se da matéria, fonte de pecado, e ascender à pura espiritualidade. É a partir dessa base que a ciência se focalizou no exame do mundo material, deixando a alma aos cuidados da filosofia e da religião.

FOUCAULT E A EVOLUÇÃO DO SABER EM MEDICINA

Temos, ainda, o pensamento original de Foucault, citação praticamente obrigatória quando se discute a questão da evolução da medicina e do saber médico e os fatores presentes na construção do modelo biomédico. Ele se detém, no exame da história da evolução da medicina, na questão do nascimento da clínica e das diferentes estruturas perceptivas que sustentaram três tipos sucessivos de teoria e prática médica, destacando duas mudanças principais. Na primeira, uma *medicina das espécies*, que ainda prevalecia por volta de 1770 e que cedeu lugar ao primeiro estágio da *medicina clínica*. A medicina das espécies fazia na nosologia o que Lineu fez na botânica: classificava as doenças como espécies. Considerava-se que as doenças fossem entidades sem qualquer ligação necessária com o corpo e que a transmissão das doenças ocorresse quando algumas de suas "qualidades" misturavam-se, por meio de "afinidade", com o tipo de temperamento do paciente (ainda se estava próximo de Galeno e suas concepções humorais). Julgava-se que "ambientes não naturais" favorecessem a disseminação de doença, e por isso se acreditava que os camponeses padeciam de menos enfermidades do que as classes urbanas (as epidemias, ao contrário das doenças, não eram tidas como entidades fixas, mas como produtos do clima, da fome e de outros fatores externos). Em contraste, em seus primórdios, a medicina clínica foi uma *medicina dos sintomas*: percebia as doenças como fenômenos dinâmicos. Em vez de entidades fixas, as doenças eram consideradas misturas de sintomas, os quais, por sua vez, eram tomados como sinais de ocorrências patológicas. Como consequência disso, os quadros taxonômicos da medicina clássica foram substituídos, na teoria médica, por *continua* temporais que permitiam, em particular, mais estudos de caso.

Por fim, no limiar do século XIX, surgiu outro paradigma médico: a mente clínica substituiu a medicina dos sintomas por uma *medicina dos tecidos* – a teoria anatomoclínica. As doenças já não denotavam espécies nem conjunto de sintomas; em vez disso, agora indicavam lesões em tecidos específicos. Os médicos, na tentativa de adquirir conhecimentos sobre a patologia, passaram a se concentrar muito mais no paciente individual. A *mirada* médica transformou-se em um *olhar*, o equivalente visual do *tato*; os médicos passaram a buscar causas ocultas, e não apenas sintomas específicos. A morte – vista como um processo vital – tornou-se a grande mestra da anatomia clínica, revelando, pela decomposição dos corpos, as verdades invisíveis procuradas pela ciência médica (Merquior, 1985).

Foucault (1980) chama atenção para o fato da construção positivista do saber médico (em plena construção do modelo biomédico), alimentar a crença de ter conseguido se libertar das teorias e das quimeras e, finalmente, abordar o objeto de sua experiência nele mesmo e na pureza de um olhar não prevenido. Ele inverte a análise e destaca o fato de que não é o olhar que se purificou, inscrevendo o novo contato com os fenômenos em uma categoria de purificação psicológica e epistemológica, mas as formas de visibilidade é que mudaram. Com essa mudança, o conhecimento singular do indivíduo doente também precisou mudar. Para que a experiência clínica fosse possível como forma de conhecimento e ação, foi necessária "toda uma reorganização do campo hospitalar, uma nova definição do estatuto de doente na sociedade e a instauração de determinada relação entre a assistência e a experiência, os socorros e o saber; foi preciso situar o doente em um espaço coletivo e homogêneo" (Foucault, 1980).

A CONSTRUÇÃO DO MODELO BIOMÉDICO E O ENSINO MÉDICO

O método experimental desenvolvido para a investigação científica foi muito bem-sucedido, em particular no campo de suas aplicações ao mundo material, deslocando fortemente os campos de investigação nessa direção. No caso da medicina, a marca distintiva desse deslocamento resultou na construção de um modelo biomédico, ancorado sobretudo na perspectiva biológica e abordável por meio do método experimental que repercutiu no ensino e na formação dos profissionais.

Como resultado, produziu-se uma clivagem significativa na delimitação da tarefa médica, que passa a se concentrar na dimensão biológica, com exclusão dos aspectos psicossocioculturais. O objeto dessa medicina é uma máquina biológica cujas leis de funcionamento de suas diferentes peças precisam ser investigadas e compreendidas para que possam ser reparadas. Tecnicismo e superespecialização, com perda de uma visão integral do ser e dos cuidados, são a resultante desse posicionamento.

Aqui é importante um cuidado para não culminar em uma crítica indiscriminada à especialização, decorrente de uma adesão ao que poderíamos denominar *holismo ingênuo*, que nada quer separar ou tudo quer juntar de maneira indistinta.

A importância de manter uma perspectiva integral do ser não pode ser confundida com a ideia de que tudo deve ser abordado simultaneamente. Acreditar que a especialização é, em si, um mal é algo totalmente fora da realidade e incompatível com qualquer possibilidade de evolução humana. Seria como lamentar que as ciências tenham se diferenciado da filosofia ou ter saudade das grandes personalidades do passado que tudo dominavam, da medicina à astronomia, da engenharia à pintura.

A especialização é uma necessidade fundamental para o crescimento e a evolução de todos os campos de conhecimento, e, na prática, sabemos muito bem disso. Qualquer um de nós, quando se defronta com a necessidade de uma intervenção médica mais específica, com certeza irá desejar ser atendido pelo melhor especialista na área. O problema da especialização surge quando ela vem acompanhada de uma peculiaridade que a perverte em algo distinto. Temos denominado essa perversão de *especialismo*, para colocá-la lado a lado com todos os "ismos" ancorados em dogmas e alimentados por fatores emocionais (De Marco, 2003).

O COMPLEXO DE PROCUSTO

O *especialismo* pode ser associado a uma configuração do contato com a realidade que, em um paralelo mítico, podemos denominar de *complexo de Procusto* (De Marco, 1995), abarcando os vários aspectos das mutilações da realidade praticadas em função de crenças e dogmas.

Damastes, ou Polipêmon, apelidado de Procusto (aquele que estica), era um bandido que atacava os viajantes e os submetia a um suplício, empregando, para isso, uma técnica perversa peculiar: ele prendia a vítima a um leito de ferro e, se o viajante fosse mais curto que o leito, ele o esticava violentamente; se fosse mais longo, cortava-lhe os pés.

Esse mito nos apresenta o famoso leito de Procusto, que tenta reduzir às suas próprias medidas tudo o que se coloca em seu caminho. Esse leito, sem dúvida, é familiar e cotidiano a todos nós que, continuamente, desempenhamos tanto papel de vítima e quanto de algoz. A violência das ideias preconcebidas, travestidas em teorias científicas, a mutilação da realidade por atitudes redutivas e literalizantes e as ideias salvadoras que reinterpretam o mundo e tentam adequá-lo a sua perspectiva podem ser facilmente vislumbradas, seja na história, seja em nossa realidade diária. A violência pode tanto limitar-se a nossa vida íntima, cerceando uma vida plena e criativa, quanto assumir formas socialmente expressas e o inimigo a ser convertido ou eliminado passa a ser nosso colega, nosso vizinho ou, por vezes, etnias, grupos religiosos e/ou nações inteiras (De Marco, 1995).

No *especialismo*, temos em plena atividade o *complexo de Procusto*: tenta-se conformar os fenômenos à visão própria da especialidade, com perda de contato com o todo. Há, nesse sentido, a presença de uma clivagem, com perda da visão binocular que permitiria uma alternância entre figura e fundo, entre a visão do todo e de uma parte em cada ocasião, de acordo com a intenção e a necessidade.

O problema, vale insistir, não é a fragmentação, mas uma fragmentação rígida e estática que bloqueia o trânsito entre diferentes áreas e aspectos envolvidos em nossa atividade. Tais considerações valem também para a abordagem do físico e do psíquico como campos distintos e complementares de conhecimento e investigação. Isso, em si, não é um problema; pelo contrário, essa distinção pode ter, como temos observado, uma consequência útil e necessária para o aprofundamento e o desenvolvimento dos campos de conhecimento. A questão é quando essa separação assume uma feição radical, transformando-se em outra coisa, mais próxima às crenças e aos dogmas. Quando, então, falarmos do resgate do psíquico, é sempre tendo em vista a complementaridade que foi sendo construída pela contribuição de várias áreas de conhecimento que possibilitaram a formulação de um modelo alternativo ao modelo biomédico: o modelo biopsicossocial.

Já na primeira metade do século XIX, como complemento à tendência biologizante, tivemos um movimento dentro da medicina, inspirado pelo Romantismo, que se preocupou com uma atenção à formação do profissional que não se limitasse exclusivamente aos aspectos biológicos. Expoentes importantes desse movimento foram os médicos vienenses Philipp Carl Hartmann (1773-1830) e seu discípulo Ernst Freiherr von Feuchtersleben (1806-1849), o qual foi um precursor da necessidade do preparo dos médicos em suas aptidões psicológicas.

Psiquiatra e homem de letras, o barão Feuchtersleben foi um dos escritores mais originais do século XIX nesse campo de estudo. Ele preconizava que o conhecimento das relações entre a mente e o corpo é indispensável não somente para aqueles que praticam a psiquiatria, mas para todos os médicos. Introduziu a expressão psicologia médica na metade do século XIX, e já foi aventada a influência de sua teoria dos sonhos na obra de Freud (Parkin, 1975). A obra de Feuchtersleben caiu no esquecimento, mas uma nova onda ocorre no final do século XIX, que imprime sua marca na formação médica, e a psicanálise tem aí um papel de destaque.

O RESGATE DO PSÍQUICO E A CONSTRUÇÃO DO MODELO BIOPSICOSSOCIAL NA PRÁTICA E NO ENSINO EM MEDICINA

O resgate da abordagem do psíquico no campo médico e científico ocorre, em grande medida, a partir de movimentos que têm lugar à margem das instituições, sendo a psicanálise um dos campos mais expressivos dessa retomada no alvorecer do século XX. Talvez o desafio de entender a ligação misteriosa entre mente e corpo tenha sido um dos fatores que inspirou Freud, no fim do século XIX e começo do século XX, a procurar as fundações para os fenômenos mentais e abrir possibilidades de tratamento efetivo para os pacientes cujos sintomas eram enigmáticos e desconcertantes para a medicina da época.

FREUD E A PSICANÁLISE

Os primeiros pacientes de Freud eram os "pacientes-problema da época", indicados por colegas médicos frustrados pelas tentativas sem fim de tratar esses pacientes com afecções somáticas refratárias a qualquer intervenção. Ainda que Freud nunca tenha escrito nada aludindo à medicina psicossomática, seus *insights* sobre os mecanismos mentais, o papel do inconsciente e, acima de tudo, a relação médico-paciente (implicações da transferência-contratransferência na relação terapêutica) forneceram a abertura mediante a qual a relação médico-paciente e a relação mente-corpo e seus modos de funcionamento puderam ser vislumbrados e aprofundados. Freud, ele próprio, não esteve diretamente envolvido com a influência dos fatores psicológicos nas funções somáticas e nas doenças, demonstrando até certa ambiguidade em estender o campo psicanalítico para além da esfera dos distúrbios neuróticos. Ele mostra, de um lado, admiração pelo trabalho precursor da medicina psicossomática desenvolvido por Georg Groddeck e, por outro, reticência ao envolvimento nesse campo, como na carta a Victor von Weizsacher, em 1923, na qual expressa que, embora aceitasse a existência de fatores psicogênicos nas doenças, preferia ver os analistas limitarem, a título de aprendizado, suas pesquisas ao campo das neuroses (De Marco, 1989).

Apesar da ambiguidade, alguns de seus seguidores, como Groddeck, Deutsch, Ferenczi e Jelliffe, com o seu beneplácito, enveredaram por esses caminhos e, com suas prévias experiências como médicos, aprofundaram a aproximação dos preceitos psicanalíticos à prática médica. Já na década de 1920, vários deles estenderam as teorias para tentar abarcar uma série de condições físicas que ainda não haviam sido consideradas.

Com a ascensão do nazismo, a emigração de uma série de psicanalistas desloca o centro de interesse pelo campo da Europa Continental para a Inglaterra e os Estados Unidos. Na América, a psicanálise já gozava de popularidade. As conferências de Freud na Clark em 1909, haviam despertado um grande interesse e atraído uma série de profissionais para a área. A esses, entre os quais Jelliffe se destacava, vieram juntar-se, na década de 1930, emigrados da Europa, vários outros profissionais de renome, entre os quais Felix Deutsch e Franz Alexander. Em 1933, a psicanálise recebeu um reconhecimento institucional importante, na forma de um convite aos psicanalistas para formar uma seção especial na American Psychiatric Association (De Marco, 2003).

A entrada da psicanálise na academia e no ensino teve um impulso considerável nas décadas de 1930 e 1940, participando ativamente da estruturação de uma série de departamentos nas universidades dos Estados Unidos. Um fato interessante é que uma contribuição significativa para a constituição e consolidação desses departamentos e o florescimento da psicossomática nos Estados Unidos foi o substancial aporte de fundos de financiamento recebido pela área, particularmente as contribuições da Fundação Rockefeller, cuja área médica era presidida por Alan Gregg (1890-1957), um médico formado em Harvard e que, quando ainda era um jovem estudante de medicina, assistiu às conferências de Freud na Clark University. O Instituto de Chicago, presidido por Franz Alexander (1891-1964), foi um dos grandes beneficiados pelas verbas dessa fundação (Wise, 1995).

Alexander, de origem húngara, foi um dos principais psicanalistas da chamada "segunda geração". Durante seu treinamento psicanalítico em Berlim, teve diversos contatos com Freud. Emigrou para os Estados Unidos em 1930 e é o grande responsável pala introdução da psicanálise nas escolas de medicina. Essa aproximação já foi objeto de crítica, sob a alegação de que teria retirado da psicanálise seu estatuto de força revolucionária, tornando-a uma ciência bem assimilada, em contraposição à postura de Freud, que sublinhava seu destacamento em relação à medicina. Esse é um tema que ainda mobiliza muita discussão e polêmica.

Outra expressiva contribuição para a aproximação entre a psicanálise e o ensino médico foi a de Michael Balint (1896-1970). Nascido em Budapeste, Balint foi analisado por Ferenczi, de quem era discípulo, e, já em 1925, trabalhando no departamento de medicina interna em Budapeste, começou a publicar suas ideias, desenvolvendo uma série de pesquisas em medicina psicossomática e tratando com psicoterapia pacientes que apresentavam sintomas psicossomáticos. Em 1932, criou o primeiro grupo de treinamento e pesquisa com médicos em Budapeste, por meio do qual buscava estudar a possibilidade de os médicos incorporarem as ideias psicanalíticas a seu trabalho prático.

Emigrou para a Inglaterra em 1939, em função das crescentes dificuldades que vinham se impondo aos judeus, e, em 1950, reiniciou seus grupos com médicos em Londres. A importância que conferia à investigação da relação médico-paciente transparece na sua famosa frase: "o remédio mais usado em medicina é o próprio médico, o qual, como os demais medicamentos, precisa ser conhecido em sua posologia, efeitos colaterais e toxicidade" (Balint, 2005). Na década de 1960, Balint e sua esposa, Enid, percorreram a Europa disseminando seu trabalho com grupos de médicos, que seriam conhecidos como "grupos Balint" e que se espalharam pelo mundo todo. A primeira Sociedade Balint foi fundada na França, em 1967. Em 1972, foi fundada a International Balint Federation (IBF). O trabalho com "grupos Balint" passou a ser um instrumento importante aplicado também aos currículos médicos (De Marco, 2003).

A INTEGRAÇÃO DO ESTUDO E DO TREINAMENTO DAS APTIDÕES PSICOLÓGICAS NOS CURRÍCULOS

O desafio da integração da dimensão psíquica no currículo médico tem recebido numerosas respostas e soluções ao longo do tempo.

Feuchtersleben, conforme já assinalamos, foi precursor da necessidade do preparo dos médicos em suas aptidões psicológicas. Ele cunhou a expressão "psicologia médica", que, em seu entender, deveria ser uma forma de psicologia cuidadosamente planejada para os propósitos médicos, sendo sua finalidade o treinamento das aptidões psicológicas desses profissionais, independentemente de sua especialização. Na Europa, já no século XIX, houve a introdução da psicologia médica no currículo. Na Prússia (entre 1825 e 1861), o ensino de psicologia médica era tema obrigatório no treinamento médico. Contudo, tal situação não perdurou, e uma reinserção mais consistente da matéria nos currículos ocorreu só muito recentemente.

A reintrodução se deu de forma progressiva: na França, em 1918, Maurice de Fleury (1860-1936), especialista em psiquiatria e criminologia, publica o importante tratado *Introduction a la médicine de l'esprit* e insiste na necessidade de inclusão da psicologia médica como disciplina regular do curso médico. Na mesma época, na Alemanha, Ernest Kretschmer (1888-1964) lança o *Tratado de psicologia médica*, que teria uma enorme influência, impulsionando sobremaneira o estudo e o desenvolvimento da matéria (De Marco, 2003).

Kretschmer entendia que o estudo da psicologia representava um interesse óbvio para o psiquiatra, mas que seria necessário conscientizar os médicos de que esse interesse deveria ser estendido para a medicina em geral.

Nos Estados Unidos, em 1911, John Broadus Watson (1878-1958), considerado o fundador do movimento behaviorista na América, e Shepard Ivory Franz (1874-1933) propuseram que o ensino de psicologia era tão essencial para os estudantes de medicina quanto o de anatomia, farmacologia, cirurgia e outras ciências básicas e clínicas. Em 1957, a University of Oregon Medical School foi a primeira escola médica a criar um departamento de psicologia médica.

Entretanto, Freud, em 1919, chamava atenção para os cursos que começavam a ser incorporados ao ensino médico, demonstrando preocupação de que seu conteúdo e objetivo acabassem limitados à psicologia acadêmica fundada em modelos da psicologia experimental, tornando-se insuficientes para atender seu propósito de conduzir os estudantes à compreensão dos problemas humanos em geral e os de seus futuros pacientes (De Marco, 2003).

Essa é uma questão que se mantém até o presente: como incorporar ao campo do ensino médico a abordagem da dimensão psicológica? Que conhecimentos são necessários? A partir de que perspectiva? Quais habilidades devem ser incorporadas pelo profissional para lidar com esses aspectos?

A PSICOLOGIA MÉDICA COMO ESTUDO DA RELAÇÃO E DA COMUNICAÇÃO

Seguindo a nomenclatura proposta por Feuchtersleben, o preparo dos médicos em suas aptidões psicológicas se estruturou principalmente por meio de programas de psicologia médica. A estruturação desses programas ganhou contornos particulares desde sua instalação até sua evolução, e existem as mais diversas considerações sobre como esses programas devem se estruturar. Jeammet e colaboradores (1982) consideram

> a psicologia médica como a parte da medicina encarregada de informar e formar o médico para melhor realizar seu trabalho em geral, proporcionando-lhe uma conceitualização ampla do contexto psicobiológico e psicossocial da saúde e da enfer-

midade e facilitando-lhe o desenvolvimento de suas habilidades de interação interpessoal.

Para eles, uma vez que todo ato médico implica o homem em sua totalidade, o impacto psicológico produzido dependerá profundamente da personalidade dos participantes e da qualidade de sua interação.

Nesse sentido, em função do entorpecimento produzido, simultaneamente, pelas experiências burocráticas e pela progressiva tecnificação, a medicina toda necessita de uma revisão profunda, a qual, sem perder nenhum de seus avanços, cumpra sua vocação de ciência centrada no ser humano. Para tanto, é necessária uma atualização dos conceitos de enfermidade, doente, médico e do contexto em que tem lugar a interação.

Para Schneider (1986), a relação médico-paciente é o objeto privilegiado da psicologia médica, incluindo um conjunto de conhecimentos que toma corpo e desemboca em uma prática centrada no homem enfermo, suas reações à enfermidade e na relação psicológica com seu médico. Ele entende que a tarefa da psicologia médica é instrumentalizar o aluno com conhecimentos psicológicos para que o futuro médico possa compreender melhor o paciente a quem trata, os aspectos psíquicos desse paciente que estarão presentes em qualquer que seja sua afecção, as considerações teóricas e a etiologia da enfermidade. A psicologia médica se interessa pelas reações psicológicas de todo enfermo acometido por uma ou outra afecção e, sobretudo, tende a fornecer ao clínico ou a qualquer especialista esclarecimentos quanto ao que ocorre entre ele e seu paciente.

Em relação ao conteúdo programático, existe uma tendência a que não fique restrito aos limites de uma disciplina curricular, mas que possa atuar como um campo propiciador de formação médica, ajudando mais o aluno na construção de uma mentalidade médica do que na simples aquisição de conhecimentos teóricos, com mais ênfase na área afetiva da aprendizagem do que na cognitiva, mesmo levando em consideração que ambas formam um todo indissociável (Eksterman, 1977).

O ESTUDO DA COMUNICAÇÃO E O CURRÍCULO MÉDICO

Mais recentemente, seguindo uma tendência mundial, tem surgido, nas dimensões de ensino, investigação e práticas no campo da saúde, uma ênfase especial no tema da comunicação. No campo do ensino, isso resultou na criação de uma série de programas de treinamento e avaliação das habilidades de comunicação (*communication skills*). De fato, é digna de atenção a incorporação efetiva e oficial desse campo na educação médica, com mais evidência em alguns países, onde passa a fazer parte das habilidades clínicas requeridas na formação do profissional.

Tais habilidades, cada vez mais, passam a ser exigidas tanto nas avaliações na graduação quanto para o ingresso na carreira. Nos Estados Unidos, The National Board of Medical Examiners, The Federation of State Medical Boards e The Educational Commission for Foreign Medical Graduates vêm implementando exames de habilidades clínicas utilizando pacientes padronizados. Tais exames são aplicados entre o terceiro e o quarto ano da escola médica, como parte da United States Medical Licensing Examination (USMLE), requerendo que os estudantes demonstrem conseguir coletar informações dos pacientes, realizar o exame físico e comunicar seus achados a pacientes e colegas. O foco nas habilidades de comunicação se estende para a residência e a prática clínica e está agora especialmente vinculado à acreditação dos programas de residência e à manutenção da certificação para os médicos em prática.

Em 1999, o Accreditation Council for Graduate Medical Education, que supervisiona os programas de residência, e o American Board of Medical Specialties, a organização "guarda-chuva" para os conselhos de especialidades que certificam os médicos, estabeleceram "habilidades interpessoais e de comunicação que resultem em intercâmbio efetivo de informações e vinculação com os pacientes, suas famílias e outros profissionais da saúde" (Association of American Medical Colleges, 1999) como uma área nuclear de competência. O que se observa é que a ideia da comunicação como postura do médico em relação ao paciente ou obtenção de história deu lugar à reconceitualização da comunicação como uma habilidade clínica mensurável (Makoul, 2003).

Quanto à inclusão do tema nos programas curriculares, em 1995, as duas instituições que acreditam os programas norte-americanos para o grau de MD adotaram uma resolução estabelecendo que "deve haver instrução e avaliação específica das habilidades de comunicação na forma em que se relacionam com as responsabilidades dos médicos, incluindo comunicação com pacientes, famílias, colegas e outros profissionais da saúde" (AAMC, 1999). Estima-se que essa resolução venha a produzir um efeito significativo nos currículos das escolas médicas nos Estados Unidos, em função de seu vínculo com o programa de acreditação (Makoul, 2003).

Acompanhando esse movimento mundial, no Brasil as avaliações também têm incorporado esses aspectos. Cada vez mais as avaliações têm tentado não se restringir aos aspectos teóricos e incluir a realização de provas práticas visando testar habilidades e atitudes, sendo que a dimensão comunicacional tem estado cada vez mais presente nas habilidades a serem avaliadas: a forma como o estudante e/ou o profissional observam e interagem com o paciente, a comunicação de más notícias, a habilidade para estabelecer uma aliança terapêutica com o paciente, entre outras, têm sido incluídas nas avaliações práticas nos exames da graduação e das especializações (residência médica e outros).

Essa exigência, particularmente no campo da especialização, pressiona as escolas médicas que ainda não contemplam de forma apropriada esse preparo a repensarem seus currículos.

Em nosso trabalho, há muitos anos incorporamos esse preparo no currículo médico, trabalhando com o aluno ao longo de toda a graduação. Sob a perspectiva de instrumentalizar o profissional para o conhecimento da pessoa e o manejo das situações que se apresentam no campo relacional e comunicacional, temos trabalhado com diversos recursos metodológicos, que incluem, no plano formal, o trabalho com pequenos grupos, o recurso a diversas técnicas de mobilização, um laboratório de comunicação, e, no plano do conteúdo, o recurso a diferentes fontes de conhecimentos, tanto no campo científico (disciplinas psicológicas, sociológicas e antropológicas) quanto manifestações ligadas à arte, como literatura, teatro e cinema.

REFERÊNCIAS

ADAM, P.; HERZLICH, C. *Sociologie de la maladie et de la médicine*. Paris: Nathan, 1994.

ALEXANDER, F.; SELESNICK, S. *História da psiquiatria*. São Paulo: Ibrasa, 1968.

ASSOCIATION OF AMERICAN MEDICAL COLLEGES. *Contemporary issues in medicine*: communication in medicine (report III of the Medical School Objectives Project). Washington: AAMC, 1999.

BALINT, M. *O médico, seu paciente e a doença*. São Paulo: Atheneu, 2005.

BOORSTIN, D. J. *Os descobridores*. Rio de Janeiro: Civilização Brasileira, 1989.

BOTTÉRO, J. *La magia e la medicina a Babilonia in per una storia delle malattie, Jacques Le Goff e Jean-Charles Sournia*. Bari: Dedalo, 1985.

CASTRO, F. S.; LANDEIRA-FERNANDEZ, J. Alma, mente e cérebro na pré-história e nas primeiras civilizações humanas. *Psicol Reflex Crit*, v. 23, n. 1, p. 141-152, 2010.

DE MARCO, M. A. *A face humana da medicina*. São Paulo: Casa do Psicólogo, 2003.

DE MARCO, M. A. Crença e violência. *Junguiana*, v. 13, p. 20-30, 1995.

DE MARCO, M. A. *Sendas do Imaginário*: uma perspectiva arquetípica em psicossomática. 1993. Dissertação (Mestrado em Oncologia) – EPM/UNIFESP, São Paulo, 1993.

DE MARCO, M. A. Sobre deuses e médicos: o reencantamento da medicina. *Junguiana*, v. 7, p. 55-80, 1989.

DE MARCO, M. A. Psiconeuroimunologia e imaginação. *Bol Psiquiatr*, v. 29, n. 2, p. 34-39, 1996.

EDINGER, E. F. *A psique na antiguidade*. São Paulo: Cultrix, 2000.

EKSTERMAN, A. O ensino de psicologia médica. In: CONGRESSO DE MEDICINA PSICOSSOMÁTICA DA BACIA DO PRATA, 1., 1977, Buenos Aires. Apresentado na Mesa Redonda sobre o mesmo tema. Disponível em: <http://www.medicinapsicossomatica.com.br/doc/ensino_psicologia_medica.pdf>. Acesso em: 10 dez. 2011.

FELDMAN, R. P.; GOODRICH, J. T. The Edwin Smith surgical papyrus. *Childs Nerv Syst*, v. 15, n. 6-7, p. 281-284, 1999.

FOUCALT, M. *O nascimento da clínica*. Rio de Janeiro: Forense Universitária, 1980.

JEAMMET, P. et al. *Psicologia médica*. Rio de Janeiro: Masson, 1982.

LIPOWSKI, Z. J. Psychosomatic medicine: past and present. *Can J Psychiatry*, v. 31, n. 2, p. 21, 1986.

MAKOUL, G. The interplay between education and research about patient-provider communication. *Patient Educ Couns*, v. 50, n. 1, p. 79-84, 2003.

MERQUIOR, J. G. *Michel Foucault ou o niilismo de cátedra*. São Paulo: Nova Fronteira, 1985.

OLIVEIRA, A. B. *A evolução da medicina*. São Paulo: Pioneiro, 1993.

PARKIN, A. Feuchtersleben: a forerunner to Freud. *Can Psychiatr Assoc J*, v. 20, n. 6, p. 477-481, 1975.

REZENDE, J. M. Caminhos da medicina: juramento de Hipócrates. *Rev Paraense Med*, v. 17, n. 1, p. 38-47, 2003.

SCHNEIDER, P. B. *Psicologia aplicada a la pratica medica*. Buenos Aires: Paidos, 1986.

SIMMONS, J. G. *Médicos e descobridores*. Rio de Janeiro: Record, 2004.

WISE, T. N. Presidential address: a tale of two societies. *Psychosom Med*, v. 57, n. 4, p. 303-309, 1995.

Parte II
Comunicação e relação

2

Modelos de comunicação e comunicação em saúde

MARIO ALFREDO DE MARCO

A palavra comunicar vem do latim *communicare*, cujo significado se bifurca entre o ato de tornar comum ou repartir, e reunir ou associar. A raiz principal é *mun*, relacionada com palavras como comunidade (em inglês, com *meaning*; em alemão, *gemeinschaft*). Em latim, *munus* está relacionado a presentes, deveres ou jogos oferecidos publicamente pelos descendentes – inclusive exibições de gladiadores, tributos e ritos – em honra aos mortos. Há, assim, na etimologia da palavra comunicação, um sincretismo fundamental entre um sentido prospectivo de partilha de informação e um sentido retrospectivo e memorial de comunhão (Nöth, 2011).

A *Enciclopédia Britânica* (1987) define comunicação em dois planos distintos: o do intercâmbio de significados entre indivíduos, por meio de um sistema comum de símbolos, correspondendo aos sistemas socialmente construídos, e o plano do comportamento animal, englobando vários sinais. Assinala, também, que teorias e definições explícitas sobre o campo não foram formuladas até o século XX, quando os avanços na ciência e na tecnologia produziram o surgimento dos meios de comunicação em massa.

Contudo, a questão "o que é comunicação?" tem desafiado os estudiosos por décadas, não sendo possível uma definição simples. De forma geral, o ato de fornecer e receber informação é chamado de comunicação.

Pode-se constatar a presença da comunicação nos diferentes planos da existência; por exemplo, no plano biológico, no qual ocorre a partir de trocas químicas, seja entre células, seja entre organismos e seres pluricelulares, ou mediante características físicas e manifestações comportamentais. Algumas espécies têm a necessidade de intercambiar informações basicamente para atender a necessidades de sobrevivência e procriação, enquanto a espécie humana procura comunicar-se intensamente porque participa ativamente de sua própria evolução biológica e cultural. A comunicação é o meio pelo qual duas entidades (no sentido mais genérico possível) têm de expressar fome, medo, raiva, disponibilidade para reprodução e muitas outras informações. O latido de um cão pode ser tanto um sinal de ameaça como um sinal de boas-vindas; o miado de um gato pode indicar fome ou solidão.

Obviamente, a comunicação não se dá apenas por via oral (fala ou ruído), manifestando-se também por meio de características físicas (a maioria das aves expressa agressividade ao eriçar as penas, e os cães demonstram ansiedade com o rabo) e químicas (as formigas se comunicam por meio de um feromônio que depositam nos alimentos encontrados, que, ao evaporar, permite que outras formigas as sigam e encontrem o alimento). Alguns peixes utilizam sinais elétricos para se comunicar. Outra fonte importante de comunicação são os comportamentos (p. ex., a "dança" das abelhas anunciando uma fonte de alimento). Quando um animal encontra outro animal, ele precisa da resposta para quatro perguntas: Ele é amigo?, Ele é inimigo?, Posso fazer sexo com ele? ou Posso comê-lo?

Como constatamos cotidianamente, os animais também podem aprender a reconhecer signos visuais ou verbais: um cão pode reagir com determinado comportamento a uma série de signos verbais ou visuais que aprendeu a reconhecer. Alguns animais, particularmente os chimpanzés, podem ser treinados para se comunicar com as pessoas por meio de signos e símbolos.

MODELOS DE COMUNICAÇÃO HUMANA

Considerando, de forma mais específica, a comunicação humana como tema central, uma questão importante que tem se apresentado aos investigadores é expressa pela formulação de dois modelos distintos para abarcar a comunicação: o modelo de transmissão e o modelo constitutivo. *Grosso modo*, o que o modelo de transmissão propõe é que a comunicação consiste na transferência de significados. Esquematicamente, temos:

- O emissor possui uma ideia ou percepção que codifica em uma mensagem.
- A mensagem é decodificada pelo receptor, que produz um *feedback*.
- Se a comunicação for bem-sucedida, resultará em uma transferência de significado.

Esse é o modelo clássico da comunicação, e temos uma tendência a aceitá-lo com facilidade, pois corresponde ao senso comum.

O modelo constitutivo procura demonstrar o quanto essa visão do senso comum é enganosa e aplicável tão somente ao domínio físico das comunicações. Aliás, o modelo de transmissão foi formalizado a partir das investigações no campo das telecomunicações desenvolvidas por Claude Shannon (1916-2001), que era matemático e engenheiro eletrônico. A transformação desse modelo em uma teoria geral da comunicação, com sua extrapolação para a comunicação humana, é o principal objeto de crítica dos formuladores de um modelo constitutivo da comunicação. Para esses, a comunicação humana, na medida em que envolve subjetividades e interpretação, não coaduna com uma comunicação baseada em uma simples transferência de informações e significados. De forma esquemática, temos a seguinte organização:

- Um significado não é realmente transmitido.
- O significado é função da dinâmica relacional e constitui o próprio processo de comunicação.

Avançando mais nesse modelo, vislumbramos um papel ainda mais central da comunicação no desenvolvimento humano: a própria constituição do sujeito. Ou seja:

- Não só a comunicação se constitui no processo de comunicar, mas o próprio sujeito.
- Assim, a comunicação, constituída pelos sujeitos no processo de comunicar, é o processo constitutivo das subjetividades.

Comunicação e humanização

Para entender melhor tais questões, é importante nos determos na evolução da cultura, na humanização e na construção do sujeito. Comecemos pelo conceito de humanização que vem tendo ampla utilização no campo da saúde, bastante desgastado e, em geral, mal compreendido.

De um lado, há os que tendem a banalizar, reduzindo o termo a algumas regras básicas de educação e cordialidade, retratado em expressões como: "Claro que é importante ser humano com os pacientes! É preciso ser educado e atencioso!". De outro, existem profissionais que se revoltam quando se fala em humanização: "Humanizar o quê? Por acaso já não somos humanos?".

Na verdade, contrariamente ao que expressam essas tendências, não nascemos humanizados, e o processo de humanização está longe de ser algo simples. Ele envolve a construção do sujeito em sua realidade física e mental por meio da sedimentação da evolução cultural. Da mesma forma que os cromossomos dos pais transmitem aos filhos as características acumuladas ao longo de milhares de anos de evolução, tudo o que a cultura alcançou em sua evolução ao longo dos milênios é transmitido pela relação e pela comunicação.

Alguns exemplos ajudam a compreender melhor a importância da relação e da comunicação para o processo de humanização. Entre os vários exemplos, um dos mais dramáticos é o das crianças encontradas em Midnapore, na Índia, em 1920, conhecidas como as crianças-lobo.

As duas meninas, que receberam os nomes de Amala e Kamala, tinham cerca de 2 e 8 anos, respectivamente, quando foram encontradas sendo criadas por lobos. Elas foram entregues aos cuidados da família de um missionário e apresentavam, na época, as seguintes características:

- Caninos alongados, queixo retraído e olhos que brilhavam na escuridão.
- Não sabiam andar sobre os pés, mas se moviam rapidamente de quatro.
- Não falavam e seus rostos eram inexpressivos.
- Nunca choravam ou riam.
- Não tinham senso de humor, tristeza ou curiosidade.
- Queriam comer apenas carne crua.
- Tinham hábitos noturnos.
- Repeliam o contato de humanos.

Amala (2 anos) morreu um ano depois – não aprendeu a falar ou caminhar de forma ereta. Kamala (8 anos) sobreviveu por nove anos – aprendeu a comer alimentos cozidos, andar ereta e falar cerca de 50 palavras.

Apesar dos progressos de Kamala, a família do missionário anglicano que cuidou dela, bem como outras pessoas que a conheceram intimamente, nunca sentiram que a menina fosse verdadeiramente humana.

Vários outros casos semelhantes ocorreram, sendo alguns deles retratados pelo cinema, como, por exemplo, o caso da criança selvagem de Aveyron: o filme *L'Enfant Sauvage* (1970), dirigido por François Truffaut, é baseado nas anotações de Jean-Marc Gaspard Itard sobre um fato real, ocorrido em 1797: um menino com aspecto selvagem foi encontrado em uma floresta de Aveyron e, ao que tudo indicava, nunca tivera contato com a sociedade. Ele não caminhava como um bípede, tampouco falava, lia ou escrevia; sua idade foi estimada em 12 anos. No verão de 1800, o menino foi levado a Paris para que pudesse receber cuidados, sendo encaminhado ao médico Philippe Pinel para avaliação. O veredito do ilustre alienista foi que o prejuízo mental da criança era de uma magnitude que a colocava fora do alcance de qualquer ajuda. O doutor Itard, discípulo de Pinel disposto a provar que o mestre estava enganado, tomou o menino sob sua custódia, encarregando-se de sua educação, na perspectiva de que seria possível transformar o garoto selvagem em um homem civilizado. O médico deu-lhe o nome de Victor e o levou para sua casa, onde deu andamento ao tratamento educativo. Itard conseguiu alguns progressos na evolução e na socialização de Victor, mas fracassou na tentativa de fazê-lo falar, ficando a aquisição da linguagem da criança limitada à pronúncia de apenas duas expressões: *Lait* e *Oh Dieu* (Massini-Cagliari, 2003).

Outro filme importante sobre o tema, dirigido por Werner Herzog, *Enigma de Kasper Hauser* (no original: *Jeder für sich und Gott gegen alle*, 1975), também tem como base fatos reais. A história ocorre em maio de 1828, quando um rapaz (contando provavelmente 15 ou 16 anos) aparece pela primeira vez em uma praça de Nuremberg. Ele não sabia falar e andava com dificuldade. Segurava uma carta de apresentação anônima contando que fora criado em um porão, sem nenhum contato humano, desde seu nascimento. Soube-se, mais tarde, quando Kaspar Hauser aprendeu a falar, que uma pessoa, a qual ele não conheceu, tratou dele na época do isolamento, deixando-lhe alimentos enquanto dormia. Foi supostamente assassinado em 1833, e até hoje o seu enigma persiste: apesar de muitas hipóteses e suspeitas, entre elas a de que o rapaz seria filho bastardo de alguma personalidade ilustre, não se descobriu sua origem.

Uma versão ficcional, menos dramática, que também costumamos utilizar para ilustrar a importância da relação e da comunicação para a constituição do sujeito é apresentada pelo filme *Nell* (1994), dirigido por Michael Apted e que conta com a brilhante interpretação de Jodie Foster no papel-título. Nell é uma mulher de aproximadamente 30 anos, encontrada em uma casa na floresta, onde foi criada sem nenhum contato, a não ser com a mãe, a qual apresentava transtornos da fala e do movimento, consequentes a um acidente vascular cerebral. Em função do contato exclusivo com a mãe, Nell teve um desenvolvimento peculiar, tanto em termos de comportamento quanto de linguagem.

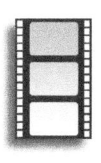

Todos esses exemplos ilustram a existência de janelas de oportunidades para o desenvolvimento, que, quando perdidas, são difíceis ou mesmo impossíveis de recuperar. Além disso, deixam muito clara a imprescindibilidade da relação e da comunicação para o desenvolvimento.

Os padrões vinculares e a constituição do sujeito

Na realidade, dentro do quadro que estamos delineando, é possível afirmar que a base constitutiva do sujeito é sempre relacional. O que incorporamos são sempre relações. A seguir, explicaremos, mediante variações de uma mesma história, o que entendemos por internalização de relações (padrões comunicacionais) para a construção do sujeito. Vamos imaginar duas versões diferentes para a situação de uma mãe cuidando de seu bebê: na primeira, o bebê começa a chorar (quem já ficou atento às reações suscitadas pelo choro de um bebê tem uma noção do que isso pode provocar no entorno) e a mãe imediatamente se prontifica a assisti-lo, procurando decifrar a qualidade do choro. Começa a confortá-lo, segurando-o no colo e conversando com ele naquele dialeto típico (o "manhês"), com suas sonoridades peculiares. Pode decifrar imediatamente e atender à necessidade da criança ou, por tentativa e erro, sem desespero, vai buscando soluções, até que, finalmente, consegue encontrar uma forma de satisfazer a criança, que, então, se acalma e interrompe o choro.

Em uma segunda versão, na mesma situação, a mãe, diante do choro do bebê, é tomada pelo desespero e, ansiosamente, vai procurando se livrar daquela situação, oferecendo sofregamente as mais diversas opções para tentar atender à demanda da criança. A ansiedade da mãe potencializa a ansiedade da criança, criando uma retroalimentação recíproca: a ansiedade da mãe aumenta a ansiedade da criança, que, por sua vez, aumenta a ansiedade da mãe. Por fim, após um tempo variável de permanência nessa vivência intensamente aflitiva, a situação culmina na interrupção do choro.

Conforme observamos nas duas situações, o desfecho é semelhante – a cessação do choro. No entanto, do ponto de vista da experiência e da construção da realidade interna do bebê, existe uma diferença crucial. No primeiro caso, a experiência produziu os seguintes registros internos (introjeções): existe algo ameaçador para o qual, evidentemente, o bebê não tem nome (alguns analistas costumam denominar esse estado de terror-sem-nome), mas existe algo capaz de ficar em contato com esse estado e oferecer continência, discriminando e atendendo as necessidades. Esse padrão relacional vai gradativamente sendo incorporado pela criança, permitindo que ela possa evoluir do ponto de vista emocional, identificando e nomeando, de modo progressivo, suas necessidades (fome, sede) e as diferentes nuanças emocionais (ódio, tristeza, amor).

No caso do segundo bebê, a situação é completamente diferente. O que ele incorpora é que não existe continência para seu estado de terror-sem-nome. Após a repetição reiterada dessa experiência, a tendência, tendo em vista a sobrevivência, será a de tentar efetuar o bloqueio e a exclusão dessas emoções da vida mental. Como consequência, a vida mental vai ficar empobrecida, e essas emoções, em estado latente, permanecerão em sua configuração primitiva, podendo se manifestar de forma sintomática ao longo da vida.

Os conceitos de continente e contido e o de *rêverie* formulados pelo psicanalista Wilfred Bion (1991) são úteis para a compreensão dessa capacidade materna para participação no processo que contribui para promover a mentalização das vivências pela criança. A *rêverie* materna desempenha para o bebê a função e a habilidade para modificar e transformar suas ansiedades e tensões, permitindo que mãe e criança integrem o processo que será o protótipo do processo de pensamento da criança e que continuará a se desenvolver durante a vida. Ela é uma capacidade mental que Bion descreveu inicialmente como atributo importante da mãe (*rêverie* materna), cuja situação paradigmática é a capacidade dela de tolerar a identificação projetiva do pânico e do terror sem nome que o bebê efetua, contendo e transformando essas emoções, de forma que a criança sinta que está recebendo de volta a sua temida personalidade de uma maneira que lhe é agora mais tolerável.

Essa capacidade materna é estendida por Bion para a capacidade do analista em seu trabalho com o paciente e ampliada para as situações da vida em geral; ele deixa claro que a possibilidade de alcançar e manter esse estado é útil em muitas outras tarefas além da análise, sendo essencial para a eficiência mental apropriada para uma tarefa, seja qual for essa tarefa (Bion, 1992).

As observações, a partir dessa perspectiva, nos permitem estabelecer uma distinção entre uma situação em que o crescimento psíquico ocorre desligado de sua base emocional e outra, em que o crescimento vem acompanhado de uma evolução emocional.

Como consequência, teremos uma distinção entre uma humanização ancorada em uma base real e uma humanização estereotipada. Na humanização "real", existe um contato e uma evolução por meio da transformação da base psíquica do ser. Na humanização estereotipada, existe um desligamento do ser que abre as portas para a incorporação de padrões estereotipados de conduta. São padrões ditados (pré-moldados) e não construídos, que promovem uma estruturação da personalidade que tem recebido diversas denominações, entre elas a de "falso self", proposta por Winniccott (2000), ou de identificação com a *persona*, proposta por Jung (1987).

Segundo algumas observações, essa humanização estereotipada pode, na atualidade, ser considerada endêmica. O tema é relevante para esta época em que há uma acelerada desconstrução da relação intersubjetiva em prol de um eficientismo que garanta inclusão e sobrevivência (Bleichmar, 2011). Se, no passado, tempo das origens da psicanálise, a histeria ocupava uma posição central, hoje ela é absolutamente periférica. No centro do palco, temos os distúrbios de identidade nomeados diferentemente como "falso Self", personalidades "como se", identificação com a *persona*, pseudomaturidade, associados com as patologias de gratificação peremptória. Essas diferentes denominações têm como objeto descrever o processo de estruturação de uma identidade superficial e inautêntica, porque desligada de sua base real.

NATUREZA E CULTURA

O ser humano é a criatura que, ao nascimento, apresenta maior imaturidade e, como corolário, maior plasticidade, de forma que seu desenvolvimento é amplamente condicionado pelos estímulos aos quais é exposto. É essa característica que o torna amplamente adaptável e que permitiu que se aventurasse pelas diferentes regiões do planeta.

A imaturidade abre espaço para a construção e a transmissão da cultura, de modo que, na formação do ser, temos, ao lado da evolução condicionada pela herança genética, a evolução proporcionada pela herança cultural.

Se uma criança nasce, hoje, com características genéticas muito próximas de uma criança nascida há cinco mil anos, em poucos anos a herança cultural que lhe será transmitida produzirá uma enorme diferenciação.

As evoluções culturais transmitidas à criança podem ser divididas em quatro categorias básicas: técnicas, éticas, estéticas e emocionais.

A educação técnica é a que mobiliza menos situações conflitivas, pois não envolve diretamente questões de valor, como é o caso das educações ética, estética e emocional.

A relação entre a educação ética e a emocional tem sido objeto de reflexões. Segundo Kesselring (2006), por muito tempo as emoções foram negligenciadas pela ética. Ele atribui essa negligência, entre outras razões, à influência do pensamento de Kant, que postulava que uma ação moralmente boa é uma ação racional. Na perspectiva kantiana, a qualidade ética advém do fato de que essa ação *deve* ser realizada, em contraposição a um ato que executamos para satisfazer prazeres associados a inclinações e que, portanto, não têm qualidade ética. Em contraposição a essa perspectiva, o que tem sido demonstrado sem maiores dificuldades é o papel que os sentimentos morais e a empatia desempenham no desenvolvimento da conduta moral.

A contraposição entre uma ética ditada racionalmente e uma ética ancorada em estruturas inatas se insere em uma discussão mais ampla entre duas vertentes de respostas à construção da dimensão moral da humanidade (Hoffman, 2000). De um lado, uma visão de "pecado original" que assume que as pessoas nascem egoístas e adquirem um senso moral a partir da socialização, que controla o egoísmo, e tem paralelismo nos primeiros freudianos e nas teorias de aprendizado social que sublinham a importância, para o desenvolvimento moral, da punição e recompensa pelos pais, especialmente dando e retirando afeto.

Diametralmente oposta é a doutrina da pureza inata, associada em particular a Rousseau, que via a criança como tendo uma bondade inata (sensível aos outros) sujeita à corrupção pela sociedade. Essa postura tem paralelismo com a teoria de Piaget, não no sentido de que as crianças sejam inatamente puras, mas que o contato com os adultos produz um respeito heterônomo por papéis e autoridade que interfere no desenvolvimento moral. A semelhança com a "pureza inata" é que, nessa visão, é a interação livre e natural de crianças pré-morais que produz desenvolvimento moral, ao passo que a interação com adultos (socializados) previne esse desenvolvimento.

Uma discussão importante é o quanto cada uma dessas visões corresponde a uma dimensão da construção do desenvolvimento moral.

De qualquer forma, na construção do desenvolvimento moral e emocional, o que é incorporado pela interação por meio da comunicação, são padrões relacionais que vão se estruturando ao longo da vida. Alguns desses padrões podem ser mais facilmente transformados e/ou substituídos, enquanto outros são mais difíceis ou mesmo impossíveis de serem modificados.

COMUNICAÇÃO EM SAÚDE

No campo da saúde, há algumas décadas, a comunicação passou a ocupar uma posição de destaque, transformando-se praticamente em uma das áreas mais importantes de pesquisa e ação da relação entre os profissionais da saúde e os pacientes (muitas vezes denominados consumidores). Quais as razões desse crescente interesse pela comunicação no campo da saúde? Entre os fatores que levaram a um direcionamento para a comunicação médico-paciente, temos:

- O interesse de médicos e educadores médicos em melhorar habilidades para explicitar as histórias e as preocupações dos pacientes e informar-lhes sobre suas condições e necessidades de tratamento. Milhares de análises de consultas foram realizadas desde a década de 1950 para desenvolver métodos de ensino e aperfeiçoamento das habilidades de comunicação dos médicos (Stewart; Roter, 1989).
- Outro fator, talvez até mais determinante que o anterior, é a ascensão do consumismo que estimulou mais relações de conflito entre médicos e pacientes. Uma população mais consciente a respeito de seus direitos de "consumidor" passou a desafiar a autoridade médica e a tratar a relação médico-paciente como mais uma relação de consumo, e não como uma relação "sagrada" a exigir veneração e deferência. Tal mudança provocou grande alarme entre os médicos, particularmente em função do aumento do número de processos por má prática.
- O terceiro fator foi a mercantilização dos cuidados em saúde. O ímpeto para o estudo da comunicação médico-paciente decorreu, aqui, da busca de identificar as formas de interação que aumentavam a satisfação do paciente (Delbanco, 1992; Grace, 1991).

As pesquisas também começaram a demonstrar que diferentes padrões de comunicação tinham efeito na evolução e nos cuidados dos pacientes (Egbert et al., 1964; Greenfield et al., 1988; Greenfield; Kaplan; Ware, 1985; Roter et al., 1998; Wartman et al., 1983). Hoje, é amplamente postulado que a comunicação médico-paciente seja um elemento crítico para a alta qualidade dos cuidados em saúde, uma vez que influencia a habilidade dos pacientes em lembrar as recomendações dos médicos, adquirir satisfação e aderir aos regimes de tratamento, e mesmo alcançar evoluções biomédicas de saúde favoráveis (Tran et al., 2004).

A comunicação pobre entre médicos e pacientes interfere na habilidade do paciente para entender suas opções, lidar com a ansiedade causada pela doença e tomar decisões informadas sobre os próximos passos diagnósticos e terapêuticos a serem tomados (Tran et al., 2004). Ong e colaboradores (2000) verificaram que a satisfação global dos pacientes era mais facilmente predizível em função do fornecimento de informações pelos médicos. Hall e Dornan (1990), em uma metanálise de estudos investigando a satisfação dos pacientes, verificaram que aqueles que recebem mais informação estão mais satisfeitos do que os que recebem menos informação.

Queixas frequentes dos pacientes sobre comunicação pobre com médicos, funcionários de hospital e demais profissionais da saúde, tanto no setor público quanto no privado, são achados universais nas pesquisas sobre a satisfação dos pacientes. Por seu turno, médicos também experimentam frustração com pacientes que têm dificuldades para discutir seus sintomas, expressar suas preocupações e compreender as recomendações (Tran et al., 2004).

Outro tópico de interesse tem sido a comunicação entre os diferentes profissionais, bem como entre as diferentes instituições prestadoras de cuidados. Com as crescentes especialização e fragmentação dos cuidados, este tem sido considerado um tema de extrema relevância, pois interfere na questão da continuidade dos cuidados. Por exemplo, Hruby, Pantilat e Lo (2001) destacam a importância do investimento na comunicação entre os profissionais, particularmente entre os médicos hospitalistas e os médicos de cuidados primários. Pantilat e colaboradores (2001), em um estudo com 4.155 médicos membros da California Academy of Family Physicians para determinar suas satisfação e preferências com relação à comunicação com os hospitalistas, verificaram que apenas 56% estavam satisfeitos.

Um grupo de estudos demonstrou associação positiva entre aspectos da comunicação médico-paciente e evolução favorável, tanto em aspectos primários (p. ex., redução de sintomas ou da medicação, melhora da pressão sanguínea ou nos níveis de açúcar no sangue, diminuição do tempo de recuperação de cirurgia, melhora de estado geral de saúde) como nos secundários (p. ex., satisfação dos pacientes com os cuidados médicos, lembrança de informações sobre o diagnóstico e o tratamento, aderência ou cooperação com as prescrições médicas). Stewart (1995), em uma revisão de trabalhos do período de 1983 a 1993, considera que existem dados substanciais para afirmar a influência da boa comunicação na evolução.

Com base nessas ligações estabelecidas empiricamente entre comunicação e evolução mais favorável, esforços substanciais foram empreendidos para desenvolver e avaliar programas de intervenção para melhorar as habilidades de comunicação tanto dos profissionais da saúde como dos pacientes (Bartlett et al., 1984; Henwood; Altmaier, 1996; Hulsman et al., 1999; Krujiver et al., 2000).

Roter e colaboradores (1995) observaram que o treinamento em habilidades de comunicação auxiliou os profissionais a detectar e lidar com o estresse emocional dos pacientes, melhorando o processo e a evolução dos cuidados, sem alongar o tempo da consulta. Smith e colaboradores (1998) verificaram que o treinamento melhorou as atitudes e a confiança na sensibilidade psicológica, ajudando o médico a lidar com pacientes que apresentavam somatizações.

REFERÊNCIAS

BARTLETT, E. E. et al. The effects of physician communications skills on patient satisfaction; recall, and adherence. *J Chronic Dis*, v. 37, n. 9-10, p. 755-764, 1984.

BION, W. R. *Cogitações*. Rio de Janeiro: Imago, 1992.

BION, W. R. *O aprender com a experiência*. Rio de Janeiro: Imago, 1991.

BLEICHMAR, S. *La construcción del sujeito ético*. Buenos Aires: Paidós, 2011.

DELBANCO, T. Enriching the doctor-patient relationship by inviting the patient's perspective. *Ann Intern Med*, v. 116, n. 5, p. 414-418, 1992.

EGBERT, L. D. et al. Reduction of postoperative pain by encouragement and instruction of patients. *N Eng J Med*, v. 270, p. 825-827, 1964.

ENCICLOPÉDIA Britânica. 15. ed. Chicago: Encyclopaedia Britannica, 1987.

GRACE, V. M. The marketing of empowerment and the construction of the health consumer: a critique of health promotion. *Int J Health Serv*, v. 21, n. 2, p. 329-343, 1991.

GREENFIELD, S. et al. Patients' participation in medical care: effects on blood sugar control and quality of life in diabetes. *J Gen Intern Med*, v. 3, n. 5, p. 448-457, 1988.

GREENFIELD, S.; KAPLAN, S.; WARE, J. E. Expanding patient involvement in care: Effects on patient outcomes. *Ann Intern Med*, v. 102, n. 4, p. 520-528, 1985.

HALL, J.A.; DORNAN, M. C. Patient sociodemographic characteristics as predictors of satisfaction with medical care: a meta-analysis. *Soc Sci Med*, v. 30, n. 7, p. 811-818, 1990.

HENWOOD, P. G.; ALTMAIER, E. M. Evaluating the effectiveness of communication skills training: a review of research. *Clin Perform Qual Health Care*, v. 4, n. 3, p. 154-158, 1996.

HOFFMAN, M. L. *Empathy and moral development*: implications for caring and justice. New York: Cambridge University, 2000.

HRUBY, M.; PANTILAT, S. Z.; LO, B. How do patients view the role of the primary care physician in inpatient care? *Am J Med*, v. 111, n. 9, p. 21-25, 2001.

HULSMAN, R. L. et al. Teaching clinically experienced physicians communication skills: a review of evaluation studies. *Med Educ*, v. 33, n. 9, p. 655-668, 1999.

JUNG, C. G. *Eu e o inconsciente*. 6. ed. Petrópolis: Vozes, 1987.

KESSELRING, T. Ética e emoções morais. *Cad Ihu ideias*, v. 4, n. 52, 2006. Disponível em: <http://projeto.unisinos.br/ihu/uploads/publicacoes/edicoes/ 1158329200.74pdf.pdf>. Acesso em: 20 nov. 2011.

KRUJIVER, I. P. M. et al. Evaluation of communication training programs in nursing care: a review of the literature. *Patient Educ Couns*, v. 39, p. 129-145, 2000.

MASSINI-CAGLIARI, G. Savage girls and wild boys. *DELTA*, v. 19, n. 1, p. 201-210, 2003.

NÖTH, W. Comunicação: os paradigmas da simetria, antissimetria e assimetria. *Matrizes*, v. 5, n. 1, p. 85-107, 2011.

ONG, L. M. L. et al. Doctor-patient communication and cancer patients' quality of life and satisfaction. *Patient Educ Couns*, v. 41, n. 2, p. 145-156, 2000.

PANTILAT, S. Z. et al. Primary care physician attitudes regarding communication with hospitalists. *Am J Med*, v. 111, n. 9, p. 15-20, 2001.

ROTER, D. L. et al. Effectiveness of interventions to improve patient compliance. *Med Care*, v. 36, n. 8, 1138-1161, 1998.

ROTER, D. L. et al. Improving physicians' interviewing skills and reducing patients' emotional distress: a randomized clinical trial. *Arch Intern Med*, v. 155, n. 17, p. 1877-1884, 1995.

SMITH, R. C. et al. The effectiveness of intensive training for residents in interviewing: a randomized, controlled study. *Ann Intern Med*, v. 128, n. 2, p. 139-141, 1998.

STEWART, M. A. Effective physician-patient communication and health outcomes: a review. *CMAJ*, v. 152, n. 9, p. 1423-1433, 1995.

STEWART, M. A.; ROTER, D. L. *Communicating with medical patients*. London: Sage, 1989.

TRAN, A. N. et al. Empowering communication: a community-based intervention for patients. *Patient Educ Couns*, v. 52, n. 1, p. 113-121, 2004.

WARTMAN, S. et al. Patient understanding and satisfaction as predictors of compliance. *Med Care*, v. 21, n. 9, p. 886-891, 1983.

WINNICOTT, D. W. *Da pediatria á psicanálise*. Rio de Janeiro: Imago, 2000.

3

Comunicação em saúde e os meios de informação e comunicação

MARIO ALFREDO DE MARCO

O PACIENTE INFORMADO

Para uma boa comunicação, a contribuição do paciente também é essencial. Algumas iniciativas têm tentado capacitar os pacientes e ampliar sua participação na consulta. Nos Estados Unidos, há vários programas denominados *How to Talk to Your Doctor*. Tran e colaboradores (2004), por exemplo, referiram que, em um esforço para melhorar a interação médico-paciente a partir da posição do paciente, pesquisadores de serviços de saúde e educadores do Houston Center for Quality of Care and Utilization Studies criaram um programa público inovador de educação dirigido à comunidade. Esse programa é fundamentado em técnicas comprovadas para efetivamente ensinar os pacientes maneiras de influenciar a forma como eles e seus médicos se comunicam. O programa visa educar os pacientes a fornecer informações sobre sua saúde de forma mais eficaz e a participar mais ativamente das decisões sobre seus tratamentos, ensejando cuidados que reflitam de modo mais acurado seus valores pessoais e preferências. O programa é estruturado de maneira a ajudar os participantes a reconhecer as barreiras à boa comunicação médico-paciente, aprender boas técnicas de comunicação e praticar essas novas habilidades (Tran et al., 2004).

Na Inglaterra, há, desde abril de 2002, um programa de nível nacional promovido pelo National Health Service (NHS), denominado *The Expert Patients Programme* (EPP), ou em português, programa do paciente especialista. O EPP envolve treinamento destinado a oferecer, a pessoas que convivem com condições crônicas de saúde, oportunidades de desenvolver novas habilidades que propiciem aumento do controle sobre tais condições, levando a uma melhor qualidade de vida.

Entre os principais benefícios que o programa pretende proporcionar estão os seguintes:

- Sentir-se confiante e no controle de sua vida.
- Lidar com suas condições e tratamento em parceria com os profissionais da saúde.

continua >>

>> continuação

- Comunicar-se efetivamente com os profissionais e estar preparado para dividir responsabilidade no tratamento.
- Ser realista sobre o impacto de suas doenças em si próprio e em sua família.

O curso tem as seguintes características:

- Seis sessões semanais consecutivas de duas horas e meia.
- Dois instrutores, ambos portadores de condição crônica.
- Grupos de 8 a 16 pessoas.
- Liberdade de participar no grupo o quanto queira.
- Fornecimento de um livro, de forma a tornar desnecessário fazer anotações.
- Confidencialidade em relação a tudo que é discutido no grupo.

O programa do paciente bem informado funciona desde 2002. Em 2003, mais de 2 mil pessoas já haviam participado do curso de seis semanas. O sucesso do programa repercutiu na criação, em 2007, de uma organização não governamental que se dedica a ampliar os programas e as oportunidades para os pacientes.

Em relação à repercussão na relação médico-paciente, uma análise (Shaw; Baker, 2004) sobre a questão dos pacientes bem informados (*expert patients*) produziu uma dúvida interessante: os profissionais querem pacientes mais bem informados? A questão emerge a partir de uma percepção de que, na Inglaterra, têm ocorrido resistências para não dizer certa antipatia, por parte dos profissionais em relação ao programa implantado e, de forma mais particular, em relação à denominação *expert* conferida ao paciente. Segundo as autoras, é necessário verificar o que cada um entende por essa denominação. Tanto pode-se considerar "pacientes com confiança, habilidades, informação e conhecimento para manejar seu convívio com uma doença crônica" como "aquele paciente chato que vem com uma série de informações que buscou na internet, e que faz inúmeros pedidos ou exigências e compete com o conhecimento do profissional".

Uma investigação (Shaw; Baker, 2004) com os profissionais da saúde constatou que 63% dos médicos pensavam que, a longo prazo, pacientes mais bem informados iriam requerer mais de seu tempo – uma proporção um pouco maior que a dos profissionais de enfermagem (48%), mas menor do que a dos farmacêuticos (76%). Para esses médicos ansiosos e sobrecarregados, o paciente especialista é aquele que gera demandas, que é insensato, que consome tempo ou que sabe tudo.

O desejável para uma boa relação entre profissionais e pacientes é construir uma mentalidade em que paciente especialista seja percebido, tanto por pacientes como por profissionais, como algo realmente diferente desse estereótipo do consumidor insatisfeito de classe média. Deve ficar claro que o objetivo desse e de outros programas semelhantes não é transformar, por exemplo, pessoas com doença de Parkinson em neurologistas amadores ou indivíduos com artrite em reumatologistas por *hobbie*, e, assim, deixá-los preparados para desafiar e competir com seus médicos. É importante que esses e outros programas de autogerenciamento coloquem mais ênfase no desenvolvimento de confiança e habilidades para melhorar a qualidade de vida e o trabalho em parceria com os profissionais da saúde.

Há, ainda, programas muito mais simples que também têm revelado resultados satisfatórios. Por exemplo, Cegala, Post e McClure (2001), em uma pesquisa com idosos, utilizaram uma estratégia na qual forneciam um folheto com treinamento em habilidades de comunicação aos pacientes, três dias antes da consulta. Essa intervenção simples revelou-se um meio efetivo de melhorar a participação dos pacientes, sem aumentar a média de duração da consulta.

INTERNET

A revolução nas comunicações e no acesso à informação provocada pela internet é um fenômeno de alcance global que repercute profundamente em todas as nossas rotinas e na organização de nossas vidas. A internet disponibiliza, por meio de simples toques, possibilidades de acesso instantâneo a informações e a toda sorte de comunicações e interações. Grande parte do nosso tempo transcorre diante de máquinas capazes de nos colocar em contato com o mundo. O cinema, o restaurante, o tempo, os mapas, as estradas, as operações bancárias, as compras, tudo isso, hoje, podemos buscar na tela de nossos computadores de mesa, portáteis, de bolso, celulares e mais toda uma parafernália que aumenta a cada dia.

Uma premissa básica da internet é que qualquer pessoa pode contribuir com materiais, não havendo autoridade central para controlar o acesso ou a informação. Como tal, a internet tem acumulado grandes quantidades de informação facilmente acessíveis a um público amplo. Ela também transformou as vendas de produtos padronizados, porque os consumidores podem comparar alternativas, como diferentes características, preços e avaliações. *Sites* rastreiam as características de um indivíduo, suas preferências, padrões de navegação e decisões, permitindo-lhes oferecer informações, *links* e conselhos que são direcionados para o usuário (Lo; Parham, 2010).

A internet é, hoje, o meio dominante para a execução de uma série de procedimentos e tarefas, bem como para a busca de informação. Trata-se de uma tendência, ao que tudo indica, irreversível e que só irá se expandir nas próximas décadas, em todos os campos, incluindo o da saúde, que, evidentemente, não ficou excluído dessa ubiquidade.

A utilização da internet para ensino e programas de educação continuada ganhou impulso considerável nos últimos anos e é um tema que começa a ser discutido e avaliado com mais profundidade. Em 2002, cerca de 137 milhões de norte-americanos eram usuários da internet, e 110 milhões reportaram se conectar pelo menos três vezes por mês para acessar informações sobre saúde, dos quais 92% referiam ter encontrado informação útil. Desses, 47% avaliaram que o material afetou suas decisões sobre tratamento e cuidado (Blumenthal, 2002).

Dados mais recentes, de 2009 (Sechrest, 2010), reportam que, nos Estados Unidos, 74% da população adulta têm acesso à internet e 63% têm conexões de banda larga. Se considerarmos que, em 1995, apenas 13% tinham alguma forma de acesso a internet, percebemos que se trata da maior taxa de crescimento em relação a qualquer meio de comunicação na história.

O acesso às informações por meio de sistema de telefonia móvel também está passando por um aumento drástico. Dentre os adultos, 61% usam a internet para recolher informações de saúde. A internet está se tornando o ponto inicial de contato para os pacientes que estão tentando entender questões de saúde e opções de tratamento. A oferta de informações de saúde também está em transição. A publicação na internet mudou de editoriais bem controlados para o modelo de distribuição caótica dos meios de comunicação social. Como conexões de banda larga se tornaram mais prevalentes, o tipo de conteúdo que está sendo criado deslocou-se principalmente para o conteúdo multimídia. A internet voltada para a saúde está preparada para entrar em uma nova fase, na qual a agenda pode mudar de um foco dominado pelo *marketing* para uma que promete mais poder aos pacientes e a habilidade de executar transações de saúde significativas (Sechrest, 2010).

Em relação ao Brasil, não encontramos dados disponíveis quanto à utilização da internet para consultas no campo da saúde, mas temos disponíveis dados que mostram uma participação expressiva da população no acesso à rede: entre a população brasileira com mais de 12 anos, 54% costumam acessar a internet, isto é, cerca de 81,3 milhões de pessoas. O principal local de acesso é a *lan house*, com 31%, seguido da própria casa, 27%, e da casa de parentes e amigos, com 25%. A cada acesso, eles passam conectados, em média, três horas, e 57% costumam postar conteúdo de própria autoria, sendo que 30% utilizam a rede para se relacionar, principalmente pelo Orkut (40%) e pelo MSN (32%) (F/NAZCA, 2010).

Internet e saúde

Em maio de 2004, o editorial do *British Medical Journal* informava que a divulgação do tema Comunicação Eletrônica e Cuidados em Saúde, a ser abordado pela revista, resultou na submissão de 100 artigos, número maior do que para qualquer outro tema já anunciado. Esse surpreendente aporte de submissão de artigos sobre o assunto deixa claro o interesse que o campo vem recebendo. Os editores expressam, nesse sentido, sua percepção de que, nessa área, "estamos arranhando a superfície das possibilidades criadas pelas comunicações eletrônicas" (Jadad; Delamothe, 2004).

Em uma revisão da literatura publicada entre 1990 e 1999 (Duffy et al., 2003), foi examinado um total de 119 artigos, sendo o primeiro de 1995. Os artigos foram detectados a partir dos temas abordados e agrupados em quatro categorias: desenvolvimento de recursos de saúde *on-line*; usos potenciais e oportunidades; barreiras; e métodos para reduzir barreiras. A maioria apareceu em revistas médicas e originadas nos Estados Unidos. As principais barreiras identificadas foram tempo e habilidades insuficientes (Farmer; Richardson, 1997), dúvidas quanto à qualidade e à confiabilidade (McLeod, 1998; Impiccatore et al., 1997) e choque de informações (Eachus, 1999). Para superar as barreiras, alguns artigos discutem estratégias para busca efetiva (Lewis, 1998), critérios de qualidade (Welsh, 1998) e guias de avaliação (Eng et al., 1999).

Os críticos, em geral, questionam a qualidade das informações de saúde. Pesquisas limitadas indicam que muito desse conhecimento é inacurado e que a maior parte é caracterizada como especulativa e constituída de apresentações básicas de "como fazer" (Cline; Haynes, 2001). Nos Estados Unidos, um levantamento de 2006 verificou que um total de três quartos das pessoas que buscam informações médicas na internet "nunca", "raramente" ou apenas "às vezes" verificam a fonte e a data da informação encontrada *on-line*.

Além disso, os pacientes podem ter dificuldade em colocar a informação no contexto de sua situação clínica específica. Por exemplo, pessoas com uma condição comum, como uma infecção por fungos, podem ser alarmadas ao ver que uma das causas de infecção por fungos recorrente é a infecção por HIV. Podem superestimar a gravidade de seu estado, porque não conseguem apreciar – e a informação na internet pode não enfatizar isso – que causas raras de doenças comuns são, de fato, raras. Além disso, narrativas pessoais e descrições de casos dramáticos podem reforçar uma superestimação da frequência de eventos raros, porque a informação vívida parece mais evidente (Lo; Parham, 2010).

Obviamente, comunicar informações complexas, tais como informações de saúde, de provedor para paciente, sempre representou um grande desafio. No passado, isso costumava significar trabalhar a informação textual, em nível de leitura, para maximizar o potencial de compreensão por parte do paciente. No atual ambiente de comunicação, o conteúdo textual serve apenas como material inicial para a criação de multimídia derivada.

Está se tornando norma, graças à crescente facilidade de criação e fusão de vários tipos de recursos multimídia textuais, visuais e auditivos, que as comunicações de mensagens se processem por meio de narrativas multimídia. O resultado pode ser a mensagem sendo distribuída em uma variedade de formatos, incluindo *tweet*, *e-mail*, *blog* e *podcast*, para citar alguns (Sechrest, 2010).

A internet oferece mais informação em saúde para o público do que os meios de transmissão e impressão convencionais, além de torná-la acessível, a qualquer momento e facilmente pesquisáveis. Também oferece informações sobre saúde pessoal, apoio adaptado e individualizado às decisões e redes sociais com outras pessoas com determinada condição.

Usando a internet, os pacientes podem, por exemplo, interagir com seus médicos e receber receitas ou a solicitação de um exame sem uma visita ao consultório ou chamada telefônica. Nos Estados Unidos, com base nesse meio, empresas de genômica oferecem acesso direto à vanguarda da tecnologia médica. Os consumidores podem apresentar uma amostra de saliva e obter o sequenciamento em larga escala de seu genoma (até 500 mil polimorfismos de nucleotídeo único [SNPs]) sem prescrição médica (Lo; Parham, 2010).

OS PROFISSIONAIS DA SAÚDE E A INTERNET

Os profissionais da saúde têm cada vez mais utilizado fontes *on-line* para a busca de informações no campo. São escassas as referências na literatura sobre como esses indivíduos realizam suas buscas. Alguns estudos recentes têm analisado o panorama mais amplo de informações de saúde em geral. Poucos artigos investigam a mecânica de como os profissionais pesquisam informação. Em meados da década de 1990, informações eletrônicas passaram a estar mais amplamente disponíveis fora do ambiente de pesquisa (Younger, 2010).

Em 2001, em uma pesquisa interativa com 400 médicos, 89% disseram que usavam a internet, sendo que 90% relataram utilizá-la para encontrar informação, 26% para comunicação *on-line* e 11% praticavam prescrições pela rede. De acordo com o Yahoo, existiam, em maio de 2001, mais de 19 mil *sites* relacionados à saúde (Blumenthal, 2002).

Uma pesquisa recente (Davies, 2011) revelou que os médicos nos Estados Unidos e no Canadá utilizam mais a internet para busca de informações em saúde do que os profissionais do Reino Unido e que tendem a usar as fontes de seus próprios países. Não temos dados sobre a utilização no Brasil.

Em relação à forma como os profissionais procedem na busca das informações, há falta de estudos indicando como essa pesquisa é realizada, seja quando não estão em atividade, seja quando estão trabalhando. Entre os poucos estudos existentes, as observações sugerem que as interações com pacientes afetam o modo pelo qual os profissionais da saúde buscam informações *on-line* e que as bibliotecas tendem a utilizar modelos de busca acadêmicos em vez de modelos do mundo real para construir seus programas de formação (Younger, 2010).

Os estudantes e a maior parte dos profissionais da saúde não receberam e continuam não recebendo uma preparação e uma formação apropriada para a utilização desse instrumento que seguramente constitui uma de suas principais fontes de pesquisa.

INTERNET E SAÚDE: PRÓS E CONTRAS

Uma revisão (Dedding et al., 2011) apontou cinco principais mudanças (com prós e contras) na relação entre pacientes e médicos como resultado da utilização da internet:

- Tornar-se um substituto para a consulta face a face.
- Suplementar as relações e as formas de cuidados existentes.
- Criar circunstâncias favoráveis para o aumento e o fortalecimento da participação do paciente.
- Perturbar as relações.
- Forçar ou demandar participação do paciente mais intensa e frequente.

Vários trabalhos têm tentado aprofundar essas questões, com resultados e recomendações os mais variados. Alguns visualizam uma relação mais forte, implicando uma melhor educação dos consumidores, mais bem preparados para interagir com os provedores (Cline, 2003).

Uma questão importante, que vem sendo sistematicamente abordada, diz respeito à avaliação dos conteúdos. Das várias ferramentas desenvolvidas para a avaliação dos conteúdos, nenhuma demonstrou confiabilidade e validade (Ademiluyi; Rees; Sheard, 2003). Em relação ao julgamento pelos usuários, verificou-se que a fonte é considerada mais confiável se a informação for completa quando comparada com instâncias em que a informação é incompleta. A presença de jargão científico na versão incompleta não tem impacto na credibilidade da fonte, sugerindo que o receptor está atento ao conteúdo da mensagem, assegurando-se de que os elementos relevantes desta estejam presentes (Dutta-Bergman, 2004).

A utilização de grupos fechados para discussão também tem sido avaliada. Lorig e colaboradores (2002) realizaram um estudo para determinar se a internet pode ser usada para promover melhora do estado de saúde e da utilização dos cuidados em saúde. O estudo foi conduzido com pacientes portadores de lombalgia crônica (580 pessoas de 49 estados norte-americanos), que também recebiam um livro e um vídeo. No resultado, verificou-se que, após um ano, comparados com os controles, os pacientes apresentaram melhora significativa nas dores, na incapacitação, nas funções sociais e no estresse relacionado à saúde. As consultas ao médico e as internações diminuíram. A conclusão do estudo é que um grupo de discussão por *e-mail* pode afetar positivamente o estado de saúde e a utilização dos cuidados em saúde.

Nesse plano das relações entre profissionais da saúde e pacientes, uma revisão dos estudos para examinar a comunicação eletrônica por meio da internet (Ye; Rust; Fry-Johnson, 2010) revelou que, na análise de conteúdo das mensagens, os temas representativos foram: troca de informações médicas, informações ou atualizações sobre condições de saúde, informações sobre medicamentos e avaliação por subespecialidade. O conteúdo e o tom da maioria dos *e-mails* eram adequados, e os pacientes escreveram, em geral, sobre conteúdo focado nas questões médicas, limitando o número de pedidos a um por mensagem e evitando pedidos urgentes ou questões de saúde mais delicadas.

Os benefícios da comunicação por *e-mail* são reconhecidos tanto pelos pacientes como pelos profissionais. A maioria dos estudos aponta que o contato por *e-mail* tem um grande potencial para melhorar a comunicação em saúde entre os prestadores e os pacientes, aumentando, assim, a satisfação e a qualidade do atendimento. É importante notar, contudo, que tanto pacientes como profissionais têm preocupações comuns no uso de *e-mails* relacionadas a segurança e privacidade. Em contextos clínicos, os profissionais têm ética e obrigações legais para manter a privacidade e a confidencialidade de suas comunicações com os pacientes e sobre eles. Nas comunicações por *e-mail*, aumentam a complexidade e as responsabilidades de ambas as partes. Os riscos para a confidencialidade do paciente podem ocorrer em situações nas quais várias pessoas compartilham o endereço de *e-mail* ou quando o sigilo das senhas de acesso não é garantido. Uma preocupação adicional dos profissionais refere-se à carga de trabalho adicional e à demanda de tempo e recursos necessários para responder às mensagens dos pacientes.

Em relação à confiabilidade das informações, os defensores da *web* argumentam que os usuários podem identificar informações confiáveis e serviços por meio da avaliação dos usuários, de *blogs* e de outros membros da rede social.

No entanto, embora essas técnicas sejam úteis para avaliar os produtos e os serviços ao consumidor, tais como equipamentos de som, filmes e restaurantes, podem ser problemáticas para avaliar informações e aconselhamentos sobre saúde. Mesmo que uma grande porcentagem de visitantes de um *website* de saúde lhe atribua uma pontuação alta, ele pode ser impreciso do ponto de vista científico. Depoimentos sobre produtos e serviços de saúde na internet podem ser enganosos, pois, muitas vezes, omitem detalhes clínicos, deixam de considerar outros fatores relacionados aos resultados e carecem de validade estatística (Lo; Parham, 2010).

É claro que, apesar de todas as possíveis críticas, pacientes continuarão a usar a internet para ajudá-los nas tomadas de decisões médicas. Em uma pesquisa encomendada pela California Healthcare Foundation, 55% dos entrevistados afirmaram que, nos últimos 12 meses, tinham consultado um médico para obter informações relacionadas com a saúde, enquanto 59% disseram ter acessado a internet para esse tipo de informação. É improvável que essa tendência se reverta. Nosso desafio como profissionais da saúde é decidir como vamos participar da pesquisa e da conversa na internet. Cada um de nós terá de decidir o que está disposto a oferecer em termos de recursos de informação e ferramentas de comunicação que permitam aos pacientes interagir com nossa prática. Também é evidente que há um persistente descompasso entre o que os pacientes desejam em termos de comunicação eletrônica com seu médico e a disposição deste para prestar o serviço (Sechrest, 2010).

O PROFISSIONAL DIANTE DO PACIENTE INFORMADO

A percepção e o manejo das questões emocionais envolvidas na relação e na comunicação profissional-paciente podem, segundo nossa experiência, equacionar grande parte dos conflitos que se instalam como decorrência do trabalho com pacientes que buscam se informar e participar mais ativamente dos cuidados com sua saúde. A seguir, citamos algumas situações e os passos que podem ser úteis para o profissional.

Como primeiro passo, é sempre importante procurar identificar as intenções que levaram o paciente a buscar ativamente informações sobre sua saúde. Entre as mais comuns temos:

- Maior poder para participar mais ativamente de seus cuidados.
- Maior poder para desafiar a autoridade do profissional.
- Angústias objetivamente desproporcionais e/ou sentimentos hipocondríacos.

Quando o profissional reconhece essas situações, o passo seguinte é procurar identificar as reações que elas provocam.

Como reage diante do paciente que quer participar mais ativamente? Sente ameaçado? Considera que a participação efetiva do paciente no tratamento é um direito deste?

É importante que fique claro para o profissional que a participação ativa é um direito do paciente e que, se experimenta reações negativas ante qualquer tipo de contribuição do paciente, precisa repensar e rever sua postura. Atualmente, com as imensas possibilidades de acesso à informação, não é raro que o paciente esteja mais bem informado sobre temas e procedimentos que o profissional desconhece, tendo em vista a assimetria no interesse de acesso à informação: enquanto o profissional tem uma série de casos para acompanhar, para o paciente, o seu caso é o único e mais importante e ele pode dedicar um tempo considerável à pesquisa, com possibilidades de encontrar informações que realmente venham a contribuir para o seu tratamento. O profissional que não tolera essa situação pode perder a oportunidade de contar com o paciente como um importante colaborador. O mais provável, nesses casos, é que o profissional consiga funcionar exclusivamente em um modelo de relação paternalista e que se sinta ameaçado quando não ocupa a posição de único detentor do conhecimento e do poder.

E em relação ao paciente desafiador? Que reações provoca no médico? Este sabe lidar com ele? Consegue não se armar e não partir para o contra-ataque? Sabe como desarmar o paciente? Sabe o que fazer se o paciente se mostrar inabordável?

A preparação de um profissional que tenha uma visão aprofundada das dinâmicas comunicacionais e das questões e desafios que a revolução tecnológica dos meios de informação e comunicação acrescentam é uma tarefa complexa para a qual nosso sistema educacional ainda está pouco preparado. Construir as condições para que os profissionais da saúde possam acompanhar as mudanças aceleradas que estão ocorrendo e consigam perceber e manejar os diferentes cenários e vínculos que se constelam na comunicação com os pacientes e com as equipes multiprofissionais tem sido um desafio importante enfrentado pelos que se dedicam à formação desses profissionais nos programas de graduação e capacitação profissional.

Esperamos que, ao longo dos capítulos deste livro, a formulação de reflexões e a apresentação de possibilidades de manejo dessas questões e situações possam contribuir para a formação deste profissional.

REFERÊNCIAS

ADEMILUYI, G.; REES, C. E.; SHEARD, C. E. Evaluating the reliability and validity of three tools to assess the quality of health information on the Internet. *Patient Educ Couns*, v. 50, n. 2, p. 151-155, 2003.

BLUMENTHAL, D. Doctors in a wired world: can professionalism survive connectivity? *Milbank Q*, v. 80, n. 3, p. 525-546, 2002.

CEGALA, D. J.; POST, D. M.; MCCLURE, L. The effects of patient communication skills training on the discourse of older patients during a primary care interview. *J Am Geriatr Soc*, v. 49, n. 11, p. 1505-1511, 2001.

CLINE, R. J. W. At the intersection of micro and macro: opportunities and challenges for physician-patient communication research. *Patient Educ Couns*, v. 50, n. 1, p. 13-16, 2003.

CLINE, R. J. W.; HAYNES, K. M. Consumer health information seeking on the Internet: the state of the art. *Health Educ Res*, v. 16, n. 6, p. 671-692, 2001.

DAVIES, K. S. Physicians and their use of information: a survey comparison between the United States, Canada, and the United Kingdom. *J Med Libr Assoc*, v. 99, n. 1, p. 88-91, 2011.

DEDDING, C. et al. How will e-health affect patient participation in the clinic? A review of e-health studies and the current evidence for changes in the relationship between medical professionals and patients. *Soc Sci Med*, v. 72, n. 1, p. 49-53, 2011.

DUFFY, M. et al. Net profits? Web site development and health improvement. *Health Educ*, v. 103 n. 5, p. 278-285, 2003.

DUTTA-BERGMAN, M. J. The impact of completeness and web use motivation on the credibility of e-health information. *J Commun*, v. 54, n. 2, p. 253-269, 2004.

EACHUS, P. Health information on the Internet: is quality a problem? *Int J Health Promot Educ*, v. 37, p. 30-33, 1999.

ENG, T. et al. Introduction to evaluation of interactive health communication applications. *Am J Prev Med*, v. 16, n. 1, p. 10-15, 1999.

F/NAZCA. 2010. Disponível em: <http://www.fnazca.com.br/wp-content/uploads/2010/ 11/fradar-7.pdf>. Acesso em: 31 jan. 2011.

FARMER, J.; RICHARDSON, A. Information for trained nurses in remote areas: do electronically networked resources provide an answer? *Health Libr Rev*, v. 14, n. 2, p. 97-103, 1997.

IMPICCATORE, P. et al. Reliability of health information for the public on the World Wide Web: systematic survey of advice on managing fever in children at home. *Br Med J*, v. 314, n. 7098, p. 1875-1879, 1997.

JADAD, A. R.; DELAMOTHE, T. What next for electronic communication and health care? *BMJ*, v. 328, n. 7449, p. 1143-1144, 2004.

LEWIS, D. The internet as a resource for healthcare information. *Diabetes Educ*, v. 24, n. 5, p. 627-632, 1998.

LO, B.; PARHAM, L. The effects of health information technology on the pshysician-patient relationship. *J Law Med Ethics*, v. 38, n. 1, p. 17-26, 2010.

LORIG, K. R. et al. Can a back pain email discussion group improve health status and lower health care costs? *Arch Intern Med*, v. 162, n. 7, p. 792-796, 2002.

MCLEOD, S. D. The quality of medical information on the Internet: a new public health concern. *Arch Ophthalmol*, v. 116, n. 12, p. 1663-1665, 1998.

SECHREST, R. C. The Internet and the physician-patient relationship. *Clin Orthop Relat Res*, v. 468, n. 10, p. 2566-2571, 2010.

SHAW, J.; BAKER, M. "Expert patient": dream or nightmare? *BMJ*, v. 328, n. 7448, p. 723-724, 2004.

TRAN, A. N. et al. Empowering communication: a community-based intervention for patients. *Patient Educ Couns*, v. 52, n. 1, p. 113-121, 2004.

WELSH, S. Looking for quality: OMNI's approach to evaluation of the Internet. *He@lth Inform Internet*, v. 4, p. 4-5, 1998.

YE, J.; RUST, G.; FRY-JOHNSON, Y. E-mail in patient-provider communication: a systematic review. *Patient Educ Couns*, v. 80, n. 2, p. 266-273, 2010.

YOUNGER, P. Internet-based information-seeking behavior amongst doctors and nurses: a short review of the literature. *Health Inform Libr J*, v. 27, n. 1, p. 2-10, 2010.

4

Desenvolvimento das capacidades comunicacionais

MARIO ALFREDO DE MARCO

Para o exercício de uma boa medicina, é preciso desenvolver, ao lado de habilidades técnicas (biomédicas), capacidades éticas, estéticas e emocionais, implementando a busca de conhecimentos e atividades que favoreçam a incorporação e a evolução dessas capacidades. Um campo importante nessa formação envolve o conhecimento da pessoa em sua constituição e complexidade, os processos comunicacionais e a influência de todas essas características e de todos esses fatores no processo saúde-doença. Tal conhecimento é fundamental para determinar a qualidade da relação que se estabelecerá no encontro do profissional da saúde com o paciente. Dependem disso: a possibilidade de percepção do outro e da dinâmica emocional presente na relação; a manutenção de uma postura ética e o enfrentamento dos dilemas que, inevitavelmente, se apresentam nesse campo; e o cuidado com os aspectos estéticos e a compreensão de sua influência no processo saúde-doença. Mas como buscar e estruturar esse aprendizado?

Boa parte do aprendizado vem das observações e experiências que a própria vida nos proporciona, o que não exclui a necessidade de sistematização, treinamento e aprofundamento. Aliás, um importante obstáculo para a busca e a estruturação desse aprendizado, que envolve o conhecimento da pessoa e dos processos comunicacionais, é a ideia equivocada de que ele não pode ou não precisa ser aprendido.

HABILIDADES DE COMUNICAÇÃO E ENTREVISTA

Em relação às habilidades de comunicação úteis e necessárias para a realização da entrevista, é vigente entre muitos estudantes e profissionais a ideia de que não é preciso aprender a entrevistar (como se fosse inerente ao profissional já saber fazê-lo) ou de que entrevistar é algo que não pode ser ensinado.

De fato, muitas vezes, entrevistar pode parecer algo "natural", que depende do senso comum, do "jeito" de cada um. Entretanto, embora seja muito importante que cada um possa encontrar uma maneira própria de entrevistar, existem conhecimentos, exercícios e técnicas capazes de otimizar o aproveitamento de uma entrevista tanto no que diz respeito a seu conteúdo e a sua condução, quanto ao estabelecimento de um bom contato e vínculo, bem como um melhor aproveitamento do tempo. Podemos comparar essa situação ao preparo do cirurgião: a eficiência desse profissional depende tanto do treinamento e do aperfeiçoamento de habilidades motoras inatas quanto do aprendizado e do treinamento das técnicas específicas envolvidas em cada cirurgia.

A ideia, neste capítulo, é apresentar teorias e técnicas de entrevista da forma como as temos utilizado no preparo de nossos estudantes (no curso, utilizamos aulas teóricas e expositivas e aulas práticas, com a gravação e a discussão de situações dramatizadas de entrevistas – método de *role-playing* – dentro da técnica conhecida como videofeedback interativa).

Inicialmente, são apresentados aos alunos conhecimentos sobre os tipos de entrevista (aberta, estruturada, semiestruturada) e discutem-se as vantagens e desvantagens do uso de cada um deles em uma entrevista ou consulta médica. Em seguida, abordam-se noções básicas de comunicação (emissor, receptor, ruídos, interferências). Uma atenção especial é dada aos fenômenos da comunicação não verbal (proxêmica, cinésica, paralinguagem), fundamentais para a percepção mais aprofundada do outro e da dinâmica da relação.

Passamos, então, à chamada fase exploratória da entrevista, na qual se concentra boa parte da tensão da entrevista e que, por isso, é determinante no estabelecimento da aliança terapêutica. As características e os principais obstáculos a serem enfrentados nessa fase são apresentados e discutidos, introduzindo os alunos ao conhecimento de algumas técnicas para perguntar, escutar, falar e enfrentar os entraves próprios dessa etapa.

Por fim, na fase resolutiva da entrevista, momento de informar o paciente sobre a natureza de sua doença, evolução, prognóstico e condutas a tomar, procuramos aprofundar habilidades e técnicas para conseguir uma melhor memorização e compreensão das orientações, facilitando a assimilação e driblando as resistências dos pacientes. Abordamos temas como dar más notícias e lidar com a agressividade dos pacientes e com o fenômeno da internet (cada vez mais acessível e utilizado pela população). Técnicas de negociação envolvendo a pactuação das condutas e orientações entre o profissional e o paciente são apresentadas e discutidas (evidentemente, ao apresentá-las, já estamos deixando claro para o estudante o direito do paciente de participar e opinar sobre seu processo).

OS DESAFIOS A SEREM ENFRENTADOS PELO FUTURO MÉDICO OU POR QUE É IMPORTANTE PARA O FUTURO MÉDICO APROFUNDAR-SE NO CONHECIMENTO DAS HABILIDADES DE COMUNICAÇÃO

> Achei a situação muito mecânica. Fiquei muito preso ao roteiro.
>
> Eu acho muito complicado perguntar sobre a vida pessoal do paciente, principalmente sobre a sexualidade e a situação econômica.
>
> continua >>

> **continuação**
>
> Achei um pouco complicado quando chegamos às questões sobre a sexualidade da paciente. Foi difícil conter o riso.
>
> Não consigo entender qual a necessidade de ficar perguntando sobre a vida pessoal do paciente.
>
> E se o paciente começar a chorar? O que faço?

Essas são questões extraídas de situações da nossa prática, ilustrando alguns dos desafios que se apresentam para a realização da entrevista médica. Quando tais desafios não são enfrentados de forma apropriada, ocorre um prejuízo do aprendizado e da capacitação para a realização da entrevista, cristalizando procedimentos inapropriados e pouco eficientes e efetivos. Como enfrentar esses desafios? É necessário/possível um preparo?

Como já explicitamos, as técnicas para a realização de entrevistas podem ser objeto de um aprendizado específico. Mais do que isso, hoje, os resultados de muitos trabalhos voltados para esse treinamento têm contribuído para nos ajudar a afirmar com segurança, com base em um grande conjunto de pesquisas (Borrell, 2004; Henwood; Altmaier, 1996; Hulsman et al., 1999; Wissow; Kimel, 2002) e em uma experiência longamente acumulada, que as habilidades de comunicação podem ser ensinadas e treinadas. Na realidade, mais do que apenas habilidades, o preparo envolve também o conhecimento e o treinamento de atitudes e características que favoreçam o contato e a comunicação, bem como o conhecimento das tarefas comunicacionais a serem cumpridas. Mais detalhadamente, essas pesquisas e observações têm aportado importantes contribuições, que nos permitem afirmar que:

- A qualidade da entrevista e da relação entre o profissional e o paciente é amplamente dependente das habilidades do profissional para conhecer e manejar o processo de comunicação (isso provavelmente nós já sabíamos ou pelo menos desconfiávamos).
- A qualidade da entrevista e da comunicação favorece a adesão ao tratamento e a evolução.
- Habilidades de comunicação podem ser ensinadas e aperfeiçoadas (este é o tópico sobre o qual é possível que tivéssemos mais dúvidas).

Hoje, a pergunta mais importante não é se esse aprendizado deve fazer parte do currículo médico, mas como inseri-lo no currículo. Como incluir esse tipo de preparo na formação profissional? Como saber se já estamos preparados? (É possível que muitos se considerem preparados, e isso pode ser creditado, em parte, a um desconhecimento da complexidade do tema e do preparo que envolve, bem como ao fato, já mencionado, de assumirmos, sem críticas, ser inerente ao profissional da saúde já saber entrevistar.) Como alcançar preparo e aperfeiçoamento nesse tópico?

Para encaminhar respostas a essas questões, é necessário, antes de tudo, situar o modelo que nos orienta, pois é isso que vai nos permitir discriminar o "quê", o "quando" e o "como". Para facilitar ainda mais nossa discriminação, podemos dividir a questão em dois tópicos distintos: o aprendizado da entrevista e sua aplicação no campo da medicina.

Aprender a técnica de entrevistar pessoas é relativamente independente do que se pretende pesquisar e está associado, basicamente, ao estudo e à aplicação dos conhecimentos acumulados no campo da comunicação humana (é claro que isso também depende dos modelos de comunicação que nos servem de referência).

Todavia, os conhecimentos necessários para a aplicação no campo da medicina dependem do modelo que se tem como referência, sendo os modelos biomédico e biopsicossocial os mais importantes no cenário atual do ensino e do exercício da prática médica. No modelo biomédico, o campo de interesse é o organismo biológico e as doenças, sendo suficiente o aprendizado dos conteúdos relacionados ao funcionamento biológico do organismo e suas alterações, que podem se manifestar na forma de doenças.

Portanto, para uma entrevista a partir desse modelo, os conhecimentos necessários se referem ao funcionamento biológico do organismo: para direcionar a entrevista, é preciso ter os conhecimentos que permitam visualizar as ramificações que cada queixa, sinal ou sintoma físico dispara como possibilidades. Por exemplo, uma queixa de febre alta acompanhada por vômito e conjuntivas amareladas vai nos levar na direção de hipóteses que disparam uma série de perguntas, as quais não são óbvias para quem não tem o conhecimento que o habilita a relacionar esses eventos. Então, na perspectiva biomédica, a atuação se apoia nos conhecimentos de anatomia, fisiologia e fisiopatologia, que permitem formular hipóteses que ajudarão a direcionar a entrevista.

Evidentemente, para a entrevista ter maiores possibilidades de sucesso tanto na exploração quanto em sua dimensão resolutiva, um conhecimento da pessoa do paciente também é necessário nesse modelo. Esse conhecimento ajuda a detectar e a manejar as atitudes, as defesas e as resistências (se o paciente está inibido, se está omitindo informações, se está disposto a cooperar ou não).

Já no modelo biopsicossocial, cujo foco é a pessoa e o processo de adoecer, o conhecimento do funcionamento biológico é necessário, mas não suficiente. É preciso conhecer a pessoa (o que inclui as dimensões biológica, psicológica e social e suas interações). Ou seja, para entrevistar a partir desse modelo, o conhecimento da pessoa é duplamente necessário. De um lado, para a realização da entrevista e, de outro, pela mudança que traz no próprio objeto de investigação e de ação, isto é, a realidade do paciente que será investigada é bastante ampliada. Como consequência, além dos conhecimentos da dinâmica dos mecanismos biológicos, é necessário conhecer as dinâmicas dos mecanismos psicológicos e sociais.

Na realidade, é preciso conhecer não só essas dinâmicas, mas a interação entre elas. O estudo e a abordagem dessa interação deu ensejo à formulação de uma perspectiva centrada em processos – perspectiva processual do adoecer (característica do modelo biopsicossocial) –, que abordaremos com mais detalhes no Capítulo 19, em oposição a uma perspectiva centrada na doença (característica do modelo biomédico).

Então, se percebemos as vantagens de utilizar uma perspectiva biopsicossocial, qual o preparo necessário? Para o exercício da medicina, tanto a partir da perspectiva biomédica como da biopsicossocial, precisamos desenvolver uma série de capacidades e habilidades para otimizar a entrevista e a comunicação. Na abordagem biopsicossocial, além desses conhecimentos, é preciso agregar aos conteúdos exigidos pela perspectiva biomédica (funcionamento da máquina biológica) conhecimentos relacionados à dimensão psicológica e social. Resumidamente, além de conhecer os dinamismos biológicos da doença, é preciso conhecer os dinamismos da pessoa e sua influência no processo saúde-doença.

Mas como conhecer pessoas? Quais campos de conhecimento podem ajudar nesse fim?

A resposta é que a contribuição pode ser encontrada tanto no campo científico, por meio de disciplinas psicológicas, sociológicas e antropológicas, como, complementarmente, por meio de disciplinas paralelas (como mitologia e história) ou manifestações ligadas à arte, como literatura, teatro e cinema.

Por exemplo, com base em textos de psicologia, é possível aprender sobre o desenvolvimento da personalidade e sobre os momentos críticos, as progressões e as regressões desse processo, de forma a alcançar uma série de conhecimentos que ajudem a detectar fatores e situações de risco que contribuem para a saúde e a doença. Também podemos encontrar nessa área informações que auxiliem a perceber como se sente e se comporta uma pessoa quando adoece.

Esses mesmos conhecimentos podem ser muito enriquecidos pelo contato com as manifestações ligadas à arte. Por exemplo, se queremos um retrato vivo de como se sente e o que se passa com um doente e o seu entorno, a leitura de *A morte de Ivan Ilitch*, de Tolstoi, pode ser muito enriquecedora. No texto de psicologia, vamos encontrar mais informação conceitual; já na literatura (nos bons escritores), encontraremos a "vida como ela é".

> O clínico dizia: isto e aquilo indicam que o senhor tem isto ou aquilo; mas se o exame não confirmar que o senhor tem isto ou aquilo, devemos levantar a hipótese de ter isto ou aquilo... Ivan Ilitch só se preocupava com uma coisa: o que tinha era grave ou não? O doutor, porém, não ligava para a descabida pergunta. Do seu ponto de vista, o capital era decidir entre um rim flutuante, uma bronquite crônica ou uma afecção do ceco. Não estava em pauta a vida de Ivan Ilitch, mas sim decidir pelo rim ou pelo ceco. E o facultativo, brilhantemente, resolveu, segundo pareceu a Ivan Ilitch, a favor do ceco... Exatamente o que Ivan Ilitch fizera mil vezes, e com o mesmo brilhantismo, em relação a um acusado. De maneira igualmente brilhante, o médico fez sua conclusão e, triunfante, e até jubilosamente, olhou por cima dos óculos para o acusado. Mas Ivan Ilitch, pela conclusão científica, inferiu que as coisas andavam mal para o seu lado, embora isso fosse indiferente para o médico e talvez para todo mundo.
>
> Desde que fora se consultar, a principal ocupação de Ivan Ilitch passou a ser a execução rigorosa das determinações do clínico quanto à higiene e à ingestão dos remédios, e a observação de sua dor e de todas as funções do seu organismo. O seu interesse concentrou-se todo em torno das doenças e da saúde. Quando, na sua presença, se falava de pessoas enfermas, falecidas ou restabelecidas, mormente quando a enfermidade era parecida com a sua, ele atentamente ouvia com mal disfarçada inquietação, fazia mil perguntas e relacionava o que diziam com o seu caso. (Tolstoi, 1998, p. 37)

Se queremos saber mais sobre o médico, sua personalidade e as vicissitudes do exercício da medicina, podemos estudar uma série de textos (psicológicos, sociológicos, antropológicos), mas, se complementarmos isso com a leitura do mito de Asclépio e seu tutor Chiron (o curador ferido), com certeza sairemos bastante enriquecidos.

Inicialmente, é útil uma breve palavra sobre mito: o mito pode ser considerado como uma expressão autoconfigurada da dinâmica psíquica, revelando, em função disso, a profundidade de elaboração sobre as diferentes questões da vida, alcançada por uma cultura. No caso da cultura grega, percebemos, mediante o contato com seus mitos, a profunda sensibilidade em relação às questões humanas. Não por acaso, a Grécia foi o berço da filosofia.

No caso do mito da medicina, não é diferente. Percebemos em sua leitura a profunda sensibilidade em relação às questões que envolvem a prática médica e o sofrimento humano. Eis o mito de Asclépio e seu tutor Chíron:

Coronis, filha única de Flégias, rei da Beócia, é engravidada por Apolo. Tentando reparar a ilegitimidade do filho, ela quer se casar com Ísquis. Um corvo, ave branca naqueles tempos, leva a notícia ao deus, que, tomado por intenso ciúme, descarrega, de imediato, seu ódio no emissário transformando sua cor. Quanto a Coronis, o deus não cogita outro castigo que não a morte.

Pouco antes que Coronis arda na pira funerária, o deus, tomado de amor e compaixão pelo filho, retira-o, ainda com vida, do ventre da mãe e entrega-o aos cuidados de Chíron para ser educado.

Chíron era um centauro muito especial, tutor de muitos heróis e versado em várias artes, inclusive na arte da cura. É nessa arte que vai iniciar o menino e pupilo Asclépio.

Uma vez completada a iniciação, Asclépio se dedicou com grande perícia e entusiasmo à arte de cura, mas não se conformou em curar somente os vivos e quis, também, ressuscitar os mortos. Zeus, atendendo às queixas de Hades, senhor do mundo subterrâneo e "rei dos mortos", que via seu reino se esvaziando, não permitiu que o hábil médico continuasse violando desse modo as leis da natureza e fulminou-o com um raio. A seguir, elevou-o aos céus, convertendo-o na constelação chamada Serpentário.

A natureza de Asclépio foi moldada por uma dupla influência: de um lado, Apolo, o pai luminoso e, de outro, o mestre e tutor Chíron, que o familiarizou com as plantas e seus poderes mágicos e também com a serpente. O mundo de Chíron é contraditório: inesgotáveis possibilidades de cura e doença eterna (Groesbeck, 1983). Habitante de uma caverna no cimo do monte Pélion, Chíron, embora conhecesse o segredo das ervas que curam, tinha, ele próprio, uma ferida incurável. Sua ferida fora provocada por uma flecha envenenada disparada por Heracles (Hércules), que o atingiu involuntariamente.

Heracles é o grande herói dos gregos, civilizador por excelência, que realizou uma série de trabalhos, dando combate a toda sorte de monstros que assombravam a Grécia. Foi no combate aos centauros, criaturas selvagens, violentas e impulsivas, que Heracles atingiu involuntariamente o amigo Chíron, que, à diferença dos outros centauros, era bondoso e sensível. A flecha disparada por Heracles atingiu Chíron na pata traseira, provocando uma ferida que permaneceria para sempre aberta, pois Heracles embebia suas flechas no sangue envenenado da hidra de Lerna, um dos monstros que matara.

Essas são as imagens do corpo principal do mito, imagens moldadas em torno do motivo do curador por uma civilização que nos moldou. Imagens carregadas de grande força dramática, que nos sensibilizam independentemente de qualquer elaboração intelectual. Conforme o mito, podemos perceber nos gregos uma percepção e uma previsão refinada e sensível dos dilemas envolvidos na arte da cura (De Marco, 1993).

O episódio em que Asclépio ressuscita os mortos não nos remete a uma série de questões e dilemas com as quais nos deparamos ainda hoje em nossa atividade médica? O drama diário das UTIs, os esforços para manter os pacientes vivos a qualquer custo...

Mas é a figura contraditória, quase patética, de Chíron, a que mais nos sensibiliza, ao nos remeter a uma ferida eternamente aberta naquele que cura.

O que essas imagens despertavam nos gregos? O que despertam em nós? E a ferida incurável? Como nos colocamos diante dessa imagem? O que ela provoca em nós?

Contudo, se desejamos saber como se sente um médico quando adoece, uma leitura obrigatória é o livro *O médico doente*, de Dráuzio Varela (2009):

> Basta cair doente para que todos se considerem no direito de dar ordens: "Já para a cama", "Não saia no sereno", "Vista o agasalho".
>
> O mais humilhante é obedecer com a docilidade dos cordeiros, porque a doença tem o dom de nos fazer regredir ao tempo em que nos entregávamos indefesos aos cuidados maternos. Na cadeia, vi muito assaltante de renome clamar pela mamãezinha na hora da dor. (Varela, 2009, p. 19)

> Um técnico do laboratório passou um garrote para colher sangue e ligar o frasco do soro: "Vou dar uma picadinha".
>
> Foi o primeiro de uma série infindável de diminutivos que viriam a ser pronunciados. Achei graça porque me lembrei de meu sogro, engenheiro agrônomo que se orgulhava de ter passado a vida a abrir fazendas e a desbravar rincões longínquos. Quando esse homem à moda antiga saiu do centro cirúrgico depois de uma operação de catarata e lhe perguntei se havia sentido dor, respondeu: "Dor é o de menos; duro é ouvir 'Abre o olhinho', 'Fecha o olhinho' e ser obrigado a ficar quieto".
>
> O emprego do diminutivo infantiliza o cidadão. Deitado de camisola e pulseirinha, sem forças para agir por conta própria, cercado de gente que diz: "Vamos tomar um remedinho"; "Abre a boquinha"; "Levanta a perninha"... há maturidade que resista? (Varela, 2009, p. 25)

> As quatro pessoas mais próximas de mim, de quem eu morria de saudades ao me afastar por poucos dias que fosse, haviam perdido o significado afetivo. Não que tivessem se tornado estranhas, continuavam íntimas, mas os laços emocionais que me ligavam a elas já não existiam.
>
> Tinha visto pacientes dar a impressão que se desligavam dos familiares nos dias que antecedem a morte. Um deles descreveu com ênfase esse alheamento: "Meus filhos não significam mais nada. Meus netos parece que nunca existiram".
>
> Fiquei chocado ao ouvi-lo. Julguei haver uma frieza nas relações familiares daquele homem, muito diversa do amor e da intimidade que caracterizavam as minhas. No lugar dele, imaginei que não suportaria a dor da separação iminente.
>
> Julgamento equivocado. Para mim, também, minha neta Manoela era uma figura abstrata. (Varela, 2009, p. 118)

Vejamos esse mesmo estado descrito na riqueza poética de Rilke (2002):

> É estranho, sem dúvida, já não habitar a terra,
> já não seguir os costumes que mal foram aprendidos,
> já não dar às rosas e às outras coisas, grávidas de
> promessas, a significação do futuro humano;
> já não ser o que era na angústia infinita
> das mãos e abandonar até o próprio nome,
> como um brinquedo quebrado.
> É estranho já não desejar os desejos. Estranho
> ver pairar, solto no espaço,
> tudo que se relacionava. Estar morto é trabalhoso
> e cheio de repetições para, aos poucos, sentir
> uma parcela da eternidade. – Mas todos os vivos cometem
> o erro de fazer distinções muito fortes.

Vários filmes também podem servir para esse propósito: por exemplo, assistir ao filme *Golpe do Destino* (*The Doctor*) nos dá uma boa ideia do golpe e das transformações na vida e na postura profissional de um médico que podem ser ocasionadas por uma doença grave.

DESENVOLVIMENTO DAS CAPACIDADES

E as capacidades e habilidades, como desenvolvê-las?

Nesse tópico, é importante repetir que, embora dependam de muitos fatores pessoais e sejam construídas por meio das experiências da vida, tais capacidades podem ser aperfeiçoadas pelo estudo e pela prática. A intenção é fornecer uma estrutura conceitual que possa prover os meios pelos quais o processo de comunicação pode ser observado e oferecer vocabulário para descrevê-lo. É necessária a identificação dos componentes que constituem um currículo de habilidades de comunicação. Eles podem incluir, entre outros:

- Habilidades básicas de entrevista médica.
- Comunicação de más notícias e consentimento informado.
- Educação em saúde, motivação para mudanças de comportamento.
- Técnicas para lidar com violência, saúde mental, saúde sexual.
- Comunicação transcultural, com crianças e com pessoas com transtornos da aprendizagem.
- Manejo de queixas e comunicação interprofissional.

O campo é bem amplo, e aqui, nos concentraremos em apresentar algumas das capacidades que consideramos mais importantes e algumas técnicas gerais, úteis para o processo de comunicação (De Marco, 2006).

Encontrando com o outro

Para que um encontro efetivo ocorra, devemos manter a mente aberta – não conhecemos a pessoa com a qual estamos interagindo. É importante, portanto, não nos deixar influenciar por imagens prévias ou preconceitos. Cada pessoa é um universo muito amplo, desconhecido, em grande medida, para a própria pessoa. Portanto, é importante ter presente que vamos ter acesso somente a uma parte muito pequena desse ser.

É importante lembrarmos que:

- Todo contato produz ansiedade, seja em quem está entrevistando, seja em quem está sendo entrevistado. É importante que isso seja levado em consideração, aceito e observado.
- É útil, então, respeitar o fato de que todo encontro entre pessoas desperta algum tipo de tensão. A tendência, quando não há uma percepção adequada das angústias despertadas no encontro, é a pessoa ficar "armada" (seja o profissional ou o paciente).
- Os níveis de ansiedade que surgem em cada encontro são variados e podem ser um indicador importante a ser considerado.

Observando

> *Não permita que suas concepções sobre as manifestações das doenças originem-se de palavras ouvidas... ou lidas. Observe e, então, raciocine, compare e julgue. Mas, inicialmente, observe. Dois olhos nunca enxergam igualmente, nem dois espelhos refletem a mesma imagem. Que a palavra seja sua escrava e não sua mestra.*
> William Osler

Para exemplificar a importância da observação, costumamos apresentar um exercício aos nossos alunos (Fig. 4.1). Pedimos para os alunos observarem a imagem e relatar o que chama sua atenção.

Várias respostas são deflagradas e, em geral, depois de algum tempo, alguém observa uma contradição entre a imagem e a frase "isso não é uma pessoa". O assunto é discutido e, por vezes, alguém se dá conta de que não existe contradição: isto não é uma pessoa; é uma imagem.

Nesse momento, apresentamos a fonte de inspiração para o exercício (Fig. 4.2). Trata-se do famoso quadro de René Magritte, que, como todo bom surrealista, procura abalar nossa visão ingênua da realidade. Diz-se que, quando alguém questionava a afirmação, Magritte desafiava a pessoa a fumar com esse cachimbo.

Esse exercício é muito útil para ilustrar o funcionamento mental. Nossa mente é uma espécie de tela com uma série de imagens: temos imagens sobre tudo e todos e frequentemente incorremos na confusão de tomar nossas imagens pelo objeto ou pessoa a nossa frente. Ou seja, todos estamos carregados de imagens prévias, resultado de uma série de experiências e também de nossas fantasias. Temos imagens sobre tudo e todos. É importante, então, para otimizar o processo de

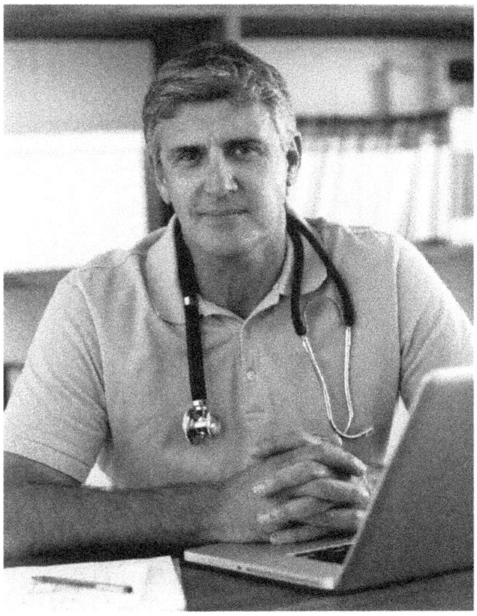

FIGURA 4.1 Imagem utilizada para um exercício de observação.

ISTO NÃO É UMA PESSOA

observação, tentar não confundir as imagens com a pessoa real que está a nossa frente. Por exemplo, a imagem que temos de um paciente pode ter pouca relação com o paciente que está em nossa presença. Vejamos como isso é expresso nas palavras do poeta Fernando Pessoa (1976):

> Não basta abrir a janela
> para ver os campos e o rio.
> Não é bastante não ser cego
> para ver as árvores e as flores.
> É preciso também não ter filosofia nenhuma.
> Com filosofia não há árvores: há ideias apenas.
> Há só cada um de nós, como uma cave.
> Há só uma janela fechada, e todo o mundo lá fora;
> E um sonho do que se poderia ver se a janela se abrisse,
> Que nunca é o que se vê quando se abre a janela.

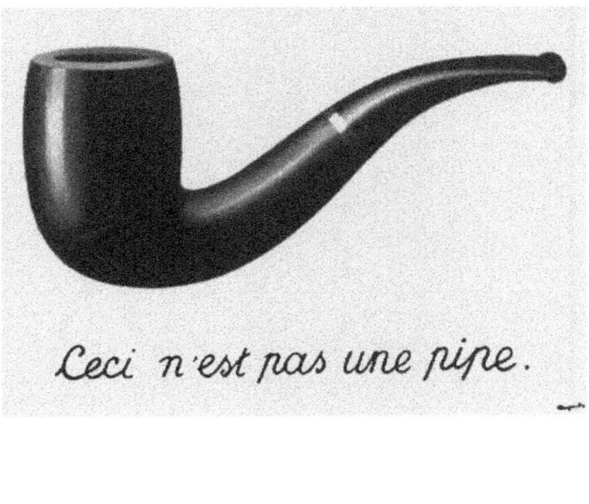

FIGURA 4.2 Quadro surrealista de René Magritte.

A observação exige, antes de tudo, *presença*. Se estamos presentes fisicamente, mas nossa atenção está ausente, voltada para pensamentos, lembranças ou outras questões, não conseguiremos realizar uma observação adequada.

É útil, ao realizar observações, notar a forma como observamos. Observar o que acontece conosco também é importante. As impressões, as sensações e as emoções despertadas pelo contato podem ajudar, quando adequadamente interpretadas, a perceber o que está se passando com a pessoa com a qual estamos em contato e qual a natureza do vínculo que está se estabelecendo.

Se observarmos mal, vamos perceber e nos comunicar mal! Quanto menos corretamente observamos, mais nos aproximamos do monólogo e nos distanciamos do diálogo, pois vamos interagir mais com nossas impressões e imagens preconcebidas do que com o interlocutor a nossa frente. Por exemplo, podemos, muitas vezes, falar com o paciente como se já o conhecêssemos (na verdade, estamos nos relacionando com alguma imagem preestabelecida, derivada de nossas experiências prévias). Isso faz parte dos estereótipos que carregamos: todos estereotipam, e os estereótipos muito polares estabelecem relações enrijecidas com padrões pouco flexíveis (podem ocorrer em qualquer estrutura vincular: p. ex., mãe e criança, pai e filho adolescente).

Não é possível desfazer facilmente um padrão estereotipado, mas sua percepção nos ajuda a deixá-lo sob observação, e isso é benéfico para a relação e o processo de comunicação.

Identificação de perspectivas

A capacidade de identificar diferentes perspectivas é um complemento da capacidade de observação, é o que nos permite notar que não existe uma forma única de observar e vivenciar determinada realidade. Por exemplo, a noção e as vivências que o paciente vai ter de sua doença são próprias dele (dependem de sua constituição e de sua história, e seguramente são diferentes das noções e vivências do profissional), e é muito importante que o profissional procure conhecer e respeitar essa perspectiva. Nesse caso, também costumamos propor um exercício para ilustrar a importância de perceber a existência de diferentes perspectivas (Fig. 4.3).

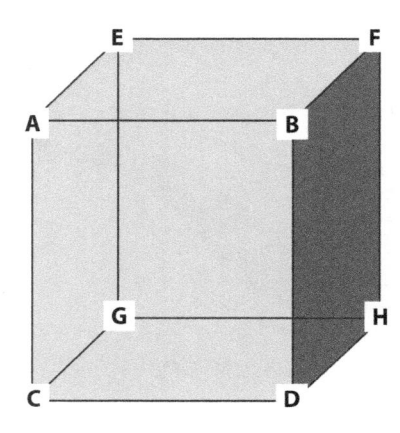

FIGURA 4.3 Figura geométrica utilizada em um exercício de identificação de perspectivas.

Pedimos aos alunos que observem a figura geométrica e verifiquem qual a face do cubo que está voltada para a frente. As primeiras respostas indicam a face ABCD. Após algum tempo, é comum alguém identificar a face EFGH. Isso em geral provoca discussão no grupo e, após algum embate, é possível que o grupo espontaneamente perceba que ambas as respostas estão corretas (isso nem sempre acontece com facilidade).

Esse exercício ilustra a importância de ter presente a existência de diferentes perspectivas de observação e reação a determinada realidade e o quanto o não reconhecimento dessa possibilidade pode provocar conflitos intermináveis. Tal percepção ajuda a esclarecer que uma parte significativa dos conflitos humanos decorre do desconhecimento desse fato. A imagem também deixa clara a impossibilidade de manter simultaneamente ambas as percepções. É preciso sempre transitar entre uma perspectiva e outra, em um interjogo de figura e fundo.

A Figura 4.4, uma imagem bastante difundida, ajuda a perceber mais claramente o que estamos querendo transmitir. Trata-se da imagem clássica dos dois rostos ou do cálice. Dependendo do que focamos e do que consideramos figura e fundo, vamos visualizar uma das possibilidades.

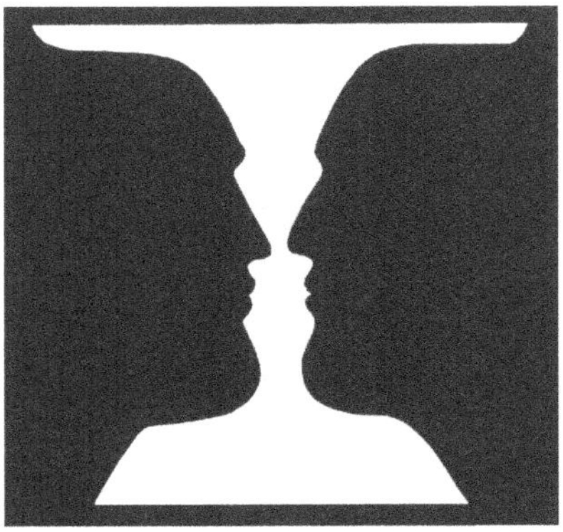

FIGURA 4.4 Dois rostos ou um cálice?

Tal abordagem ajuda a perceber a necessidade desse interjogo e aplicá-lo a nossa atividade profissional, transitando entre a nossa perspectiva e a perspectiva do paciente.

Criação e ampliação da continência

A seguir, temos alguns relatos de alunos que estão iniciando seu treinamento em anamnese:

> Ela chegou a chorar duas vezes durante a entrevista, o que causou certo desconforto. É difícil saber como agir porque eu me senti inibida para fazer algumas perguntas, sobretudo de cunho pessoal, com medo de fazê-la chorar novamente.

Depreendemos desse relato que as emoções da paciente causam desconforto. Que capacidade precisamos desenvolver para lidar com esse desconforto?

> A paciente chorou e demonstrou uma profunda tristeza e raiva desse homem. Mais uma vez, fiquei sem saber o que dizer ou como reagir, então a entrevistadora perguntou-lhe sobre seus netos, a fim de distraí-la com um assunto que lhe importava e trazia boas lembranças.

Observamos, nesse caso, o emprego de uma estratégia: esquivar-se ou distrair o paciente. Esse é um recurso muito utilizado. É uma boa estratégia?

> Sobre essa parte de deixar a paciente falar sobre essas experiências desagradáveis, foi algo inusitado, apesar de sempre falarmos sobre isso nas aulas, tive a impressão de que, se fosse eu quem estivesse conduzindo a entrevista, certamente teria tentado mudar de assunto. Pode parecer grosseiro, mas percebi que eu realmente não daria essa janela para que a paciente falasse e respirasse no seu próprio ritmo, simplesmente porque eu não me senti à vontade com o assunto e com certeza faria ela se sentir ainda menos à vontade. Não sei até que ponto isso pode ser considerado uma contratransferência, mas, a meu ver, acho que essa situação é desconfortável independentemente de quem esteja me contando que perdeu algum familiar, ou seja, não considero uma contratransferência.

Aqui o aluno (que está observando a entrevista) consegue perceber a capacidade do entrevistador, mas sente desconforto e não se imagina capaz de suportar a experiência caso estivesse no papel de entrevistador.

> Nesta anamnese, conversei com uma senhora que mexeu bastante comigo, por ter visto nela sonhos não realizados, como o de ter um filho, e porque foi a única vez que consegui perguntar à paciente sobre como ela está enfrentado a situação pela qual está passando... Perguntei a ela sobre seus sentimentos do momento, como um possível medo de morrer, e perspectivas do futuro. Gostei bastante de ter conversado com ela sobre esses assuntos, acredito que a anamnese foi mais completa e proveitosa para mim e para a paciente.
>
> O ponto importante dessa anamnese foi a conversa que tivemos com a mãe sobre sua vida; ela fez um desabafo sobre seus outros filhos que morreram... Ainda não havia um diagnóstico fechado sobre a enfermidade da paciente. Estavam esperando apenas o resultado de exames genéticos para poder fechar a hipótese de defeito genético relacionado ao metabolismo dos açúcares. Acredito que uma das principais iniciativas do serviço de saúde oferecido a ser tomada para dar um suporte
>
> continua >>

> **\>\> continuação**
>
> emocional para essa família seria a presença de uma psicóloga que acompanhasse o caso e conversasse muito com essa mãe.
>
> O começo da anamnese foi tranquilo, mas chegou um ponto no qual ela não aguentou e começou a chorar. Isso me desmontou, primeiro porque senti muita vontade de chorar também, mas me segurei, e porque, pela segunda vez, a paciente chora enquanto faço perguntas (aconteceu o mesmo na anamnese em clínica médica). Fez com que eu pensasse que o motivo do choro era eu. Depois ouvi da professora: "melhor colocar para fora do que guardar tudo dentro dela", então me lembrei da empatia do laboratório de comunicação e mudei meu pensamento: talvez mesmo não sabendo nada de medicina, eu tenha conseguido passar confiança para aquela mulher, que externalizou seu sofrimento e conseguiu verbalizá-lo, ainda me olhando nos olhos.
>
> Com o passar da entrevista, pudemos perceber que Elisângela foi ficando emotiva enquanto nos contava o que pedíamos. Era como se ela desabafasse algo muito íntimo dela, o que realmente sentia sobre toda aquela situação. Disse-nos o quão difícil era cuidar de sua filha, todo o tempo e dedicação que ela tomava. Começou a chorar, demonstrando o quanto aquilo a afetava. Foi comovente ver o amor que aquela mãe sentia pela filha, vivendo com ela e para ela quase exclusivamente, sem esperar nada em troca.

Que capacidade é essa que esses alunos já conseguem exercer e que lhes permite explorar e permanecer em contato com as vivências dos pacientes e as suas próprias vivências?

É a continência: uma capacidade da maior importância para um contato mais efetivo e eficiente. Continência é a capacidade de permanecer com *aquilo que é*, sem tentativas prematuras (geralmente em função de ansiedade) de se "resolver" ou de se "livrar". Por exemplo, poder permanecer com dúvidas diagnósticas; poder permanecer em contato com estados emocionais do paciente (tristeza, raiva); e poder permanecer em contato com os próprios estados emocionais.

Criação e ampliação da empatia

Nunca mandes perguntar por quem dobra o sino; dobra por ti.
John Donne

A empatia está muito associada à capacidade de continência. Trata-se da habilidade de estabelecer uma sintonia emocional com aquilo que está acontecendo com o outro, sendo, portanto, necessário conseguir uma aproximação vivencial do que esse outro está experimentando.

É muito importante termos presente que essa sintonia precisa vir acompanhada da manutenção de uma separação suficiente eu-outro. Caso contrário, não teremos empatia, mas identificação. Essa separação envolve vários aspectos, como a perspectiva, a autoconsciência, a consciência do outro, a flexibilidade e a reavaliação da emoção, além da possibilidade de expressão verbal e não verbal desse entendimento. É a capacidade de empatizar que nos permite solidariedade com os sentimentos do paciente, como, por exemplo, formar uma ideia do sofrimento que um paciente está experimentando antes de passar por um procedimento difícil e/ou doloroso. Essa percepção nos habilita a tomar medidas que possam trazer algum alívio para o sofrimento do paciente, seja expressando solidariedade emocional, seja tomando medidas de ordem prática para minorar o sofrimento (saber se o paciente tem alguma dúvida e se está bem informado sobre sua situação, evitando transtornos desnecessários, etc.).

Empatia é, muitas vezes, confundida com reasseguramento, mas não pode haver coisas mais distintas. Por exemplo, ao dizer ao paciente que tudo vai correr bem, ou, se o paciente estiver triste, dizer que não é nada, o profissional está se distanciando da vivência do paciente e minimizando seu sofrimento.

DISCRIMINAÇÃO DOS CANAIS DE COMUNICAÇÃO

É importante ter presente que a *linguagem verbal* é uma forma evoluída de comunicação, que funciona lado a lado com outras formas mais primitivas (gestos, expressões corporais) ou de natureza distinta (escrita, pintura, música). Trata-se de um instrumento que pode ser usado tanto para revelar quanto para encobrir os fatos.

A linguagem verbal tem um *conteúdo* e um *corpo*. Este é denominado *paralinguagem* e se refere às qualidades da emissão vocal (altura, intensidade, ritmo) que, assim como outras produções vocais, como o riso, o grito, o bocejo e a tosse, fornecem informações sobre o estado afetivo do emissor. Essas qualidades podem ser agrupadas nas seguintes categorias:

- Qualidade da voz, que inclui a altura do tom de voz, a qualidade da articulação e o ritmo.
- Qualificadores vocais, que incluem a forma como as palavras são emitidas (extensão, timbre, intensidade).
- Caracterizadores vocais, que incluem certos sons bem reconhecidos, como o suspiro, o bocejo, o riso, o choro, o grito, etc.
- Secreções vocais, que incluem sons que participam do fluxo da fala sem que as palavras signifiquem alguma coisa (ahn, hum, hem, aha, pausas e outras interrupções de ritmo).

A *linguagem não verbal* compreende várias formas e canais de expressão. Os principais são:

- Expressões, gestos, contato visual, posturas corporais (cinésica).
- Uso do espaço, distâncias, território (proxêmica).

A linguagem cinésica se refere aos gestos e aos movimentos corporais e envolve cinco áreas: contato visual, gestos, expressões faciais, postura e movimentos da cabeça. Apresenta diferenças significativas dependendo do ciclo de vida (criança, adulto e idoso) e da sociedade e da cultura (a maioria dos autores considera que não há expressões universais e que qualquer expressão facial, atitude ou posição corporal tem significados diferentes nas diversas sociedades).

A linguagem proxêmica se refere ao uso do espaço, envolvendo as dimensões de distância, território e ordem na comunicação humana (é muito importante nos animais). É o jogo de distâncias e proximidades que se entretecem entre as pessoas e o espaço, traduzindo as formas como se colocam e se movem em relação aos outros e como gerenciam e ocupam o espaço. Define a relação que os comunicantes estabelecem entre si: a distância espacial, a orientação do corpo e do rosto, a forma como se tocam ou se evitam, o modo como se posicionam e dispõem objetos e espaços.

Em nossa atividade, a linguagem proxêmica envolve:

- A forma como nos aproximamos do paciente (contato corporal, angulação do corpo como sinais de aceitação, rechaço e hierarquia).
- A utilização e a distribuição dos espaços (decoração, barreira da mesa), propiciando um trabalho em campo tenso ou campo relaxado.

Tanto a paralinguagem como a comunicação não verbal são cruciais no processo de comunicação. É importante perceber as inconsistências entre os dados verbais e os não verbais. Estes costumam ser mais confiáveis. Por exemplo, um paciente que diz que tudo está bem, chorando ou com os olhos marejados, está lutando contra uma realidade interna, tentando manter distantes as emoções que acabam por se manifestar mediante a linguagem não verbal.

REFERÊNCIAS

BORRELL, F. *Entrevista clínica*: manual de estratégias prácticas. Barcelona: SEMFYC, 2004.

DE MARCO, M. A. Do modelo biomédico ao modelo biopsicossocial: um projeto de educação permanente. *Rev Bras Educ Med*, v. 30, n. 1, p. 60-72, 2006.

GROESBECK, C. J. A imagem arquetípica do médico ferido. *Junguiana*, v. 1, p. 72-96, 1983.

HENWOOD, P. G.; ALTMAIER, E. M. Evaluating the effectiveness of communication skills training: a review of research. *Clin Perform Qual Health Care*, v. 4, n. 3, p. 154-158, 1996.

HULSMAN, R. L. et al. Teaching clinically experienced physicians communication skills: a review of evaluation studies. *Med Educ*, v. 33, n. 9, p. 655-668, 1999.

PESSOA, F. *O eu profundo e os outros eus*. 5. ed. Rio de Janeiro: Nova Aguilar, 1976.

RILKE, R. M. *Sonetos a Orfeu; elegias de Duino*. São Paulo: Record, 2002.

TOLSTOI, L. *A morte de Ivan Ilitch*. Rio de Janeiro: Ediouro, 1998.

VARELA, D. *O médico doente*. São Paulo: Cia. das Letras, 2009.

WISSOW, L. S.; KIMEL, M. B. Assessing provider-patient-parent communication in the pediatric emergency department. *Ambul Pediatr*, v. 2, n. 4, p. 323-329, 2002.

LEITURA SUGERIDA

DE MARCO, M. A. (Org.). *A face humana da medicina*. São Paulo: Casa do Psicólogo, 2003.

5

A dinâmica vincular na relação médico-paciente

MARIO ALFREDO DE MARCO

> A princípio, pareceu-me um tanto quanto hostil em relação a nossa presença. Isso porque tivemos de acordá-la para conduzirmos a entrevista e ela estava repousando. Quando perguntamos o motivo de ela estar ali internada, ela soltou o seguinte comentário: "Mas eu já respondi isso várias vezes!". Depois disso, fiquei muito tensa e as minhas expectativas com relação à atividade mudaram completamente. Do otimismo, pulei direto para o pessimismo total. Eu não queria ser um fardo para aquela senhora que já estava sofrendo imensamente. Eu só queria ter um aprendizado consistente e queria que ela pudesse fazer parte disso.
>
> A boa notícia é que esse quadro hostil se reverteu ao longo do processo. À medida que conversávamos com ela, as expressões corporais, o humor e o modo com que ela falava mudaram completamente. De introspectiva e desanimada, ela passou a cooperativa e falante. Acho que uma espécie de princípio de vínculo foi criada. Pelo menos comigo tenho certeza que sim. O modo como ela me olhava no início da entrevista e o modo como ela me olhou ao final, na despedida, denunciaram isso.

Qual o vínculo ideal? Existe um vínculo ideal?

> O paciente fica esperando que eu saiba tudo e resolva todos os problemas dele.
>
> Eu acho legal essa "aura" que o médico tem.
>
> Os pacientes de hoje não têm mais o mesmo respeito e a mesma admiração pelo médico.
>
> O que faço com um paciente que não segue as prescrições?
>
> Tenho que ser amigo do paciente ou é melhor inspirar temor e respeito?

Tais afirmações e perguntas ilustram algumas das expectativas e preocupações mobilizadas pelas características que a relação médico-paciente pode assumir. É importante termos presente que em toda relação se estabelecem vínculos cujas características e qualidades geram comportamentos e expectativas. Por exemplo, uma mãe coloca no filho uma série de expectativas (e vice-versa) que dão um colorido e uma dinâmica à relação. Essas expectativas podem ser funcionais ou disfuncionais, dependendo da fase e das circunstâncias (a mesma expectativa pode ser funcional em uma fase da vida e disfuncional em outra). Por exemplo, no caso de uma mãe, ao cuidar de seu filho de 20 anos como se fosse um bebê, ela está desempenhando um papel disfuncional, o qual seria apropriado se o filho, de fato, tivesse alguns meses de idade. O conhecimento da dinâmica que se estabelece nas relações é fundamental para ajudar a evitar uma série de conflitos e mal-entendidos e, no nosso caso, propiciar um desempenho mais satisfatório da nossa tarefa.

Um ponto importante a ter sempre presente é que, quanto mais conhecermos os dinamismos, mais poderemos utilizá-los a favor da nossa tarefa. Entre os dinamismos importantes que estão presentes nas relações, tem destaque especial um mecanismo denominado *projeção*. Deve-se considerar que todo o interjogo de expectativas depende, em grande escala, desse mecanismo, que consiste em "colocar no outro" imagens e características ditadas por nossas expectativas.

Às projeções do paciente na figura do profissional costumamos dar o nome de transferência, seguindo a nomenclatura criada por Freud, criador da psicanálise. Segundo o mesmo critério, denominamos contratransferência as projeções do profissional sobre o paciente.

TRANSFERÊNCIA-CONTRATRANSFERÊNCIA E O ESTUDANTE DE MEDICINA

Algumas situações peculiares na dinâmica transferência-contratransferência costumam ocorrer com o estudante de medicina (Lucchese; Abud; De Marco, 2009):

> Nós ainda não sabemos nada de medicina, como é que vamos conversar com um paciente?
>
> Eu acho muito complicado perguntar sobre a vida pessoal do paciente, principalmente sobre a sexualidade e a situação econômica.
>
> Acho que é melhor não dizer ao paciente que sou estudante.
>
> Sinto que estou incomodando o paciente. Estou explorando o paciente, usando-o para aprender sem oferecer nada em troca.
>
> O que faço se o paciente ficar com má vontade para responder? Se ficar irritado? Se ficar triste e começar a chorar?

Essas são algumas das observações colocadas frequentemente por nossos estudantes. Notamos como eles se surpreendem com o *respeito* com que são tratados pelos pacientes, bem como com o *saber* que estes lhes conferem. É uma situação angustiante pela ambiguidade do lugar que ocupam: uma posição de potência, já que são investidos de um saber; mas também de aprendizagem, daqueles que ainda sabem pouco de seu ofício.

O paciente, que em geral está aflito e incomodado por sua doença, espera que o aluno resolva todos os seus problemas, colocando-o em uma posição de salvador. Um ponto que de saída consideramos da maior importância é que o estudante possa encontrar espaço para expor todas essas dúvidas e angústias. Tal possibilidade é que vai permitir a elaboração dessas questões e evitar a cristalização de atitudes estereotipadas. Quando não há espaço para essas questões, a saída encontrada pelo estudante é lançar mão de defesas que podem produzir o enrijecimento das atitudes e estereotipias. Ao serem livremente ventiladas, encontram espaço para elaboração e equacionamento. Em geral, essa elaboração leva o aluno a perceber as vantagens de uma postura direta e sincera: por exemplo, apresentar-se claramente ao paciente como um estudante desempenhando uma tarefa de aprendizagem. As reações do paciente a essa apresentação, via de regra, surpreendem positivamente o aluno. O mesmo costuma acontecer em relação à sensação de estar usando o paciente sem oferecer nada em troca: os alunos se surpreendem com a gratidão que muitos pacientes demonstram pela oportunidade de poder conversar e de serem ouvidos.

É claro que existem situações em que as coisas não correm tão bem e há manifestações de hostilidade, negativismo ou outras reações (essas situações são seguramente a exceção, não a regra). Nesses casos, é importante o estudante aprender a considerar a situação não como empecilho, mas como oportunidade: a primeira providência para que isso seja possível é que ele não considere tais manifestações como pessoais (dirigidas a ele), mas como características do paciente que precisam ser percebidas e manejadas de forma a desobstruir a relação e favorecer o vínculo e a tarefa. Quando isso é alcançado, o resultado costuma ser bastante recompensador tanto para o paciente como para o estudante/profissional.

Tanto nessas reações hostis quanto em outras manifestações emocionais (p. ex., o paciente que está triste, choroso), é importante o estudante ter presente que o treinamento tem, como uma de suas importantes funções, ajudá-lo a encontrar a distância adequada (um ponto situado a meia distância entre confundir-se com o paciente ou distanciar-se defensivamente). Da mesma forma, é importante ter presente que essa condição vai sendo construída com o tempo e a experiência, embora, desde o começo de seu treinamento, possa começar a notar as diferenças. Nesse sentido, é ilustrativo o relato de alguns estudantes em início de treinamento descrevendo o que foi marcante na entrevista que realizaram:

> O fato mais marcante foi perceber a solidão que muitos pacientes sentem em um leito hospitalar.
>
> Uma mãe inconformada com a doença crônica do filho.
>
> Na pediatria, uma mãe bastante nervosa, falando alto e incomodada com nossa presença. Percebendo o estado emocional dessa mãe, decidimos aguardar pacientemente que ela se acalmasse. No final, a entrevista foi um sucesso.
>
> Na anamnese na obstetrícia: a paciente de 16 anos havia tido um filho com uma malformação cerebral e com prognóstico ruim e não se mostrava preocupada (mecanismo de defesa?).
>
> A paciente demonstrou profunda tristeza ao falar da morte do filho e da prisão da filha.
>
> O encontro com uma doença extremamente debilitante em um senhor sem família, pobre e que sempre teve uma vida ativa foi um baque para mim. Senti-me impotente.
>
> continua >>

> **>> continuação**
>
> Em algumas entrevistas, principalmente nas primeiras, fiquei constrangida e tímida.
>
> Na pediatria, me percebi emocionado com o carinho da mãe.
>
> Na anamnese pediátrica, percebi que me envolvi muito com o estado crítico da criança e com o sofrimento da mãe.
>
> Fiquei um tanto chocado ao ver uma paciente (câncer de mama) no auge de sua vida, com filhos para cuidar, sofrendo risco de morte.

Esses relatos dão uma boa ideia da imensa riqueza que a possibilidade de estar aberto para o contato e a relação, aprendendo a reconhecer e a elaborar as dinâmicas em ação, pode trazer para o paciente e o profissional, contribuindo para evitar a cristalização de atitudes estereotipadas e abrindo espaço para que o estudante construa seu papel profissional sem abandonar sua autenticidade e espontaneidade, dando ensejo a uma relação profissional eficiente, viva e humana.

OS PADRÕES DE RELACIONAMENTO

A ação desses e de outros dinamismos empresta um colorido às relações, dando lugar a padrões de relacionamento. Vários autores têm formulado diferentes classificações para esses padrões (a identificação e a classificação vão depender do aspecto da relação que está sendo destacada). Por exemplo, há uma classificação (Roter, 2000) a partir da observação da característica "interjogo de poder" na qualidade do vínculo que propõe três padrões: paternalista, centrado na relação (mutualista) e consumerista.

- No vínculo paternalista, os profissionais de saúde dominam a agenda, os objetivos e as tomadas de decisão a respeito tanto das informações quanto dos serviços. O pressuposto básico é que o profissional de saúde é o guardião, agindo no melhor interesse do paciente, a despeito das preferências deste (este costuma ser o modelo de vínculo mais típico e prevalente).
- No vínculo mutualista, existe um balanceamento do poder, respeitadas as peculiaridades de cada papel. Os objetivos, a agenda e as decisões relacionadas à consulta são resultado de negociação entre parceiros; paciente e profissional da saúde trabalham em associação, e o diálogo é o veículo por meio do qual os valores do paciente são explicitamente articulados e explorados. Mediante tal processo, o profissional da saúde atua como conselheiro ou orientador.
- No vínculo consumerista, o modelo mais típico de relação de poder entre profissional da saúde e paciente está invertido. O paciente é quem dita a agenda e os objetivos e assume a responsabilidade pelas tomadas de decisão. Há poucas questões formuladas pelo médico e um número relativamente grande de questões formuladas pelo paciente, bem como pouca exploração psicossocial. Esse tipo de vínculo redefine o encontro como uma transação de mercado.

Outra classificação (Jeammet et al., 1982) propõe estruturas vinculares dependentes da condição e da situação do paciente:

- Atividade-passividade (do tipo mãe-lactente) desempenhada nas situações de coma, intervenção cirúrgica, etc.
- Direção-cooperação do tipo pais-filhos – nas doenças agudas.
- Participação mútua e recíproca, relação que se estabelece entre adultos, nas doenças crônicas e nas readaptações.

Esses são apenas dois exemplos de classificações. Se houver um interesse especial pelo tema, uma série de outras classificações pode ser encontrada, mas o importante é ter presente que, qualquer que seja a classificação que se está tomando como referência, não existe uma dinâmica vincular correta *a priori*: a dinâmica deverá sempre levar em consideração as necessidades, a situação e o estado do paciente. O que é prejudicial para a relação é a rigidez e a estereotipia (p. ex., o profissional que, independentemente da situação e das circunstâncias, só consegue manter determinado padrão de relacionamento).

REFERÊNCIAS

JEAMMET, P. et al. *Psicologia médica*. Rio de Janeiro: Masson, 1982.

LUCCHESE, A. C.; ABUD, C. C.; DE MARCO, M. A. Transferências na formação médica. *Rev Bras Educ Med*, v. 33, n. 4, p. 644-647, 2009.

ROTER, D. L. The enduring and evolving nature of the patient-physician relationship. *Patient Educ Couns*, v. 39, n. 1, p. 5-15, 2000.

Parte III
A entrevista

6
A dinâmica da observação e registro

MARIO ALFREDO DE MARCO

O que vai ser incluído e excluído do campo de observação depende, evidentemente, do modelo a partir do qual estamos nos orientando. Por exemplo, o campo a ser observado será muito diferente na dependência de estarmos funcionando a partir de um modelo biopsicossocial ou de um modelo biomédico. Mesmo nestes modelos poderemos ter variações em função de outras segmentações. Por exemplo, com a crescente especialização, podemos observar funcionamentos que podem levar a uma atuação fragmentada dentro de um próprio modelo biomédico: é o caso do especialista que, além de se restringir aos aspectos biológicos, se ocupa, exclusivamente, do segmento de sua especialidade. Essa é a forma mais comum observada em nosso campo, em função da especialização (que cada vez mais tende a ser superespecialização).

Enfatizamos novamente que o problema da especialização é quando ela vem acompanhada de condições que a pervertem no que denominamos *especialismo* e, em um paralelo mitológico, nomeamos como *complexo de Procusto* (De Marco, 1995).

Mas o que fazer com Procusto? Qual foi o destino de Procusto?

Procusto foi eliminado por Teseu, o mesmo que viria a penetrar no labirinto e dar fim, com a ajuda de Ariadne, ao Minotauro.

Não por acaso, Teseu é o fundador mítico da democracia ateniense!

Procusto representa um fator de nossa personalidade que é uma ameaça sempre presente, tentando limitar a visão da realidade, fixando uma perspectiva como exclusiva e verdadeira, o que exige que Teseu, também presente em todos nós, esteja constantemente em ação a fim de derrotá-lo, restabelecendo a integralidade e a pluralidade.

No *especialismo*, o *complexo de Procusto*, plenamente ativo, tenta restringir a observação dos fenômenos à visão própria da especialidade, com perda de contato com o todo, resultado de clivagem e perda da visão binocular, que possibilitaria, conforme mencionado no tópico sobre perspectiva, uma alternância entre figura e fundo, entre a visão do todo e a visão de uma parte em cada ocasião, em acordo com a intenção e a necessidade.

O problema, é bom insistir, não é a fragmentação, mas uma fragmentação rígida e estática, que bloqueia o trânsito entre diferentes áreas e aspectos envolvidos em nossa atividade. A insistência nesse tópico é importante para evitar confusões correntes que criam uma estereotipia em sentido inverso, advogando uma integralidade permanente e que não respeita situação e contexto. Por exemplo, no contexto de uma sala de cirurgia, a perspectiva do cirurgião deve ser diferente daquela que ele manterá quando estiver na enfermaria ou no consultório conversando com o paciente e/ou a família. Na sala cirúrgica, é importante que ele fique concentrado no campo operatório. Pensamentos a respeito da pessoa do paciente e/ou seus familiares são indesejáveis e é importante que sejam excluídos. É por essa razão que não é recomendável um cirurgião fazer intervenções em familiares próximos.

Por sua vez, se o profissional está na enfermaria visitando o paciente e continua exclusivamente concentrado no órgão afetado e na cirurgia, estamos então na presença de uma clivagem rígida, com Procusto em plena ação.

O importante é a possibilidade de alternância das perspectivas que pode ocorrer em função do cenário (como no exemplo do cirurgião que mencionamos) ou no mesmo cenário. Por exemplo, em um atendimento no consultório ou na enfermaria, uma dinâmica da observação que procura contemplar as diferentes perspectivas está continuamente se deslocando: em um momento, estou observando um aspecto do paciente, em outro, me volto para observar minha postura e minhas emoções; ora me concentro no exame físico do paciente, ora em sua reação emocional, e assim por diante. Com atenção e treinamento, essas rápidas oscilações são incorporadas naturalmente em nossa dinâmica de observação, permitindo aprofundamentos e ampliação das perspectivas, que incluem observação do paciente e seu contexto, auto-observação, observação da dinâmica relacional e de campo.

Quanto mais pudermos avançar na construção e incorporação desse olhar ampliado, mais possibilidades teremos de realizar um diagnóstico também ampliado, que, além do diagnóstico da doença, permita uma visão do quadro geral do processo e do campo, favorecendo a formulação e a implementação de intervenções efetivas e eficientes que contemplem a integralidade preconizada por nosso sistema de saúde (Cecílio, 2006).

No âmbito da prática profissional, um olhar que contempla a integralidade perscruta os vários níveis de cuidados de promoção, prevenção e recuperação da saúde e se expressa na forma como o profissional acolhe, identifica e responde às necessidades dos pacientes (Mattioni; Budó; Schimith, 2011).

Abrangência e continuidade dos cuidados são requisitos fundamentais para o exercício da integralidade

A intervenção com o olhar para a abrangência dos cuidados tem presente que o processo do adoecer implica o paciente e seu entorno. Ou seja, o adoecer tanto é resultante da interação de fatores biológicos, psicológicos e socioambientais quanto repercute nesses níveis, produzindo alterações e distúrbios.

Da mesma forma, o olhar para a continuidade dos cuidados é de extrema relevância nestes tempos de fragmentação dos cuidados médicos que induzem os profissionais a investigar e se ocupar exclusivamente dos aspectos imediatos de sua intervenção específica. O panorama geral nesse aspecto é desolador: a continuidade dos cuidados é amplamente descurada em nossa prática hospitalar e no sistema de saúde em geral (De Marco, 2003).

Entretanto, a continuidade dos cuidados é considerada um atributo essencial do bom funcionamento de um sistema provedor de saúde já há muito tempo. O termo tem um sentido intuitivo compartilhado, como, por exemplo, uma relação estável com um único médico ou "a existência de registros médicos que agrupam os episódios de cuidado" (Fletcher et al., 1984).

CONTINUIDADE DOS CUIDADOS

O termo continuidade dos cuidados é multidimensional e tem sido usado para descrever uma ampla variedade de relações entre os pacientes e os serviços de saúde – disponibilidade de informações, constância da equipe, constância dos locais de atendimento, acompanhamento e cuidado com a transmissão dos dados e das orientações na transição de um lugar para outro.

Para o paciente e sua família, os fatores mais importantes assegurados pela continuidade são:

- Confiar que as informações importantes estão registradas e acompanham o paciente na transição de uma intervenção a outra.
- Ter alguém que identificam como o "integrador" – dos diagnósticos, dos resultados dos exames, das decisões tomadas e a serem tomadas, da apresentação das opções de intervenção –; assim, o paciente e sua família não são sobrecarregados com a tarefa de assumir para si esse papel.
- Poder aferir, em função do grau em que uma série de eventos discretos de cuidados em saúde são experimentados como coerentes, conectados e consistentes com as necessidades médicas e o contexto pessoal do paciente (Lafferty et al., 2011)..

São considerados como os três maiores componentes da continuidade dos cuidados:

- Compreensão do curso dos cuidados para um diagnóstico ou uma doença específica.
- Identificação das necessidades médicas, psicossociais e de reabilitação do paciente ao longo do *continuum* dos cuidados para um diagnóstico ou doença específica.
- A provisão de serviços ao longo do *continuum* dos cuidados pelo mesmo provedor ou equipe de provedores para cada indivíduo ou família.

Donaldson (2001) lista uma série de fatores dependentes das estruturas burocráticas, financeiras e corporativas que sabotam de diversas maneiras a implementação da continuidade dos cuidados:

- Competição gerencial que encoraja os pacientes e empregadores a mudar de provedores em resposta a pressões de mercado.
- Mudança nos contratos médicos com planos de saúde que são disruptivos para o seguimento do cuidado de pacientes com distúrbios graves.
- O crescimento da interdisciplinaridade da equipe e a substituição de não médicos por médicos em muitas tarefas.
- O surgimento de centros de cuidados urgentes para facilitar o acesso aos pacientes.
- A ênfase na produtividade baseada no encurtamento das consultas.
- A transferência de pacientes gravemente enfermos de um cenário a outro.
- A evidente diluição de responsabilidade entre hospitais e especialistas em um ambiente de cuidado à saúde cada vez mais complexo e tecnologicamente orientado.

Por razões distintas dos interesses de mercado, é usual que a perspectiva de continuidade de cuidados também esteja comprometida nos hospitais públicos e, particularmente, nos que sustentam atividades acadêmicas. Os fatores mais importantes que contribuem para isso são:

- A alta rotatividade dos profissionais que assistem os pacientes.
- As situações em que a ênfase do trabalho fica subordinada, primordialmente, ao ensino e/ou à pesquisa em detrimento da assistência.
- Os entraves burocráticos que lentificam ou impedem as ações.
- O funcionamento desarticulado das diferentes disciplinas e especialistas que assistem o paciente.

Saunders e McCorkle (1985) assinalam que, tanto no modelo de cuidados médicos quanto nos cuidados de reabilitação, ninguém da equipe médica assume a responsabilidade de prover a continuidade dos cuidados e, por vezes, as enfermeiras são chamadas a assumir esse papel.

No entanto, o uso do modelo de continuidade de cuidados é custo-efetivo e melhora a prestação dos serviços, aumentando a eficiência. Há, particularmente, um melhor aproveitamento dos recursos disponíveis e um decréscimo da duplicação dos serviços.

Um dos campos mais descuidados como resultado da desatenção à continuidade dos cuidados é o processo de reabilitação. Como já foi mencionado, a fragmentação dos cuidados tende a criar o hábito nos profissionais de se interessarem exclusivamente por sua intervenção especializada, que acaba, geralmente, ficando limitada ao procedimento, desconsiderando-se as limitações impostas pelo adoecer e as sequelas resultantes da doença e/ou da intervenção; deixa-se, assim, de proporcionar e/ou prescrever o acompanhamento e um cuidado pertinente que favoreça a reintegração e readaptação do paciente. Há, dessa forma, um considerável prejuízo no compartilhamento das informações e na continuidade do atendimento. Os danos que essa postura provoca são imensos, seja para o paciente e familiares, seja na repercussão em termos de custo/benefício para a sociedade (De Marco, 2003). O exemplo a seguir ilustra como uma orientação inicial incompleta e a tendência a não investigar a situação e as crenças do paciente nas consultas e entrevistas subsequentes podem conduzir a desfechos trágicos:

> **RELATO**
>
> Nosso serviço foi solicitado a entrevistar e acompanhar um paciente que, na avaliação do profissional solicitante, apresentava sintomatologia de ansiedade e depressão. O paciente é um homem de 50 anos que teve perda total da visão após cirurgia de tumor de hipófise. Em nossa entrevista, verificamos que ele já vinha evoluindo, há dois anos, com perda progressiva da visão, e, embora estivesse sendo acompanhado nos ambulatórios do hospital, em nenhuma das consultas houve a preocupação de investigar as repercussões que a perda de visão estava tendo em sua vida e quais as crenças e expectativas que ele tinha a respeito. Em função disso, nenhuma orientação de cuidados de reabilitação lhe foi sugerida ou indicada. Verificamos que, durante o acompanhamento clínico, o paciente sempre acreditou que voltaria a ter visão perfeita. É pintor de paredes, bastante competente em seu ofício, mas não vem exercendo sua profissão em função da limitação. Isso tem trazido imensos prejuízos ao equilíbrio familiar tanto no plano financeiro quanto no emocional; o paciente tem experimentado um comprometimento de seu papel na família, com consequente diminuição da autoestima. Não foi preparado, antes da cirurgia, para a possibilidade de perda total da visão; mesmo agora, após o procedimento, ainda não está plenamente informado de seu prognóstico e está prestes a ter alta sem que nenhuma indicação ou orientação tenha sido aventada para a continuidade de cuidados necessária (particularmente reabilitação).
>
> Na entrevista, ficou claro que a ansiedade do paciente estava vinculada à carência de informações mais precisas quanto a seu estado e prognóstico. Desde o início de seu quadro, havia uma desinformação/negação de seu estado real, de modo que ele continuava trabalhando com a ideia de que recuperaria a visão. Isso, conforme já mencionamos, afastou qualquer interesse em buscar trabalhos de reabilitação e, uma vez que a equipe tampouco cogitou essa ideia, ocorreu uma degradação importante da vida pessoal, familiar e social do paciente.
>
> Essa questão, colocada para a equipe, encontrou interesse e permeabilidade, sugerindo que, em certa medida, a falha na continuidade dos cuidados estava vinculada a vícios de investigação e orientação.
>
> Iniciamos, em conjunto, o trabalho de informar ao paciente sua real condição; a aceitação foi relativamente rápida, em particular em função do horizonte que se abriu com a perspectiva da reabilitação, já iniciada no próprio hospital e que terá continuidade em uma instituição para a qual foi encaminhado.

O REGISTRO DAS INFORMAÇÕES

O caso citado a título de ilustração está longe de ser uma exceção. A ocorrência de situações nas quais informações não coletadas ou não registradas geram graves problemas para a qualidade e a efetividade do atendimento é, infelizmente, muito frequente. Em uma pesquisa realizada no pronto-socorro de oftalmologia de uma universidade de São Paulo, Carvalho e colaboradores (2009) encontraram, examinando 584 prontuários, que, em 33,4% deles, a anamnese nem sequer constava no prontuário (incluindo-se casos de trauma ocular). Em 57 casos (9,8%), não constavam os destinos dos pacientes; em 16 (2,7%), não estava registrado o nome do médico que realizou o atendimento; em 15 (2,6%), não constava o registro do médico atendente no Conselho Regional de Medicina. Em relação ao diagnóstico, em 6% dos prontuários a letra do médico estava ilegível e em 6,3% constava apenas o Código Internacional de Doenças.

Em outra pesquisa, mais ampla, realizada em quatro municípios do Estado do Rio de Janeiro, visando avaliar a qualidade do prontuário do paciente na atenção básica, Vasconcellos, Gribel e Moraes (2008) encontraram, também, resultados atestando sérios problemas no preenchimento dos prontuários. Só para citar alguns, temos: apenas metade dos prontuários exibia registro da data de abertura; havia baixa presença de atributos sociais (p. ex., o registro da condição familiar), que, além de ser uma variável fundamental para qualquer acompanhamento clínico, no caso de um programa que tem no próprio nome a família como objeto (PSF), são informações fundamentais; finalmente, cerca de 70% dos estabelecimentos pesquisados tiveram o mobiliário do setor de arquivo de prontuários considerado inadequado. Esse descaso na proteção e no manuseio dos prontuários, longe de ser um detalhe, mostra o baixíssimo grau de interesse e cuidado com esse imprescindível instrumento.

A obtenção, o registro e a transmissão de informações e orientações é um fator crítico para a qualidade do atendimento. Realizar uma boa entrevista é condição inicial, essencial e necessária, mas não suficiente. De pouco vale uma entrevista de qualidade se houver falhas ou insuficiências no registro. Quando examinamos os prontuários da grande maioria dos hospitais, verificamos o quanto a qualidade dos registros é desconsiderada. Aliás, os registros como um todo costumam ser muito pouco considerados e respeitados. Com frequência presenciamos orientações equivocadas e/ou nocivas sendo propostas aos pacientes por desconhecimento de sua situação global.

O Conselho Federal de Medicina (CFM), pela Resolução n.º 1.638/02, define prontuário como:

> documento único, constituído de um conjunto de informações, sinais e imagens registrados, gerados a partir de fatos, acontecimentos e situações sobre a saúde do paciente e a assistência a ele prestada, de caráter legal, sigiloso e científico, que possibilita a comunicação entre membros da equipe multiprofissional e a continuidade da assistência prestada ao indivíduo.

Para simplificar, é o conjunto de documentos relativos à assistência prestada a um paciente. O nome prontuário provém do latim *prontuarium*, lugar em que se guardam as coisas que devem estar à mão, despensa, armário. Daí, por extensão, manual de informações úteis; de *promptus*, preparado, que está à mão; de *promere*, tirar uma coisa de onde está guardada, fazer sair (Conselho Regional de Medicina, 2006).

É importante evitar a confusão que a expressão *prontuário médico* pode provocar; por exemplo, pode desencorajar o registro em prontuário por profissionais de outras áreas que prestam assistência ao paciente, desfavorecendo o trabalho em equipe e a assistência ao paciente. O termo *médico*, nessa expressão, se refere a medicina e não à pessoa do profissional. O prontuário não é do médico, mas do paciente, e os dados aí presentes pertencem a este e à instituição que o assiste (Conselho Regional de Medicina, 2006).

O prontuário diferencia-se, portanto, dos registros médicos de antigamente, em que eram feitas anotações diagnósticas ou descrições de casos, e, a partir de um modelo multidimensional e processual do adoecer, está ancorado em uma atuação multiprofissional sustentada na compreensão da doença como um processo, que só pode ser abordado por meio de observação e registro sistemático, minucioso, constante e evolutivo das condições biopsicossociais do paciente.

A importância tanto do registro como da consulta aos prontuários deve ser constantemente enfatizada aos estudantes e profissionais. É fundamental imprimir a noção de que um registro organizado e cuidadoso representa cuidado e respeito pelo outro (os outros profissionais e o paciente). Consideramos tarefa integrante e fundamental do ensino da anamnese instruir e avaliar o estudante quanto à qualidade do registro e da organização das informações colhidas nas entrevistas iniciais e nas evoluções. É fundamental, também, ressaltar a importância de acesso aos registros para se inteirar da situação e da evolução do paciente.

É claro que a tarefa de valorização da qualidade do registro e do acesso aos prontuários não pode ficar limitada a um determinado momento de ensino na graduação. Para que seja efetiva, deve estender-se a uma necessária e urgente transformação da mentalidade institucional (Puccini, 2002) que contribua para a compreensão de que a qualidade de comunicação e o registro das informações representam um exercício de respeito, reconhecimento e cuidado com o outro.

REFERÊNCIAS

CARVALHO, R. S. et al. Prontuário incompleto no pronto-socorro: uma barreira para a qualidade em saúde. *RBM*, v. 66, n. 7, p. 218-222, 2009.

CECÍLIO, L. C. O. As necessidades de saúde como conceito estruturante na luta pela integralidade e equidade na atenção à saúde. In: PINHEIRO, R.; MATTOS, R. A. (Org.). *Os sentidos da integralidade na atenção e no cuidado à saúde*. 6. ed. Rio de Janeiro: ABRASCO, 2006. p. 113-127.

CONSELHO REGIONAL DE MEDICINA (Distrito Federal). *Prontuário médico do paciente*: guia para uso prático. Brasília: CRM, 2006.

DE MARCO, M. A. *A face humana da medicina*. São Paulo: Casa do Psicólogo, 2003.

DE MARCO, M. A. Crença e violência. *Junguiana*, v. 13, p. 20-30, 1995.

DONALDSON, M. S. Continuity of care: a reconceptualization. *Med Care Res Rev*, v. 58, n. 3, p. 255-290, 2001.

FLETCHER, R. H. et al Measuring continuity and coordination of medical care in a system involving multiple providers. *Med Care*, v. 22, n. 5, p. 403-411, 1984.

LAFFERTY, J. et al. Continuity of care for women with breast cancer: A survey of the views and experiences of patients, carers and health care professionals. *Eur J Oncol Nurs*, v. 15, n. 5, p. 419-427, 2011.

MATTIONI, F. C.; BUDÓ, M. L. D.; SCHIMITH, M. D. O exercício da integralidade em uma equipe da estratégia saúde da família: saberes e práticas. *Texto Contexto Enferm*, v. 20, n. 2, p. 263-271, 2011.

PUCCINI, P. T. *Limites e possibilidades de uma proposta de humanização dos serviços públicos e satisfação dos usuários na luta pelo direito à saúde*. 2002. Dissertação (Mestrado em Saúde Coletiva) – UNICAMP, São Paulo, 2002.

SAUNDERS, J. M.; MCCORKLE, R. Models of care for persons with progressive cancer. *Nurs Clin North Am*, v. 20, n. 2, p. 365-377, 1985.

VASCONCELLOS, M. M.; GRIBEL, E. B.; MORAES, I. H. S. Registros em saúde: avaliação da qualidade do prontuário do paciente na atenção básica, Rio de Janeiro, Brasil. *Cad Saúde Pública*, v. 24, p. S173-S182, 2008.

7

Fases e técnicas de entrevista

MARIO ALFREDO DE MARCO

Esquematicamente, podemos dividir a entrevista em três fases: recepção, exploração e resolução.

A FASE DE RECEPÇÃO

É um momento muito importante e que pode determinar a evolução da entrevista. Desde o primeiro contato, a comunicação (tanto a verbal como a não verbal) veicula uma série de informações e impressões que são registradas (consciente ou inconscientemente), produzindo reações e estabelecendo o clima do encontro. O preparo do profissional para reconhecer e manejar a dinâmica comunicacional lhe confere uma enorme vantagem para a condução da entrevista e um desfecho satisfatório da consulta (Roter et al., 1995).

O pano de fundo

O encontro já apresenta, de antemão, um pano de fundo comunicacional que é determinado pelas características do paciente e do profissional, bem como pelas características da natureza do atendimento, do local e das possíveis intermediações entre o profissional e o paciente. Entre as características pessoais mais importantes, tanto do paciente como do profissional, podemos citar:

- Roupas.
- Características corporais (altura, peso, cor da pele, cabelo, cheiro).
- Sexo.
- Condição social.
- Cultura e religião.

Entre as características ambientais, temos:

> - Natureza do local: enfermaria, pronto-socorro, consultório particular, convênio, serviço público.
> - Ambiente físico: móveis, arquitetura, cores, decoração, luminosidade, temperatura, ruídos, música.

Todos esses fatores mobilizarão percepções e reações tanto no profissional como no paciente.

O contato inicial

A forma mais importante de não criarmos comportamentos estereotipados é compreender o porquê de determinadas atitudes e comportamentos. Isso nos ajuda a ser flexíveis. Tal atitude se aplica ao contato inicial e a toda a entrevista. O que vamos formular são indicações e sugestões para o contato inicial, a serem aplicadas conforme o momento e a necessidade:

> - *Consultar ficha ou prontuário*: é muito importante, sempre que possível, consultar a ficha ou o prontuário do paciente. Caso seja um paciente que você vai atender pela primeira vez, esse procedimento lhe trará informações indispensáveis (desde nome, estado civil e outras condições pessoais até as questões de saúde propriamente ditas). O dispêndio de tempo nesse processo é amplamente recompensado pela grande facilitação do contato e, não raro, uma economia do tempo global da consulta. O mesmo se aplica a um paciente que esteja retornando, na medida em que você ficará a par da evolução e de outros dados ou exames acrescentados ao prontuário.
> - *Chamar o paciente pelo nome*: é dispensável estender-nos sobre a importância de chamar o paciente pelo nome. Intuitivamente e a partir de nossas próprias experiências, podemos aquilatar a importância desse cuidado para a qualidade do contato que irá se estabelecer.
> - *Cumprimentar e apresentar-se*: a forma de cumprimentar vai depender da cultura e da situação (um aperto de mão, um gesto, um movimento). No Brasil, o beijo na face é muitas vezes utilizado como forma de cumprimento. O importante é o profissional perceber a adequação do cumprimento em relação ao paciente. Quanto a apresentar-se, é evidente que isso deve ocorrer apenas quando for o caso (p. ex., ao ir a uma enfermaria atender um paciente que não o conhece).
> - *Esclarecer seu papel e sua função*: no caso de o paciente não estar a par do papel e da função que você está desempenhando, é importante que haja esse esclarecimento.
> - *Informar sobre o tempo que será necessário para a entrevista*: quando for o caso, esclarecer sobre uma estimativa do tempo (p. ex., se você é um aluno que vai realizar uma entrevista com um paciente).
> - *Manter contato visual com o paciente*: o contato visual é muito importante, sobretudo se você estiver realmente interessado em olhar para a pessoa que está

continua >>

>> continuação

a sua frente. Em relação à forma e à intensidade do olhar, é importante ter presente que olhar nos olhos do outro desperta fortes emoções. Em função disso, o contato visual raramente dura mais de três segundos, tempo suficiente para que um ou ambos os participantes da experiência experimentem uma urgente necessidade de desviar o olhar. A interrupção do contato visual diminui os níveis de estresse (verificado por meio da frequência respiratória e cardíaca e do suor nas mãos). É preciso ter presente, também, que existe uma série de variações culturais. Por exemplo, no Japão, os ouvintes são ensinados a fixar o olhar no pescoço do orador, para evitar o contato visual, enquanto, nos Estados Unidos, são encorajados a olhar nos olhos do orador.
- *Demonstrar interesse e respeito*: só a demonstração de interesse e respeito já é muito importante, uma vez que, por si mesma, evidencia uma preocupação com o bem-estar do paciente. Se houver interesse e respeito real, evidentemente, é muito melhor, e a demonstração ganhará um contorno mais genuíno.
- *Cuidar do conforto físico do paciente*: o paciente em geral está em uma posição desconfortável, tanto do ponto de vista físico (sintomas físicos da sua condição) quanto do ponto de vista emocional (reações a sua condição e situação). O cuidado com o conforto físico é importante, tanto por atenção e respeito como para proporcionar algum alívio a essas condições.

A FASE DE EXPLORAÇÃO DA ENTREVISTA

Conforme já mencionado, existem várias formas de conduzir a entrevista: estruturada, semiestruturada e aberta. Na entrevista aberta, oferecemos ao entrevistado uma liberdade total para escolher os conteúdos. Na dirigida/estruturada, os conteúdos a serem explorados são totalmente predeterminados pelo profissional. Na semidirigida/semiestruturada, os conteúdos são parcialmente determinados pelo profissional, com espaço para livre narrativa do paciente.

Na realidade, em cada entrevista, existem momentos em que é mais vantajoso aplicar um ou outro procedimento. Em um primeiro momento, é importante deixar o paciente falar abertamente. Após obter um panorama geral do que está acontecendo, podemos focalizar algum sintoma. A utilização de um ou outro formato depende, também, de outros fatores, como o tipo de paciente, o tempo disponível para realizar a entrevista, etc. O importante é sabermos aplicar cada uma dessas modalidades e estarmos tecnicamente habilitados para efetuar de forma apropriada a transição entre elas.

Os seguintes procedimentos e cuidados podem ser úteis para a fase exploratória:

- Delimitar o motivo da consulta – identificar os problemas ou as questões que o paciente deseja tratar com uma pergunta aberta do tipo: "O que o traz aqui?" ou "Como posso ajudá-lo?" ou mesmo "Pois não?". Escutar atentamente sem interromper ou dirigir as respostas. É importante conseguir delimitar todas as demandas, pois isso ajuda a priorizá-las. Portanto, devemos sempre indagar "mais alguma coisa?" até nos certificarmos de que todas as demandas foram expressas. Quando há muitas demandas, deve-se negociar uma agenda e estabelecer prioridades, levando em consideração as necessidades do médico e do paciente.

continua >>

> **continuação**

- Obter os dados necessários para estabelecer a natureza do problema, as crenças e as expectativas do paciente:
  - Explorar as demandas do paciente, permitindo e estimulando que ele formule em suas próprias palavras a história de seus problemas desde quando começaram até o presente.
  - Formular questões pertinentes a fim de complementar as informações necessárias para a obtenção de um quadro geral do paciente, transitando de forma adequada de perguntas abertas a fechadas.
  - Escutar atentamente, permitindo que o paciente complete suas declarações sem interrupção e deixando espaço para ele fazer pausas, bem como para pensar antes de responder.
  - Esclarecer declarações do paciente que não são claras ou que necessitam de amplificação (p. ex., "Você poderia me explicar o que entende por...?").
  - Utilizar questões e comentários concisos e facilmente compreensíveis, evitar os jargões ou explicá-los.
  - Estabelecer as datas e as sequências de eventos.
  - Explorar que ideias têm o paciente quanto à natureza da enfermidade. Perguntas como "O que você acha que está provocando esses sintomas?" podem ser úteis.
  - Explorar os sentimentos provocados (especialmente os medos). Perguntas como "Em relação a esse problema, tem alguma coisa que lhe preocupa?" podem ser utilizadas.
- Incorporar à exploração o contexto familiar, social e laboral.

É evidente que, para o direcionamento e o aprofundamento da entrevista, devemos ter conhecimentos que nos orientem na formulação das perguntas.

O que perguntar?

As perguntas são consequências do objetivo que se tem em mente. Se o foco está voltado para a investigação da doença, devemos ter um roteiro e conhecimentos que possibilitem relacionar sintomas aparentemente não relacionados (p. ex., associar uma córnea amarelada com uma possível disfunção hepática) e que o estudo da fisiopatologia fornecerá.

Da mesma forma, quando o foco está voltado para a pessoa, é preciso ter um roteiro que ajude a enfatizar características de personalidade e vivências significativas. Nesse campo, há alguns conhecimentos que são intuitivos e experienciais, outros dependem de um preparo prévio. Por exemplo, pela própria vivência, sabemos que, quando uma pessoa adoece, tende a ficar mais fragilizada emocionalmente. Podemos, então, fazer perguntas e observações para verificar o quanto esse indivíduo está fragilizado. Os outros saberes dependem de preparo nos campos que propiciam o conhecimento da pessoa e do desenvolvimento da personalidade. Já o conhecimento do enfoque processual (Capítulo 19) e da articulação biopsicossocial nos permite associar as duas perspectivas de investigação.

Como perguntar?

Quanto ao conteúdo, é importante evitar perguntas que induzam respostas ou perguntas que sejam muito amplas e acabem produzindo respostas formais. Quanto ao modo como é formulada a pergunta, existem aquelas que são feitas formalmente, sem a intenção de se obter resposta. Um "como vai?" formal é sempre respondido por um "tudo bem" também formal. Aliás, brinca-se que uma das definições de chato é a do sujeito ao qual perguntamos "como vai?" formalmente e ele de fato responde. É importante, então, ter presente se estamos perguntando formalmente ou de modo a mostrar interesse na resposta. Isso vai influenciar a qualidade das respostas obtidas.

Devem-se evitar perguntas fechadas, pois as respostas em geral não são significativas. Por exemplo, se perguntamos: "Você está informado sobre sua doença?", a resposta, seja afirmativa ou negativa, vai fornecer informação irrelevante. É mais proveitoso perguntar, por exemplo: "Que informações você já tem sobre sua doença?".

Perguntas sobre a vida pessoal podem despertar angústias tanto nos pacientes como nos profissionais. Uma forma de defesa comum dos pacientes em relação a essa situação é "para que ele está me perguntando isso?".

Por que é importante perguntar sobre a vida pessoal?

É importante, então, ter clareza quanto à necessidade dessas perguntas; saber que, para a efetividade e a eficiência de uma intervenção médica, o conhecimento da pessoa não é um quesito acessório, mas fundamental, pois o adoecer sempre tem a participação de fatores físicos, psicoemocionais e sociais. Tanto o adoecimento como o modo como a pessoa vai lidar com a doença e com o tratamento dependem de todos esses fatores.

Em relação à dinâmica, há algumas técnicas e orientações mais gerais para a realização da entrevista. Antes de tudo, deve-se evitar formalismos! Uma entrevista tem mais possibilidades de ser bem-sucedida e alcançar seus objetivos quando conduzida como uma conversa informal. Mas cuidado: a informalidade, embora o nome assim possa sugerir, não é a perda de qualquer forma, mas *uma* forma de conduzir a conversa, não devendo ser confundida com a perda das referências. O objetivo da entrevista e o papel que estamos desempenhando devem sempre ser o fio condutor.

Existem várias técnicas que podemos utilizar para apoiar a narrativa do paciente. Eis algumas muito úteis:

- *Baixa reatividade* – deixar um lapso de tempo entre a intervenção do paciente e a sua. Um pequeno intervalo (1 ou 2 segundos) entre a fala do paciente e a sua intervenção evita interrupções e é uma condição imprescindível para favorecer a livre narração do paciente.
- *Silêncio funcional* – abrir a possibilidade de aceitar/criar momentos nos quais cessa a comunicação verbal, com o intuito de proporcionar um tempo de meditação ao paciente, ajuda sua concentração ou atua como catalisador de determinadas reações emocionais no curso da entrevista.
- *Aceitação* – aceitar a legitimidade dos sentimentos e dos pontos de vista do paciente. Evitar críticas.
- *Facilitação* – adotar algumas condutas verbais ou não verbais que facilitem ao paciente prosseguir ou iniciar seu relato, sem indicar nem sugerir conteúdos. Para isso, pode-se fazer gestos de assentimento com a cabeça que indiquem "continue, estou ouvindo com atenção" ou sons que carreguem um significado semelhante. Outras vezes, pode-se indicá-lo mais explicitamente: "continue, por favor", " e que mais", etc.
- *Empatia* – adotar uma conduta verbal ou não verbal que expresse solidariedade emocional sem pré-julgar ética ou ideologicamente: um contato, um sorriso, "compreendo como se sente", etc.
- *Frases por repetição* – repetir palavra ou frase recém-pronunciada pelo paciente a fim de orientar a atenção deste para determinado aspecto. "Então você me dizia que foi depois daquela discussão que teve esta forte dor de cabeça que o está preocupando."
- *Sumarização* – sintetizar periodicamente as informações fornecidas pelo paciente para verificar sua compreensão e permitir que ele as corrija ou complemente.
- *Assinalamento* – tornar mais explícitas e manifestas as emoções ou condutas do paciente. Isso pode ser feito por meio de observação do estado de ânimo do paciente: "parece que você ficou um tanto aborrecido comigo" ou "estou observando que você foi ficando triste...".
- *Legitimação* – complementarmente ao assinalamento que nomeia o estado de ânimo do paciente, é importante legitimar o que ele está sentindo. Isso é expresso pela própria atitude do profissional, podendo ser complementado por uma frase do tipo: "é natural sentir-se irritado com essa dor incomodando o dia todo".

É fundamental ter presente que, se todas essas recomendações e orientações forem compreendidas, com o tempo serão internalizados os conhecimentos e as atitudes correspondentes. A evolução poderá levar tempo (de fato, a vida toda, pois a possibilidade de evoluir essas capacidades é inesgotável), mas, desde o começo, poderemos notar as mudanças que a atenção e a discussão desses tópicos promovem no desempenho.

Para ilustrar como esse progresso já vai ocorrendo desde as primeiras experiências, a seguir são transcritos alguns trechos de relatórios elaborados por estudantes (do segundo ano, cursando o módulo "Semiologia Integrada") em duas entrevistas realizadas com duas semanas de intervalo (entre uma entrevista e outra ocorreram duas discussões da atividade realizada):

> **1º RELATÓRIO**
>
> Concluí que a situação foi muito mecânica, não sei se por que ficamos muito presos ao questionário e inseguros ou porque era algo novo para todos nós.
>
> Acredito que a única dificuldade que tivemos foi conseguir direcionar a conversa, pois nosso paciente, se assim posso dizer, gostava bastante de conversar e não raras vezes perdia-se em suas histórias.
>
> Achei que algumas perguntas do roteiro são um pouco desconfortáveis, como, por exemplo, as que dizem respeito à renda familiar, se o paciente consegue se alimentar corretamente com a renda mensal.
>
> Conseguimos coletar todos os dados com base no roteiro, mas de uma maneira muito mecânica e rápida (De Marco et al., 2009).

> **2º RELATÓRIO**
>
> De maneira geral, notei que aquela tensão da aproximação com uma pessoa estranha diminuiu muito; eu não fiquei pensando que ela poderia ser grossa conosco nem fui armado como na outra anamnese.
>
> As maiores dificuldades foram para fazer as perguntas mais delicadas, sobre sexualidade principalmente. Senti que tanto nós, alunos, quanto a paciente ficamos um tanto intimidados, mas perguntamos e ela respondeu com certa tranquilidade.
>
> Particularmente estava bastante tranquila na entrevista, não sei se devido ao fato de ser a segunda vez ou se devido à receptividade da paciente. Na primeira anamnese, fiquei constrangida de perguntar algumas coisas, fato que não ocorreu nesta.
>
> Até aquelas perguntas que considerávamos constrangedoras tornaram-se mais fáceis de ser formuladas e perguntadas, chegando ao ponto de transformá-las em "normais" (De Marco et al., 2009).

A FASE DE RESOLUÇÃO DA ENTREVISTA

> Devo sempre informar o paciente? E os familiares?
>
> E se ele não quiser saber?
>
> Como saber se o paciente compreendeu o que lhe informei?
>
> E se o paciente não seguir minhas orientações?
>
> O paciente deve participar das decisões sobre seu tratamento?

As comunicações com paciente e familiares fazem parte da fase resolutiva da entrevista. A fase resolutiva é subdividida em duas etapas: informativa e negociadora (Ruiz Moral, 2003).

Etapa informativa

Como o próprio nome indica, é a etapa em que são fornecidas informações ao paciente (e aos familiares). É importante, nessa fase, detectar e atender, da maneira mais apropriada, suas necessidades, tendo em vista:

- Responder às expectativas do paciente, que deseja ser informado sobre sua saúde.
- Melhorar a adesão ao tratamento.

Há alguns erros mais importantes que devemos evitar nessa etapa:

- Muitos conceitos por unidade de tempo.
- Uso de linguagem excessivamente técnica.
- Misturar diferentes problemas sem dar uma explicação concreta para cada um.
- Interromper o paciente quando este vai perguntar ou falar.

Há fatores que favorecem a boa compreensão e a assimilação. Entre eles:

- Investigar primeiramente o conhecimento que o paciente já tem sobre sua condição e averiguar a extensão de seu desejo por mais informações.
- Fornecer informações compreensíveis e que despertem interesse.
- Fornecer informações completas sobre a ação ou o tratamento proposto:
    - modalidade;
    - passos envolvidos e como funciona;
    - benefícios e vantagens;
    - possíveis efeitos colaterais.
- Sempre que possível, associar métodos visuais de fornecimento de informações (diagramas, modelos, informações escritas e instruções).
- Ao detectar resistências, entender as preocupações e dar mais informações.
- Sempre buscar entender o que o paciente compreendeu, comprovando a assimilação. Muito mais eficaz do que perguntar apenas "entendeu?", o que faria o paciente responder "sim" ou "não", é perguntar "o que você entendeu?".
- Sempre perguntar que outras informações poderiam ser úteis.

Etapa negociadora

Envolve a pactuação das condutas e orientações entre o profissional e o paciente. Implica, evidentemente, que o profissional tenha clareza quanto ao direito do paciente de participar e opinar sobre seu processo. Quando as orientações indicadas pelo profissional são colocadas em dúvida pelo paciente, estamos diante de uma negociação propriamente dita, que envolve, como passos decisivos:

- Reconhecer o direito do paciente de participar e opinar sobre seu processo.
- Procurar envolver o paciente, formulando mais sugestões do que diretrizes.
- Incentivar o paciente a se envolver e assumir a responsabilidade na execução dos planos.
- Considerar as reações e preocupações do paciente quanto a planos e tratamentos, incluindo a aceitabilidade.
- Explorar as crenças do paciente, mesmo que suas opiniões tenham sido expressas de forma agressiva ou receosa.
- Discutir as crenças, mostrando suas incoerências, indicando suas contradições ou contrapondo informação. Por exemplo: "Mudar os hábitos não é o problema, o que é um problema é não ter a pressão controlada. A pressão alta exige do coração mais força para bombear o sangue".
- Tentar desenvolver técnicas de negociação e persuasão, inclusive em situações nas quais as opiniões do paciente pareçam pouco justificadas.
- Apresentar alternativas, discutindo opções, benefícios e riscos de cada uma.
- Negociar um plano mutuamente aceito.
- Quando um plano for aceito, verificar se todas as preocupações foram abordadas.
- Indagar sobre os sistemas de apoio e discutir outros apoios disponíveis.
- Respeitar as últimas decisões do paciente.

REFERÊNCIAS

DE MARCO, M. A. et al. Semiologia integrada: uma experiência de aproximação antecipada e integrada à prática médica. *Rev Bras Educ Med*, v. 33, p. 282-290, 2009.

ROTER, D. L. et al. Improving physicians' interviewing skills and reducing patients' emotional distress. A randomized clinical trial. *Arch Intern Med*, v. 155, n. 17, p. 1877-1884, 1995.

RUIZ MORAL, R. Programas de formación en comunicación clínica: una revisión de su eficacia en el contexto de la enseñanza médica. *Educ Med*, v. 6 n. 4, p. 159-167, 2003.

8

O exame físico do paciente: aspectos psicológicos

MARIO ALFREDO DE MARCO

Uma senhora de 72 anos está internada com câncer de útero em estágio avançado e inoperável. "Ela nunca foi ao ginecologista", disse a neta, quando indagamos por que o diagnóstico não foi feito de forma mais precoce. "Sempre que tentamos levá-la", acrescentou, "disse que preferia morrer a ter que expor suas partes íntimas".

Um momento particularmente delicado da consulta é o da realização do exame físico. É uma situação crítica que promove a emergência de fantasias, temores e angústias, tanto no profissional como no paciente. Implica extrema vulnerabilidade para o paciente, que vai estar sujeito não só aos temores despertados por estar fisicamente exposto como à apreensão quanto ao que poderá ser descoberto pelo exame.

Todavia, o exame físico é uma excelente oportunidade para fortalecer o vínculo e o contato. O toque é um elemento muito poderoso, que pode produzir um efeito de bem-estar e tranquilidade para o paciente. Lembremos que ser tocado, de um ponto de vista metafórico, se refere a ser alcançado animicamente.

O EXAME ÍNTIMO

Dependendo da especialidade, há situações mais delicadas. É o caso, por exemplo, da urologia, da proctologia e da ginecologia. Historicamente, o tema do exame íntimo tem despertado controvérsias intensas, como se pode observar em relação ao exame ginecológico: no século XIX, a intromissão de um homem estranho (lembremos que nessa época não havia mulheres na medicina) na intimidade de uma mulher, mesmo que a serviço de um cuidado profissional, era um tema de debate dos mais acalorados. A situação se complicava ainda mais quando entrava em cena o espéculo, esse antigo instrumento que, depois de ter sido abandonado na Idade Média e no Renascimento, foi reintroduzido em princípios do século XIX, provocando grandes controvérsias. Os perigos morais da exposição e da penetração instrumental da mulher pelo médico foram invocados e referidos, particularmente, ao perigo de despertar na mulher um desejo insaciável de prazer sexual. Argumentava-se que abuso também poderia ser cometido pelos médicos. Por seu turno, os defensores do espéculo ressaltavam seu grande valor na detecção de doenças venéreas e outras condições ginecológicas, sugerindo precauções para afastar a conotação sexual do exame. Ao final, ficou estabelecido que o exame só seria feito em casos de necessidade justificada e que a mulher deveria ser bem informada sobre sua natureza (Rohden, 2002).

O exame íntimo do corpo tem sido, ao longo da história, objeto de intensos debates. São situações que exigem cuidado redobrado para evitar constrangimento ou condições que favoreçam a possibilidade de ocorrência de abuso. Da parte do profissional, situações de abuso eventualmente têm vindo a público (acompanhamos algumas das mais graves na imprensa), mas não é possível ter um quadro mais fidedigno da dimensão dessas ocorrências, pois a maioria não é denunciada, por incerteza, inibição ou temor.

Para o estudante, a iniciação ao exame físico é de extrema importância, e nem sempre recebe os cuidados necessários. Os exemplos, muitas vezes, não são nada instrutivos. Já ouvimos muitas queixas de alunos que ficam revoltados com atitudes em relação ao exame ginecológico, quando a paciente é exposta para ser examinada por uma série de estudantes, sem nenhum cuidado com seu conforto e bem-estar. Muitos alunos, nessa fase, costumam empatizar com o sofrimento vivenciado pelos pacientes, que pode passar despercebido pelos profissionais que estão no papel de tutores ou professores.

O EXAME NAS DIFERENTES FASES DA VIDA

Cada fase da vida apresenta peculiaridades que, se consideradas, podem ser importantes para orientar o profissional na melhor forma de conduzir o exame físico.

O exame da criança é uma verdadeira arte (Cataldo Neto; Sandri, 2003), demandando do profissional cuidados específicos, tendo em vista não provocar invasões e traumatismos evitáveis. Não existe uma "receita" pronta de todos os cuidados, mas algumas indicações são:

- Na criança pequena, o exame físico é uma boa oportunidade para verificar a qualidade do vínculo com a mãe. Envolver a mãe não só tende a facilitar a execução do exame como permite observar esse vínculo.
- Se a criança é pequena, o profissional deve ter atenção redobrada aos seus movimentos e ao seu tom de voz (a criança pequena não entende o conteúdo, mas capta as emoções presentes na comunicação, pelos movimentos e pelo tom de voz).
- Evitar manobras bruscas.
- Sempre informar à criança (quando ela tem compreensão) ou à mãe (quando a criança não tem compreensão) o procedimento que se vai realizar (a calma da mãe é um elemento fundamental para transmitir tranquilidade à criança).

A exposição do corpo deve ser feita com muito cuidado, particularmente na criança maior e nos adolescentes. Para estes, o exame físico pode representar um momento crítico da consulta (Cataldo Neto; Sandri, 2003), em particular o exame dos órgãos genitais e o exame retal.

No idoso, esse cuidado deve ser redobrado, em especial nas mulheres, considerando-se que, além de inibições próprias da idade, a idosa de hoje vivenciou sua adolescência e juventude em uma época na qual a sexualidade da mulher era objeto de inibição e repressão.

QUESTÕES DE GÊNERO

Há pouca observação e estudo da influência do gênero no exame físico. Os trabalhos que investigam o encontro médico costumam focar o tema da comunicação em geral, não destacando a questão do exame físico.

Um debate que tem sido travado nesse campo diz respeito à possibilidade de médicas fornecerem um campo mais intensamente terapêutico a seus pacientes do que médicos. A natureza do debate está ancorada em uma suposição de que as mulheres parecem ser um tipo diferente de estímulo em comparação aos homens nas interações sociais, e isso pode aplicar-se também à situação clínica.

Segundo avaliação de Hall e Roter (2002), as diferenças dos estilos de comunicação de médicos e médicas correspondem bem às diferenças de comunicação que são extensivamente documentadas na população geral. Comparadas com homens, as mulheres aparecem como mais emocionalmente expressivas tanto em comunicação verbal como não verbal. Elas tendem, em geral, a:

- Conduzir consultas mais longas.
- Colher e fornecer mais informação.
- Engajar-se de forma mais ativa na construção da parceria.
- Ser menos diretivas.
- Expressar mais interesse nos aspectos psicossociais da saúde (p. ex., emoções, estilo de vida, família).
- Fornecer mais informação psicossocial a seus pacientes.
- Ser mais explicitamente reasseguradoras e encorajadoras.
- Ser mais eficientes para detectar os sentimentos dos pacientes, incluindo conteúdos não expressos e conflitos.
- Ser mais afetivas e, nesse sentido, mais sensíveis às necessidades dos pacientes.

Um achado curioso é que as obstetras-ginecologistas não diferem de seus colegas homens e, em algumas situações, o comportamento está mesmo invertido quanto ao observado nas demais situações clínicas. Por exemplo, durante as visitas pré-natais, as médicas costumam gastar menos tempo com suas pacientes, se engajar menos em comunicação facilitativa e apresentar menos expressões de interesse do que os médicos (Roter; Hall, 2001; Roter; Hall; Aoki, 2002).

Contudo, não há, nessas pesquisas, referência direta às diferenças que se configuram na realização do exame físico em função do gênero do médico e do paciente. Tais diferenças com certeza estão presentes e influenciam, inclusive, escolha de especialidades.

QUESTÕES CULTURAIS

É amplamente reconhecido que o fator cultural tem uma grande influência no relacionamento e nos rituais que se estabelecem nos contatos. Qualquer tipo de contato físico, desde o cumprimento até a realização do exame físico, deve ter em conta o fator cultural, a fim de evitar situações que possam provocar conflitos ou constrangimentos.

REFERÊNCIAS

CATALDO NETO, A.; SANDRI, A. Aspectos emocionais no exame físico do paciente. In: CATALDO NETO, A. et al. (Org.). *Psiquiatria para o estudante de medicina*. Porto Alegre: EDIPUCRS, 2003. p. 148-152.

HALL, J. A.; ROTER, D. L. Do patients talk differently to male and female physicians? *Patient Educ Couns*, v. 48, n. 3, p. 217-224, 2002.

ROHDEN, F. Ginecologia, gênero e sexualidade na ciência do século XIX. *Horiz Antropol*, v. 8, n. 17, p. 101-125, 2002.

ROTER, D. L.; HALL, J. A. How physician gender shapes the communication and evaluation of medical. *Care Mayo Clin Proc*, v. 76, n. 7, p. 673-676, 2001.

ROTER, D. L.; HALL, J. A.; AOKI, Y. Physician gender effects in medical communication: a meta-analytic review. *JAMA*, v. 288, n. 6, p. 756-764, 2002.

9
O exame psíquico

MARIO ALFREDO DE MARCO

EM BUSCA DO PSÍQUICO

O enorme progresso alcançado pelo desenvolvimento tecnológico trouxe mudanças impressionantes para as técnicas diagnósticas. Hoje, é possível acessar o cérebro com técnicas extremamente sofisticadas, delimitando atividades cerebrais e associando-as com vivências e funcionamento mental. Em absoluto contraste, o exame psíquico mudou pouco ao longo da evolução do campo no último século. Se entendermos a natureza do exame mental, ficarão mais claras as razões para esse aparente descompasso.

Como se examina a psique? Onde a encontramos? No cérebro? Certamente não. Podemos examinar o cérebro em todos os seus níveis – celular, molecular, atômico –, sem nunca chegarmos à psique. Isso, evidentemente, não nega a relação entre ambos. A título de analogia, podemos pensar em um televisor: se examinamos seus componentes internos, em nenhum lugar iremos encontrar as imagens do filme ou do programa que está sendo exibido. A partir do exame de suas peças, podemos fazer inferências sobre o funcionamento do televisor, detectar possíveis defeitos capazes de interferir na qualidade da imagem, mas apenas olhando para a tela é que poderemos visualizar a imagem. O mesmo acontece com a mente, com a diferença de que não temos como "olhar para a tela" do outro. Cada pessoa tem acesso exclusivo a sua própria tela mental, de forma que cada um só pode visualizar, diretamente, a sua própria atividade mental. Podemos ter acesso à tela mental do outro, de maneira indireta, pelo relato e pela comparação com a nossa própria tela. É claro que essa não é a única possibilidade, e sabemos muito bem disso pela nossa experiência cotidiana. Temos mais de uma possibilidade de acesso à atividade mental do outro, detectando aspectos muitas vezes desconhecidos até para a própria pessoa, pois a mente não é uma entidade separada; ela nos habita, está profundamente entranhada em nosso corpo, em nossas expressões, em nossas relações. Portanto, embora não possamos ter acesso direto ao funcionamento mental do outro, podemos acessá-lo por meio do contato com essa pessoa, seu corpo, sua história, suas relações, suas vivências, sua aparência e seu comportamento. O que precisa ficar claro é que não existe corpo, mente e relações como entidades distintas. Dessa forma, no exame psíquico, o que é preciso observar é quem é esse indivíduo e, por sua identificação, suas queixas e sua história (anamnese: eixo longitudinal), bem como pelo exame e pela observação direta de seu comportamento, suas atitudes e sua postura (eixo transversal), verificar sua situação de vida, seus dilemas e seus transtornos.

Para a realização do exame, todos os recursos e capacidades de que tratamos nos demais capítulos devem ser utilizados desde o primeiro contato, a fim de ajudar a estabelecer vínculos que possibilitem formar uma imagem completa do paciente e de seus problemas e conduzir da melhor forma possível toda intervenção. É importante que, na descrição do exame psíquico, não se utilizem termos técnicos sem registrar as observações que determinaram a escolha dessa nomenclatura.

Tendo em vista facilitar a aproximação a algo tão complexo como o psíquico, é adotada uma divisão em funções descritas separadamente (é sempre relevante ter presente que essas funções, na prática, têm um funcionamento conjunto, sendo discriminadas para fins organizativos e didáticos). A seguir, referimos as principais funções psíquicas e os sintomas que podem resultar de suas alterações (Dalgalarrondo, 2008; Kaplan; Sadock, 2007).

APRESENTAÇÃO, ASPECTO E COMPORTAMENTO GERAL

Refere-se a uma observação geral do paciente e da impressão que causa no entrevistador. Compreende:

- *Aparência*: tipo constitucional, face (alegre, melancólica, etc.), postura (encurvado, retraído), atitude, condições de higiene, trajes, cuidados pessoais. Por exemplo: "O paciente é de estatura mediana, porte atlético, face melancólica, postura encurvada. Apresenta boas condições de higiene e cuidados pessoais e está adequadamente trajado para a situação".
- *Atividade psicomotora e comportamento*: mímica – atitudes e movimentos expressivos da fisionomia (triste, alegre, ansioso, temeroso, desconfiado, esquivo, dramático, medroso, etc.); gesticulação (ausência ou exagero); motilidade – toda a capacidade motora (inquieto, imóvel, incapacidade de manter-se em determinado local); deambulação – modo de caminhar (tenso, elástico, largado, amaneirado, encurvado, etc.). A psicomotricidade é observada no decorrer da entrevista e se evidencia geralmente de forma espontânea. Eis as principais alterações:
    - acinesia – ausência de movimentação;
    - hipocinesia ou lentificação – diminuição da motricidade;
    - hipercinesia ou agitação – intensificação da movimentação;
    - rigidez – dificuldade de movimentação por aumento do tônus muscular, flexibilidade cérea ou cerúlea ("de cera"), o paciente fica fixado em uma posição mesmo sendo incômoda ou bizarra (p. ex., catatonia);
    - tiques – movimentos curtos, repetitivos, sem finalidade específica;
    - ecopraxia – copiar, involuntariamente, os movimentos de outrem (comum na demência);
    - catalepsia e cataplexia – diminuição súbita da psicomotricidade por enrijecimento ou por perda do tônus muscular.

continua >>

>> continuação

- *Atitude em relação ao entrevistador*: cooperativo, submisso, hostil, arrogante, evasivo, desconfiado, apático, superior, irritado, indiferente, bem-humorado.
- *Expressão verbal*: avaliar a paralinguagem (tom de voz, fluência, etc.) e a linguagem (expressa-se com facilidade, fala muito, pouco, espontaneamente, etc.).

O exame inicial é muito importante e pode adiantar informações significativas sobre o paciente e seus transtornos, tanto físicos como mentais. Uma observação acurada do contato inicial fornece, também, pistas significativas sobre os cuidados na condução da entrevista. Além disso, a observação das impressões emocionais e dos sentimentos despertados no profissional pelo contato são elementos muito valiosos, devendo ser discriminados e registrados, pois podem fornecer pistas sobre a personalidade e a patologia do paciente.

CONSCIÊNCIA

É importante discriminar que aqui se trata da consciência como nível de atividade psíquica (a capacidade do indivíduo de perceber o que está ocorrendo), e não de consciência como capacidade de julgamento moral. Do funcionamento adequado da consciência depende a capacidade de captar o ambiente e de se orientar corretamente, integrando os fenômenos psíquicos e possibilitando um bom contato com a realidade em determinado instante. O funcionamento adequado e a clareza da consciência se traduzem na lucidez que permite a captação dos fenômenos e uma troca afinada de informações com o ambiente. As alterações da consciência podem ser quantitativas ou qualitativas. Nas quantitativas (alterações do nível de consciência), há uma variação do nível de claridade com que os fenômenos são vivenciados. Esquematicamente, temos:

- *Alerta ou vigil* – normal.
- *Hipervigil ou hiperalerta* – o paciente apresenta-se ansioso, com hiperatividade autonômica e respostas aumentadas aos estímulos. Em geral, ocorre em consequência do uso de drogas estimulantes, como cocaína e anfetaminas, ou da abstinência de alguns ansiolíticos (p. ex., benzodiazepínico). Pode ocorrer também como uma reação a situações de estresse intenso (p. ex., estresse pós-traumático).
- *Sonolência/obnubilação* – oscilação entre dormir e acordar, com consequente alteração da capacidade de perceber e pensar claramente. As respostas aos estímulos ficam lentificadas, mas, com algum esforço, desperta e estabelece um contato mais adequado. Tende a cair no sono quando não estimulado. Pode ocorrer em consequência do uso de drogas (álcool e outras), de traumas cranianos ou de infecções.
- *Torpor* – tem mais dificuldade para acordar e não consegue despertar plenamente, permanecendo com algum nível importante de confusão. Pode ocorrer como resultado de fatores tóxicos associados a processos infecciosos, na fase aguda de algumas doenças mentais e em situações de estresse emocional pronunciado.

continua >>

> **>> continuação**
>
> - *Estupor (semicomatoso)* – acorda somente com estímulos muito vigorosos, voltando ao estado de estupor. Não é capaz de se manter alerta de modo espontâneo e apresenta diminuição importante de movimentos naturais e mutismo. Pode ocorrer associado a intoxicações, doenças orgânicas, esquizofrenia catatônica e depressão grave.
> - *Coma* – não acorda nem responde a estímulos. É o grau máximo de rebaixamento da consciência.

Nas alterações *qualitativas*, ocorre uma variação da amplitude do campo da consciência: é seu estreitamento que engloba o estado crepuscular e a dissociação da consciência. No estado crepuscular, o foco se restringe, produzindo a impressão de que a pessoa perdeu a ligação com o mundo exterior: quase não verbaliza e se comporta como se estivesse ausente psiquicamente. Pode manifestar-se em intoxicações, na histeria, na epilepsia e em situações de alta ansiedade.

Na *dissociação*, temos a presença de um estado de consciência que funciona desvinculado do estado de consciência habitual. As vivências e os momentos que ocorrem nesse estado não são lembrados quando a pessoa retoma a consciência habitual. Pode estar presente nos quadros histéricos.

Atenção!

Ante uma alteração da consciência, é fundamental investigar a presença de componente orgânico consequente a efeito colateral de drogas (álcool e outras), traumatismo craniano, processos infecciosos, intoxicações, doenças orgânicas.

ATENÇÃO

A atenção é um processo psíquico que mantém a capacidade para concentrar a atividade mental em determinada tarefa ou em um estímulo que a solicita, tendo em vista a fixação, a definição e a seleção das percepções, das representações e dos conceitos que irão permitir a formulação e a elaboração do pensamento.

É possível distinguir duas formas de atenção: a espontânea e a voluntária, ou ativa. A atenção espontânea está ligada à vigilância, que se refere à capacidade de focar a atenção nos estímulos externos. A atenção voluntária está ligada à tenacidade, que é a capacidade de manter a atenção em uma tarefa específica.

Os principais tipos de alterações na atenção incluem:

> - *Hipoprossexia* (prosexia = ato de prestar atenção) – é a diminuição da atenção, ou seu enfraquecimento acentuado em todos os aspectos. Pode ser observada em estados infecciosos, embriaguez alcoólica, psicoses tóxicas, déficit intelectual, esquizofrenia e depressão. Pode ocorrer por:
>   - falta de interesse (deprimidos e esquizofrênicos);
>
> **continua >>**

> **>> continuação**
>
> - déficit intelectual (oligofrenia e demência);
> - alterações da consciência (*delirium*).
>
> - *Hipotenacidade* – a atenção se afasta rapidamente do estímulo ou do tópico (diminuição da atenção "ativa").
> - *Hipertenacidade* – a atenção se fixa demasiadamente em algum estímulo ou tópico (aumento da atenção "ativa").
> - *Hipovigilância* – enfraquecimento significativo da atenção que torna difícil obter a atenção do paciente (diminuição da atenção "passiva").
> - *Hipervigilância* – a atenção é facilmente atraída pelos acontecimentos externos (aumento da atenção "passiva").

A pessoa não pode ter a função de vigilância e de tenacidade concomitantemente exaltadas: encontramos hipervigilância e hipotenacidade (p. ex., nos casos de mania e *delirium*) ou hipovigilância e hipertenacidade (p. ex., em casos de depressão). As duas funções podem estar rebaixadas (p. ex., no autismo, na demência e na esquizofrenia catatônica).

ORIENTAÇÃO

É um complexo de funções psíquicas que capacita o indivíduo a tomar consciência de suas condições, reconhecendo sua própria pessoa e localizando-se no tempo, no espaço e na situação real em que se encontra a cada momento da vida.

As alterações dessas capacidades, tendo em vista o tipo de orientação afetado, são classificadas como desorientação autopsíquica e alopsíquica:

> - *Autopsíquica* – relacionada ao próprio indivíduo, com dificuldade para reconhecer dados de identificação pessoal e saber quem é (nome, idade, nacionalidade, profissão, etc.);
> - *Alopsíquica* – implica a capacidade para se localizar no tempo e no espaço (lugar onde se encontra, ano, mês, dia da semana, etc.).

Essas alterações dependem estritamente do tipo de comprometimento das funções psíquicas a que se encontra subordinada a orientação no tempo, no espaço e sobre si próprio. Em geral, a desorientação ocorre de forma gradual, e o primeiro sentido de orientação que se perde é o do tempo, depois o do espaço, que envolve deslocamento e localização, e, nas condições mais graves, a desorientação do próprio eu.

Conforme o transtorno subjacente (da memória, da vida instintivo-afetiva ou do juízo da realidade), é possível, também, distinguir os seguintes tipos de desorientação:

- *Desorientação apática* – decorre de alterações da vida instintivo-afetiva. Ainda que o paciente mantenha a lucidez e perceba com clareza o que ocorre no mundo exterior, há falta de interesse, inibição psíquica ou energia psíquica insuficiente para a elaboração das percepções e para o raciocínio. Costuma ocorrer em depressões graves e quadros crônicos de esquizofrenia.
- *Desorientação amnésica* – consequente às alterações dos processos mnêmicos. A incapacidade parcial ou total de evocar as experiências pode provocar uma incapacidade de orientação no tempo, no espaço e nas relações.
- *Desorientação amencial ou confusão mental* – a desorientação é consequente à obnubilação da consciência, sendo acompanhada por dificuldade de compreensão e alterações da síntese perceptiva. Ocorre no *delirium*, seja no causado pelo uso de álcool (*tremens*) ou por doenças físicas e/ou medicamentos.
- *Desorientação delirante* – resultante de alteração do juízo de realidade, devido à presença de falsos conteúdos (ou conteúdos anormais) no campo da consciência. Costuma ocorrer em pacientes psicóticos: na esquizofrenia, na mania e na depressão psicótica. Pacientes com esquizofrenia com desorientação delirante também apresentam, em geral, dupla orientação.
- *Dupla orientação* – orientação verdadeira ao lado de uma falsa orientação (como pode ocorrer na esquizofrenia). Por exemplo, o paciente se reconhece como ele mesmo, mas também afirma ser Jesus Cristo.
- *Desorientação oligofrênica* – alteração do nível de orientação como consequência do déficit de inteligência que dificulta a possibilidade de correlacionar datas, ambientes, pessoas, etc. Pode ocorrer no retardo mental.

A desorientação pode ser influenciada por e/ou estar associada a alterações na atenção e na consciência. Na presença de um quadro de desorientação, é sempre primordial excluir síndrome cerebral orgânica, lembrando que, nesses quadros:

- A desorientação está associada à gravidade.
- Há flutuação da sintomatologia. A orientação costuma piorar de acordo com o horário (há, via de regra, piora noturna).
- Em geral, perde-se primeiro a noção de orientação temporal, depois a espacial e, por último (raramente), a orientação em relação à própria pessoa. Na recuperação das funções, ocorre a ordem inversa.

Pacientes com transtorno bipolar ou esquizofrenia não costumam ser desorientados, embora, pela apatia, possam ter falhas no desempenho das rotinas diárias. Nos transtornos dissociativos, pode ocorrer uma amnésia psicogênica: o indivíduo não sabe seu nome ou outros dados de identificação ou a identidade das pessoas de seu ambiente, tampouco o local de onde é proveniente ou no qual reside.

MEMÓRIA

A memória é o elo temporal da vida psíquica (passado, presente, futuro). Ela permite a integração de cada momento. Há cinco dimensões principais em seu funcionamento:

- Percepção – maneira como os fatos são percebidos e reconhecidos.
- Fixação – capacidade de gravar imagens na memória.
- Conservação – refere-se ao que é gravado para o resto da vida.
- Evocação – atualização dos dados fixados. Depende das associações estabelecidas, e nem tudo pode ser evocado em função de desinteresse ou desuso ou por razões emocionais (fatos que produzem ansiedade são reprimidos ou recalcados, tendo seu acesso à consciência bloqueado).
- Reconhecimento – reconhecimento da imagem recordada (detectar onde e quando determinado fato aconteceu no tempo e no espaço), diferenciando-a da imaginação e de dados atuais.

A função mnésica pode ser avaliada pela rapidez, precisão e cronologia das informações que o próprio paciente fornece, assim como pela observação da capacidade de fixação. É possível detectar as seguintes alterações da memória:

- Pela etiologia:
  - *Orgânica* – consequente a alterações cerebrais em função de fatores traumáticos, químicos ou degenerativos.
  - *Psicogênica* – relacionada a fatores psicológicos que bloqueiam o acesso à consciência de determinados conteúdos.
- Pelo mecanismo:
  - *De fixação* – não consegue evocar fatos ocorridos recentemente (minutos, horas, dias, semanas).
  - *De evocação* – não consegue evocar os dados mais antigos.
- Pela temporalidade:
  - *Amnésia anterógrada* – incapacidade de armazenar de forma duradoura tudo o que ocorreu após determinado acidente ou fato importante, como no caso de trauma craniano ou transtorno dissociativo (histeria).
  - *Amnésia retrógrada* – esquecimento de situações ocorridas anteriormente a um trauma ou fato importante.
  - *Amnésia lacunar* – esquecimento dos fatos ocorridos entre duas datas.
  - *Amnésia remota* – esquecimento de fatos ocorridos no passado.
- Pela extensão:
  - *Hipermnésia* – capacidade aumentada de registrar e evocar fatos.
  - *Hipomnésia* – incapacidade de reter acontecimentos recentes. É importante destacar que, em função dessa incapacidade, o paciente pode criar falsas recordações, histórias sem muita consistência para preencher as lacunas de memória (fabulações ou confabulações). A hipomnésia de evocação pode ser organogênica (geralmente de caráter progressivo e irreversível – estados demenciais) ou psicogênica (seletiva, lacunar ou global – todas reversíveis). A hipomnésia de fixação sem hipomnésia de evocação (lembra de sua infância, mas não sabe dizer o que comeu no café da manhã) é, via de regra, organogênica, podendo ocorrer no *delirium* e em quadros demenciais.

continua >>

>> continuação

- *Amnésia seletiva* – esquecimento de fatos relativos a um tema determinado (nome, local, língua, etc.).
- *Amnésia total* – perda total das lembranças.
- Alterações qualitativas:
  - *Paramnésias* – *déjà vu* (sensação de familiaridade com uma percepção que de fato é nova) e *jamais vu* (sensação de estranheza em relação a uma situação familiar).
  - *Alomnésias ou ilusões da memória* – falsas lembranças (fatos que aconteceram, mas que são apresentados de maneira deformada pelo paciente).

A maior parte das alterações da memória provém de síndromes orgânicas. Fabulações ou confabulações são frequentes na síndrome de Korsakoff.

INTELIGÊNCIA

Hoje, a tese das inteligências múltiplas (linguística, lógico-matemática, espacial, musical, cinestésico-corporal, interpessoal e intrapessoal) é amplamente aceita. Existem diversas definições de inteligência. Uma definição que contemple essa complexidade pode ser a seguinte: inteligência é a capacidade de uma pessoa assimilar conhecimentos e habilidades derivados de diferentes áreas de experiência, apreender as relações entre eles e integrá-los aos conhecimentos e às habilidades já adquiridos, sendo capaz de aplicá-los para resolver situações novas. Não é função do exame psíquico fazer uma avaliação fina da inteligência, mas tão somente um levantamento de suspeita de problemática nessa área, para encaminhamento a uma avaliação mais fina.

Além do próprio contato, alguns elementos da história são importantes para aferir problemas no grau de inteligência. Entre eles, a autonomia; o rendimento escolar; a capacidade laborativa; desenvolvimento neuropsicomotor; idade em que entrou na escola; repetências; dificuldades em leitura, escrita ou matérias específicas; até que série estudou, quando parou e por que; qual a profissão (no caso de adulto); quais as dificuldades laborais; mudanças de emprego; adaptações às mudanças, etc. Em caso de suspeita de deficiência, é muito importante utilizar o histórico para verificar se essa deficiência sempre esteve presente ou se ela se instalou a partir de certa idade.

Atenção!

O déficit de inteligência (oligofrenia) precisa ser distinguido de perda de inteligência. Nesse caso, a inteligência sofre uma perda após já ter atingido um nível mais pleno. Tal situação remete à hipótese de uma síndrome cerebral orgânica crônica. Assim como uma alteração de consciência remete a um quadro cerebral orgânico agudo, uma alteração de inteligência e memória pode indicar uma síndrome cerebral orgânica crônica.

SENSOPERCEPÇÃO

Trata-se da capacidade de perceber, discernir e interpretar os estímulos que se apresentam aos órgãos dos sentidos (auditivos, visuais, olfativos, táteis e gustativos). Entre as alterações da sensopercepção, temos:

- *Ilusão* – percepção deformada da realidade; ocorre quando os estímulos sensoriais reais (objetos reais presentes) são confundidos ou erroneamente interpretados. Manifesta-se, em geral, quando há redução dos estímulos ou do nível de consciência (*delirium*).
- *Alucinação* – é uma percepção sensorial na ausência de um estímulo externo; consiste em uma "percepção sem objeto", aceita por quem vive a experiência como uma percepção normal, dadas as suas características de corporeidade, vivacidade, nitidez sensorial, objetividade e projeção no espaço externo. As alucinações podem ser:
    - Visuais – o objeto pode ter uma forma específica ou vaga, pode adquirir a consistência de uma situação ou de uma cena. Tendo ou não o objeto alucinado uma forma específica (pode ser uma sombra ou um vulto), o sentido de realidade e de irremovibilidade pela argumentação permanece. São características de transtornos mentais orgânicos, particularmente dos estados de *delirium*. Podem também ocorrer logo antes do adormecer ou do despertar (*hipnagógicas*), sendo normais quando ocasionais ou precedendo o acordar (*hipnopômpicas*), que costumam ocorrer nos estados semicomatosos.
    - Auditivas – são as mais frequentes, sendo classificadas tanto como elementares (sons inespecíficos, como ruídos, chiados, zumbidos, etc.) ou complexas (vozes ou palavras). Podem ter as mais variadas características: críticas ao paciente ou comentários sobre seus atos, diálogos entre duas ou mais pessoas, etc. São frequentes em pacientes psicóticos (transtorno afetivo bipolar, esquizofrenia), mas também podem ocorrer nas síndromes cerebrais orgânicas. Algumas vezes, as vozes podem proferir ordens ao paciente, às quais ele obedece contra a sua vontade, situação que envolve perigo, uma vez que as ordens são quase sempre distônicas ética e socialmente.
    - Táteis – em geral vivenciadas como picadas de pequenos animais (insetos, carrapatos, vermes, etc.) na pele (formigamentos). Ocorrem sobretudo nas psicoses tóxicas (intoxicação por cocaína, anfetaminas), em psicoses delirantes crônicas e no *delirium tremens*.
    - Vestibulares – relacionadas ao equilíbrio e à localização do indivíduo no espaço. Por exemplo: sensação de estar voando (no *delirium tremens* e nas psicoses, pelo uso de alucinógenos).
    - Olfativas – normalmente associadas a alucinações gustativas. São raras e, em geral, desagradáveis (gosto de sangue, catarro, cheiro de fezes, etc.). Podem estar relacionadas a auras epilépticas.
    - Cenestésicas – relacionadas à sensibilidade visceral (p. ex., sentir que um órgão interno está apodrecendo).
    - Cinestésicas – relacionadas aos movimentos.

continua >>

>> continuação

- Sinestésicas – fusão e substituição de qualidades sensoriais diferentes (ver a cor do som).
- *Pseudoalucinações ou automatismo mental* – não apresentam projeção no espaço nem corporeidade (surgem como vozes ou imagens internas).
- *Alucinoses* – apresentam projeção no espaço externo, mas, diferentemente das alucinações, geram estranheza do paciente quanto ao fenômeno. Podem estar presentes no rebaixamento do nível de consciência e em lesões pedunculares e occipitais, bem como no alcoolismo (p. ex., alucinose alcoólica).

Atenção!

As ilusões, as alucinações visuais e táteis e as alucinoses indicam a presença de comprometimento orgânico. As pseudoalucinações, ou automatismo mental, são mais características da esquizofrenia.

PENSAMENTO

O pensamento é a capacidade especificamente humana que permite elaborar conceitos, associar conhecimentos novos e antigos, articular juízos, solucionar problemas, analisar, abstrair, criar. A forma de acessar e avaliar o pensamento se dá, em particular, por meio do discurso. São três as dimensões avaliadas: forma, ou produção, curso e conteúdo.

- *Forma*: diz respeito à maneira como são encadeadas as ideias ao longo do raciocínio, no que concerne a seguir as leis da sintaxe e da lógica. As seguintes alterações formais podem ocorrer, principalmente, por perdas orgânicas, oligofrenia, quadros psicóticos ou maniformes: afrouxamento de associações (ideias relacionadas de forma pobre entre si), alterações arboriformes (tendência à desorganização, mas mantendo ainda a meta do raciocínio), fuga de ideias (ideias levam a novas ideias, perdendo a meta; típica dos quadros maniformes) e desagregação (perda completa da relação aparente entre as ideias).
- *Curso*: dependente da quantidade (abundante a escassa) e da velocidade (acelerada, lentificada e bloqueada) das ideias que vêm ao pensamento. A aceleração ocorre principalmente em síndromes maníacas, e a lentificação, nas depressões. Temos, ainda:
  - Perda de associações – a pessoa perde-se no meio do discurso sem saber sobre o que estava falando.
  - Fuga de ideias – o paciente muda de assunto a todo instante, não dando continuidade ou concluindo, em uma aceleração patológica do fluxo do pensamento (forma extrema do taquipsiquismo, comum na mania).

continua >>

>> continuação

- Circunstancialidade – discurso prolixo, detalhista, cheio de repetições e rodeios, com introdução de temas e comentários não pertinentes ao que se está falando.
- Descarrilamento – mudança súbita do conteúdo.
- Bloqueio – interrupção súbita e inesperada do que estava falando, podendo retomar o assunto como se não o tivesse interrompido (comum na esquizofrenia).
- Perseveração – repetição do mesmo assunto (comum nas demências).

■ *Conteúdo*: o conteúdo do pensamento é praticamente ilimitado. O que se deve avaliar para definir as alterações é se há algum tema prevalente e a aderência e o valor atribuído a esse conteúdo. Nessa avaliação, podemos classificar as alterações do conteúdo em:

- Ideias sobrevaloradas – são falsas ideias tidas por verdadeiras pelo fato de a *personalidade* se identificar com a ideia e pela *situação* do indivíduo. Pode ocorrer inclusive em indivíduos normais, por não haver comprometimento do juízo de realidade e da crítica. Por exemplo, um homem ciumento casado com mulher atraente que, por esta ter amigos e usar roupas decotadas, acredita estar sendo traído.
- Ideias deliroides – nascem de um modo compreensível de outros processos psíquicos. Por exemplo, paciente deprimido com ideias de ruína, paciente com humor exaltado que acredita ser o presidente do mundo, etc.
- Delírios ou ideias delirantes – para uma ideia ser considerada delirante, é necessário que apresente características de incompreensibilidade (seu conteúdo apresenta uma lógica estranha aos critérios da cultura e da sociedade em que o indivíduo vive), incorrigibilidade (a ideia não é modificável por correção ou argumentação), ininfluenciabilidade (pela intensidade da vivência, é mais fácil o delirante influenciar que ser influenciado), e irremovibilidade (não há argumento capaz de remover a convicção delirante).

Quanto à temática, as ideias supervalorizadas, deliroides e delirantes podem ser agrupadas em temas típicos de:

■ *Expansão do eu* – grandeza, referência, reivindicação, místico, erótico, ciumento, invenção ou reforma, ideias fantásticas, excessiva saúde, capacidade física, beleza.
■ *Retração do eu* – prejuízo, autorreferência, perseguição, influência, possessão, experiências apocalípticas.
■ *Negação do eu* – desvalia, pobreza, autoacusação, culpa, ruína, hipocondria, negação e transformação corporal, niilismo.

Quanto à estrutura das ideias, temos:

- *Simples* – giram em torno de um único tema.
- *Complexas* – giram em torno de vários temas.
- *Sistematizadas* – ideias organizadas consistentemente.
- *Não sistematizadas* – ideias articuladas sem consistência.

Atenção!

Uma distinção importante e que já deve ter sido reconhecida na descrição dos outros tópicos do exame psíquico é a que ocorre entre delírio e *delirium*. O delírio é um sintoma (alteração do pensamento). O *delirium* é uma síndrome que pode se apresentar em diversas alterações ou patologias, tanto externas ao sistema nervoso central (quadros febris, insuficiência respiratória, intoxicações ou reações a drogas e medicamentos, etc.) como internas a ele (tumores, meningites, traumatismos craniencefálicos, etc.). O *delirium* é causado, com mais frequência, pelas externas.

Portanto, é muito importante para o médico o reconhecimento do *delirium*, uma vez que é a síndrome psiquiátrica mais comum no hospital geral, sendo uma complicação frequente das doenças clínicas (às vezes, é a primeira manifestação de um quadro clínico ou da piora do estado geral do paciente). Seu reconhecimento é de grande utilidade, tendo em vista orientar o profissional a pesquisar mais precocemente a patologia de base. Os principais diagnósticos diferenciais de *delirium* são:

- Demência, que apresenta curso mais lento e insidioso, sem rebaixamento do nível de consciência.
- Mania ou outro transtorno psicótico, em que o paciente também apresenta alucinações, delírios, pensamento desorganizado e agitação, mas não tem alteração da consciência.
- Depressão.

JUÍZO E CRÍTICA

Juízo é a capacidade para perceber e avaliar adequadamente a realidade externa, separando-a dos aspectos do mundo interno ou subjetivo. Implica separar sentimentos, impulsos e fantasias próprios de sentimentos e impulsos de outras pessoas. Apresenta-se prejudicado nas alterações do pensamento (ideias sobrevaloradas, ideias deliroides, delírios) no paciente com delírios. Refere-se, ainda, à possibilidade de autoavaliar-se de modo adequado e ter uma visão realista de si mesmo, de suas dificuldades e de suas qualidades. A capacidade de julgamento é necessária para todas as decisões diárias, para estabelecer prioridades e prever consequências.

As alterações do julgamento podem ser circunscritas a uma ou mais áreas, como dinheiro ou sexualidade, mantendo as demais áreas preservadas. Juízo deficiente ou prejudicado pode ocorrer, também, em decorrência de déficit cognitivo ou intelectual.

Já a capacidade do indivíduo de se dar conta de sua situação e, no caso do paciente, de seu transtorno é crítica. Pode estar preservada, abolida ou ser parcial, quando o paciente entende que algo diferente se passa com ele, mas não sabe definir precisamente o que é.

LINGUAGEM

A linguagem verbal e a não verbal são os instrumentos da comunicação, envolvendo olhar, gestos, expressão facial e discurso verbal ou escrito. Na avaliação da linguagem, costuma-se dar mais ênfase à linguagem falada e escrita. A linguagem não verbal em geral é registrada no tópico "apresentação, aspecto e comportamento geral". Os tipos mais comuns de alterações da linguagem verbal são:

- *Bradilalia* – fala muito lenta.
- *Taquilalia* – fala muito rápida.
- *Logorreia* – fala incessante.
- *Mussitação* – fala murmurada em tom baixo.
- *Mutismo* – ausência de fala.
- *Ecolalia* – repete as últimas palavras do interlocutor.
- *Pararrespostas* – responde com algo que não se relaciona ao que foi perguntado.
- *Coprolalia* – emissão involuntária de palavras obscenas.
- *Jargonofasia* – "salada" de palavras.
- *Disartria* – má articulação ou incapacidade de articular as palavras.
- *Afasia* – comprometimento, por danos cerebrais, da capacidade de falar o que se deseja, em função de dificuldade ou incapacidade de compreender e/ou utilizar os símbolos verbais.
- *Verbigeração* – repetição incessante de palavras ou frases.
- *Parafasia* – emprego inapropriado de palavras com sentidos parecidos.
- *Neologismo* – criação de palavras com significado particular para o paciente.

HUMOR E AFETO

A afetividade engloba várias modalidades de vivências (humor, sentimentos e emoções) em resposta a pensamentos e eventos externos. Humor é o estado basal do afeto, um estado emocional interior, difuso e, com algum grau de continuidade, experimentado pela pessoa. Pode se apresentar:

- *Normal* – eutímico.
- *Deprimido* – quadros depressivos.
- *Elevado* – por exemplo, hipomania.
- *Eufórico* – por exemplo, na mania e na intoxicação exógena.
- *Disfórico* – instável, depressivo e irritável, como na personalidade *borderline*.

Afeto é o padrão observável de atitudes que são a expressão manifesta dos sentimentos do paciente. Ele é mais variável no tempo do que o humor. O espectro das manifestações afetivas precisa ser avaliado contra o pano de fundo da tipologia do paciente, bem como de seu contexto e ambiente cultural. Sob essa dimensão, podemos classificar o espectro afetivo como:

- Normal ou amplo.
- Restrito ou embotado – pouca ou nenhuma manifestação afetiva.

Quanto à amplitude, temos:

- Normal.
- Reduzida – pouca intensidade na expressão.
- Excessiva – muita intensidade, como na raiva excessiva.

Outras alterações importantes do afeto são:

- *Incontinência* – não consegue conter a manifestação dos sentimentos.
- *Labilidade* – varia de modo abrupto e rápido.
- *Dissociação* – incongruência entre a ideia expressa e o afeto presente.
- *Ambivalência* – amor e ódio vivenciados em relação ao mesmo objeto.

VONTADE E PRAGMATISMO

Pode-se considerar a expressão da vontade e do pragmatismo em três etapas:

- *Vontade* – uma disposição interior para alcançar um objetivo consciente e determinado.
- *Tomada de decisão* – envolve deliberação e juízos.
- *Pragmatismo* – capacidade de praticar ou interromper ações e exercer e manter atividades da vida diária, como comer, cuidar-se, estudar, trabalhar, etc.

Como alterações da vontade, temos:

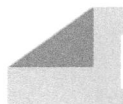

- *Hipobulia* (vontade rebaixada) – presente, por exemplo, nos quadros depressivos.
- *Hiperbulia* (vontade exaltada) – mania.

O pragmatismo pode estar conservado, parcialmente conservado ou prejudicado.

REFERÊNCIAS

DALGALARRONDO, P. *Psicopatologia e semiologia dos transtornos mentais*. 2. ed. Porto Alegre: Artmed, 2008.

SADOCK, B. J.; SADOCK, V. A. *Kaplan e Sadock compêndio de psiquiatria*: ciência do comportamento e psiquiatria clínica. 9. ed. Porto Alegre: Artmed, 2007.

Parte IV
Constituição psíquica e subjetividade

10

Introdução à subjetividade humana

CRISTIANE CURI ABUD

A CONSTITUIÇÃO DO PSIQUISMO – DA SENSAÇÃO AO AFETO

Desde o nascimento, diversas sensações vividas deixam suas marcas no corpo. Os registros sensoriais tátil, olfativo, gustativo, auditivo e visual formam as bases tanto para a organização física quanto para a psíquica. Percebemos o mundo e os estímulos dele provenientes por meio dos cinco sentidos: visão, audição, tato, olfato e paladar. Podemos decompor os estímulos sensoriais, sendo que a visão percebe os objetos em sua cor, forma, espaço, ordem; no caso específico de pessoas, a visão nota postura, expressão facial e corporal, proxêmica e movimento. O estímulo auditivo, como uma música ou a voz de uma pessoa, pode ser percebido quanto a seu tom, ritmo, fluidez, timbre. O paladar, segundo estudos provenientes da área da biologia (Guyton, 1977), é capaz de detectar quatro tipos de sabores: salgado, doce, azedo e amargo. Quando comemos uma *pizza* margherita, por exemplo, sentimos apenas o gosto do sal, sendo que, do queijo e do manjericão, sentimos o cheiro. As pesquisas biológicas não são conclusivas e afirmam ainda não conhecer profundamente o assunto. Mas, por enquanto, essas são as informações de que dispomos. Somos capazes de discriminar 10 mil tipos de aromas (Allende, 1998) e, se não o fazemos, é porque nossa cultura tende a valorizar estímulos audiovisuais em detrimento dos demais. Enólogos e perfumistas treinam seu olfato e "enxergam" o mundo por meio de suas narinas. Os animais também utilizam muito o olfato. As ratas, por exemplo, escolhem seus machos para reprodução pelo cheiro da urina, detectando quais deles possuem uma carga genética mais forte do ponto de vista da adaptação e sobrevivência. Pesquisas atuais revelam que o corpo humano libera dois tipos de hormônios, chamados feromônios (Ackerman, 1996), e a escolha dos parceiros se dá, entre outros determinantes, também pelo olfato (McClintock; Stern, apud Bonalume Neto, 2002). E, finalmente, percebemos o mundo também pelo tato, capaz de sentir a temperatura ambiente, a textura e o relevo dos objetos.

Propomos, para ilustrar a sensorialidade, um exercício de observação e decomposição sensorial, a partir de uma gravura de Lasar Segall (Fig. 10.1). Esse quadro encontra-se exposto no Museu Lasar Segall, e o reproduziremos aqui. Pedimos ao leitor que observe a imagem:

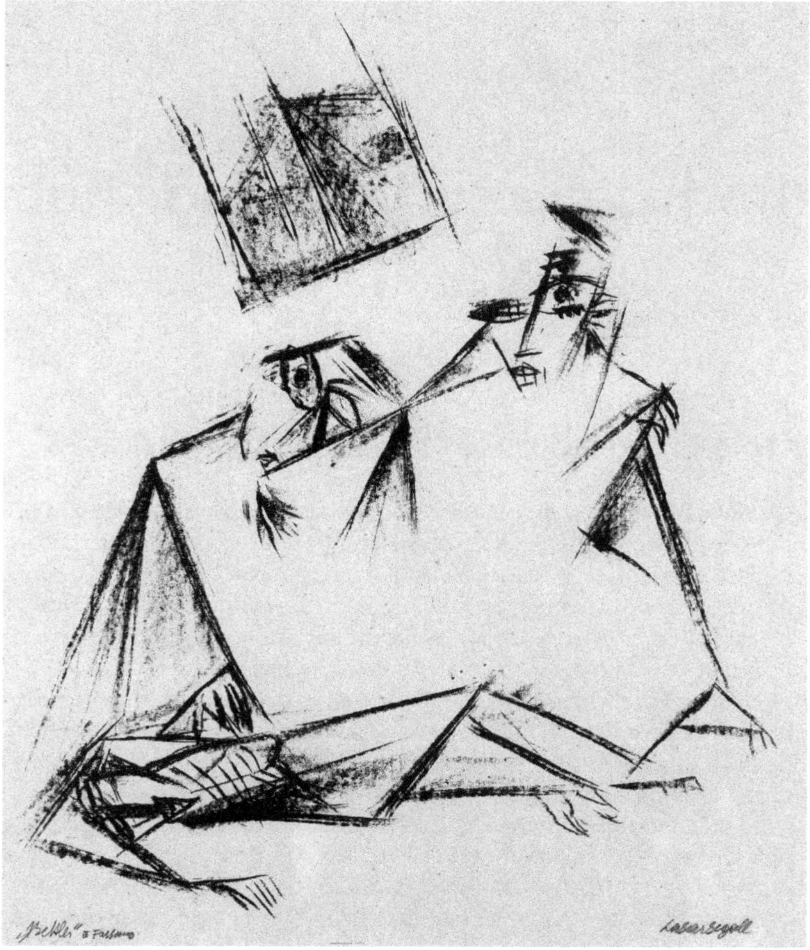

FIGURA 10.1 Imagem da obra de Lasar Segall *Mendigos – III versão* (c. 1917, litografia, 44 x 37,5 cm). Acervo do Museu Lasar Segall-IBRAM/MinC.

Agora responda às seguintes questões:

1. Quantas pessoas você vê no quadro?
2. Como são essas pessoas?
3. Em que posição se encontram?
4. Estão sentadas, deitadas ou de pé?
5. Como elas estão vestidas?
6. Que partes do corpo se destacam?
7. Qual é a posição das cabeças? Estão inclinadas, apoiadas ou erguidas?

8. Observe a expressão fisionômica das figuras.
9. Como são os olhos?
10. Qual é o tamanho dos olhos em relação às faces?
11. É possível identificar as mãos das pessoas? Como são elas?
12. Observe a forma acima das figuras humanas.
13. O que pode representar?
14. Observe a forma das figuras e como elas são construídas por linhas.
15. Qual a posição das linhas? Horizontal, vertical ou diagonal?
16. Podemos notar formas geométricas? Quais?
17. Em que partes o artista emprega uma única linha e em que partes emprega grupos de linhas?
18. Você acha que as figuras olham para algum lugar fixo ou têm o olhar distante?
19. Onde elas estariam?
20. Haveria outras pessoas em volta?

Normalmente, quando o exercício é aplicado em sala de aula, os alunos observam três figuras humanas, sendo duas sentadas, uma com a cabeça inclinada sobre a outra, e uma terceira deitada no chão, com as costelas muito salientes. Percebem nas duas figuras sentadas a cabeça e o rosto bastante destacados, os olhos grandes, atentos e perdidos ao mesmo tempo; o centro das duas figuras é marcado por um vazio de linhas; membros, pernas, braços e mãos pouco definidos. A figura deitada destaca-se pela ausência do rosto e pelo corpo marcado pelos ossos. As linhas são diagonais, retas, duras, o ambiente à volta é vazio, apontando ao longe para uma figura que lembra uma casa ou igreja.

O pintor oferece ao observador apenas estímulos visuais, mas poderíamos imaginar uma música de fundo para essa cena. Talvez uma música de ritmo bastante lento, melodiosa, cantada em tons agudos. Podemos imaginar também um cheiro, como o de flores murchas em um vaso de cemitério; um gosto de pão velho; e, do ponto de vista tátil, a temperatura estaria fria, e os personagens estariam sentados sobre um chão áspero e duro ao toque.

A decomposição sensorial da cena, a partir dessa observação cuidadosa, nos permite imaginar as emoções que essas pessoas estão vivenciando:

- O que você imagina que elas estão sentindo?
- Frio ou calor? Fome? Sede?
- Alegria ou tristeza?
- Que outros sentimentos essas figuras suscitam?

Assim, a esse conjunto de estímulos sensoriais apresentados pelo pintor, podemos atribuir emoções ou afetos como tristeza, abandono, desolação, sofrimento, solidão, luto, pobreza, desânimo, impotência, transtorno emocional, falta de perspectiva, perdição. Vale lembrar que essa atribuição é dada por uma convenção sociocultural. Em nossa sociedade, esse conjunto de estímulos sensoriais transmite esses afetos. Uma pessoa de outra cultura que olhasse para a mesma cena talvez não a interpretasse dessa forma. Por exemplo, o luto é expresso em nossa cultura pelo preto, sendo que, na Índia, usa-se branco nos cerimoniais fúnebres.

Mas, perguntaria o leitor, o que isso tem a ver com a constituição do psiquismo?

O psiquismo é constituído por imagens sensoriais, ideias e afetos. A partir das experiências vivenciadas, percebemos o mundo e a nós mesmos por meio dos cinco sentidos. Essas experiências ficam registradas no corpo e no psiquismo como imagens visuais, auditivas, olfativas, gustativas e táteis. Por exemplo, para lembrar-se de um evento ocorrido em sua vida, Graça fecha os olhos e reproduz imaginariamente aquele primeiro beijo tão esperado de Pedro, seu paquera há meses. Imediatamente, aparece em sua mente a cena visual, a posição dos corpos e as roupas que usavam; lembra da melodia, a música que tocava ao fundo na balada, do cheiro, do perfume que Pedro usava. Enfim, Graça reativa, mentalmente, a experiência sensorial da vivência amorosa. Essas são as imagens sensoriais registradas no psiquismo, constituindo, assim, traços de memória. E a essas imagens lembradas por Graça corresponderão afetos como paixão, tensão de expectativa, amor, insegurança, etc.

A inscrição das imagens no psiquismo se dá desde o nascimento, ou, segundo as pesquisas mais atuais, desde a vida intrauterina. Os bebês utilizam predominantemente a linguagem não verbal, pois não são capazes de falar ou entender a fala dos outros antes do primeiro ano de idade. O bebê percebe a mãe por meio dos sentidos, de seu tom de voz, de seu cheiro, de seu tônus muscular, de sua expressão corporal e do gosto de seu leite. A partir desses estímulos sensoriais, o bebê é tomado pelo clima emocional da mãe. Por exemplo, se a fala da mãe está mais rápida; sua respiração, ofegante; o cheiro de sua pele, mais azedo; seu tônus muscular, mais rígido; sua expressão, tensa; e seu leite, mais amargo, provavelmente ela está ansiosa. Durante a amamentação, o bebê, a partir de todos esses estímulos sensoriais, absorverá o clima emocional ansioso da mãe. Ou, se a mãe encontra-se deprimida, ela não responderá de pronto ao choro do bebê pela mamada, e essa demora pode quebrar a confiança do bebê nas pessoas, confiança de que poderá contar com o outro quando precisar. Quando a mãe responder ao choro, seu tônus muscular estará muito relaxado, o que não ajudará a proporcionar um colo firme no qual o bebê sinta-se seguro e confiante; ela não terá disposição para conversar com ele, e, se conversar, será com uma voz monótona, lenta e arrastada, em um tom que não captura a atenção do recém-nascido, conforme vem sendo mostrado por pesquisas recentes nessa área. Mais adiante, descreveremos quais consequências psicopatológicas isso pode acarretar nessa fase da infância.

O relatório a seguir descreve a condição de uma menina de 13 anos que, impedida de se comunicar por meio de palavras, conseguiu transmitir ao aluno/entrevistador seu ambiente emocional interno.

> **RELATÓRIO DE ENTREVISTA NA PEDIATRIA**
>
> **Ansiedade e angústia no ambiente hospitalar**[*]
>
> Esta foi a segunda anamnese realizada na qual ocupei a função de observador. O paciente era um menino de 7 anos. Ele estava internado na enfermaria pediátrica do Hospital São Paulo há sete dias, devido a uma crise asmática. Trata-se de sua terceira hospitalização no último ano. Segundo o paciente, a dificuldade para respirar dificulta que ele faça atividades físicas. Disse que gosta muito de jogar bola na escola, mas, às vezes, necessita parar por conta desse problema respiratório.
>
> A mãe da criança tinha 36 anos de idade, separada do marido, de quem não tem notícias. Essa separação ocorreu quando o paciente ainda era muito pequeno.
>
> No início da anamnese, ao chegar à sala, notei tanto a mãe como o filho inquietos e ligeiramente impacientes. Ficamos sabendo que receberiam alta naquele dia. No decorrer da entrevista, fomos colhendo as informações. A mãe respondia de forma cordial, mas sucinta, o que dificultou o aprofundamento de certos aspectos da história familiar.
>
> Acredito que o médico precisa estar preparado para isso, pois, mesmo que tenha consciência da importância de abordar certos aspectos, não será sempre que conseguirá colher todas as informações que deseja. Assim, precisará utilizar outras técnicas de abordagem e não se sentir frustrado ou angustiado perante a situação.
>
> O menino apresentou um grau de cognição e desenvolvimento coerente com sua idade. Quando questionado sobre aspectos básicos, como nome e em que série estava, não houve problemas. Mostrou que já havia internalizado o sentido de moral e punição, pois a cama havia sido molhada por uma garrafa de água mal fechada e, quando questionado pela mãe se a havia deixado aberta, respondeu que não, já prevendo as complicações que teria se tivesse cometido esse "erro". Notou-se que o menino possuía um certo talento para desenho e pintura, quando abriu alguns de seus cadernos, o que demonstra um desenvolvimento de aspectos psicomotores, da abstração e da imaginação.
>
> Em relação às questões contratransferenciais, notamos que a ansiedade da mãe por sair logo do hospital se refletiu na rapidez com que conduzimos a entrevista e no fato de não abordarmos aspectos mais profundos. Ao término, tivemos uma sensação de alívio, e acredito que o mesmo tenha ocorrido com o paciente.
>
> Outra questão se refere à paciente do leito ao lado. Era uma menina de 13 anos, pequena para sua idade, estava em algo que lembra um berço e respirava com a ajuda de aparelhos. Sua condição por si só foi produzindo certa agonia. Pensei em como seria lidar com uma criança nessas condições e me veio à mente a questão de estar apto a conter todas aquelas emoções que não vieram das palavras da paciente, mas certamente de uma comunicação distinta, em que, pelos sentimentos que produzia em mim, a paciente mostrava um pouco do que estava vivendo. De certa forma, a agonia que eu sentia era a agonia da própria paciente.

OS AFETOS E AS PALAVRAS

Até o momento, falamos das sensações captadas pelos cinco órgãos dos sentidos, dos traços de memória que as experiências sensoriais deixam registrados no psi-

---

[*]Relatório elaborado por Lucas Coimbra Duarte Coelho, sob orientação da professora Cristiane Curi Abud.

quismo e dos afetos que despertam. E as ideias? Estas são expressas por palavras, pela linguagem. O bebê desenvolve a linguagem com a ajuda da mãe. Conforme a mãe percebe as necessidades e angústias de seu bebê, ela o ajuda a nomear o que sente. Falas do tipo "você está com fome", "você está com manha, querendo um colinho" ou "você está triste com a mamãe porque ela foi trabalhar e te deixou aqui", etc., vão traduzindo para o bebê aquilo que ele sente, ensinando-o a dar nomes a suas sensações e emoções.

Mas pensemos um pouco em como a linguagem se relaciona com os afetos. Pensemos o que é uma palavra? Uma palavra é um signo linguístico constituído por um conceito e um fonema. Por exemplo, a palavra hospital é constituída por um conceito – um estabelecimento onde se internam pessoas e tratam doenças – e um fonema, ou seja sua imagem acústica – /ospitau/. No referencial psicanalítico, do ponto de vista afetivo, essa palavra, *a priori*, não significa nada, serve apenas para nomear um objeto.

Para que uma palavra adquira um significado, ela precisa, em primeiro lugar, estar encadeada com outras palavras. Uma brincadeira que os psicanalistas lacanianos fazem ilustra isso: se alguém disser "ai, meu amor, assim não", podemos atribuir à fala um significado que se transforma caso a pessoa suprima o "não" e diga apenas "ai meu amor, assim", ou ainda "ai meu amor", ou "ai meu" ou apenas "ai". Dessa maneira, o sentido da palavra depende do encadeamento com outras palavras formadas pelo emissor.

Voltando à palavra *hospital*, se a encadearmos com outras, poderemos formar a seguinte frase: "O hospital é a minha segunda casa". O encadeamento, nesse caso, metafórico, possibilita pensar no hospital como uma moradia, uma residência, além de nos permitir imaginar alguns significados afetivos, como sofrimento, morte, perdas, mas também de cuidados, abrigo, proteção. O encadeamento com outras palavras formando uma frase é necessário, mas não é suficiente para que possamos compreender o significado dessa palavra para o sujeito que fala. Assim, para conseguirmos acessar o significado de *hospital*, temos que, em segundo lugar, saber quem fala e como fala. Em meu trabalho no Hospital São Paulo, ouvi essa mesma frase de três pessoas diferentes: a primeira pessoa era um paciente diabético crônico que vinha ao hospital toda semana para se tratar. Era um senhor com uma aparência muito descuidada, cheirava mal, a barba por fazer, as roupas amassadas, uma expressão corporal encurvada, tônus muscular flácido, seu rosto era muito sério, não sorria, e sua voz era lenta, para dentro e com um timbre rouco. Sua linguagem não verbal expressava desânimo, sofrimento e cansaço por ter de "morar" no hospital.

Outra paciente usou a mesma frase, apresentando, no entanto, um sorriso no rosto. Tratava-se de uma paciente hipocondríaca, de meia-idade, aposentada, bem vestida e perfumada, que sentia dores no corpo e acreditava ter alguma doença jamais detectada por médicos ou exames. Para essa paciente, *hospital* adquire o significado de casa, no sentido de ser um lugar no qual se sente protegida e segura; a paciente sentia prazer ou pelo menos alívio em estar ali.

Há, ainda, o caso da residente de psiquiatria, proveniente de outro estado, que habitava a moradia do hospital reservada para estudantes. Vestida com seu jaleco branco, a médica falava do hospital como uma segunda casa, significando um lugar de trabalho, aprendizagem, desafio, pressão e, muitas vezes, diversão.

Contextualizando as palavras em uma sequência encadeada de vocábulos e considerando o sujeito que as pronuncia de acordo com sua história pessoal e sua expressão não verbal, podemos atribuir um significado a elas. A metáfora "o hospital é a minha segunda casa" torna-se, portanto, ambígua, pois pode ter significados diferentes e por vezes contraditórios. Trata-se de significados afetivos que expressam o estado de espírito, o estado emocional de quem fala.

O clássico do cinema *Cidadão Kane*, de Orson Welles, apresenta, na primeira cena, o protagonista pronunciando sua última palavra, *rosebud* (botão de rosa), antes de morrer, e o filme se desenrola buscando explicar o significado da palavra para Kane, significado profundamente afetivo, que remete a sua infância e à separação sofrida de sua mãe. Dessa maneira, ao escutarmos a queixa de um paciente, devemos prestar atenção não somente às palavras, mas à expressão não verbal e a seu estado afetivo. Para ilustrar, apresentamos ao leitor um caso clínico.

Caso clínico

Dolores ilustra um tipo de paciente bastante peculiar, que vem sendo descrito na literatura científica da área da saúde por utilizar, desproporcionalmente, em relação aos demais pacientes, os recursos médicos e hospitalares disponíveis, incluindo internações, consultas clínicas, exames laboratoriais e serviços de emergência. Trata-se de uma paciente descrita como somatizadora, por apresentar "uma tendência de experimentar e comunicar distúrbios e sintomas somáticos não explicados pelos achados patológicos, atribuí-los a doenças físicas e procurar ajuda médica para eles" (Bombana, 2000). Outros nomes são atribuídos a pacientes desse tipo, cujo diagnóstico é difícil de formular:

> Informalmente conhecidos como "piti" ou "peripaque" nos meios médico e psicológico, têm como principais novos nomes nos manuais: transtornos somatoformes, conversivos e dissociativos. Outros novos nomes para determinados sintomas anteriormente classificados como histéricos, que não constam nos manuais diagnósticos, são "somatização" e, mais recentemente, "sintomas médicos inexplicáveis".
> (Coelho; Avila, 2007)

Atualmente, a psiquiatria classifica esses quadros como transtornos somatoformes, e a clínica médica como síndromes sintomáticas funcionais (Bombana, 2006), as quais incluem fibromialgia, síndrome do intestino irritável, síndrome da fadiga crônica, síndromes dolorosas, entre outras.

Segundo a antropóloga norte-americana Luhrmann (2000), 50% das consultas realizadas pela clínica médica se devem a queixas físicas sem uma base orgânica. A autora faz a distinção entre a palavra inglesa *illness*, que se refere à experiência de sentir-se doente, e a palavra *disease*, que descreve a doença orgânica propriamente dita.

De acordo com a *Classificação de transtornos mentais e do comportamento* da CID-10, estamos lidando com transtornos somatoformes, cuja definição é:

> apresentação repetida de sintomas físicos juntamente com solicitações persistentes de investigações médicas, apesar de repetidos achados negativos e de reasseguramentos

pelos médicos de que os sintomas não têm base física. Se quaisquer transtornos físicos estão presentes, eles não explicam a natureza e a extensão dos sintomas ou a angústia e a preocupação do paciente. (World Health Organization, 1993, p.158)

Dolores (Abud, 2003) procurou os serviços do Hospital São Paulo, há alguns anos, por uma infecção urinária persistente, e, após vários exames, detectou-se sangue constante na urina. Os médicos não têm qualquer explicação para esse fato que, acreditam, não trará grandes consequências para a saúde da paciente. De tanto tomar antibiótico para infecções urinárias, Dolores desenvolveu uma gastrite e procurou um gastroenterologista, que lhe pediu mais testes laboratoriais, descobrindo uma taxa de colesterol elevada no exame de sangue. Como "quem procura, acha", em uma dessas peregrinações ao hospital, Dolores descobriu que sofria da síndrome do colo irritável e também de fibromialgia, acrescentando, assim, mais dois diagnósticos a seu "currículo", e, como um especialista leva a outro, o qual, presume-se, tenha alguma resposta para a "dor no cóccix", a dor nos braços, a cefaleia, a insônia, a taquicardia, a pressão alta, o desânimo, a tontura, etc., Dolores percorreu uma verdadeira romaria pelo hospital, até que, descontentes com as poucas e até ausentes evidências de um substrato físico para seus sintomas, supuseram alguma contribuição de ordem emocional e encaminharam-na para a Psiquiatria, mais especificamente para o Programa de Assistência e Estudos de Somatização. Como Dolores, inúmeros pacientes frequentam o hospital, visitando as mais diversas especialidades, de acordo com o tipo de dor que sentem, a tal ponto que o hospital chega a transformar-se em uma "segunda casa". Passam a conhecer os funcionários, os professores, conseguem driblar a burocracia da instituição para serem atendidos na hora e por quem escolherem. Enfim, suas vidas passam a girar em torno de suas queixas somáticas, conferindo-lhes uma identidade: a de paciente. Dolores passou a ser atendida por um psiquiatra que avalia a necessidade de atendimento psicoterápico. Na primeira entrevista, Dolores disse achar que suas dores, de alguma forma, tinham relação com "nervosismo", e que suspeitava que tudo começara, ou, melhor dizendo, piorara, quando perdera, há 20 anos, um filho de 24 dias de idade devido a um problema de pedras nos rins. Segundo a paciente, ela já era preocupada, ansiosa, mas, depois desse episódio, "nunca mais teve sossego".

Dolores tem 41 anos e é a penúltima filha de uma prole de sete. Nasceu em Mato Grosso e sempre viveu na roça. Lembra que, aos 4 anos, dormiam no mesmo quarto ela, seu irmão mais novo e seus pais. Uma noite, seu pai deu um grito de dor e faleceu, provavelmente de um ataque do coração. Sua mãe passou a criar os filhos sozinha. Dolores diz ter tido uma infância muito ruim e, com lágrimas nos olhos, não consegue dizer mais do que isso. Aos 15 anos, casou-se e gerou quatro filhos, três meninos, sendo o terceiro aquele que faleceu, e uma menina, graças à qual, segundo a paciente, recuperou um pouco da confiança na vida.

Há três anos, sua mãe desenvolveu câncer de pele, separou-se do segundo marido e veio se tratar em São Paulo. Dolores acompanhou a mãe no tratamento e, nessa época, seus sintomas pioraram, ficaram mais agudos e constantes. Sentia um mal-estar no estômago, além de insônia, fadiga e preocupação excessiva com o corpo. A paciente sente muito medo de ser igual à mãe, não apenas no que diz respeito à doença, mas na maneira como lida com isso: vive resmungando e gemendo, cheia de dores, preocupadíssima com sua saúde, não reconhece a ajuda dos filhos e nunca está satisfeita. Dolores admite ser muito parecida com a mãe, mas, apesar de não saber como, "gostaria de ser diferente". Por exemplo, a mãe sempre teve cismas com comida e orientava Dolores a não misturar manga com leite; desde criança, Dolores testava ingerir manga com leite para verificar se faria mesmo mal. Até os dias de hoje, se sua mãe diz que alguma comida faz mal, Dolores faz o teste.

Escolhemos essa ordem de apresentação da paciente por pensar que reflete o modo como ela mesma se apresenta nas sessões: inicia a sessão falando de sintomas somáticos e, a partir de algumas pontuações, abre seu mundo subjetivo, possibilitando a atribuição de um sentido psíquico para suas dores. Por exemplo, em uma sessão que começa com queixa de dores no abdome, síndrome do colo irritável, seguida da narrativa de toda a peregrinação feita no hospital até esse diagnóstico e de mil explicações médicas, Dolores lembra que as dores começaram no dia em que sua mãe mudou-se da casa de seu irmão para a sua, refletindo o quanto a presença da mãe resmungona, crítica e exigente a irrita.

Selecionamos, a seguir, alguns trechos de uma sessão para ilustrar o modo de se apresentar da paciente, assim como seu funcionamento psíquico. Dolores inicia a sessão queixando-se:

> Não estou bem. Minha cabeça parece que vai explodir. Acho que é da gripe. Já estou melhor da gripe, mas aqui está tudo congestionado. Pode ser da sinusite, né?! Aí não quero nem ir ao médico porque ele vai passar antibiótico que eu sei, e aí vai me atacar o estômago. A dor de cabeça começou semana passada, mas ontem piorou. Esses médicos não ajudam. Ontem vi uma reportagem mostrando que os residentes daqui, do Hospital São Paulo, têm que atender os pacientes com um supervisor do lado, porque eles ainda estão aprendendo. Mas isso não está acontecendo, eles atendem sozinhos. Imagina cair na mão de um desses! Os médicos ou são da rede pública e ganham pouco e têm muita gente para atender e não atendem direito, ou são de convênio e aí querem faturar. Meu marido foi ao médico um dia, por causa das varizes. Eu que levei, porque gosto de ir a médico. O médico resolveu internar. Era um sábado e meu marido tinha um churrasco no domingo. Perguntou para o médico se não dava para esperar até segunda para ele não perder o churrasco. O médico disse que não dava e internou. Meu marido ficou 12 dias no hospital, e o médico não dizia o que ele tinha, e, aí, ele se deprimiu, a barriga inchou e ele foi parar na UTI. O médico não queria me deixar entrar na UTI e eu comecei a brigar porque não era nem caso de UTI, o médico queria faturar! Ele disse que eu era mal educada, e falei que eu era mesmo, analfabeta e mal educada. Mas ele que tinha estudo era pior. Médico de convênio é assim. No final, meu marido saiu do hospital e foi trabalhar no dia seguinte. Não tinha nada. Que nem a filha da minha vizinha. Uma garota de 21 anos que tinha um bebê de 10 meses. Um dia acordou com dor no braço, foi ao médico e ele internou dizendo que era coluna. Depois de quatro dias, mandou ela para casa. Ela queria ir cuidar do filho. Chegou em casa num dia, no dia seguinte acordou paralítica das pernas e morreu. A família acha que foi o remédio que o médico deu que a matou. Fizeram B.O. e tudo, mas não descobriram do que ela morreu.

Nesse momento, interrompemos a paciente para colocar que ela criava uma verdadeira novela com os médicos, que, por um lado, representam figuras protetoras, que podem ajudá-la, mas, por outro, são criminosos mercenários, que dão medo. Dolores respondeu:

> Tenho medo mesmo. Imagina, você chega num hospital para ser salva e o médico te mata. Fico pensando nessas coisas o tempo todo. Minha cicatriz do períneo não cicatrizou direito ainda, tem um lugar que fica sangrando. Passei a noite toda sem dormir, pensando: vou ao médico ou não vou ao médico. A noite inteira acordada.

Dolores precisou fazer uma cirurgia para levantar a bexiga que caiu devido ao fato de os partos de seus quatro filhos terem sido normais. Notamos nessa fala um deslocamento do afeto, pois o simples sangramento, comum após uma cirurgia como essa, não justifica passar a noite acordada. Comentei isso com a paciente, acrescentando que "talvez pensar nessas coisas desvie seu pensamento de questões mais difíceis de resolver".

Nesse momento, Dolores se deprimiu, mudou seu discurso, deixou de acusar o mundo por suas mazelas e revelou seu mundo subjetivo, aquilo que dele está implicado nessas mazelas:

> Às vezes eu queria virar um mendigo. Penso: para que viver, para que lutar, para que comer. Acho que por isso esta gente vira mendigo: desilusão. Eu luto, luto, luto e não consigo o que quero. Aí desisto de tudo, tenho vontade de morrer. Penso: por que não fico logo doente? Aí as dores aparecem e começo a cuidar delas.
>
> Entrevistador: As dores fazem lembrar que você está viva.
> Dolores: É verdade (sorri), e em vez de desistir eu continuo lutando. É, eu queria voltar a ter sossego, voltar a meu normal.
> Entrevistador: E quando foi a última vez que se sentiu normal e sossegada?
> Dolores: Foi antes daquele meu filho morrer. Eu levava a vida mais leve, não me preocupava tanto. Depois que ele morreu, fiquei irritada, tensa, tudo me incomodava. Se meus filhos engolissem saliva eu ficava brava. Tudo tinha de ser do meu jeito, gostava de tudo em ordem, no lugar.
> Entrevistador: Você viveu uma situação muito traumática, de extremo desamparo. Seu filho doente, você mesma, na UTI, correu risco de vida. As coisas aconteciam a sua revelia e você não tinha como controlar nem evitar nada. Parece que depois disso passou a tentar ordenar e controlar as coisas, a fim de evitar outra catástrofe. Você passou a tentar prever as coisas para se precaver.
>
> continua >>

> **continuação**

Dolores:	Prever e precaver. É isso mesmo. Até hoje sou assim, fico tentando adivinhar as doenças e qualquer coisinha eu corro pro médico.
Entrevistador:	Parece uma tentativa de evitar o sofrimento pelo qual passou.
Dolores:	É, meu filho morreu e eu fiquei meio doida. Minha cama ficava encostada na parede, e do lado de fora da parede tinha um poço artesiano e eu achava que o chão ia ceder e eu ia cair dentro do poço. Fiquei doida.
Entrevistador:	E poço te lembra alguma coisa?
Dolores:	Lembro que quando eu estava grávida do segundo filho, do Marcelo, o mais velho tinha 2 anos e caiu dentro de um poço. Corri feito louca, pulei dentro do poço e tirei ele lá de dentro.
Entrevistador:	Este você conseguiu salvar.
Dolores:	Eu não conseguia cuidar do meu filho que morreu, sinto remorso.
Entrevistador:	Por que não conseguia?
Dolores:	Não sei. Ele chorava muito, a gente tinha que correr para o pronto-socorro. Meu marido cuidava dele, eu não conseguia. Ele perdeu muito peso, os médicos não sabiam por que, era doente. Eu sentia rejeição por ele. Ao mesmo tempo eu gostava dele, era meu filho. Até hoje sinto remorso.
Entrevistador:	Outra ferida não cicatrizada.
Dolores:	Que coisa, né... depois de tanto tempo.

Na sessão seguinte, Dolores disse que, após a sessão descrita, parou de se preocupar com seu sangramento, que, no dia seguinte, estancou.

Como podemos entender a queixa – desassossego por causa do sangramento do períneo – de Dolores na sessão? O afeto desassossego remete a paciente, imediatamente, a um traço de memória, que é a referência que faz à morte do filho. Essa ideia da morte do filho guardada em seu psiquismo vem carregada de outros afetos: a paciente sente muita angústia, refere irritação e tensão após esse episódio. Em sua fantasia, ela pode, como o filho, morrer a qualquer momento. Notamos, então, uma fantasia de morte e aniquilamento. Entretanto, até essa sessão, a paciente não fazia a ligação entre seu mal-estar afetivo e o acontecimento trágico da morte de seu filho. Quando ela conseguiu ligar a ideia da morte do filho a toda a carga afetiva que isso acarreta, seu sintoma perdeu a intensidade de sofrimento.

Assim, durante a consulta, a ideia de "sangramento no períneo" associa-se a outras ideias, como médicos, internações, doença, dor física e a morte do filho. Ligados a essas ideias, Dolores evidencia afetos como desassossego, medo, irritação, desconfiança, luto, dor psíquica e culpa. Ao relacionar o sangramento no períneo a tais afetos, esse sintoma ganha, para além de sua expressão física e orgânica, um significado afetivo, transformando-se em uma metáfora, a de uma "ferida não cicatrizada", que exprime a ferida simbólica que a morte do filho deixou em seu coração e alma que ainda sangram pela perda que sofreu.

DEFESAS CONTRA A ANGÚSTIA

É possível afirmar que o psiquismo é constituído por ideias e afetos ligados a essas ideias. Todo acontecimento vivenciado pelo sujeito imprime em seu psiquismo um traço de memória e carrega um significado afetivo. Porém, nem sempre ideia e afeto são compatíveis. Por exemplo, um paciente pode nos contar sorrindo que está com câncer. Notamos imediatamente um descompasso entre a ideia que nos relata – câncer –, e o afeto com que nos revela – sorriso. Ou, ainda, um paciente pode nos contar que está com uma simples gripe, e chorar muito, se desesperar, achando que vai morrer de câncer no pulmão. Novamente, a ideia da gripe vem carregada de um afeto excessivo, incompatível com a realidade. A realidade psíquica* desse paciente apresenta uma fantasia de morte que não é razoável diante de uma mera gripe.

No caso de Dolores, a paciente vive a experiência de sentir-se doente, mas os achados médicos não justificam a intensidade de suas queixas. Na sessão descrita, a ideia apresentada pela paciente de um sangramento no períneo, condição esperada após a cirurgia realizada, remete a outras ideias, como a morte da vizinha, a morte do filho, o dia em que o marido teve que ir ao hospital e ficar internado, a queda do filho no poço, etc. Assim, a paciente monta uma cadeia de ideias, sendo que todas elas carregam a mesma base afetiva: angústia intensa diante da morte. Para a paciente, contudo, não se trata disso; ela tem certeza de que tem alguma doença que os médicos ainda não conseguiram diagnosticar e, assim que descobrirem, ela vai tomar o remédio certo e ficar livre de seu sofrimento. Infelizmente, para um sofrimento psíquico decorrente de experiências de vida tão traumáticas, não há um remédio rápido e eficaz. A paciente era medicada com antidepressivos, os quais aliviavam sua dor, mas não apagavam sua história e os sentimentos dela decorrentes. Portanto, dizemos que a paciente criava uma realidade psíquica para se defender do afeto, da angústia e do sofrimento que as lembranças de sua vida despertavam, a fim de não ter de se haver com a tristeza e outros sentimentos decorrentes da experiência tão traumática.

MECANISMOS DE DEFESA

Podemos definir o que Freud chamou de "mecanismo de defesa" como um conjunto de operações cuja finalidade é reduzir, suprimir qualquer modificação suscetível de colocar em risco a integridade e a constância do indivíduo biopsicológico. Em outras palavras, sempre que nos sentimos ameaçados por alguma coisa ou situação que possa causar danos físicos ou emocionais, lançamos mão de algum mecanismo de defesa. Como ilustrado aqui, para defender-se da angústia despertada pela lembrança da morte do filho, com tudo que isso acarretaria para sua vida – a

---

*Freud chamou de realidade psíquica "aquilo que para o sujeito assume valor de realidade no seu psiquismo", a qual, não raramente, é oposta à realidade material. Um exemplo bastante atual de realidade psíquica encontra-se nos casos de anorexia, em que a pessoa se acha gorda mesmo possuindo um corpo muito magro. Apesar de saber que pesa 40 kg, ela se sente gorda e continua fazendo regime. Assim, a imagem corporal psíquica é distorcida, e a realidade psíquica não condiz com a realidade material (Laplanche et al., 1967, p.426).

dor da perda, a saudade, a culpa por não tê-lo salvo –, sentimentos que desequilibrariam sua constância psicológica, Dolores vivia como se estivesse doente. Ela estava de fato doente, mas doente de saudade. O sofrimento moral e emocional pode ser tão doloroso quanto o sofrimento físico, e estes muitas vezes se confundem a ponto de não sabermos, como profissionais, discernir um do outro.

Entre os mecanismos de defesa existentes, destacamos a negação, a repressão, a projeção, a racionalização e a formação reativa.

Negação

Um paciente recebe a notícia de que está gravemente enfermo. Uma notícia como essa abala seu sentimento de integridade física e psíquica, ou seja, o paciente sente que sua vida está em perigo, o que é fonte de muita angústia. Qualquer pessoa que receba um diagnóstico de uma doença grave naturalmente se sente preocupada, uma vez que sua vida está em risco. Algumas pessoas se dão conta desse sentimento: "Estou angustiado e preocupado com minha saúde, pois sei que posso morrer e vou tomar as providências para enfrentar essa situação". Outras preferem negar a angústia, pensar que o diagnóstico não é nada, ou que o médico errou, ou que o exame foi trocado com o de outro paciente, e continuam vivendo como se nada tivesse acontecido, negligenciando, inclusive, seu tratamento. Pacientes assim estão negando o fato de estarem doentes e, com isso, evitam lidar com a angústia proveniente dessa situação. Porém, eles não têm consciência da maneira como estão lidando com a situação, mesmo porque, se soubessem que estão negando sua condição de saúde, passariam a cuidar dela.

A negação pode, ainda, referir-se à negação de um pensamento ou desejo interno. Por exemplo, o mesmo paciente que recebe a notícia de um diagnóstico bastante grave entende a comunicação do médico e fica bastante exasperado durante a consulta. Sem que o médico lhe pergunte nada, ele diz que não está com medo do que possa lhe acontecer. Obviamente, ele sente medo, mas o nega.

Recalque

O caso de Dolores ilustra o mecanismo de recalque: a ideia da morte de seu filho é separada dos afetos que isso desperta, como a tristeza, o luto, a preocupação com a saúde. Esses afetos deslocam-se para a preocupação com a saúde, e Dolores passa a vivenciar suas angústias na relação com os médicos. Com o passar dos anos, ela "esquece" que seu mal-estar e sua dor originaram-se com a morte de seu filho e passa a vivenciá-los como se fossem uma doença física. Dizemos, então, que a paciente recalcou a morte de seu filho.

Projeção

A projeção é uma operação pela qual o sujeito expulsa de si e localiza no outro – pessoa ou coisa – qualidades, sentimentos e desejos que ele desconhece ou nega.

Assim, o paciente que não reconhece o medo que sente diante de sua doença pode virar-se para sua esposa e dizer que ela sente muito medo diante de seu quadro de saúde. O medo é um sentimento incômodo, que ameaça a constância psicológica do paciente. Ao sentir medo e ansiedade, o paciente sente seu coração acelerado, apresenta sudorese, sua respiração fica ofegante e seu pensamento se torna acelerado com conteúdo de tendência negativa. Para se livrar desse incômodo, o paciente o projeta nas pessoas próximas, inclusive em seu médico. A reação emocional do médico diante disso pode ser, por exemplo, ficar inseguro quanto ao tratamento que está prescrevendo. O médico fica "tomado" pelo medo e pela insegurança do paciente. Se o profissional se dá conta do que sente e de que essa reação emocional está associada ao paciente, ele pode "guardar" esse sentimento, e, quando perceber que o paciente está mais tranquilo, pode falar do quão assustador é ficar doente e ter de enfrentar tratamentos invasivos que o impedem, muitas vezes, de tocar sua vida e seu cotidiano.

Racionalização

É muito comum pacientes informarem-se dos mecanismos fisiológicos da doença, estudar aspectos técnicos dos tratamentos, enfim, apegar-se a questões racionais que propiciam uma sensação de controle diante do desamparo causado pelo fato de estarem doentes. A esse mecanismo chamamos racionalização. O trecho a seguir ilustra o mecanismo de racionalização.

> **RELATO**
>
> Renata também teve um filho seu morto aos 9 meses. Perguntamos o motivo, e ela nos respondeu que ele morreu de desidratação e afirmou que muitas crianças morreram de desidratação nesse mesmo ano. Ela claramente usou aqui um mecanismo de defesa chamado racionalização. Tentou nos convencer, por um meio lógico e racional, de que a culpa do filho ter morrido não era dela, e sim da situação em que as crianças se encontravam naquele ano.*

Formação reativa

Trata-se de uma atitude psicológica, uma reação de sentido oposto a um desejo, sentimento ou situação insuportáveis. Por exemplo, se o sujeito se sente fracassado por estar doente ou ter sido abandonado pela esposa, em vez de falar desses sentimentos incômodos e desagradáveis, fala de suas vitórias e conquistas, como ilustra o exemplo a seguir.

---

* Trecho do relatório elaborado por Mayra Satiko Lemos Nakano, sob orientação da professora Cristiane Curi Abud.

> **RELATO**
>
> Quando perguntamos como ele se sentiu quando soube que tinha mieloma múltiplo, ele disse que ficou em choque pois tinha uma vida normal e depois desconversou. E não apenas falou de qualquer outro assunto, mas contava histórias de suas conquistas e vitórias na vida. Primeiro ele contou sobre suas dificuldades para conseguir um bom emprego e como recebeu propostas de várias empresas. Contava com orgulho que não faltou nenhum dia do serviço durante 25 anos de profissão. Depois, contou a história de sua ex-mulher. Ele disse que ela era alcoólatra e que, quando eles se divorciaram, ela ficara com os filhos. Então, seus filhos, já grandes, foram pedir para ficar com ele; conseguiu a guarda dos filhos muito rápido. Disse que se sentiu muito orgulhoso por ver que era um bom pai e uma pessoa "direita". Por fim, depois de seis meses, chamou a ex-mulher para vir morar com ele e com os filhos, para que todos pudessem ajudá-la com seu problema.
>
> Isso mostra a negação de Marcos diante da doença, uma vez que ele sempre fugia do assunto, evitando encarar o fato. Além disso, ele sempre desviava do assunto e contava suas conquistas e vitórias na vida, o que é chamado de formação reativa.[*]

É importante salientar que, como o próprio nome diz, mecanismo de defesa serve para defender o sujeito de possíveis angústias. Assim, se o paciente utiliza um mecanismo de defesa é porque não aguenta a angústia despertada pela situação, e devemos respeitar isso. Não adianta dizer ao paciente que ele sente medo e projeta isso na esposa. Devemos apenas perceber que ele tem medo e encorajá-lo a enfrentar sua situação. Todos nós usamos mecanismos de defesa nas situações aflitivas da vida, e, dependendo do grau e da intensidade da defesa, ela pode ser adaptativa. Por exemplo, um senhor que acaba de ser operado de um tumor na bexiga, que não pôde ser totalmente retirado, se volta para sua filha e diz: "Puxa, filha, sinto-me tão bem, que nem parece que estou doente", ao que a filha responde "mas o senhor não está doente, pai". Obviamente, a filha está negando a realidade da doença do pai. Entretanto, no dia seguinte da cirurgia, após uma boa noite de sono, os dois voltam a conversar sobre a doença, e dessa vez a filha consegue admitir a gravidade da situação, ajudando seu pai a pensar sobre os tratamentos propostos pelo médico, assim como puderam chorar juntos, relembrando suas histórias de vida. A tensão emocional da negação se dissipa pela conversa, aliviando ambos, pai e filha. No entanto, acontecem casos em que o paciente ou o familiar continua negando a realidade e negligencia o tratamento, comprometendo a saúde do paciente. Nesses casos, outras providências devem ser tomadas, pois se trata de um mecanismo de defesa que coloca em risco a saúde e o tratamento da pessoa em questão.

A seguir, um relatório escrito por um aluno sobre uma paciente que lembra Dolores, descrita previamente, e que ilustra como o mecanismo de defesa pode ser utilizado em uma entrevista.

---

[*] Trecho do relatório elaborado por Maria Carolina Corsi Ferreira, sob orientação da professora Cristiane Curi Abud.

> **RELATÓRIO DE ENTREVISTA NA GINECOLOGIA**
>
> **Mecanismos de defesa despertados por problemas de saúde**[*]
>
> Seu nome era Maria das Dores. Eu e outros cinco colegas a entrevistamos. Maria das Dores mostrava uma postura curvada e defensiva, e o modo como segurava sua bolsa entre suas pernas revelava certa ansiedade. Casada, 42 anos, mãe de dois filhos, comerciante e moradora no bairro da Saúde, em São Paulo, Maria dissera ser cozinheira em seu pequeno restaurante. "Gosto de cozinhar", revelou.
>
> O motivo de estar ali era porque havia sido chamada por sua médica, uma vez que seu exame de mamografia estava pronto. Maria revelou passar anos sem fazer exames ginecológicos. Apenas passava em outras especialidades, devido a seus problemas digestivos. Fumante de pouco menos de um maço por dia, ela disse ter problemas no esôfago desde a infância e problemas estomacais há 17 anos. Há alguns meses, resolveu visitar a ginecologista, e esta lhe pediu vários exames, o de mamografia inclusive.
>
> Maria das Dores disse ter outros problemas: dormência nos braços, dores nos quadris (devido a um deslocamento) e crises frequentes de dor de cabeça. Essas crises, segundo ela, eram repentinas, fortes e incapacitantes para o trabalho. Há alguns anos, procurara um neurologista. Estranhamente, disse ela, não podia ficar à frente de um médico sem chorar. O neurologista, então, a encaminhou para um exame psiquiátrico e este diagnosticou depressão. Por esse motivo, ela usava antidepressivo, além de um analgésico.
>
> Maria das Dores relatou também ter problemas com a alimentação: "Minha alimentação é supercorreta". Segundo ela, devido à correria do dia a dia, é comum pular refeições, e, às vezes, perder o apetite. Disse haver tido há cerca de dois anos uma crise de anorexia, quando chegou a pesar 50 kg. Atualmente, devido a uma retenção de líquidos, está pesando 63 kg, quando seu peso normal é 59 kg. Para corrigir esse problema, ela toma bastante chás, de vários tipos, "todos muito naturais" (sic).
>
> A paciente revelou ter uma vida muito difícil. Sua atividade diária era muito intensa. Disse haver dias em que trabalhava por 24 horas seguidas. Contou ter passado por vários problemas na vida. Quando perguntada se poderia nos contar alguns deles, desconversou dizendo que eram tantos que, se fosse contar, não sairíamos mais dali (como ela pareceu não querer contar, não insistimos). No desenrolar da entrevista, quando ela falava sobre uma crise de cefaleia que havia tido no passado, perguntamos se naquele dia havia ocorrido algum evento que desencadeou a crise. Ela resolveu então nos contar: relatou que naquele dia seu filho apresentava um problema nas pernas e que procurou o hospital. Aí, sugeriram que a perna fosse amputada. Por conta desse acontecimento, ficou com a pele esverdeada e com uma queda de pressão arterial brusca.
>
> Quanto às questões ginecológicas e sexuais, Maria das Dores disse ter ciclos menstruais irregulares, com duração de sete dias, e em quantidade, sem TPM. Afirmou não ter dores nas relações, que sua primeira relação foi aos 18 anos, e sua menarca se deu aos 15 anos. Teve duas gestações, dois partos e nenhum aborto, sendo que a última gestação se deu aos 29 anos. Não quer ter mais filhos. Como método contraceptivo, utiliza anticoncepcional, mas não o toma de maneira regular, às vezes
>
> continua >>

---

[*]Relatório elaborado por Ricardo Bezerra Silva, sob orientação da professora Cristiane Curi Abud.

> **RELATÓRIO DE ENTREVISTA NA GINECOLOGIA** >> continuação
>
> "pulando" alguns dias e voltando a tomar. Segundo ela, seu útero sofre algumas "revoluções" periódicas, que dificultam a gravidez, por isso a diferença de nove anos entre o primeiro e segundo filho.
>
> Maria das Dores estava apressada. Notamos sua ansiedade (justificável uma vez que não sabia o resultado do exame de mamografia, o que deixa qualquer um ansioso), então agradecemos e nos despedimos.
>
> Chama-nos a atenção em Maria das Dores a semelhança com o caso de "Dolores" discutido em sala de aula. Ficou evidente durante a entrevista que algumas das explicações dadas por ela de seus problemas são confusas, contraditórias e carregadas de profunda carga emocional. É estranho alguém que lida com comida, que gosta do que faz, ter problemas relacionados exatamente a isso. As dores de cabeça, os choros sem explicação, tudo isso fala a favor de recalques, cujas causas ainda não foram investigadas adequadamente.

A ANGÚSTIA E AS DEFESAS DO PROFISSIONAL

Todos nós, quando nos sentimos ameaçados pela possibilidade de ficar doente, morrer, perder alguém muito próximo ou sofrer uma desilusão amorosa, utilizamos algum mecanismo de defesa. Não raramente, pela própria natureza de sua tarefa, que implica lidar cotidianamente com o sofrimento e a angústia, o profissional da saúde também se defende da angústia despertada pelos pacientes. Quando atendemos uma pessoa enferma do mesmo sexo e com idade próxima a nossa, o primeiro pensamento que nos ocorre é "poderia ser comigo", o que, por si só, já desperta uma tremenda angústia. Assistir pessoas com dor, sofrendo ou moribundas desperta a angústia mais central do ser humano, pois nos remete diretamente à morte e à possibilidade de morrer. Por mais preparado, eficiente e experiente que o profissional seja, ele não é uma máquina, sendo constantemente afetado pela humanidade de seus pacientes.

Para suportar tamanha carga emocional e ao mesmo tempo cumprir a tarefa de atender e tratar o paciente, o profissional acaba por criar certa distância emocional da situação. Trata-se de uma linha muito tênue entre uma distância funcional e adaptativa para o cumprimento da tarefa e uma distância que congela e petrifica o profissional, que pode acabar perdendo sua condição de lidar com suas próprias emoções e com as do paciente. Se, por um lado, não podemos nos envolver demais com o paciente, sentar e chorar junto com ele, por outro, não é eficaz evitar qualquer contato mais afetivo. Por exemplo, se o paciente desconfia do médico e expressa essa desconfiança nas entrelinhas, como o fez Dolores no relato apresentado, o médico possivelmente se sentirá inseguro de sua conduta, duvidará de si mesmo e, se parar para refletir sobre essa sensação, perceberá que esse paciente específico o faz sentir-se assim e poderá, inclusive, perguntar-lhe se está de acordo com sua conduta e explorar suas dúvidas e crenças, conquistando sua confiança. Se o médico simplesmente ignorar e negar a situação emocional que se estabeleceu, corre o risco de o paciente não aderir ao tratamento; se ficar absolutamente tomado pela insegurança que o paciente despertou, não conseguirá pensar, diagnosticar e tratá-lo. Essa distância é pessoal e deve ser medida segundo a tolerância de cada profissional com os sentimentos que o paciente desperta.

O seguinte trecho de um relatório ilustra como a robotização do atendimento pode servir como defesa para o profissional evitar pensar e sentir a tristeza decorrente de uma história de vida traumática.

> **RELATO**
>
> Durante a anamnese, pude sentir um pouco de cansaço. Creio que a história triste de vida contada pela paciente tenha me afetado de alguma maneira, ao mesmo tempo em que acredito passar por uma "maquinalização", tornando as anamneses uma espécie de repetição.*

TRANSFERÊNCIA E CONTRATRANSFERÊNCIA

Definimos transferência como o "processo pelo qual os desejos inconscientes se atualizam sobre determinados objetos no quadro de certo tipo de relação estabelecida com eles. Trata-se de uma repetição de protótipos infantis vivida com um sentimento de atualidade acentuada" (Laplanche et al., 1967, p. 514). O sujeito constrói uma personalidade na infância e desenvolve um "jeitão" de ser que se repete em todas as situações da sua vida. O bom filho, muito obediente aos pais, responsável e "caxias", será, provavelmente, um aluno exemplar, estudioso e respeitará os professores.

Dolores foi educada por uma mãe que hipervalorizava os sinais do corpo, sempre muito preocupada com doença. Ela só era objeto de interesse da mãe quando estava doente. Assim, sua personalidade desenvolveu-se valorizando esse aspecto, de modo que ela só sabe se relacionar por meio da doença. Diante das dificuldades da vida, como perder um filho ou cuidar de uma mãe doente, ela acentua essa identidade de doente e sai em busca de cuidados médicos. Trata-se de seu modo-padrão de lidar com a vida.

Por que um médico precisa saber tudo isso? Que diferença isso faz para se definir um diagnóstico e seu respectivo tratamento? Lembremos que Dolores passou anos indo de especialista em especialista, fazendo muitas consultas médicas, exames laboratoriais, em uma peregrinação custosa não só do ponto de vista emocional, mas também financeiro, para o hospital. E os médicos, diante desses pacientes, tendem a se sentir frustrados, culpados por não conseguir curar suas dores. O diagnóstico psicológico, ou pelo menos a noção de que seja esse o pro-

---

*Trecho do relatório elaborado por Felipe Marques de Carvalho Taguchi, sob orientação da professora Cristiane Curi Abud.

blema, pode economizar tempo, sofrimento e dinheiro para todos. Além disso, conhecer a história de vida do paciente e a forma como ele lida com as situações pode ajudar a entender por que não segue o tratamento proposto pelo médico. Por exemplo, quando criança, a mãe de Dolores dizia que misturar manga com leite fazia mal à saúde, e ela desafiava a mãe, fazendo o teste. Já adulta, vai ao médico, que constata que seu colesterol está muito alto e que ela não deve comer frituras, doces, etc. Dolores relatou que, após essa consulta, passou a ter vontade de comer coisas proibidas que nunca antes despertaram seu apetite. Ou seja, ela repete o padrão "desafiador" constituído na relação com a mãe, dessa vez com o médico. Assim, ao tentar mudar um hábito do paciente, o profissional da saúde está diante de mudanças muito profundas.

Por contratransferência entendemos as reações emocionais do profissional diante do paciente. No caso de Dolores, por exemplo, os médicos se sentem, em um primeiro momento, impulsionados a cuidar, resolver seus problemas de saúde, mantendo-a nessa posição de filha doente. Como ela não sara e desafia os médicos, estes passam a se sentir impotentes e frustrados e, muitas vezes, com raiva dessa situação insolúvel.

Vale salientar que, entre aquilo que sentimos e aquilo que fazemos com o que sentimos, existe uma grande distância. O profissional que se sente irritado com a refratariedade dos sintomas de Dolores pode ser grosseiro com a paciente; pode livrar-se dela, encaminhando-a para seus colegas de outras especialidades; ou pode perceber que sua irritação é despertada pela paciente da seguinte forma: Dolores sente dores – por não aguentar a dor emocional decorrente da morte de seu filho. Dolores recalca essa dor moral, que reaparece sob a forma de dor física diariamente – e sentir dor todos os dias gera na paciente uma irritação. A paciente não aguenta essa irritação e a projeta sobre o médico. Ao perceber esse funcionamento psíquico, o médico pode questionar junto à paciente: "Que dor é essa?". Nota-se que, ao compreendermos as motivações psíquicas e emocionais da paciente, conseguimos tomar uma distância e não agir reativamente, mas elaborar a irritação, conferindo a ela um significado e um lugar na história de vida da paciente.

Além disso, muitas vezes o que é despertado pelos pacientes pode ir ao encontro das dificuldades emocionais do profissional, que acaba confuso e confundido com a situação. Por exemplo, o profissional pode também, em sua vida pessoal, ter perdido um ente querido, e, ao se deparar com a angústia de Dolores, fica muito irritado, pois a dor da paciente remete diretamente a sua própria dor. O profissional que estiver consciente de que está de luto e por isso mais sensível a essas questões poderá, ao atender Dolores, separar a dor da paciente da sua própria.

CONCLUINDO

O seguinte relatório ilustra como as experiências de vida deixam marcas no corpo e no psiquismo dos sujeitos, as quais, por vezes, servem de alerta ao indivíduo, um sinal de que deve transformar sua vida.

> **RELATÓRIO DE ENTREVISTA NA GINECOLOGIA**
>
> **Aceitação, adaptação e reformulações no estilo de vida***
>
> Nesta segunda-feira (6/10/2008), fomos até o ambulatório de ginecologia. Ao chegarmos, vimos que o local estava muito cheio devido a uma atual reforma da enfermaria de ginecologia do Hospital São Paulo, de forma que o grupo do qual eu fazia parte teve de realizar a anamnese em uma sala de ultrassonografia.
>
> A paciente se chamava Maria do Socorro, de 59 anos, era natural do Paraná, procedente de São Paulo, tinha seis filhos, era casada pela segunda vez e não mais trabalhava – fora chefe de cozinha em um restaurante industrial. Apresentava bom humor e, logo que chegou, foi muito atenciosa e colaborativa com todos os presentes na entrevista.
>
> Estava no ambulatório para a realização de uma consulta de rotina com sua ginecologista, pois há três anos havia realizado uma cirurgia de retirada da mama direita devido a um tumor maligno. Seu estado de saúde geral encontrava-se estável e bom, e a paciente estava planejando uma cirurgia plástica para sua mama retirada. Somado ao controle de seu câncer prévio, também veio realizar controle sobre outros problemas: era cardiopata (já havia sofrido um infarto), tinha pressão elevada e colesterol alto. Negou ter diabetes. Informou que utilizava medicamentos, dos quais ela se recordou apenas do propranolol (para hipertensão) e da sinvastatina (para colesterol alto). A paciente informou que seus irmãos também têm hipercolesterolemia.
>
> Seu infarto ocorreu em 2001; a meu ver, foi resultado de forte tensão sofrida pela paciente no momento: seus filhos, na época, davam muito trabalho (adolescentes), estava trabalhando demais (cozinhava para 300 pessoas todos os dias) e havia perdido seu primeiro marido recentemente. Além, é claro, dos fatores biológicos predisponentes – hipertensão, colesterol alto.
>
> Surpreendeu-me o modo como ela lidava e/ou falava de todos os problemas que já havia passado: sempre sorrindo e serena. Talvez seja um modo de negação, mas acredito que ela era mesmo uma pessoa otimista. Um fator que talvez a ajude a enfrentar problemas tão sérios seja o fato de ter refeito a sua vida: saiu do emprego que tanto a estressava e casou-se novamente. Seu marido parece lhe dar muito apoio, consolo e amor.

REFERÊNCIAS

ABUD, C. C. Dores somáticas e desvios pulsionais. In: VOLICH, R. M.; FERRAZ, F. C.; RANÑA, W. *Psicossoma III*: interfaces da psicossomática. São Paulo: Casa do Psicólogo, 2003.

ACKERMAN, D. *Uma história natural dos sentidos*. Rio de Janeiro: Bertrand Brasil, 1996.

ALLENDE, I. *Afrodite*: contos, receitas e outros afrodisíacos. Rio de Janeiro: Bertrand Brasil, 1998.

BOMBANA, J. A. Sintomas somáticos inexplicados clinicamente: um campo impreciso entre a psiquiatria e a clínica médica. *J Bras Psiquiatr*, v. 55, n. 4, p. 308-312, 2006.

BOMBANA, J. A. Somatização e conceitos limítrofes: delimitação de campos. *Psiquiatr Prat Med*, v. 33, n. 1, p. 17-19, 2000.

---

*Relatório elaborado por Alexandre Mestriner, sob orientação da professora Cristiane Curi Abud.

BONALUME NETO, R. Mulher fareja genes do pai em camisetas de desconhecidos. *Folha São Paulo*, 21 jan. 2002.

COELHO, C. L. S.; AVILA, L. A. Controvérsias sobre a somatização. *Rev Psiquiatr Clín (USP Impresso)*, v. 34, p. 278-284, 2007.

GUYTON, A. C. *Tratado de fisiologia médica*. Rio de Janeiro: Interamericana, 1977.

LAPLANCHE, J. et al. *Vocabulário de psicanálise*. São Paulo: Martins Fontes, 1967.

LUHRMANN, T. M. *Of two minds, the growing disorder in American psychiatry*. New York: Alfred A. Knopf, 2000.

WORLD HEALTH ORGANIZATION. *Classificação de transtornos mentais e de comportamento da CID-10*: descrições clínicas e diretrizes diagnósticas. Porto Alegre: Artmed, 1993.

Parte V

O ciclo de vida e morte, fases e dinâmicas, crises, desadaptações e psicopatologias e aspectos inerentes à relação médico-paciente

11

O ciclo da vida e da morte: introdução

CRISTIANE CURI ABUD

> *Ponto. Qual é o ponto? Se numa reta, num segmento de reta, por menor que seja, existem infinitos pontos, pois, entre dois deles, sempre haverá um terceiro, e assim por diante, numa espiral ilógica para dentro, para o lado, ponto esse, desse segmento de reta, expressão máxima da solidão [...] Qual o ponto em que um nenê não é mais nenê, é criança? Quando não usa mais fralda, quando entende a palavra não, quando consegue falar helicóptero? Em que ponto que essa criança é adolescente? Qual é o ponto exato em que um homem se torna adulto, em que um adulto se torna velho – o primeiro dia que esquece, o primeiro dia que só fica a relembrar, o primeiro dia que não tem mais desejos, o primeiro dia que não consegue mais subir aquela escada que subiu a vida toda? – nesse segmento de reta que é a vida, infinitos pontos solitários, impossíveis, ilógicos? Que os filhos deixam de ser a continuação dos pais, e os pais tornam-se a continuação dos filhos? Qual é o ponto? Que define o que já passou e o que virá, que ponto é esse que é o agora? Ponto de partida?*
> Magalhães

Qual é o ponto? Quando se trata do processo de desenvolvimento humano, a resposta para a pergunta do poeta nunca é exata. Justamente porque se trata de um processo e não de pontos ou etapas estanques e bem delimitados, independentes entre si. Se separamos as etapas da vida em infância, adolescência, idade adulta, terceira idade e morte, fazemos isso porque essas fases têm, de fato, características que lhes são peculiares e exclusivas. Entretanto, não devemos perder de vista que o desenvolvimento humano é um processo contínuo, no qual as experiências vividas em cada fase e a maneira como são vivenciadas interferem e podem, inclusive, determinar o que ocorrerá na fase seguinte.

Alguns fatores determinam o desenvolvimento humano. Segundo Papalia, Olds e Feldman (2006), as mudanças que acontecem durante o desenvolvimento são produzidas pelos processos biológico, social e psicológico. O relógio biológico, plano estruturado no corpo físico e no código genético, é comum a todos os seres humanos e é responsável pelo fato de o bebê engatinhar, a adolescente menstruar e as células do idoso envelhecerem. A maturação biológica nunca acontece de forma pura, sofrendo alterações causadas pelo ambiente. Por exemplo, uma dieta saudável afeta a elasticidade da pele, assim como um ambiente que estimula o bebê o ajuda a desenvolver conexões neuronais mais densas do cérebro. O ambiente nos remete ao relógio social, que também participa do processo de maturação, sendo que cada sociedade ou cultura possui seus próprios modelos, expectativas e padrões etários. Por exemplo, a escolarização, que não é comum a todas as culturas, produz mudanças cognitivas nas crianças; ou, em algumas sociedades, as moças se casam aos 13 anos; em outras, aos 23; e, em outras ainda, aos 33.

Enfim, estudiosos da psicologia do desenvolvimento, independentemente das teorias que orientam suas pesquisas, compartilham debates sobre três questões fundamentais em relação ao processo de desenvolvimento humano (Cole; Cole, 2003):*

- O desenvolvimento é gradual ou é pontuado por mudanças repentinas em relação a novas formas de comportamento e de pensamento?
- Quais são as contribuições da hereditariedade e do ambiente para o processo de desenvolvimento?
- Como se adquirem as diferenças individuais?

Em linhas gerais, a vida começa a partir da concepção do feto dentro do ventre materno.** Assim, a primeira experiência da vida é uma experiência de fusão total com a mãe, que, de maneira ideal, protege, alimenta e aquece seu bebê. Com o advento do nascimento, corta-se o cordão umbilical, e o bebê vive sua primeira experiência de separação. Separação, de um lado, dolorosa, pois, pelo menos ilusoriamente, no ventre, o bebê estava quentinho, protegido, alimentado, sem nenhuma privação ou frustração; por outro lado, necessária, pois o bebê já não cabia mais no útero e precisa crescer e se desenvolver.

Desse modo, "cortar o cordão umbilical" torna-se símbolo e metáfora de todo o processo de desenvolvimento psíquico e emocional. A cada passo que o bebê dá em seu desenvolvimento, tornando-se uma criança, um adolescente, e assim por diante, vivencia uma perda da situação anterior, ao mesmo tempo em que conquista novas capacidades intelectuais e emocionais, que promovem uma maior autonomia. Esse processo nunca acontece sem algum sofrimento relativo à perda e ao medo do novo e do desconhecido, mas também não ocorre sem o júbilo da conquista e a liberdade conferida pela autonomia. Imagine-se o que significa para um bebê de 12 ou 14 meses sair do colo dos pais, das posições deitado, sentado ou de quatro (para engatinhar) e ficar de pé para começar a andar. Ele dá os primeiros passos e olha para trás, para a mãe, para certificar-se de que ela o acompanha nessa nova empreitada. A possibilidade de explorar o ambiente, de ir e vir conforme a própria vontade, movimentação para a qual dependia anteriormente, da vontade de um adulto, acarreta mudanças colossais subjetivas acerca da

---

*Michael Cole e Sheila R. Cole, em sua extensa obra *O desenvolvimento da criança e do adolescente*, fazem uma aprofundada análise desse assunto tão complexo, oferecendo ao leitor possibilidades de conhecer e criticar diferentes modelos e percorrer novidades em termos de avanços em pesquisas e modificações socioculturais.

**Recortamos questões fundamentais pertinentes ao processo de subjetivação humana, selecionando autores da psicologia, da psiquiatria e da psicanálise. São escolhas feitas a partir de uma prática de ensino com essa população, o que não significa priorizar autores por sua relevância.

independência e da individuação. Ao mesmo tempo, isso também assusta, pois o bebê ainda não está totalmente apto e independente para explorar as tomadas da casa sozinho! Sempre que preciso, ele corre de volta para o colo dos pais.

Passamos a vida a "cortar o cordão umbilical". Desde o desmame, largar a mamadeira e substituí-la pelo copo, largar a chupeta, dispensar as fraldas, aprender a escrever, a fazer contas, a andar de bicicleta, dar o primeiro beijo, começar a namorar, aprender a dirigir, entrar na faculdade, formar-se, o primeiro emprego, o primeiro salário, casar-se, ter filhos, cuidar dos pais já velhinhos, envelhecer e morrer. A cada uma dessas conquistas, cortamos o cordão umbilical.

Todos esses passos contêm uma ambiguidade entre querer seguir adiante e voltar atrás. A cada novo desafio proposto pela vida, que sempre nos convoca, sentimo-nos, por um lado, motivados, e, por outro, temos o desejo de abandonar a tarefa. Os pais, por sua vez, sempre que testemunham as conquistas de seu filho, também apresentam sentimentos ambíguos. Eles comemoram a nova aquisição do filho, têm a sensação de missão cumprida e o alívio de que o filho não precisará deles para sempre, que já pode "se virar sozinho". Todavia, a cada ganho de autonomia do filho, os pais sentem que estão perdendo seu bebê, o qual já não precisa deles para certas coisas. É missão dos pais tolerar a própria ambiguidade, assim como a dos filhos, para ajudá-los a seguir adiante.

Segundo McDougall (1991), a vida psíquica de um lactente começa com uma experiência de fusão com a mãe, o que cria a fantasia de que existe um só corpo e um só psiquismo para duas pessoas. Para o bebê, a mãe não é ainda um objeto distinto.

> A nostalgia de um retorno a essa fusão ilusória, o desejo de tornar-se mais uma vez parte desta mãe-universo onipotente do início da infância, sem nenhuma frustração, nenhuma responsabilidade, nenhum desejo, jaz profundamente enterrada no fundo de cada um de nós. (McDougall, 1991, p.33)

O problema é que, nessa fusão, não existe identidade individual; portanto, o desejo de fusão equivale à perda da identidade pessoal, à morte psíquica, o que nos leva ao nosso próximo ponto.

REFERÊNCIAS

COLE, M.; COLE, S. *O desenvolvimento da criança e do adolescente*. 4. ed. Porto Alegre: Artmed, 2003.

MCDOUGALL, J. *Teatros do corpo*. São Paulo: Martins Fontes, 1991.

PAPALIA, D. E.; OLDS, S. W.; FELDMAN, R. D. *Desenvolvimento humano*. Porto Alegre: Artmed, 2006.

12

Gestação, parto e puerpério

ANA CECILIA LUCCHESE
CRISTIANE CURI ABUD
VERA BLONDINA ZIMMERMANN

O meu guri
Chico Buarque

Quando, seu moço
Nasceu meu rebento
Não era o momento
Dele rebentar
Já foi nascendo
Com cara de fome
E eu não tinha nem nome
Prá lhe dar
Como fui levando
Não sei lhe explicar
Fui assim levando
Ele a me levar
E na sua meninice
Ele um dia me disse
Que chegava lá
Olha aí! Olha aí!
Olha aí!
Ai o meu guri, olha aí!
Olha aí!
[...]

As sociedades, de um modo geral, tendem a valorizar a fertilidade e a maternidade, reservando às grávidas um lugar social privilegiado. O estado gestacional é visto como um "estado de graça", que deve ser socialmente cuidado e preservado. A mulher, por sua vez, experimenta sentimentos de potência criativa, plenitude, realização e poder quase divino. Deixa de ser menina para tornar-se mulher, de filha passa a ser mãe, além de harmonizar-se com seu entorno social por corresponder a suas expectativas, o que eleva sua autoestima.

Entretanto, a mulher grávida vive, ao longo de nove meses, intensas transformações em seu corpo, em seu psiquismo e no seu contexto social. Ela passa por momentos conturbados, por muitas dúvidas, temores e imprevistos, como ilustra a poesia de Chico Buarque. A gravidez é, na vida de uma mulher, de um casal e de uma família, um momento de grande complexidade. Nas palavras de Cláudia, 33 anos, 38 semanas de sua primeira gestação:*

> É engraçado como as pessoas ficam atentas às grávidas, principalmente no último trimestre, quando a barriga está bem grande. São muito simpáticas, querem conversar conosco, as mulheres querem contar como foram suas próprias gestações, saber se é menino ou menina, etc. A coisa mais estranha que costumo escutar é "ah, que saudades de estar grávida assim!". Confesso que não consigo entender quando ouço isso. Às vezes é uma amiga, às vezes uma vendedora de loja. Alguém na fila do banco ou no trabalho. A perspectiva da chegada da minha filha é muito boa, fico animada ao imaginá-la já nascida e gosto muito de sentir ela se movimentar dentro da minha barriga. Mas a gravidez em si é, na maior parte do tempo, um preço a se pagar pela alegria de ter um bebê. Para mim, não é um momento digno de saudades...

Os sintomas que aparecem no decorrer do processo gestacional pertencem a um contexto que constitui a história particular de cada mulher. O sentido dos sintomas só pode ser decodificado dentro desse contexto. Não há gravidez sem história, e é por isso que não existe a gravidez ideal. Cada uma delas é mais ou menos fácil de viver. Algumas mulheres vivem sentimentos de plenitude, outras vivem estados de angústia. Isso depende, em certa medida, segundo Zimmermann (2001), do desenvolvimento infantil e da adolescência que a mulher vivenciou e das lembranças afetivas guardadas de seus pais como modelos. Por isso, antes de mais nada, há que se investigar a história dessa gravidez e dessa paciente.

A partir do momento em que uma mulher se percebe grávida, aparecem também muitos sentimentos ambivalentes: há sempre uma oscilação entre desejar e não desejar aquele filho. Não existe uma gravidez totalmente aceita ou totalmente rejeitada; mesmo quando há clara predominância de aceitação ou rejeição, o sentimento oposto jamais estará ausente. Tal fenômeno é absolutamente natural e caracteriza todos os relacionamentos interpessoais significativos. Uma pessoa nunca ama ou odeia totalmente outra; a complexidade de um relacionamento humano permite a coexistência dos mais diversos sentimentos: a pessoa gosta e não gosta ao mesmo tempo. Além disso, a gravidez implica grandes mudanças – interpessoais, intrapsíquicas, entre outras –, o que, evidentemente, envolve perdas e ganhos, e isso, por si só, já justificaria a existência de sentimentos opostos entre si.

Assim, toda gravidez é acompanhada não apenas pelos sentimentos de potência e fertilidade dos pais, mas também por temores e angústias despertados pela perspectiva da chegada de um bebê, que causará profundas transformações

---

* Todos os depoimentos que aparecem neste capítulo são de mulheres entrevistadas pelas autoras. Os depoimentos têm apenas caráter ilustrativo. Não houve intenção de apresentar uma amostra representativa. Todas as entrevistadas têm um mesmo perfil: estão na faixa de 30 a 35 anos, são casadas e desejaram engravidar. Os nomes foram alterados para garantir o anonimato.

no psiquismo e na rotina dos pais. É tarefa do profissional da saúde nomear e legitimar tais sentimentos, tanto as alegrias como os medos.

Já estamos longe do tempo em que se acreditava que o feto vivia em um mundo isolado e que o útero era inacessível ao mundo externo. A evolução do ultrassom e as pesquisas com recém-nascidos (Klaus; Klaus, 1989), principalmente com os prematuros, tem nos permitido descobertas importantes e inovadoras sobre as capacidades do feto quanto a suas possibilidades reativas diante do som e da luz, bem como quanto ao registro de sensações e envio de mensagens sensoriais. Hoje, falamos em "competências" do recém-nascido, pois, desde os 6 meses de gestação, ele já possui os sistemas olfativo, gustativo, auditivo e sensorial. É no final da gravidez que ocorre o apogeu do crescimento dos neurônios, multiplicando-se as sinapses por ocasião do nascimento.

É função materna intermediar o bebê com o ambiente, ajudando-o a filtrar todos os estímulos e, aos poucos, integrá-los. Serão essas experiências, mais o potencial genético, que moldarão sua organização cerebral. Um bebê é capaz de discriminar e preferir a voz materna nas primeiras horas de vida, pois já a ouvia desde os 6 meses de gestação. O mesmo acontece com o cheiro do corpo da mãe, que é reconhecido nos primeiros dias após o nascimento.

Os benefícios do ultrassom excederam em muito a detecção de problemas de desenvolvimento, pois elucidaram aspectos da vida intrauterina que possibilitaram reafirmar a importância da relação mãe-bebê antes do nascimento: ambos estão envolvidos em um diálogo muito antes do nascimento, e o nível de atividade e estado emocional entrelaça-se com os ciclos característicos do bebê em gestação (Busnel, 1997).

Certamente, a possibilidade de os pais acompanharem o desenvolvimento intrauterino do filho modificou também as angústias que eram próprias do desconhecimento total desse período. Sabemos que esse acompanhamento diminui os medos da gestante de gerar um filho com problemas, e tal tranquilidade se faz sentir na comunicação com o feto.

Esse tipo de diagnóstico precoce também possibilitou que mães retardem a primeira gravidez, pois contam com a ajuda de instrumentos como esse para verificar a evolução saudável do embrião e a decisão de interrupção da gravidez, caso necessário.

Outro aspecto a ser ressaltado em relação ao assunto gravidez é a intensificação marcante do desenvolvimento de técnicas que possibilitam auxílio aos problemas de fertilidade e fecundação. Vivemos uma espécie de *boom* em torno da gravidez assistida, quer para garantir aos casais a possibilidade de terem um filho, quer para possibilitar que mulheres sejam mães mesmo na ausência de um companheiro, o que é chamado de "produção independente".

Muitas pessoas puderam se beneficiar desses avanços da medicina e da tecnologia, mas também sabemos que, em muitas situações, essas tentativas colocam em risco a saúde mental das mulheres que a elas se entregam. As tentativas de fertilização são bastante intrusivas, e o corpo e a mente feminina são alvos de grande sofrimento, principalmente quando o processo não tem êxito.

Além disso, não podemos deixar de focar a situação de um casal que decide não ter filhos, por quaisquer razões. Cabe ao profissional respeitá-los nessa escolha, sem se deixar influenciar pelas costumeiras pressões socioculturais que tal decisão costuma acarretar. Acompanhamos muitas mulheres que decidem não ter filhos e que comentam sobre a dificuldade que experimentam com alguns ginecologistas, que as questionaram de forma invasiva e interpretativa, mesmo sem que elas tenham solicitado algum tipo de parecer sobre o assunto. Quando a paciente solicita alguma ajuda para tomar a decisão, cabe ao ginecologista encaminhá-la para um profissional que tenha condições de fazer com ela um caminho subjetivo de busca do seu desejo, trabalho que certamente implicará tempo maior de reflexão e, por isso, exige técnica específica.

Ainda é importante referir que estamos em um momento histórico da trajetória da mulher no mundo do trabalho que a tem feito postergar a maternidade, às vezes por motivos reais e pertinentes da sua escolha profissional. Pensamos que a melhor forma de ajudar nas reflexões sobre isso é fornecer informações sobre os riscos e as possibilidades dessa postergação.

Portanto, pensamos que a função do médico em todas as situações é proporcionar reflexões, quer sobre o uso exagerado ou indevido de procedimentos, quer sobre decisões que não se apresentam tranquilas – como não ter filho, tê-lo ou de tê-lo em uma "produção independente". Trata-se de ajudar a pensar e sugerir algum tipo de acompanhamento terapêutico capaz de proporcionar decisões embasadas em um maior aprofundamento da singularidade da paciente.

PRIMEIRO TRIMESTRE: O COMEÇO DA GESTAÇÃO

Durante o primeiro trimestre da gravidez, surgem as primeiras modificações da percepção e da imagem do corpo, como tensões mamárias, cheiros e gostos percebidos de forma diferente e repugnâncias. As primeiras modificações do corpo podem ser vividas pela mulher como uma experiência desestabilizante e angustiante que anuncia modificações mais significativas, as quais poderão ameaçar sua autoimagem (Szejer; Stewart, 1997).

Uma das preocupações da gestante é ser rejeitada pelo marido, que pode não mais considerá-la atraente e desejável. A preocupação aumentará se a frequência das relações sexuais diminuir. O casal deve ser orientado e incentivado a manter, na medida do possível, sua vida sexual ativa, inclusive no final da gestação, o que alivia a ansiedade e "confirma seu sentimento de que se amam" (Zimmermann, 2001, p.32). Nesse momento, é renegociado, nas relações do casal, um lugar para o filho que está por vir, e ocorrem profundas redefinições de papéis familiares, mudanças para as quais muitos casais não estão maduros o suficiente para enfrentar, necessitando de assistência.

Há também algumas mulheres que não sentem modificação física alguma, em uma espécie de "negação" na qual a mulher não toma nenhum cuidado e continua sua vida como se nada estivesse acontecendo. Aquela que já tem outros filhos notará, segundo Zimmermann (2001), a animosidade destes, que percebem a gravidez antes mesmo da mãe e sentem seu espaço ameaçado, temendo perder o amor da mãe. A rivalidade entre irmãos pode ser observada no depoimento de Cristina, 36 anos, realizado na décima oitava semana de sua segunda gestação:

> Minha filha, de 4 anos, anda muito apegada a mim e tem exigido muito da minha atenção. Tem dias em que ela não quer ir para escola ou não quer me deixar sair de casa. Ela diz que quer ficar comigo o tempo todo. Teve um dia que eu tentei lhe explicar que ninguém fica com ninguém o tempo todo, que todos nós temos amigos para brincar, temos escola, temos trabalho... e ela prontamente me respondeu, apontando para minha barriga: "Por que que *ela* pode ficar com você o tempo todo e eu não posso"?.

Ao lado das primeiras modificações corporais, o primeiro trimestre da gravidez é o "teatro do mal-estar", composto por náuseas, desejos, alterações do humor, hipersonia (a mulher sente mais necessidade de dormir do que de costume e tende a se retrair e a se desinteressar pelo mundo), além das incontroláveis crises de choro (Szejer; Stewart, 1997). O sentido do choro irá variar de gestante para gestante, e precisa ser investigado dentro de sua história de vida. Por exemplo, essa mulher pode ter perdido a própria mãe, e o estado gestacional reativou esse luto.

De um ponto de vista íntimo, a mulher começa a viver uma espécie de descentralização. Todo o seu corpo se ocupa não só de viver por si mesmo, mas de proteger essa vida em desenvolvimento e de ajudá-la a evoluir harmoniosamente. Logo, a mulher não vive mais para si mesma, ela vive para viabilizar essa possível vida dentro dela (Szejer; Stewart, 1997). Com isso, todas as suas referências habituais se encontram alteradas. Durante a gravidez, a mulher também passará por um trabalho de luto, que consiste em abrir mão de muitas coisas para tornar-se mãe.

Vejamos o depoimento de Emília, 33 anos, na décima semana de sua primeira gestação:

> Eu tenho passado muito mal, não consigo comer nada. Emagreci, ao invés de engordar, neste último mês. Fico preocupada de que falte algo a meu bebê. Eu não estou conseguindo ir trabalhar. Tive até que desmarcar atendimentos no meu consultório [Emília é fonoaudióloga]. Eu ando tão enjoada que, outro dia, tive que ir ao banheiro, no meio de um atendimento, para vomitar. Foi muito desagradável. Eu não imaginava que seria assim, a gente só vê grávidas felizes por aí. E ainda me disseram que gravidez não era doença! É doença sim!

SEGUNDO TRIMESTRE: O MELHOR MOMENTO?

Tradicionalmente, o segundo trimestre é considerado o melhor momento da gravidez. No entanto, quando ouvimos as mulheres nesse período, o quadro que elas traçam é menos "cor-de-rosa" do que as lembranças que elas guardam.

Vejamos o depoimento de Giovana, 35 anos, na vigésima semana de sua primeira gestação:

> É a coisa mais maravilhosa que podia ter me acontecido! Estar grávida, para mim, é uma mistura de sentimentos. É sentir-se feliz, vitoriosa, poderosa, especial. Mas, ao mesmo tempo, insegura, impotente, amedrontada. Afinal, o sucesso da gravidez não depende apenas da minha vontade! São sentimentos que se alternam continuamente a cada etapa. Inicialmente, semana a semana; agora, mês a mês. O que parecia um exagero agora se torna uma necessidade. Um mês! É tempo demais! Tempo suficiente para passar da euforia do último ultrassom aos medos e à ansiedade. É nessa hora que os livros e as amigas mais experientes ajudam muito. Sem falar no próprio médico, que, se for uma pessoa acessível e compreensiva, traz um grande conforto.

Para a maioria das mulheres – mesmo existindo variações individuais –, a gravidez torna-se visível por volta do quarto mês. Isso traz mudanças no modo de se vestir (é comum voltar àquela insegurança típica da adolescência, em que não sabe bem o tamanho de seu corpo, que a cada dia se modifica); em sua postura (barriga empinada ou levemente curvada sobre si mesma); no seu modo de se alimentar (abundantemente, "por dois" ou, ao contrário, muito pouco, menos do que o habitual, para não engordar).

No primeiro trimestre, persiste uma dúvida sobre o futuro dessa gestação. No segundo trimestre, não há mais dúvida. A mãe sente os primeiros movimentos do feto, o que causa surpresa, de certa forma, mas marca também uma primeira separação entre mãe e bebê, que agora se movimenta independentemente da vontade materna. A gestante assimila que a gravidez não é eterna e logo dará à luz o seu bebê e que terá responsabilidade sobre sua criação. A fantasia idílica de "mulher completa cumpridora de seu papel na sociedade" (Zimmermann, 2001, p.32). dá lugar a temores relacionados à educação e aos cuidados com o filho.

Crises de ansiedade e pesadelos podem tomar o lugar das náuseas, cansaço e de outros sintomas, e a preocupação com o parto e as fantasias de complicação e morte começam a aparecer, o que contradiz a opinião geral de que o segundo trimestre é o melhor período da gravidez.

TERCEIRO TRIMESTRE: E ENTÃO? É PARA QUANDO?

Depoimento de Carina, 34 anos, 26 semanas de sua segunda gestação:

> Confesso que não me lembrava direito de ter sentido isso na primeira gestação, mas as dores no baixo ventre e na musculatura pélvica (lá embaixo) são muito incômodas. É como se você tivesse andado a cavalo por uma semana sem parar. Elas são muito, muito incômodas. A explicação é o estiramento dos ligamentos que sustentam o úte-
>
> continua >>

> **continuação**
>
> ro, que são apenas quatro, e que, de repente, têm de suportar um peso várias vezes maior do que aquele que suportaram até então. E também tenho dores nas costas, que incomodam muito. Eu trabalho sentada o dia todo e morro de dores na lombar.
>
> Eu tenho tido sentimentos dúbios: ao mesmo tempo em que me sinto gorda, desajeitada, estranha e não atraente, também me sinto bonita, diferenciada, quase superior, por conta da barriga. A barriga pesa, mas sentir os movimentos do bebê dentro dela é a sensação mais sublime que eu já pude experimentar na vida. É absolutamente mágico.

A partir do terceiro trimestre, a viabilidade da criança determina uma evolução psicológica na mulher grávida, que sente alegria e alívio com a proximidade do parto; entretanto, sente medo de morrer ou de ser mutilada no parto.

O mal-estar físico é intenso, com micções frequentes, compressão do estômago, dificuldade para se movimentar, peso no períneo, hemorroidas, dificuldade para dormir, cansaço, etc. Esse quadro físico leva algumas gestantes a permanecerem deitadas, renunciando às atividades. Outras, mais inclinadas a negar sua gravidez, mostram-se hiperativas. A maioria, entretanto, continua a levar uma vida normal, trabalhando e realizando suas atividades cotidianas, mas de forma mais lenta e com grande esforço (Szejer; Stewart, 1997).

A coabitação tranquila mãe-bebê do segundo trimestre torna-se mais penosa – o filho começa a se sentir apertado e a mulher começa a sentir seus limites físicos. Essas modificações físicas também vão repercutir na sexualidade do casal. Isso ocorre, em parte, por razões materiais: o ventre vai tomando mais espaço e impondo novos comportamentos amorosos, e isso pode despertar inibições, bloqueios ou, ainda, excitações inéditas. Porém, tais modificações ocorrem sobretudo por razões simbólicas: esse ventre não é apenas um ventre, mas o filho que aquela mulher e aquele homem geraram juntos.

Se a nova aparência da mulher e o seu volume, geralmente imponente, tem repercussões sobre a vida sexual, também lhe propicia um novo lugar no espaço social. No ônibus ou no metrô, nos estabelecimentos comerciais, ela não é apenas uma mulher, mas uma gestante, uma futura mamãe, e, queira ou não, daí para a frente, seu ventre a precede, e, para alguns, a esconde.

O terceiro trimestre da gravidez pode ser, igualmente, um período de grandes descompensações psíquicas, tanto da parte da mulher como da parte do homem. As diversas modificações que se processam na futura mamãe podem ter diferentes repercussões no marido, nos mais variados graus da "síndrome da *couvade*". Um estudo (Threthovan, 1969 apud Maldonado, 1985) avaliou homens durante a gravidez de suas mulheres, mostrando alguns sintomas: maior incidência de anorexia, dor de dente, náuseas e vômitos, depressão, tensão, insônia, ansiedade e irritabilidade. Os diferentes graus da síndrome da *couvade*, portanto, expressam, simbolicamente, a participação e o envolvimento do marido na gravidez da mulher. Essa síndrome é de ordem psicogênica, e seus sintomas são semelhantes aos sintomas comuns da gravidez. O termo *couvade* (do francês *couver*, que significa incubar, criar) foi aplicado por causa do ritual da *couvade* observado em algumas sociedades nas quais os homens, durante a gravidez de suas mulheres, deitam-se e permanecem acamados até o nascimento de seu filho.

Na mulher, as descompensações psíquicas do terceiro trimestre tomam formas mais específicas. Ela atravessa estados de ansiedade e de depressão, sofre alterações de sono, etc., sempre conforme sua história e o significado de sua gravidez. Pode ter medo de dar à luz um monstro, de perder o filho ou de morrer no momento do parto. Além disso, a mulher começa a imaginar a aparência e a personalidade do filho.

Porém, quando falamos dos sentimentos de uma grávida e mesmo do pai do bebê que está sendo gerado, não podemos deixar de pontuar um sentimento que sobressai: a onipotência. Por mais que possam ouvir depoimentos negativos ao seu redor em relação à experiência, o casal que está bem na relação e com a vinda do filho exala um ar de quem está acima de tudo aquilo que sabe não poder controlar: "Com o nosso filho vai tudo correr bem!". Alguns psicanalistas explicam esse sentimento da mulher pelo fato de ela estar em supremacia em relação ao homem no que diz respeito a sua capacidade de gerar uma outra vida. Contudo, pensamos que esse sentimento de onipotência é uma condição saudável e necessária para o enfrentamento emocional da tarefa, afinal, o feto está crescendo e terá de sair do seu corpo, de uma ou de outra forma – e, uma vez que ele não entrou grande no seu corpo, como saber se conseguirá sair?

Enfim, queremos dizer que se sentir onipotente na gravidez é uma condição necessária para que se diminuam as angústias e, consequentemente, para que se crie um ambiente de entorno psicológico favorável.

O MOMENTO DO PARTO

O parto, por si só, é um evento muito estressante. Constitui uma situação crítica por várias razões: é um momento de passagem de um estado a outro, cuja principal característica é a irreversibilidade – uma situação que precisa ser enfrentada de qualquer forma. Outra peculiaridade que contribui para o aumento da ansiedade e da insegurança é a incapacidade de saber exatamente quando e como vai se desenrolar o trabalho de parto, esse processo imprevisível e desconhecido sobre o qual não se tem controle. Reaparecem medos da dor, da morte, do filho com má-formação, do filho morto, fantasia de perda dos genitais que seriam retirados junto com a criança, etc.

Em contraste com a gravidez, cuja evolução é lenta e permite que as diversas mudanças ocorram de modo gradual, o parto é um processo abrupto que introduz com rapidez mudanças intensas: bruscamente, há uma nova transformação no esquema corporal, cuja involução é bastante rápida em comparação com as modificações da gravidez; a vinda do bebê traz consigo alterações profundas do ritmo e da rotina familiar, nem sempre previstas; e, com o parto, dá-se o primeiro passo decisivo no *continuum* simbiose-separação. Quando essa separação não é bem elaborada, o parto pode ser sentido como uma segregação dolorosa, no qual a mulher "perde" parte de si mesma, e a relação materno-filial pode ficar perturbada, na medida em que a mãe não consegue perceber as características particulares de seu bebê, já que o considera como uma projeção ou extensão de si própria.

É recomendável que a equipe médica responsável pelo parto seja a mesma que acompanhou a gestante em seu pré-natal, uma vez que conhecer a equipe médica e confiar nela tranquiliza a mãe com relação às ansiedades referentes ao parto. Infelizmente, isso nem sempre é possível na rede de saúde pública (Odent, 2000).

Em relação ao parto, ainda temos assistido a um aumento considerável de cesarianas, sobretudo no Brasil, procedimentos em grande parte desnecessários: elevam o custo dos partos, expõem a mulher ao risco de infecção pós-operatória e fazem com que as mães fiquem separadas de seus filhos enquanto se recuperam da cirurgia. Observa-se que as causas advêm da angústia da gestante e de seus medos do momento do parto, bem como da facilitação dos médicos no que diz respeito a diminuir o tempo de acompanhamento da evolução do processo, que, às vezes, pode ocupá-los por muitas horas. Pesquisas com animais e humanos revelaram a importância de a mãe e o bebê interagirem imediatamente após o nascimento, condição que garante um melhor vínculo posterior, o que levou os pesquisadores a levantarem a hipótese de que os hormônios gerados no corpo da mãe na hora do nascimento favorecem o vínculo (Cole; Cole, 2003).

Durante o trabalho de parto, segundo Zimmermann (2001), a paciente deve ser incentivada a participar e a cooperar, pois isso confere uma sensação de competência à futura mãe. Sedativos e tranquilizantes devem ser evitados, para manter a mãe consciente nesse momento único do nascimento de seu filho e poder, já na sala de parto, vincular-se a ele. Se houver alguma intercorrência mais séria com relação à saúde da mãe ou do bebê, a equipe médica deve tranquilizar os familiares, mantendo-os sempre bem informados quanto à situação e ao prognóstico do bebê e da mãe (Torres, 2008).

Após o parto, e às vezes ainda no hospital, a mãe pode experimentar momentos depressivos, até chegar a um extremo psicopatológico que denominamos de "psicose puerperal". O acompanhamento e a escuta das queixas é fundamental para que o médico discrimine a diferença entre sintomas depressivos pós-parto transitórios e um processo psicótico com perda de contato com a realidade e consequente impossibilidade de realização das funções maternas, inclusive com risco de vida para o bebê. É conveniente que o médico busque a ajuda de um colega para um diagnóstico mais específico do nível de depressão ou de presença de outra patologia psíquica caso tenha dúvidas sobre o estado psicopatológico da mãe. Já acompanhamos um caso no qual a mãe, após o parto em um hospital público, tentou abandonar o bebê, sendo impedida pelos familiares. A equipe médica do hospital foi informada e não tomou nenhuma providência. Após dois anos, a criança faleceu com diagnóstico de maus-tratos, e a mãe foi condenada pelo homicídio do filho. Entendemos que a tentativa de abandono da criança após o nascimento deveria ter sido objeto de avaliação diagnóstica da equipe hospitalar e de subsequente encaminhamento para um trabalho que possibilitasse um desfecho não catastrófico para todas as pessoas envolvidas, inclusive com informações que subsidiassem as decisões judiciais.

A seguir, apresentamos o relatório de um aluno sobre uma paciente, momentos antes de seu parto, situação mais delicada que o normal devido a problemas de saúde da gestante.

> **RELATÓRIO DE ENTREVISTA NA OBSTETRÍCIA**
>
> **Acompanhando as tensões momentos antes do parto**[*]
>
> A entrevista da obstetrícia foi realizada no Hospital São Paulo (HSP), sendo que fiquei responsável pela observação desta vez.
>
> Nossa paciente chamava-se Márcia, 28 anos; casada há três anos; desempregada, não soube informar a renda da família; brasileira, procedente do interior do Estado. Não estava acompanhada no momento, já que seu marido trabalhava distante do hospital e a viagem demorava em torno de três horas. Entretanto, relatou que ele vinha visitá-la sempre que podia.
>
> Estava internada no HSP há 30 dias para tratar de uma endocardite e ser acompanhada no final de sua gravidez, que já estava a termo. Na realidade, nossa entrevista foi realizada minutos antes de ela ser transferida para o Centro Obstétrico para a indução do parto; teria uma menina. Márcia teve febre reumática aos 12 anos de idade e, posteriormente, desenvolveu endocardite em decorrência da doença. Realizou duas operações para troca de válvula cardíaca, sendo uma em 1998 e outra em 2005. Foi informada durante todo esse período que engravidar seria um fator de risco para sua vida, fato que tentou evitar com o uso de preservativos nas relações sexuais, uma vez que o uso de contraceptivos orais não era indicado em seu estado de saúde. A gravidez veio, portanto, de forma não planejada, sendo seu marido o pai da criança. Antes de casar, Márcia tivera apenas um namorado.
>
> Márcia morava apenas com o marido, mas possuía familiares próximos, como a mãe e irmãos. Antes de seu nascimento, sua mãe teve trigêmeos, porém todos morreram antes de Márcia nascer, devido a infecções, segundo ela. Há quatro anos perdeu um irmão mais velho, de 25 anos, devido a um linfoma. Não levantamos mais dados sobre seu contexto social.
>
> Para a paciente, o relacionamento com os médicos e profissionais da saúde do hospital era considerado bom.
>
> Quanto à comunicação, creio que a aluna Roberta soube conduzir bem a entrevista, mostrando-se cordial e dando espaço para Márcia falar. Os empecilhos que percebi foram apenas dois: o fato de a paciente falar um pouco baixo e o nervosismo natural que acompanhava o momento anterior ao parto. Acabamos por nem terminar a anamnese completamente.
>
> Notamos em relação ao nervosismo de Márcia que ele era muito natural e justificável, já que possuía alguns fatores que o agravavam. Como relatado, a gravidez de Márcia não era uma gravidez qualquer, mas uma envolta pelo medo de perder a vida durante o parto. Além disso, podemos citar que sua família já teve grandes perdas (os trigêmeos e o irmão mais velho dela), e certamente esse fato também preocupa alguém na situação em que Márcia se encontrava. A gravidez não planejada chegando a termo evidenciava todas as dúvidas de como seria sua vida a partir daquele momento, de como seria o bebê e se nasceria com saúde.
>
> Creio que, assim, o clima de apreensão que Márcia sentia tomou conta de todos nós, que chegamos a prometer que voltaríamos para ver se tudo ocorrera bem após o parto. Esse sentimento contratransferencial, de fato, nos fez retornar mais tarde ao Centro Obstétrico para vê-la, porém o parto ainda não havia sido realizado. No dia seguinte, retornamos mais uma vez à obstetrícia e conseguimos falar rapidamente
>
> continua >>

---

[*] Relatório elaborado por Bruno Guardia, sob orientação da professora Cristiane Curi Abud.

> **RELATÓRIO DE ENTREVISTA NA OBSTETRÍCIA**
> \>> continuação
>
> com ela; descobrimos que o parto, inicialmente planejado para ser normal, foi do tipo cesariana à 1 hora da manhã; Márcia teve de ser transferida para a UTI do hospital, mas, por volta do meio-dia (período em que lá estávamos), ela já estava sendo transferida para o quarto. O bebê nasceu bem. Como o local em que estávamos estava um pouco movimentado, não pudemos falar muito com ela; contudo, logo que ela nos viu e sorriu, senti que a promessa estava cumprida.
>
> Finalizo dizendo que, em geral, nossas entrevistas nos colocam um pouco dentro da história dos pacientes e certamente mexem com nossos sentimentos, porém é difícil criarmos vínculos intensos com eles quando os vemos apenas uma vez. Desta vez, percebi que a história foi um pouco diferente, estávamos inseridos em um momento muito marcante da vida de Márcia e, além de tudo, um momento de risco para a própria vida dela. Fiquei muito feliz por saber que tudo acabou bem.
>
> Comentários: percebe-se o quanto o risco de vida de um paciente tende a criar reações contratransferenciais importantes no entrevistador; porém, sabe-se que o mais importante é ter consciência da existência desse fenômeno para minimizar ou proteger possíveis interferências prejudiciais ao vínculo profissional.

PUERPÉRIO

O puerpério, assim como a gravidez, é um período bastante vulnerável à ocorrência de crises, devido às profundas mudanças intra e interpessoais desencadeadas pelo parto. Os primeiros dias que se seguem ao nascimento representam, para a mulher, um período de transição cheio de imprevistos. A gestante, para Zimmermann (2001), transforma-se em mãe, e o feto torna-se um filho, real. Fantasias a respeito da saúde do filho, de seu futuro, como o medo de que alguma mulher má venha fazer-lhe mal, são comuns, bem como o temor de não conseguir cuidar de seu bebê. Nesse sentido, as mães precisam de orientação sobre como amamentar, dar banho, trocar fraldas, entre outras práticas, para que se sintam seguras.

Nos casos em que o bebê não recebe alta hospitalar, a ansiedade da mãe e dos familiares é ainda maior, sendo muito penoso para a mãe ficar longe do seu filho. Há serviços que cuidam para que, durante a internação do bebê, os pais possam permanecer a seu lado o maior tempo possível, o que é saudável para ambos.

Voltando para a casa, a mulher vive um estado de fragilidade psíquica, temendo não dar conta de cuidar do lar, dos filhos, do marido. Nesse período, ela se torna especialmente sensível, muitas vezes confusa, até mesmo desesperada. A ansiedade e a depressão reativa são extremamente comuns. A amamentação, importante para a saúde do bebê, pode encontrar problemas, em geral causados pela ansiedade da mãe, que vivencia um conflito entre o "eu" (tendência egoísta) e sua tendência maternal (altruísta), além de sentir-se ou não à vontade com o prazer sensual de amamentar. Esse conflito eu *versus* mãe pode expressar-se pelo atrito entre ter uma vida profissional e cuidar dos filhos, o qual é intensificado pela sociedade atual, que cobra da mulher o cumprimento de ambos os papéis sociais (Zimmermann, 2001).

A depressão pós-parto tende a ser mais intensa quando há uma quebra muito grande da expectativa em relação ao bebê, a si própria como mãe e ao tipo de vida que se estabelece com a presença do filho. Com o desaparecimento da "imagem idílica", surgem, muitas vezes, desapontamento, desânimo, a sensação do "não era bem isso que eu esperava" e a impressão de ser incapaz de enfrentar a nova situação.

Por fim, é importante não menosprezar a repercussão do contexto assistencial sobre a vivência da gravidez, do parto e do puerpério. Muitas vezes, o descontrole, o pânico e até as alterações da contratilidade uterina decorrem de uma assistência precária, que não protege, não acolhe e até mesmo negligencia e maltrata a gestante. Este período na vida de uma mulher – gestação e parto – pode ser considerado um verdadeiro processo psicossomático, cujas características são multideterminadas por inúmeras facetas do contexto sociocultural e da individualidade fisicopsicológica da mulher.

Em relação aos aspectos psicológicos que já se enunciam durante a gravidez, sabemos que, mesmo antes de o(a) filho(a) nascer, os pais já têm uma imagem dele(a), ou seja, já configuram um rol de características em suas fantasias, mesmo que de modo inconsciente. É o que, em psicanálise, sintetizamos com o conceito de "corpo imaginado" (Aulagnier, 1990). A mãe é capaz de dotar o feto de características imaginárias, de acordo com suas projeções e desejos, o que lhe garante uma "cegueira" ao se inclinar sobre ele após o nascimento, descobrindo nele esses traços que supõe lhe pertencer.

Isso pode envolver desde pensá-lo grande ou magro até já imaginá-lo em determinada área profissional ou com determinadas características emocionais. Todo filho nasce já recebendo certas expectativas, e isso é fundamental para que ele possa iniciar o desenvolvimento de seu psiquismo. Após o nascimento, mesmo que haja sintonia entre o esperado e a criança nascida, deve-se falar na necessidade de os pais fazerem uma espécie de "luto" da imagem fantasiada, porque sempre haverá diferenças entre esta e a realidade.

Propiciar um ambiente adequado para a tranquilidade da dupla mãe-bebê é um fator de prevenção de doença mental: a mãe precisa hibernar com sua cria para intermediar sua relação com o ambiente, sendo seu "para-raios". Também é preciso decifrar as mensagens corporais que ela produz e apontar sua significação, processo que constitui a subjetivação do ser humano (Busnel, 1997).

Muitas vezes, os adultos que ajudam a mãe nessas novas tarefas, em vez de funcionarem como complemento e estímulo para que ela adquira autoconfiança nos cuidados com a criança, optam por assumir seu lugar sem que isso seja necessário, o que significa entrar em competição com essa mãe. Dessa forma, já se cria uma divisão de vínculos que atrapalha a organização das bases emocionais do bebê.

Ajudas intrusivas prejudicam a formação adequada de vínculo entre a mãe e a criança da mesma forma a ausência de auxílio. Referimo-nos a uma necessidade de existir na cena uma "função paterna", que seria representada por cuidados de tal forma que a mãe não se sinta atribulada com a realidade do ambiente e possa dedicar-se ao deciframento daquele ser que está ali para ser conhecido e atendido (Stern, 1991). Entendemos que o pai é a figura que poderia dar maior tranquilidade quando o casal está bem e realizado com a chegada do filho; porém, quase sempre, ele precisa retornar ao trabalho e, nesse caso, há necessidade da entrada de outra pessoa que o represente nesses cuidados. Até pouco tempo, essa função cabia às avós, mesmo que trouxesse muitos conflitos junto à ajuda indispensável e importante; hoje, com a postergação da aposentadoria, quase todas as avós continuam ativas no mercado de trabalho ou estão vivendo essa fase da vida ocupadas com muitas atividades novas, o que as mantém afastadas desse momento tão importante para toda a família. O que observamos é que os casais têm buscado cada vez mais ajuda de técnicos especializados para acompanhá-los nessas primeiras experiências, modificando, com isso, a cena costumeira dos momentos iniciais do desenvolvimento, em que tínhamos uma mãe, um bebê e uma avó tentando ajudar sua filha a sentir-se mais segura para encarar a função materna.

Porém, também temos observado uma mudança importante no lugar ocupado pelo pai nesses momentos: o homem, que abandona um papel estereotipado de mantenedor para ocupar o lugar de um pai participador, inclusive realizando também as funções maternas, por escolha, não apenas por necessidade. As mudanças de papéis da mulher, agora também participando da renda familiar de forma igualitária e, às vezes, com honorários maiores que os do marido, possibilitam a divisão das responsabilidades. Pensamos que, para a saúde mental do ser humano, faz-se necessário que ele desfrute das funções materna e paterna, independentemente de quem as execute. A função materna ocupa-se de decifrar e cuidar para que as experiências angustiantes do bebê encontrem continência e apoio e a função paterna comece, aos poucos, a apontar-lhe limites nesse prazer de imaginar-se proprietário e controlador do adulto. O que dificulta o desenvolvimento emocional é a predominância ou a exclusividade de uma função apenas nas experiências da criança.

A gravidez, o parto e a chegada de um bebê são momentos muitos intensos na vida de uma família e têm potencial para gerar muito sofrimento e confusão quando algo "sai fora" do planejado. O relato a seguir traz a história de uma paciente que perdeu o filho logo após ter perdido a mãe. Ela conta histórias contraditórias e relata dados incoerentes, que nos dão indícios sobre o grau de dificuldade enfrentada ao lidar com o turbilhão emocional pelo qual estava passando.

RELATÓRIO DE ENTREVISTA NA OBSTETRÍCIA

Contradições na história de uma gravidez interrompida[*]

A paciente entrevistada por mim no departamento de obstetrícia se chamava Natália, tinha 21 anos, morava em São Paulo há um ano e era procedente de outro estado.

Natália tem o ensino médio completo e começou a trabalhar aos 17 anos, como vendedora, ainda no estado de origem. A paciente é a irmã caçula de uma família de quatro irmãos (dois homens e duas mulheres). A mãe de Natália morreu de câncer de mama aos 39 anos, no ano passado (no ano anterior ao que foi realizada essa entrevista). O pai tem 42 anos e foi morar em um sítio depois da morte da esposa, na cidade natal da paciente.

continua >>

---

[*] Relatório elaborado por Leonardo Jorge Iani, sob orientação da professora Cristiane Curi Abud.

> **RELATÓRIO DE ENTREVISTA NA OBSTETRÍCIA**
>
> \>\> continuação
>
> Natália chegou a São Paulo em outubro do ano passado junto com sua irmã. Elas mudaram de cidade após a morte da mãe, com o intuito de arrumar empregos melhores e ganhar mais dinheiro.
>
> Algo que me chamou bastante atenção foi o fato de Natália ter negado que a morte da mãe teve grande repercussão em sua vida. Após esse trágico acontecimento, seu pai se mudou e um de seus irmãos ficou bastante "nervoso". Esses fatos, aliados à mudança de cidade da própria Natália e de sua irmã, parecem configurar mudanças bastante significativas na vida de alguém, talvez relacionadas à perda de uma estrutura familiar preexistente. Ao negar que o falecimento da mãe tenha tido grandes repercussões, Natália nega sentimentos internos e recusa uma realidade que se impôs a sua vida.
>
> Outro aspecto que não posso deixar de ressaltar relaciona-se à história da gravidez da paciente. Natália relatou que desde abril namorava um rapaz, empregado de um restaurante como ela e que eles decidiram ter um filho. A paciente engravidou em maio. A gravidez, segundo ela, foi planejada! Duas pessoas que namoravam há apenas um mês decidiram ter um filho! Por mais que eu pense que um médico deva evitar julgamentos acerca da conduta e da vida pessoal dos pacientes, esse tipo de atitude me parece absurdo. Cheguei a pensar que Natália mentiu e que a gravidez não foi desejada.
>
> O que também acabou parecendo confuso para mim foi o fato de a paciente dizer que descobriu que estava grávida apenas duas semanas atrás. No entanto, teve a última menstruação em 1º de maio e havia parado de usar preservativos desde antes dessa data. Se ela queria engravidar, por que não suspeitou dos sintomas típicos de gravidez (náuseas e enjoo) que estava enfrentando?
>
> Com relação ao acontecimento que resultou na internação da paciente, também pude notar alguns aspectos que chamaram atenção. Ao relatar que há três dias tinha percebido a presença de líquido em sua genitália, durante a madrugada, Natália "baixava" o olhar e me passava a impressão de estar muito triste. Parecia óbvio pela expressão dela (voz baixa, cabisbaixa, introspectiva) que esse era um assunto que a desagradava. Aparentando estar bastante triste, ela nos contou que teve um "vazamento" de líquido semelhante à água e que isso resultou na perda de seu bebê. Foi levada ao HSP por uma viatura da PM chamada pela irmã e informada pelos médicos de que perdera o bebê devido a uma virose. No dia seguinte, ela foi submetida a uma curetagem, estando internada para se recuperar do procedimento.
>
> Natália nos contou que tem rezado bastante (ela é católica) e que agora já esta mais conformada com o acontecimento, mas que o ocorrido deixou triste não apenas ela, mas também seu namorado e sua irmã, que não estavam com ela no hospital, por terem de trabalhar. Um fato curioso é que o pai da paciente não sabia da gestação da filha. Segunda ela, não houve oportunidade de contar a ele, mas ela diz que ele gostaria da notícia. Talvez o fato de a paciente não ter relatado a gravidez ao pai se deva a um possível receio acerca de sua reação ao receber a notícia.
>
> Com relação ao ambiente hospitalar em que estávamos, dessa vez acho que não havia grandes prejuízos ao desenvolvimento da conversa. Era um quarto fechado e que nos proporcionava boa privacidade. Talvez até por esse motivo eu não tenha tido grandes problemas para fazer as perguntas que mais temia antes da entrevista. Pude conversar sem muita vergonha sobre dados relacionados à vida sexual e menstrual da paciente. A ideia anterior que eu tinha era a de que eu ia constranger
>
> continua \>\>

> **RELATÓRIO DE ENTREVISTA NA OBSTETRÍCIA**
> \>> continuação
>
> a paciente; no entanto, a impressão que tive durante a entrevista foi de que eu estava mais envergonhado do que ela. Natália respondia às perguntas sem tanto receio, ciente de que a entrevista era séria e equivalia a uma conversa com um médico. Ela me contou que nunca foi ao ginecologista, mas que conversava com a mãe e com a irmã sobre sexualidade e métodos de evitar DSTs e gravidez. Também relatou que, durante a TPM, costumava se sentir bastante triste e desanimada.
>
> Comentários: percebe-se que o entrevistador conseguiu uma vinculação adequada com a paciente e criou um clima propício à investigação de dados mais íntimos. Como técnica de entrevista, pensamos que o fator mais importante foi o fato de ele ter se dado conta de que estava projetando na paciente as suas dificuldades, ou seja, imaginava que seria difícil para ela falar sobre sua sexualidade, quando, na verdade, era uma dificuldade dele. Perceber-se durante a situação foi o que ajudou a não prejudicar a entrevista do ponto de vista investigativo.

REFERÊNCIAS

AULAGNIER, P. *Um intérprete em busca de sentido-II*. São Paulo: Escuta, 1990.

BUSNEL, M-C. (Org.). *A linguagem dos bebês*: sabemos escutá-los? São Paulo: Escuta, 1997.

COLE, M.; COLE, S. *O desenvolvimento da criança e do adolescente*. 4. ed. Porto Alegre: Artmed, 2003.

KLAUS, M.; KLAUS, P. *O supreendente recém-nascido*. Porto Alegre: Artes Médicas, 1989.

MALDONADO, M. T. P. *Psicologia da gravidez*. Petrópolis: Vozes, 1985.

ODENT, M. *A cientificação do amor*. São Paulo: Terceira Margem, 2000.

STERN, D. *Diário de um bebê*: o que seu filho sente e vivencia. Porto Alegre: Artmed, 1991.

SZEJER, M.; STEWART, R. *Nove meses na vida da mulher*. São Paulo: Casa do Psicólogo, 1997.

TORRES, M. V. *Intervenciones tempranas*: el futuro de los bebês en el terrno de lãs decisiones y lãs acciones clínicas. Buenos Aires: Lumen, 2008.

ZIMMERMANN, A. Gestação, parto e puerpério. In: EIZIRIK, C. L.; KAPCZINSKI, F.; BASSOLS, A. M. S. *O ciclo da vida humana*: uma perspectiva psicodinâmica. Porto Alegre: Artmed, 2001.

13

A infância: introdução

CRISTIANE CURI ABUD
VERA BLONDINA ZIMMERMANN
ANA CECILIA LUCCHESE

A PRIMEIRA INFÂNCIA: OS TRÊS PRIMEIROS ANOS

O bebê na família: primeiras experiências sociais

A mãe espera, durante a gravidez, segundo Manfro (2001), um bebê gordinho, limpo, seco e cheio de vitalidade. Por isso, precisa gradativamente adaptar-se ao bebê real que se apresenta após o parto. A mãe e o pai que puderem entregar-se ao seu filho, compreendendo e atendendo suas necessidades físicas e afetivas, ajudam o bebê a superar as dificuldades inerentes ao desenvolvimento.

Nessas significações iniciais que são projetadas no filho, tarefa necessária para que ele inicie um processo de subjetivação, encontramos restos inconscientes – desejos e fantasias, expectativas e sonhos – dos pais, que organizam uma forma inicial de essa criança perceber a si mesmo e o mundo a seu redor. Por exemplo, o pai pode não ter feito uma universidade de medicina, porque sua família de origem não teve condição financeira para tanto, e projetar na filha ou no filho o desejo de que realizem seu sonho de ser médico.

Muitas vezes, a criança, estruturada ainda de forma incipiente, encontra dificuldades de se desprender disso e se adequar ao que realmente pode sentir como seu, por ser muito diferente do que lhe foi traçado ou por não conseguir atingir determinadas expectativas. Pode ficar presa ao desejo de satisfazer esses pais e só pensar nesse caminho como possível. Em nosso exemplo, a criança pode não gostar de biologia, de sangue, de gente e gostaria de trabalhar com informática. Mesmo assim segue a medicina, ficando presa ao desejo dos pais, à custa de uma insatisfação profissional.

Nesse percurso de acompanhar um filho no processo de subjetivação, muitos pais conseguem ir se adequando às diferenças que ele vai apresentando, mesmo que tais diferenças "machuquem" eles narcisicamente, ou seja, que frustrem aquilo que eles haviam sonhado para seu filho. Muitas vezes, instalam-se dificuldades que podem ter os mais variados graus de conflitos e consequências.

Os pais podem olhar para o filho e lidar com ele como se ele ainda fosse aquele ser que eles constituíram em seus inconscientes antes do nascimento. Ou, então, podem demorar para "encontrá-lo" verdadeiramente e, ainda, tentar "encontrá-lo" e não conseguirem, por ser muito diferente ou desejarem outras coisas para ele. Esses desencontros podem gerar conflitos relacionais futuros importantes. Vejamos quais são os desafios e as dificuldades que o recém-nascido e seus pais encontram nessa fase da vida.

Nas últimas décadas, as pesquisas continuaram modificando nossa percepção sobre os bebês. Tradicionalmente, pensava-se neles como quem apenas mamava e dormia; hoje, sabemos que são seres ativos, que interagem com o ambiente e que precisam ser conhecidos e compreendidos.

Um dos passos importantes nessa direção foi o estudo sobre o desenvolvimento infantil conduzido por René Spitz e publicado em 1965, no livro *O primeiro ano de vida*, no qual o autor fez observações e experimentações com bebês. Ele notou que, no início do segundo mês de vida, o rosto humano é o estímulo preferido entre todas as outras "coisas" do ambiente do bebê. Se falarmos de frente com um bebê provocaremos um sorriso, mas, se virarmos a cabeça ao falar ou colocarmos uma máscara, não provocaremos a mesma reação.

Nesse mesmo estudo, René Spitz também observou que privações afetivas atrapalhavam o desenvolvimento global da criança. Ele comparou dois grupos de crianças separadas de suas mães: um grupo foi criado em um orfanato para crianças abandonadas e cuidado por enfermeiras (cada uma delas era responsável por sete crianças); o outro grupo permaneceu em um berçário ligado a uma prisão de mulheres, onde as crianças eram cuidadas por suas mães durante breves períodos de tempo, diariamente. René Spitz cunhou o termo "hospitalismo" para descrever o conjunto de alterações físicas e mentais que observou nas crianças separadas precocemente da mãe. Ele constatou que, durante o primeiro mês de separação, a criança se mostra triste, chora sem motivo e agarra-se desesperadamente a todos que se aproximam dela. No segundo mês, a tristeza continua, mas a criança empenha menos energia na busca de contato. Seu desenvolvimento físico sofre perturbação, e, com frequência, ela perde apetite e peso. Por fim, a partir do terceiro mês, ansiosa e indiferente, a criança recusa qualquer contato. Em geral, recusa alimentos, seu sistema imune enfraquece e ela adoece facilmente. Seu retardo psicomotor se generaliza, ela tem menos tonicidade que as outras crianças e mal consegue ficar sentada, ou nem mesmo o consegue. (Vale ressaltar que as crianças observadas por esse pesquisador recebiam alimentação e cuidados físicos adequados nas duas instituições.) Depois de três meses de separação, a expressão de seu rosto se enrijece e o olhar parece ausente. A criança não sorri, tampouco grita ou chora; emite, no lugar disso, uma espécie de gemido, enquanto faz movimentos ou gestos repetitivos chamados de estereotipias. O pesquisador atribuiu tais perturbações a uma carência afetiva precoce, nos primeiros 18 meses de vida da criança.

Descobria-se, com espanto, que o bebê era uma pessoa, que não tinha apenas necessidades vitais, mas também necessidades afetivas. O bebê, ao nascer, não se percebe como diferente da mãe, que, por sua vez, também tem a impressão de que o filho faz parte dela. Fala-se em um quarto trimestre de gestação, quando a fusão mãe-bebê é necessária para o desenvolvimento da criança. Ainda que a fusão seja essencial durante os primeiros meses, ela tem que terminar gradualmente, para que o bebê, frustrado, perceba-se separado da mãe e busque satisfazer-se no mundo.

Pesquisas com recém-nascidos trouxeram elementos fundamentais para o trabalho de estimulação do desenvolvimento, principalmente em bebês que apresentam algum tipo de déficit. Uma dessas descobertas foi em relação ao sono e ao estado de inatividade alerta (semelhante à atenção consciente); verifica-se que, já nos primeiros minutos de vida:

> um bebê normal pode manter os olhos abertos, luminosos e brilhantes – apresenta um período prolongado de inatividade alerta, em média 40 minutos, durante os quais olha diretamente para a face e para os olhos da mãe e pode responder a vozes. É como se os recém-nascidos tivessem ensaiado a abordagem perfeita para o primeiro encontro com os pais. Nesse estado, a atividade motora é suprimida e toda a energia do bebê parece ser canalizada para ver e ouvir. (Manfro, 2001, p. 21)

Esse estado, que é chamado de "inatividade alerta", geralmente "abrange 10% das 24 horas durante a primeira semana de vida e permite que o bebê capte muita coisa a seu redor, responda e adapte-se ao ambiente" (Manfro, 2001, p. 22). Segundo os pesquisadores, nesse estado, o bebê já apresenta uma curiosidade natural para entender o mundo.

Todas essas descobertas têm influenciado as atitudes dos pais que se preocupam em estimular o potencial de desenvolvimento de seu bebê, fazendo com que algumas aquisições sejam realizadas mais cedo. Temos como exemplo a capacidade de "estranhar", índice de que a criança está reconhecendo a diferença entre o que é estranho e o que é familiar, habilidade que, algumas décadas atrás, surgia por volta dos 8 meses do bebê; hoje, observamos seu surgimento em torno do início do segundo trimestre, quando não antes. Também houve grande desenvolvimento de trabalhos multidisciplinares que atuam na prevenção e no atendimento precoce de dificuldades, o que minimizou danos antes considerados irreversíveis e evitou o desenvolvimento de sintomas que antes eram inevitáveis (Bonamigo et al., 2001; Coriat, 1997). Como exemplo, temos o trabalho com os bebês portadores de síndrome de Down: após serem submetidos a acompanhamentos multidisciplinares desde o nascimento, conseguiram alcançar um nível cognitivo que os habilita a uma inserção social produtiva e garante independência para sobreviverem sem a família.

Primeira crise do desenvolvimento (Erikson):
confiança versus desconfiança

Os bebês humanos dependem por um tempo maior, se comparados aos outros mamíferos, dos cuidados de um adulto para garantir sua sobrevivência. Como eles desenvolvem a confiança de que suas necessidades serão atendidas? Segundo

Erikson (1998),* a primeira crise é a de confiança básica *versus* desconfiança básica, etapa que se inicia no primeiro ano de vida e continua até os 18 meses, aproximadamente. Os bebês desenvolvem um sentimento do quão confiável são as pessoas e os objetos de seu ambiente. Precisam desenvolver um equilíbrio entre confiança, que lhes permite formar relacionamentos íntimos, e desconfiança, que lhes permite proteger-se. Quando predomina a confiança, que é o esperado, a criança desenvolve a "virtude" da esperança, a crença de que as pessoas podem satisfazer suas necessidades e seus desejos. Se predominar a desconfiança, a criança verá o mundo como um ambiente hostil e imprevisível, o que comprometerá seus relacionamentos. A confiança depende de um cuidador sensível, responsivo e consistente; por exemplo, o bebê pode acreditar que será alimentado pela mãe quando sentir fome, pois a mãe sabe perceber seus sinais de fome e o alimenta sempre que os percebe. Uma mãe negligente, ao contrário, não ajudará o filho a desenvolver confiança no mundo que o cerca.

O choro é o mais poderoso meio de comunicação dos bebês. Eles podem chorar de fome, de raiva, de dor ou de frustração. Pesquisas mostram que bebês cujas mães atendiam regularmente seus choros passam a chorar menos ao final do primeiro ano, pois a resposta da mãe garante ao bebê confiança em seu poder de atuar sobre sua condição. Obviamente, as mães precisam aprender a distinguir um choro que revela sofrimento profundo de um choro manhoso.**

Os recém-nascidos apresentam temperamentos diferentes, sendo alguns mais irritados e choram mais, outros são consolados mais facilmente e logo se acalmam e param de chorar. O temperamento pode ser avaliado quanto ao nível de atividade do bebê, à responsividade a estímulos ambientais, ao humor e à adaptabilidade. O temperamento, que é em parte biologicamente determinado, influencia o desenvolvimento da criança, uma vez que irritabilidade, timidez ou introversão, derivados de intensa ansiedade, podem prejudicar a interação com o ambiente. O clínico atento que seja capaz de identificar essas tendências no recém-nascido poderá, mediante intervenções precoces, orientar os pais no sentido de prevenir um agravamento do quadro (Manfro, 2001).

Um estudo prospectivo que vem sendo conduzido nos Estados Unidos há mais de 30 anos teve alguns dados publicados recentemente por Maselko e colaboradores (2011). Foi avaliada a qualidade de interação da mãe (ou do cuidador) com seu bebê e o nível de estresse desses cuidadores. A avaliação foi feita quando esses bebês tinham 8 meses de idade. Tal população vem sendo acompanhada, e, 34 anos depois, foi encontrada uma forte associação entre um ambiente afetuoso do bebê com baixos índices de ansiedade no adulto. O presente estudo sugere que um ambiente de cuidado caloroso tem um efeito duradouro e positivo sobre a saúde mental desses adultos.

---

* Erikson é psicanalista, partilha dos pressupostos básicos de Freud, mas focaliza, no estudo do desenvolvimento, o surgimento gradativo de um senso de identidade. Ele propõe oito estágios de desenvolvimento, chamados estágios psicossociais, que serão expostos e definidos ao longo das fases de vida aqui descritas. Cada um desses estágios contém um dilema a ser superado, uma tarefa psicológica a ser cumprida. Cada idade traz novas tarefas que confrontam a pessoa, quer ela tenha resolvido com êxito dilemas anteriores, quer não. Os primeiros estágios são, portanto, fundamentais, pois determinam o que virá a seguir.

** Sugerimos como leitura complementar sobre questões do desenvolvimento, tais como, choro, alimentação, sono, entre outras, a consulta aos trabalhos de T. Berry Brazelton.

*Estágio sensório-motor (Piaget)**

Segundo Piaget (1970), importante teórico do desenvolvimento cognitivo, entre 0 e 2 anos de idade, a criança passa por um estágio chamado de estágio sensório-motor, no qual entende o mundo em termos de seus sentidos e ações motoras. Assim, um móbile seria aquilo que o bebê sente nas mãos ao agarrá-lo, a forma como ele percebe, o gosto que produz na sua boca.

Do ponto de vista motor, para Piaget (1970), desde o nascimento até aproximadamente 1 mês, ao exercitarem seus reflexos inatos, os bebês adquirem certo controle sobre eles. Começam a apresentar determinado comportamento, mesmo que o estímulo que normalmente o provoca não esteja presente. Por exemplo, sugam tudo o que toca seus lábios; aprendem a procurar os mamilos e mamam mesmo quando não estão com fome. Assim, ampliam e modificam o esquema de sucção.

Entre o terceiro e o quarto mês, mudanças fundamentais acontecem na mente do bebê, que reconhece a mãe como alguém diferente de si mesmo, sendo esta, ao mesmo tempo, objeto de seu amor e ódio, e essa "revelação inicia um processo de desprendimento que o conduzirá à busca do pai e do mundo circundante" (Manfro, 2001, p. 78).

Do ponto de vista motor, segundo Piaget, dos 4 aos 8 meses, os bebês começam a se interessar em manipular objetos e conhecer suas propriedades. Apresentam ações intencionais repetidas para obter resultados que vão além do próprio corpo. Brincam com os objetos, desaparecem atrás do lençol e voltam a aparecer, abrem e fecham os olhos, perdem o mundo e o recuperam. Estas constituem experiências de separação entre o bebê e o ambiente. "Quando o bebê joga seus brinquedos no chão, espera e exige que os devolvam. Esse jogo é necessário para que a criança experimente que pode perder e recuperar o que ama" (Manfro, 2001, p. 78).

Por volta dos 6 meses, já podem sentar, conquista que muda completamente sua relação com o ambiente, pois conseguem pegar o que querem, levar objetos à boca, e, por meio da brincadeira, experimentam e elaboram o aparecimento e o desaparecimento dos objetos, brincadeira que ajuda a elaborar a ansiedade de separação. A mãe é muito mais do que alimento, e o bebê reclama a ausência dos pais, chorando de raiva se não é atendido. Ele precisa saber que, para além do leite, a voz, o contato e o aconchego da mãe não desaparecerão. "O temor da separação é a angústia mais intensa dessa idade" (Manfro, 2001, p. 78). O aparecimento dos dentes e o desmame realizam a fantasia de separação, que pode ser muito dolorosa para o bebê. A perda do vínculo único com a mãe permite o envolvimento do pai, que passa a participar dos cuidados de alimentar, dar banho, brincar e sair com o filho, oferecendo-se, assim, como fonte de identificação.

---

* Na perspectiva construtivista de Piaget, o começo do conhecimento é a ação do sujeito sobre o objeto, ou seja, o conhecimento humano se constrói na interação homem-meio, sujeito-objeto. Conhecer consiste em operar sobre o real e transformá-lo a fim de compreendê-lo, é algo que se dá a partir da ação do sujeito sobre o objeto de conhecimento. As formas de conhecer são construídas nas trocas com os objetos, tendo uma melhor organização em momentos sucessivos de adaptação ao objeto. A adaptação ocorre através da organização, sendo que o organismo discrimina entre estímulos e sensações, selecionando aqueles que irá organizar em alguma forma de estrutura. A adaptação possui dois mecanismos opostos, mas complementares, que garantem o processo de desenvolvimento: a assimilação e a acomodação. Segundo Piaget, o conhecimento é o equilíbrio/reequilíbrio entre assimilação e acomodação, ou seja, entre os indivíduos e os objetos do mundo.

O relatório a seguir mostra as observações e a avaliação de um aluno sobre o desenvolvimento motor e afetivo de um bebê de 9 meses, assim como de sua mãe, muito atenta às dificuldades de sua filha.

> **RELATÓRIO DE ENTREVISTA NA PEDIATRIA**
>
> **Observando e avaliando a história de uma criança com doença degenerativa***
>
> No dia 17 de agosto de 2009, nosso grupo realizou uma anamnese no pronto-socorro de pediatria do Hospital São Paulo com a paciente Letícia, 9 meses, natural e procedente da capital. Desde o nascimento, Letícia mostrou ser uma criança "especial" (nas palavras de sua mãe). Nasceu de parto do tipo cesárea porque não conseguia se movimentar direito e tinha seu pé envolto pelo cordão umbilical. A paciente sempre apresentou dificuldades em aprender movimentos voluntários, mas isso só ficou evidente decorridos alguns meses de vida, quando seus pais resolveram procurar o serviço de saúde. Na ocasião, a mãe recebeu apoio financeiro da patroa para ser atendida no serviço particular, porque o público era muito demorado. Há 10 dias, a menina foi diagnosticada com síndrome de Wernick-Hoffman, uma doença degenerativa caracterizada pela perda progressiva dos movimentos musculares, inclusive respiratórios. E, na última sexta-feira, dia 14, foi levada ao Hospital São Paulo porque apresentava importante dificuldade em respirar e incapacidade de mamar. Desde então, está internada, recebendo alimentação por sonda nasogástrica e fazendo terapia. Está à espera do aval da equipe de cirurgia para a realização de gastrostomia e traqueostomia. Quanto ao desenvolvimento da personalidade, Letícia parece ter o equilíbrio necessário entre a confiança (permite intimidade nos relacionamentos) e a desconfiança (confere autoproteção) nas pessoas e nos objetos ao seu redor.
>
> Letícia demonstrava, sobretudo por meio dos olhos, desconfiança quando diante de pessoas estranhas ou em ambientes não familiares, como o hospital. Carla, sua mãe, confirmou, dizendo que a filha vinha estranhando bastante o lugar desde que entrou no hospital. Não dormia direito, acordando com mais frequência durante a noite, e sorria menos. Carla preocupa-se bastante com a filha e tem ficado o dia inteiro ao lado dela, desde a internação. Mesmo durante a anamnese, houve momentos em que nos interrompeu para dar auxílio à filha (para pegar a injeção solicitada pela terapeuta, mudar a posição em que Letícia se encontrava e assegurar que a terapeuta havia lavado a mão para Letícia não pegar gripe). Esse cuidar constante da mãe, da avó materna que cuida da neta enquanto Carla trabalha e da equipe de saúde do hospital contribui para que Letícia tenha mais confiança de que é cuidada. Até mesmo o choro, poderoso meio pelo qual o bebê se expressa, confirma essa confiança. Durante a anamnese, Letícia chorou duas vezes: por sentir desconforto (a paciente estava no colo da mãe) e por sentir dor (a paciente recebeu medicamento pela sonda). Foram situações diferentes, mas em ambas foi possível observar que seu choro era bastante baixo, inaudível para pessoas no outro lado da sala, e tinha curta duração. Sua dificuldade em respirar e ativar os músculos do corpo talvez contribua para o volume baixo do som que produz ao chorar; porém, tão logo ela ameaçava chorar, já parava, porque alguém a amparava. Letícia é, de maneira geral, calma, com irritabilidade ocasional.
>
> continua >>

---

*Relatório elaborado por Sabrina Jisun Myung Cho, a partir de entrevista realizada pelas alunas Morgana Domingues da Silva e Danielle Rodrigues Alves, sob orientação da professora Cristiane Curi Abud.

Relatório de entrevista na pediatria
>> continuação

Quanto ao desenvolvimento psicomotor, qualquer esforço que exija movimento voluntário lhe é mais difícil. Quando algum objeto é colocado em sua mão, esta responde fechando, mas com força muito menor do que a de uma criança de 9 meses saudável. Letícia não tem capacidade de sugar o seio (recebe alimento por sonda), muito menos de sustentar a cabeça e sentar-se. Também não consegue brincar com objetos. Não por falta de curiosidade, pois seus olhos seguem os objetos ao seu redor, as pessoas e suas vozes com vivacidade. Consegue com dificuldade movimentar um pouco sua cabeça na direção do som, mas os olhos se movimentam com rapidez.

De maneira geral, a família não tem sérios problemas de relacionamento. A pessoa mais próxima de Letícia, além dos pais, é a avó materna. Esta cuida da menina todos os dias, enquanto os pais, Carla e Ricardo, estão trabalhando. A doença causou grande impacto na família. Nas palavras da mãe, "a família está bastante debilitada", "Letícia é a primeira filha, a primeira neta". Como se não bastasse, a doença é genética, e todos os filhos que o casal tiver serão portadores da mesma síndrome, com 100% de certeza, segundo o médico informou à mãe.

Fiquei imaginando a dor que isso deveria trazer ao casal: o desejo de ter filhos e não poder; de constituir uma família "normal" e não poder. Mais do que isso, não era necessário ir tão além: a dor de perder a filha em idade tão tenra. O que me assustou, no entanto, foi a forma como o casal se comportou diante da doença. Ao que parece, o pai tem tido maiores dificuldades em lidar com a situação do que a mãe. Ele continua com a rotina de trabalho (provavelmente para o sustento da casa), passando pouco tempo com a filha. E, nesses poucos momentos, Carla disse que Ricardo muitas vezes passa chorando ao contemplar a filha. Quanto à Carla, aparenta estar bem. Aceitou a realidade, sem apresentar quaisquer mecanismos de defesa. Admite estar bastante afetada, mas se mantém em pé para cuidar de Letícia e da família. Encontra refúgio na religião. Além disso, tem o suporte da patroa e dos amigos que vêm fazer visita no hospital. Reconhece, no entanto, que sua saúde emocional não depende dos outros, mas de si mesma. É bastante realista.

Quanto à técnica de entrevista e à comunicação, percebi que houve muitas falhas de minha parte. O acolhimento foi receptivo. Fizemos contato olho a olho. Notei que Carla era humilde, estava vestida com jeans e uma blusa confortável, sem maquiagem e com o cabelo um pouco desajeitado. Apertamos as mãos. A fase exploratória, no entanto, ocorreu de maneira insatisfatória. Foi uma entrevista semidirigida, mas muitas de minhas perguntas foram fechadas. Minha vontade de confortá-la atrapalhou, pois deixei de ser mais investigativa. O ruído do ambiente, com muitas pessoas transitando e falando alto, e interferências, como a da terapeuta que veio cuidar de Letícia, também atrapalharam.

Comentários: a entrevistadora conseguiu investigar com muita perspicácia e acuidade os dados sobre o desenvolvimento da criança, usando, predominantemente, a observação, o que denota estar dominando informações sobre o conteúdo observado e ter sensibilidade clínica para ir juntando os dados verbalizados com os das condutas manifestas na cena da entrevista. Percebe-se assustada e surpresa com a realidade que investiga e, o mais importante enquanto técnica, dá-se conta de que seu sentimento contratransferencial de querer confortar a paciente pode ter prejudicado a investigação. Como trabalhamos os conteúdos referentes a transferência e contratransferência, o importante é que o entrevistador consiga certa distância emocional da situação para que seus sentimentos, mesmo existindo, sejam controlados de alguma forma menos prejudicial à situação.

A CRIANÇA, SEU DESENVOLVIMENTO E SEUS DINAMISMOS PSÍQUICOS

Primeira infância: 1 a 3 anos

> *A premissa básica da teoria vincular é que a criança*
> *só poderá ser autônoma e competente*
> *se puder confiar em um adulto*
> *que a faça sentir-se segura e protegida.*
> Manfro

Nessa idade, a criança começa a andar, o que representa um marco importante de independência e autonomia em relação à mãe. A criança pode andar para onde e até onde quiser, e, maravilha-se com o mundo que descobre, tornando-se ousada e podendo ser caprichosa e difícil de lidar, uma vez que quer experimentar sua nova condição, mas ainda não tem noção de limites, o que cabe aos pais ensinar. Desenvolve-se para tornar-se um indivíduo distinto, separado de sua mãe, com seu jeito próprio de agir e pensar, o que não acontece sem alguma ansiedade. Estabelece-se, assim, a confiança básica no "eu" e um senso de iniciativa (Manfro, 2001).

Segunda crise do desenvolvimento (Erikson): autonomia versus vergonha e dúvida

A ousadia da criança pode levar os pais a um elevado grau de ansiedade, os quais, como consequência, restringirão os movimentos da criança além do necessário. Aos 14 meses, algumas crianças demonstram necessidade de autonomia, resistindo a ajuda para se vestir ou trocar fraldas. Erikson (1998) identificou o período dos 18 meses aos 3 anos como o segundo estágio ou crise no desenvolvimento da personalidade, autonomia *versus* vergonha e dúvida, marcado pela mudança do controle externo pelo autocontrole. Uma vez adquirido o senso de confiança básica no mundo e com o despertar da autoconsciência, a criança começa a substituir o julgamento de seus cuidadores pelo próprio julgamento. Surge, então, a "vontade".

O abandono das fraldas, que deve ser tentado a partir dos 24 meses, é um passo importante para a autonomia e o autocontrole, bem como a linguagem, pois, por meio dela, as crianças podem expressar seus desejos. Como liberdade ilimitada não é saudável nem segura, a vergonha e a dúvida são males necessários, pois ajudam as crianças a reconhecer o que ainda não estão prontas para fazer e a viver com regras sensatas. Os "terríveis 2 anos" expressam a necessidade das crianças de autonomia; elas precisam testar essa nova ideia de que são indivíduos, experimentam suas novas ideias, exercitam suas preferências e, assim, aprendem a tomar decisões. Dizem muitos "nãos" para se opor à autoridade dos pais e fazer valer a própria vontade. Apesar do trabalho que dão aos pais nessa fase, que vai dos 2 até os 6 anos, trata-se de um esforço saudável por independência. Se antes a criança conhecia o mundo com a boca (até essa idade a criança pega e põe na boca tudo o que vê), agora a atenção concentra-se no esfincter e no prazer da autonomia (que o controle sobre o seu corpo lhe confere). Nesse momento, os pais exigem da criança que controle o esfíncter, ora querendo que retenha as fezes, ora que evacue, o que gera conflitos da ordem "quem manda mais", pois a criança quer ela mesma "mandar" em seu corpo. Os conflitos entre pais e filhos são comuns e manifestos nessa fase do desenvolvimento.

O surgimento do "não" e o início das dificuldades em se colocar limites constituem o momento em que os pais apresentam problemas para se posicionar em relação a valores educacionais, ou mesmo para renunciar a seu narcisismo e aceitar a raiva nas respostas dos filhos ao serem frustrados. É comum que os pais busquem respostas no médico nessa hora; orientá-los com regras a serem colocadas não é uma forma de ajudá-los, porque isso pode ser feito sem apropriação de sentido; o mais adequado é ajudá-los a pensar em valores educacionais que gostariam de passar para seus filhos, ou seja, que tipo de ser humano querem formar? A partir disso, favorecer que definam formas educacionais para atingir tais valores. Se a criança se mostrar sem limites na conduta, tiranizando os pais de forma onipotente, o médico pode perguntar como eles imaginam que a professora, os colegas de aula ou, mais tarde, os colegas de trabalho vão agir em relação a essas condutas inadequadas. Fazer pensar na cena futura que inclui a conduta presente é uma boa forma de favorecer reflexões sem que o médico interfira com "receitas" de condutas que certamente não serão cumpridas. Outra dica que ajuda a lidar com o "não" é, além de dizê-lo à criança, oferecer-lhe opções. Por exemplo, não pode brincar de colocar o dedo no ventilador, mas pode brincar com esses carrinhos ou essas bonecas, de tal forma que a criança aprende que os limites sempre abrem para possibilidades, não sendo meramente restritivos.

*Desenvolvimento motor e cognitivo**

Segundo Piaget (1970), dos 12 aos 18 meses, os bebês começam a experimentar novos comportamentos para testar o que acontece. Começam a andar, podendo explorar o ambiente com mais autonomia, o que revoluciona o conceito que a criança tem de si mesma. Para Manfro, "sua tarefa principal no campo afetivo é integrar a emoção de explorar o mundo sem a ajuda de seus pais, com a sensação de proteção e segurança que deriva da presença deles" (Manfro, 2001, p.80). Os pais devem proteger a criança com tato para não tolher suas iniciativas. Entre 18 meses e 2 anos, os bebês passam por uma transição para o estágio pré-operacional da segunda infância. Desenvolve-se a capacidade de representar mentalmente objetos e ações na me-

---

*Lev Vygotsky, pós-piagetiano, teórico sociocultural do desenvolvimento cognitivo, tem uma contribuição importante: o desenvolvimento não precede a socialização, são as estruturas sociais e as relações sociais que levam ao desenvolvimento das funções mentais – o homem se produz na e pela linguagem. Vygotsky acreditava que a aprendizagem na criança podia ocorrer através do jogo, da brincadeira, da instrução formal ou do trabalho entre um aprendiz e um aprendiz mais experiente, e o processo básico pelo qual isso ocorre é a mediação (a ligação entre duas estruturas, uma social e uma pessoalmente construída, através de instrumentos ou sinais). Quando os signos culturais vão sendo internalizados pelo sujeito é que ele adquire a capacidade de uma ordem de pensamento mais elevada. Ao contrário de Piaget, em que predomina a ideia de que o indivíduo constrói a compreensão do mundo, Vygotsky via o desenvolvimento cognitivo como dependendo mais das interações com as pessoas e com os instrumentos do mundo da criança.

mória, sobretudo por meio de símbolos, como palavras, números e imagens. A capacidade de manipular símbolos nos liberta da experiência imediata.

O desenvolvimento da linguagem é crucial para o desenvolvimento cognitivo, pois, pela linguagem, as crianças podem representar objetos e ações; para refletir sobre suas observações e experiências; e para comunicar suas necessidades, sentimentos e ideias, com o intuito de exercer controle sobre suas vidas e socializar-se. Em geral, ao final do primeiro ano de vida, os bebês emitem a primeira palavra e, cerca de um ano depois, conseguem construir frases. A utilização do pronome "eu" acontece aos 2 anos, fase na qual se desenvolve o ego da criança. As crianças simplificam, utilizam uma fala telegráfica, dizendo apenas o suficiente para comunicar sua mensagem. Restringem excessivamente o significado das palavras; por exemplo, se ganharem um carrinho de presente o chamarão de carrinho. Se ganharem um carrinho diferente daquele, não o chamarão pelo mesmo termo. Para a criança, carrinho se restringe ao primeiro que ganhou e levará um tempo para criar a categoria mais ampla de carrinho. Para construir sua linguagem, segundo Manfro (2001), a criança precisa interagir com um adulto disponível e disposto a interpretar suas necessidades, gestos (comunicação não verbal) e uso de palavras primitivas, o que garante à criança confiança na comunicação. Um adulto que não estimula a criança pode afetar seu desenvolvimento linguístico e intelectual.

O pensamento nessa fase é egocêntrico, ou seja, seu ponto de vista é o único possível e, por isso, não conseguem colocar-se no lugar dos outros. Por volta dos 2 anos, começam a diferenciar os gêneros "menino" e "menina", e emerge também um senso de identidade: percebem-se como pessoas fisicamente distintas, separadas do resto do mundo, cujas características e comportamento podem ser descritos e avaliados. A autoconsciência, primeiro passo nesse processo, permite que as crianças compreendam que a resposta dos pais a algo que fizeram se dirige a elas, e não ao ato em si. Aos 18 meses, a criança se reconhece no espelho, demonstrando consciência de si. Em seguida, entre 19 e 30 meses, é capaz de uma autodescrição, "grande" ou "pequena", "cabelo liso" ou "crespo"; e de uma autoavaliação, "bonita" ou "malvada". Finalmente, pode demonstrar que se aborrece com a desaprovação dos pais, demonstrando uma resposta emocional. Essa etapa estabelece as bases para a compreensão moral.

As crianças desenvolvem hábitos e valores que as tornam membros responsáveis e produtivos da sociedade. Elas internalizam padrões sociais, passando a respeitar as regras sociais que foram transmitidas por seus pais, mas que agora são regras suas, internas. O exemplo clássico é o dedo na tomada, ao que, em um primeiro momento, os pais precisam dizer não, até que a própria criança diz não a si mesma; assim, ela controla seu comportamento para se conformar às demandas ou às expectativas dos pais. Esse controle depende não só da compreensão racional de que pode se machucar, mas também de um controle emocional e do forte desejo de agradar aos pais. A internalização dos padrões sociais é essencial para o desenvolvimento da consciência, que inclui tanto o desconforto emocional por fazer algo como a capacidade de abster-se de fazê-lo. Já não se trata mais de obedecer aos pais, mas de fazer algo porque acredita ser o correto.

Ainda do ponto de vista do desenvolvimento cognitivo, entre os 18 meses e os 3 anos, as crianças aprendem a distinguir o que é real do que é imaginário; sabem fingir e identificar quando uma pessoa está fingindo. Entretanto, elas agem como se os seres da sua imaginação existissem. Certo Natal, um membro da família se vestiu de Papai Noel e saiu pela varanda do apartamento. João, de 3 anos, enquanto acenava para o Papai Noel, falou: "Olha gente, o Papai Noel está voando em seu trenó!". O pensamento mágico das crianças não expressa uma indiferenciação entre fantasia e realidade, mas uma tentativa de explicar eventos que parecem não ter uma explicação óbvia, ou apenas é uma entrega ao prazer de fazer de conta.

As crianças creem no animismo, ou seja, que "todas as coisas são vivas, sem entender os processos naturais, atribuindo-lhes causas fantásticas, geralmente com a participação humana" (Bassols, 2001, p. 95), o que revela a onipotência de seu pensamento. Por exemplo, ao ir embora da escolinha, Nina pediu para que a avó a esperasse despedir-se do balanço!

Conceito de objeto

O conceito de objeto, a ideia de que os objetos possuem características e localização próprias no espaço, é imprescindível para uma visão organizada da realidade material. O conceito de objeto é a base para a consciência das crianças de que elas mesmas existem separadamente dos objetos e das outras pessoas. Para Piaget (1970), os bebês desenvolvem o conhecimento sobre objetos e espaço vendo o resultado de suas próprias ações, pela coordenação de informações visuais e motoras. Um aspecto importante do objeto é a sua permanência, a compreensão de que ele continua existindo mesmo quando não se pode vê-lo. A permanência do objeto, que se efetiva entre 18 e 24 meses, permite que a criança cujos pais deixaram a sala se sinta segura por saber que eles irão voltar. A criança é, então, capaz de manter a representação mental dos pais e, por isso, separar-se deles. Porém, conservar o objeto cognitivamente não significa que o processo também ocorra do ponto de vista emocional – a internalização do objeto como vínculo amoroso é um processo que tem seu próprio percurso e definição.

Separação e desenvolvimento

Para suportar a angústia de separação dos pais, ainda que esta seja temporária – os pais saem para trabalhar, para fazer compras, etc., mas voltam –, por volta dos 12 meses, segundo Winnicott (1975), a criança elege um "objeto transicional", como um paninho, cobertor ou ursinho, consolo ao qual fica agarrada na ausência dos pais. A ida à escola pode trazer muita ansiedade nesse momento, quando a criança sente-se confusa em relação ao desejo de se separar de seus pais.

A chegada de um irmãozinho, comum nessa idade, gera muitas reações nas crianças, que tentam atrair a atenção da mãe com comportamentos regressivos, como chupar o dedo ou pedir para mamar; outras se retraem, recusando-se a falar ou a brincar. Algumas crianças sugerem que se leve o bebê de volta para o hospital e o doem para outra pessoa cuidar, ou eliminá-lo pelo vaso sanitário; e outras se orgulham por serem "grandes" e ajudam a cuidar do bebê. De acordo com

Winnicott (1975), é importante respeitar o ciúme como algo natural e deixar que ele se expresse e siga sua tendência, que é passar com o tempo.

O relatório a seguir apresenta o caso de uma criança de 3 anos ao enfrentar situações como a retirada das fraldas e o nascimento de um irmãozinho, bem como o impacto da doença na dinâmica familiar e no desenvolvimento emocional do paciente.

> **RELATÓRIO DE ENTREVISTA NA PEDIATRIA COM UMA CRIANÇA DE 3 ANOS**
>
> **A fralda, o nascimento de um irmãozinho e a doença na dinâmica familiar**[*]
>
> Na busca de uma criança para entrevistarmos, fomos a uma instituição que cuida de câncer infantil, onde encontramos Lucas, um garotinho de 3 anos que era descendente de japoneses e estava acompanhado de sua avó. Havia bancos disponíveis, mas achamos que aquele ambiente pudesse inibir os entrevistados. Então perguntamos aos responsáveis daquela área se havia alguma sala disponível que pudéssemos usar. Havia uma, e para lá fomos. A porta ficou aberta, já que, a qualquer momento, poderiam chamar o garoto para sua consulta, mas, como a porta do consultório em que estávamos não era virada para o antro principal daquele andar, acredito que isso não prejudicou nossa entrevista.
>
> Natural de Piracicaba, São Paulo, nosso entrevistado nasceu de uma gravidez desejada. De acordo com a avó, o casal tentou engravidar por meses, mas não teve sucesso. Quando a notícia da gravidez foi dada, a alegria foi geral: tanto para o casal quanto para o restante da família. O bebê chegou em um momento bastante adequado.
>
> A expectativa era de que a criança fosse saudável. Não havia preferência por sexo. O parto foi por cesárea, não havendo complicações. O pós-natal e o puerpério foram isentos de problemas.
>
> A mãe até tentou voltar para o trabalho, mas acabou abandonando seu emprego, já que, além de Lucas não conseguir "largar o peito da mãe" (só o fez com 1 ano e meio de idade), descobriu-se a doença do garoto e a nova gravidez da mãe. Não acredito que o fato do garoto não conseguir se separar de sua progenitora seja um problema oriundo dele em si (deixar a mãe ir não é fácil para criança alguma), mas da própria mãe, a qual não conseguia deixar seu filho em casa.
>
> Quando perguntamos sobre a doença de Lucas, a avó logo falou que era "um tipo de câncer, mas que não era nenhum problema com os pais, mas algumas células que sobraram do desenvolvimento embrionário". Fiquei em dúvida se ela usou, de fato, o mecanismo de defesa da racionalização, já que ela tinha cuidado por 20 anos de seu marido, que ficara tetraplégico após um acidente, e já estava acostumada com o ambiente hospitalar e com os aspectos psicológicos da doença.
>
> O garoto sempre foi tranquilo. Durante a entrevista, não sei se por vergonha de nós ou por ser assim mesmo, Lucas não demonstrava sinais de agitação. Além disso, não falou quase nada: só com estímulos da avó e quando lhe era perguntado algo.
>
> continua >>

---

[*]Relatório elaborado por Thiago Bortholin, sob orientação da professora Cristiane Curi Abud.

> **RELATÓRIO DE ENTREVISTA NA PEDIATRIA COM UMA CRIANÇA DE 3 ANOS**
> >> continuação

Não credito isso a um problema no desenvolvimento cognitivo da criança, mas sim à vergonha, já que a avó afirmou ao final da entrevista que ele fala até que bastante em casa: sempre curioso, fica perguntando o "porquê" de tudo.

A avó nos contou que ele come pouco, que não repete os pratos (mesmo quando o agradam). Também nos foi dito que ele dorme bem. Lucas sabe se arrumar e escolhe as próprias roupas, mas, como a avó nos disse, ele tem preguiça de tudo (de se arrumar, de comer, etc.). Acredito que isso seja consequência do tratamento quimioterápico agressivo que o garoto recebeu recentemente.

Um problema que nos foi relatado é que o garoto tem problemas para evacuar: ele não consegue fazê-lo sem ser em fraldas. Como a avó sugeriu, esse problema surgiu em função dos longos períodos de internação aos quais Lucas foi submetido. Como as crianças ficam de fralda quando estão internadas, é provável que ele tenha se acostumado com a situação de tal modo que, hoje, não consegue evacuar normalmente.

Outro problema que me chamou a atenção foi que Lucas se pune de modo exagerado por coisas que não fez. Ele se coloca de castigo por qualquer coisa. Achei isso no mínimo curioso, já que, nessa idade, as crianças têm que ser castigadas para adquirirem limites. Desse modo, então, ver um garotinho que já tem esses limites tão estritamente estabelecidos me pareceu incomum. Além disso, ele é bastante obediente, algo que também é raro nessa idade.

Pelo que nos contou sua avó, Lucas gosta muito de brincar com seus colegas e com brinquedos "de verdade", mas vem, nos últimos tempos, jogando bastante videogame. Como o garoto não tem problemas de relacionamento com seus amigos, é possível que esse isolamento esteja se dando em função da debilitação física imposta pelo tratamento de sua doença.

Quanto à escola, a avó nos contou que o garoto nunca teve problemas e sempre se relacionou bem com os colegas. O problema é que teve que deixar os "estudos" de lado em função do tratamento (acredito que esse afastamento da escola é que gere os danos sociais causados pela doença, já que é lá que estão os elementos necessários à grande parte do desenvolvimento social da criança). Mesmo assim, tanto as outras crianças como seus pais (que mantêm contato com os pais de Lucas pela internet) sempre pedem para que o garoto vá visitá-los, evidenciando o bom relacionamento existente entre eles. Ao ser indagado, Lucas disse que tem vontade de voltar para a escola (voltará em agosto).

Quanto à família, percebemos que não há problemas. A doença não desgastou a relação do casal. Na verdade, acabou aproximando-o: todos se uniram para poder tratar do garoto o melhor possível. Recentemente, Lucas ganhou um irmãozinho e vem passando pelos problemas comuns a essa fase, como tentar chamar a atenção dos pais a todo custo. Voltar a usar fraldas para evacuar pode ser compreendido como uma dessas formas. Algo que me chamou a atenção foi o grande envolvimento da avó. Atenciosa e cuidadosa, sempre cuidou do garoto, mas ganhou destaque nessa função com a chegada do novo filho do casal. "Troquei um pelo outro", disse ela ao nos contar que cuidara antes de seu marido.

Quanto às impressões sobre o ambiente hospitalar, a avó fez muitos elogios. Já acostumada com ambientes hospitalares "normais", ela nos disse que ficou impressionada tanto com o ambiente (todo colorido e lúdico) quanto com a competência dos profissionais que lá trabalham.

continua >>

> **RELATÓRIO DE ENTREVISTA NA PEDIATRIA COM UMA CRIANÇA DE 3 ANOS**
> \>> continuação
>
> Algo que me impressionou foi a capacidade de negação da avó, que contava do marido que morrera e da doença do neto ignorando a gravidade das situações. Quase que fazendo piada sobre o fato de ter trocado a tarefa de cuidar do companheiro pela de cuidar do garoto, seu poder de negação me afetou: até eu, que sinto dificuldades emocionais ao encontrar crianças com câncer, passei a acreditar momentaneamente que aquela situação de Lucas não era tão ruim quanto parecia. Refletindo algum tempo depois, percebi o quanto me deixei levar pelo que a avó disse: um processo de contratransferência.
>
> As dificuldades que enfrentamos nessa entrevista são oriundas de nossa falta de experiência tanto para conduzir a conversa quanto para focá-la na criança (a avó foi quem mais falou). Acho, porém, que isso não tenha prejudicado muito nossa atividade.
>
> Comentários: ao dizer que o tipo de câncer de Lucas não era "nenhum problema com os pais", a avó demonstra preocupação em dizer que os pais não têm culpa pela doença, não transmitiram isso ao filho, e ela, por tabela, também não. Seria o caso da negação de um sentimento de culpa. É muito comum, quando os filhos adoecem, os pais se questionarem sobre "o que fizeram de errado com o filho", e defenderem-se da angústia despertada pelo sentimento de culpa por meio de uma fala como essa. Lucas, por sua vez, absorve esse sentimento de culpa que ronda sua família e castiga-se sem uma necessidade justa. As crianças pequenas são como esponjas emocionais, absorvem todo o clima afetivo que está a sua volta. Essa família está precisando de uma avaliação psicológica mais aprofundada e, quem sabe, psicoterapia.

Segunda infância: dos 3 aos 6 anos

A criança entre 3 e 6 anos de idade deixou de ser um bebê e tornou-se um menino ou uma menina. É um período de muitas transformações físicas, motoras, cognitivas e emocionais.

Além disso, durante o terceiro ano, as crianças são capazes de sentir orgulho, vergonha e culpa – sentimentos de origem social –, pois já adquiriram conhecimento a respeito de padrões, regras e objetivos aceitos em seu meio social, sobretudo a partir de atitudes e reações dos pais a seu comportamento (Piaget, 1974). Já exercendo o controle esfincteriano, podendo vestir-se e alimentar-se sozinha e reconhecendo regras sociais de convivência, a criança pode ingressar na escola.

Desenvolvimento motor

Nessa fase do desenvolvimento, as crianças fazem grandes avanços motores, desenvolvendo habilidades refinadas, como abotoar a camisa e desenhar figuras, o que ajuda a promover sua autonomia. Os desenhos passam de rabiscos a formas (círculos, quadrados), de formas a desenhos mais complexos, para finalmente chegar à fase pictórica. Se o desenvolvimento emocional estiver dentro do esperado para essa faixa etária, o desenho da figura humana, até então um saco cheio de coisas dentro, passa a ter cabeça e olhos, pernas e pés, nariz, boca, tronco e braços, revelando uma melhor noção de seu corpo (Bassols, 2001). Entretanto, os tamanhos ainda não são respeitados, sendo a flor maior do que a casa, o filho maior do que o pai.

Estágio pré-operacional (Piaget)

Piaget e Szeminska (1971) chamaram a segunda infância de estágio pré-operacional, no qual a criança refina seu pensamento simbólico, não sendo capaz ainda de realizar o pensamento lógico. É a fase dos porquês, em que nada é arbitrário e tudo deve ter uma explicação.

"Eu quero sorvete", diz a criança, sem que nenhum estímulo sensorial a tenha levado a expressar sua vontade. A ausência de indicadores sensórios ou motores caracteriza a função simbólica: capacidade de usar símbolos ou representações mentais – palavras, números ou imagens –, distinguindo-os de seu significado. As brincadeiras de faz-de-conta, nas quais a criança faz um objeto simbolizar outra coisa (p. ex., uma boneca pode representar uma criança), demonstram essa função do pensamento.

Nesse período, as crianças se dão conta das causas dos eventos: vendo uma bola vinda de trás da parede, procuram quem a chutou. Conseguem também organizar objetos e pessoas em categorias, por exemplo, dividir as maçãs em duas categorias, as pequenas e as grandes. Aprendem a lidar com quantidades, como dividir as balas com os amigos em porções iguais. Desenvolvem a empatia, ou seja, a capacidade de imaginar como os outros poderiam se sentir, podendo consolar um amiguinho se perceberem que ele está chateado.

De modo geral, as crianças tornam-se mais conscientes do funcionamento da mente. A criança guarda alguns chocolates para si e esconde-os em um lugar seguro, onde seu irmão não os encontrará, pois sabe que provavelmente o irmão não irá procurar em um lugar onde não espera poder encontrar.

Piaget investigou a "teoria da mente" que as crianças constroem por meio de perguntas como "de onde vêm os sonhos?" e "com o que você pensa?"; constatou que crianças com menos de 6 anos não conseguem distinguir pensamentos ou sonhos de entidades físicas reais e não têm nenhuma teoria da mente. Pesquisadores contemporâneos utilizaram vocabulário e objetos com os quais as crianças estivessem mais familiarizadas e perceberam que aquelas de 3 anos sabem a diferença entre um menino que tem uma bolacha e um menino que está pensando em uma bolacha. Entre 3 e 5 anos, as crianças começam a entender que o pensamento ocorre dentro da mente, que ele pode tratar de coisas reais ou imaginárias; que uma pessoa pode estar pensando em uma coisa enquanto faz outra; que alguém que parece pensativo provavelmente está pensando; e que pensar é diferente de ver, falar e saber. Porém, acreditam que a mente começa e para, e não que está sempre pensando; elas têm pouca ou nenhuma consciência de que as pessoas pensam com palavras.

Linguagem

Nessa fase da infância, as crianças desenvolvem rapidamente o vocabulário, a gramática e a sintaxe, devido a sua maior capacidade de memória e de processamento de informações. Aproximadamente 3% das crianças pré-escolares apresentam atrasos na linguagem, que podem ocorrer por vários fatores, como uma limitação cognitiva ou uma otite entre 12 e 18 meses. A médio prazo, isso pode acarretar atraso no aprendizado e mesmo na socialização da criança. Entre 4 e 12 anos de idade, as crianças aprendem mais facilmente uma língua estrangeira.

O desenvolvimento do eu

A criança ainda é egocêntrica nessa fase, tendendo a estabelecer relações causais que envolvam sua pessoa. Para Bassols (2001), isso exerce um impacto psicológico, uma vez que, se tudo passa por sua atitude, a criança tende a sentir-se responsável e culpada por tudo o que acontece a sua volta, como, por exemplo, conflitos familiares.

O autoconceito é a imagem que temos de nós mesmos, nossa crença em relação a quem somos, nossa ideia global de nossas capacidades e de nossos traços de personalidade. Trata-se de uma "construção cognitiva", um sistema de representações descritivas e de avaliação sobre si mesmo, o que determina como nos sentimos em relação a nós mesmos e orienta nossas ações. O senso de identidade também possui um aspecto social, pois as crianças incorporam em sua autoimagem sua crescente compreensão de como os outros as percebem. A imagem do "eu" torna-se mais nítida após o primeiro ano de vida, à medida que os bebês gradualmente aprendem que são separados das outras pessoas e coisas. Na segunda infância, a autodefinição (conjunto de características utilizadas para descrever a si mesmo) torna-se mais abrangente e destaca sobretudo comportamentos concretos, observáveis, características físicas, preferências, posses. Em geral, é uma autodescrição irrealisticamente positiva e, muitas vezes, descamba para demonstrações: o que a criança pensa de si mesma é quase inseparável do que ela faz. Apenas a partir dos 7 anos, já na terceira infância, a criança descreverá traços mais gerais, como popular, inteligente, reconhecerá que pode ter emoções conflitantes e ser autocrítica.

Terceira crise do desenvolvimento (Erikson): iniciativa versus culpa

A terceira crise do desenvolvimento da personalidade identificada por Erikson (1998) consiste no conflito iniciativa *versus* culpa. O conflito surge a partir do crescente sentido de propósito, o qual permite à criança planejar e realizar atividades e leva a dores na consciência em relação a esses planos. As crianças pré-escolares querem e podem fazer cada vez mais coisas. Entretanto, ainda estão aprendendo que algumas das coisas que querem fazer recebem aprovação social e outras não. Como conciliar o desejo de fazer com o desejo de aprovação? Esse conflito marca uma cisão entre duas partes da personalidade: uma que continua sendo a criança, exuberante e curiosa de experimentar coisas novas, e a outra, mais adulta, que examina constantemente a correção de motivos e ações. As crianças aprendem a regular esses impulsos opostos e desenvolvem a virtude do "propósito", a coragem de imaginar e perseguir metas sem ser indevidamente inibida pela culpa ou pelo medo de punição. Se essa crise não se resolve adequadamente, a criança irá se transformar em um adulto que está sempre se esforçando por sucesso ou se exibindo, ou que é inibido e pouco espontâneo, ou convencido de suas próprias virtudes e intolerante, ou, ainda, que sofre de impotência ou doenças psicossomáticas. Com amplas oportunidades para fazerem coisas sozinhas – mas com orientação e limites consistentes – as crianças podem alcançar um equilíbrio entre a tendência de exagerar na competição e na realização e a tendência de ser reprimida e dominada pela culpa.

Gênero

> *Você tem pipi?*
> (Pergunta que um mocinho de 5 anos de idade fazia na rua para quem quer que cruzasse seu caminho, deixando sua mãe morta de vergonha)

A identidade de gênero – "senso fundamental de pertencer a um sexo" (Stoller, 1964) – é um aspecto importante no desenvolvimento do autoconceito e se consolida em torno dos 3 ou 4 anos. Nessa idade, meninos e meninas ficam muito atentos a essas questões e curiosos para compreender as diferenças. Eles classificam tudo (roupas, brinquedos, etc.) em "de menina" ou "de menino", e é comum nessa idade uma criança não querer entrar em um banheiro público se perceber que ele não é para seu sexo.

As diferenças de gênero são diferenças psicológicas ou comportamentais entre os sexos. Após os 3 anos, essas diferenças tornam-se mais acentuadas, mas, em média, meninos e meninas continuam sendo muito parecidos. A partir da idade pré-escolar, essas diferenças se acentuam, sendo que, conforme pesquisas, as meninas tendem a ser mais empáticas, submissas e cooperativas, buscando mais aprovação dos adultos, e os meninos mais agressivos, tanto física quanto verbalmente. As brincadeiras também tendem a se diferenciar nessa idade.

As diferenças de gênero se dão, basicamente, por questões socioculturais que definem a identidade de gênero. Esta se desenvolve devido a três aspectos:

- Os papéis de gênero, que são comportamentos, interesses, atitudes, habilidades e traços de personalidade considerados apropriados para homens e mulheres, são culturalmente definidos.
- A tipificação de gênero, processo de socialização mediante o qual as crianças, em idade precoce, aprendem os papéis considerados adequados a seu sexo.
- Os estereótipos de gênero, generalizações preconcebidas sobre os comportamentos masculino e feminino ("todas as mulheres são passivas e dependentes" e "todos os homens são ativos e independentes").

As pesquisas atuais indicam que a construção do gênero também é determinada por diferenças genéticas, hormonais e neurológicas. Trata-se de um período exuberante de identificação e descoberta da sexualidade.

São comuns condutas de masturbação, pois a descoberta do prazer clitoriano é mais intensa. Nesse sentido, é importante discriminar a masturbação normal desse momento do desenvolvimento e a masturbação compulsiva. Esta última é mais intensa e revela um isolamento social da criança, não só nos momentos do ato em si; trata-se de uma busca autoerótica para compensar uma dificuldade vincular. Na masturbação como descoberta dos genitais, a conduta dos adultos deve ser apenas de ajudar a criança a desviar a atenção para outras atividades também prazerosas, explicando o caráter privado dessa atividade; na masturbação compulsiva, deve-se avaliar melhor o que está se passando com a criança e, muitas vezes, já é indicado um trabalho terapêutico, pelo caráter regressivo do ato que está funcionando como defesa diante das dificuldades da criança para com a sua realidade.

O sono

Os padrões e os problemas de sono variam de acordo com a idade e com a cultura – bebês dormem muito, crianças pequenas dormem mais profundamente à noite e tiram uma soneca durante o dia. Na segunda infância, tendem a preferir deixar uma luz acesa e dormir com um brinquedo ou cobertor predileto – são os chamados objetos transicionais, que ajudam a criança a passar da dependência do primeiro ano de vida para a independência da infância posterior (Winnicott, 1975). Andar e falar durante o sono também é muito comum nessa fase e, em geral, não é prejudicial. Entretanto, há perturbações do sono que podem indicar um problema emocional a ser examinado. O "terror noturno" é um deles: a criança acorda abruptamente do sono profundo em estado de pânico e grita. Senta-se na cama com a respiração ofegante, mas não chega a despertar. Dorme novamente e, no dia seguinte, não se lembra de nada. Na maior parte das vezes, não é grave e desaparece espontaneamente aos 6 anos. Caso episódios como esse ocorram uma vez por semana ou mais, devem ser avaliados. Outro problema do sono é a enurese, repetida urinação nas roupas ou na cama, que pode se dar devido a um distúrbio físico ou emocional.

A capacidade de dormir sozinha constitui um elemento importante para a aquisição de independência e segurança emocional pela criança. Ajudá-la a enfrentar seus medos nesse momento é uma tarefa fundamental para sua saúde mental. É na hora de dormir que surgem os pensamentos sobre o ocorrido no dia que passou, bem como sobre o dia que está por vir, os quais podem conter supervalorização de sentimentos inadequados, ideias errôneas sobre fatos ocorridos. Ajudar a criança a refletir antes do sono, ouvi-la e, quando necessário, corrigir distorções e culpas excessivas, pensar no que realizou e no que pretende realizar no outro dia são tarefas parentais importantes que, se bem-sucedidas, favorecem uma boa noite de sono e uma melhor evolução afetiva.

Na clínica, encontramos muitos exemplos de casais em conflito que, de forma inconsciente, usam os medos que a criança tem para dormir sozinha como motivo para colocá-la entre eles, evitando, assim, momentos de intimidade.

Deixar a criança ser vencida pelo medo nessas ocasiões é protelar o desenvolvimento da capacidade de enfrentamento de estar só, confrontar-se com seus próprios pensamentos e reflexões, enfim, um momento especial que serve de base para muitas outras conquistas.

Saúde e segurança

Nessa fase, é muito comum as crianças ficarem doentes, sendo o resfriado e doenças respiratórias muito frequentes, assim como se machucar ou sofrer acidentes. Entretanto, exposição ao estresse, como mudanças, troca de emprego, divórcio, falecimento na família e abuso sexual podem aumentar a vulnerabilidade das crianças, potencializando suas chances de ter que ir ao hospital quando comparadas a crianças cuja família não tenha passado por tantos traumas. Entrar na creche pode ser estressante, bem como mudar de escola ou mesmo ter pais estressados. Por exemplo, um adulto perturbado pode esquecer de garantir que a criança lave as mãos antes das refeições, de trancar a porta ou de colocar uma faca em local seguro.

Terceira infância: idade escolar

Meu filho não me beija mais antes de dormir,
fico tão triste com essa mudança.
(Queixa de uma mãe de um mocinho
de 11 anos de idade)

O desenvolvimento do púbere, entre 6 e 12 anos, dependerá de como seu processo de desenvolvimento se deu até então, de como vivenciou os anos anteriores e como se deu a interação com o ambiente, com as pessoas de fora de seu círculo familiar (Ferreira, 2001). O púbere, lembrando que do latim, *puber* significa pelo (na adolescência, há crescimento dos pelos), já não é criança, mas também não é adulto, deixando a dúvida se deve ser atendido pelo pediatra ou pelo clínico.

Essa fase caracteriza-se pelo fato de que a "perda da onipotência e da ligação simbiótica com os pais dão lugar ao interesse pelo mundo e pelos seus iguais" (Ferreira, 2001, p. 106). A perda da ligação simbiótica com os pais é substituída pela identificação com eles, o que permite que a criança se distancie, aumentando seu repertório social. Normalmente, rechaçam a figura da mãe e temem a figura do pai. Além de mais calma e educável, o contato da criança com a realidade é maior, o que possibilita comprometer-se com tarefas e interagir socialmente, mas, de preferência, meninos de um lado e meninas de outro, pois "Luluzinhas" e "Bolinhas" não devem se misturar!

Desenvolvimento cognitivo

Segundo Piaget e Szeminska (1971), aproximadamente aos 7 anos as crianças entram no estágio de operações concretas, quando podem utilizar operações mentais para resolver problemas concretos. São capazes de pensar com lógica porque podem levar múltiplos aspectos de uma situação em consideração. Entretanto, as crianças são ainda limitadas no pensamento abstrato, concentrando-se apenas no aqui e agora.

As crianças de 7 anos já podem ir e voltar da escola sozinhas, pois compreendem melhor as relações espaciais. Têm maior clareza da distância entre os lugares e de quanto tempo se leva para chegar, além de maior facilidade para memorizar o trajeto e seus pontos de referência.

A categorização de objetos torna-se mais sofisticada, podendo ser realizada segundo peso, cor ou tamanho, estabelecendo uma seriação. São capazes também de inferir a relação entre objetos como, por exemplo, se A>B e B>C, logo A>C. Além disso, conseguem identificar a relação entre o todo e suas partes: se apresentamos um ramalhete de flores com sete rosas e três cravos e perguntamos a uma criança pequena se existem mais rosas ou mais flores, ela dirá que existem mais rosas; no estágio operacional concreto, ela já é capaz de dizer que existem mais flores, pois percebe que as rosas são uma subclasse das flores. Essa capacidade de categorizar ajuda as crianças a pensar logicamente, utilizando o raciocino indutivo: "Meu cão late. O cão de Maria late e o do João também; portanto, parece que todos os cães latem". Já o raciocínio dedutivo, que parte de uma afirmação geral (premissa) sobre uma classe e se aplica aos integrantes isolados daquela classe: "Todos os cães latem. Totó é um cão. Totó late", só se desenvolve a partir da adolescência e é fundamental para a lógica formal.

A noção de conservação também se desenvolve nesse estágio. Diante de duas bolas idênticas de argila, se transformarmos uma delas em "salsicha" e perguntarmos à criança em fase operacional concreta se ainda possui a mesma quantidade, ela dirá que sim. A criança em fase pré-operacional se deixaria enganar pela aparência e diria que não. A criança em fase operacional concreta compreende o princípio de identidade – a argila é ainda a mesma –, o princípio de reversibilidade – a argila pode voltar a ser uma bola – e sabe descentrar – reconhece que a salsicha é mais fina que a bola, mas também é mais comprida. Com relação a números, consegue somar, fazer contas mentalmente e calcular o troco.

A aquisição dos conceitos de classificação e conservação, conforme descrito, é a base cognitiva para que se consolide a alfabetização e a compreensão do conceito de número, capacidades que fundamentam todo o processo de escolarização que se seguirá. Nessa fase, as dificuldades de aprendizagem tendem a surgir e quase sempre representam a não aquisição adequada desses conceitos e/ou falhas no desenvolvimento percepto-motor.

O desenvolvimento percepto-motor exige a unificação da imagem corporal da criança. Implica que a criança tenha controle sobre seu tônus – tanto amplo como da motricidade das mãos –, equilíbrio, definição de lateralidade, determinado nível de atenção e de concentração. Outro pré-requisito de desenvolvimento para que se inicie uma escolarização sem maiores tropeços é o desenvolvimento da capacidade de tolerar frustrações. Crianças que ainda estão se sentindo emocionalmente no centro do mundo e são pouco confrontadas com seus limites tenderão a criar dificuldades para aprender. Exigirão de si mesmas e dos outros que a aprendizagem ocorra quase por osmose, e não aceitarão a repetição de tarefas, a autoridade do professor e a participação dos colegas nas decisões da rotina da escola. Isso ocorre porque acreditam, ilusoriamente, que as pessoas nascem sabendo e não precisam passar por todos os degraus do processo de conhecimento. Essa crença é muito comum e frequente, inclusive na idade adulta, quando, no primeiro dia de trabalho em um emprego novo, a pessoa exige de si já saber tudo, ignorando o processo de adaptação e aprendizagem das novas tarefas.

O julgamento moral também se modifica nessa idade: "Certa vez, Augusto percebeu que o tinteiro de seu pai estava vazio, decidiu ajudar o pai e encher o tinteiro. Mas, ao abrir o frasco, acabou derramando uma grande quantidade de tinta sobre a toalha da mesa. Outro menino, João, brincava com o tinteiro e fez uma pequena mancha na toalha. Qual dos dois é mais travesso, e por quê?". Uma criança pequena dirá que é Augusto, uma vez que a mancha na toalha é maior. No estágio operacional concreto, a criança é capaz de levar em consideração a intenção e dizer que João é mais travesso. Piaget e Szeminska (1971) sugeriram que a moralidade passa por dois estágios de desenvolvimento: a moralidade de restrição, marcada por conceitos morais rígidos e inflexíveis, pelo egocentrismo, pelo certo ou errado e pela crença de que qualquer infração deve ser punida independentemente da intenção; e a moralidade de cooperação, a partir dos 7 anos, caracterizada pela flexibilidade, a não existência de um padrão único e absoluto, que leva em consideração, em seus julgamentos, a intenção. Nessa idade, os jogos com regras tornam-se mais frequentes, e as crianças tornam-se mais aptas a fazer acordos mútuos sobre as normas, que deixam, então, de ser impostas.

Outra aquisição cognitiva dessa fase é a capacidade de diferenciar a fantasia da realidade (Ferreira, 2001). É quando as crianças deixam de acreditar em Papai Noel, o que não quer dizer que deixem de fantasiar. Os desenhos da figura humana introduzem o pescoço, marcando a distinção entre mente e corpo, além de apresentarem noções de profundidade e sombreado, o que evidencia a aquisição da perspectiva tridimensional.

Desenvolvimento do eu

As crianças nessa idade têm capacidade cognitiva de formar sistemas representacionais: autoconceitos abrangentes que incorporam diferentes aspectos de sua identidade. Podem focalizar mais de uma dimensão de si mesmo, superando a autodefinição do tudo ou nada. Assim, reconhecem-se "espertas" em algumas coisas e "burras" em outras. Suas autodescrições são mais equilibradas, uma vez que comparam seu eu ideal com seu eu real. Todas essas mudanças contribuem para o desenvolvimento da autoestima, da avaliação de seu valor.

Terceira crise do desenvolvimento (Erikson): produtividade versus inferioridade

Segundo Erikson (1998), um importante determinante da autoestima é a ideia que as crianças têm de sua capacidade para o trabalho produtivo. O conflito a ser resolvido na crise da terceira infância é de produtividade *versus* inferioridade. A virtude que se desenvolve com o êxito na resolução dessa crise é a competência, a ideia de si mesmo como capaz de realizar tarefas. O apoio social e dos pais é determinante para a autoestima; é fundamental que a criança saiba que é querida e importante para os outros. Crianças socialmente retraídas podem se preocupar de modo excessivo com seu desempenho em situações sociais e atribuir a rejeição a suas próprias deficiências de personalidade, sentindo-se incapazes de mudar e desistindo de realizar a tarefa.

REFERÊNCIAS

BASSOLS, A. M. S. A criança pré-escolar. In: EIZIRIK, C. L.; KAPCZINSKI, F.; BASSOLS, A. M. S. *O ciclo da vida humana*: uma perspectiva psicodinâmica. Porto Alegre: Artmed, 2001.

BONAMIGO, E. et al. *Como ajudar a criança no seu desenvolvimento*. 8. ed. Porto Alegre: Ed. da Universidade, 2001.

CORIAT, E. *Psicanálise e clínica de bebês*. Porto Alegre: Artes e Ofícios, 1997.

ERIKSON, E. H. *O ciclo de vida completo*. São Paulo: Artes Médicas, 1998.

FERREIRA, M. H. M. A idade escolar: latência (6 a 12 anos). In: EIZIRIK, C. L.; KAPCZINSKI, F.; BASSOLS, A. M. S. *O ciclo da vida humana*: uma perspectiva psicodinâmica. Porto Alegre: Artmed, 2001.

MANFRO, G. G. A criança de 0 a 3 anos. In: EIZIRIK, C. L.; KAPCZINSKI, F.; BASSOLS, A. M. S. *O ciclo da vida humana*: uma perspectiva psicodinâmica. Porto Alegre: Artmed, 2001.

MASELKO, J. et al. Mother's affection at 8 months predicts emotional distress in adulthood. *J Epidemiol Community Health*, v. 65, n. 7, p. 621-625, 2011.

PIAGET, J. *El criteiro moral en el niño*. Barcelona: Fontanella, 1974.

PIAGET, J. *O nascimento da inteligência na criança*. Rio de Janeiro: Zahar, 1970.

PIAGET, J.; SZEMINSKA, A. *A gênese do número na criança*. Rio de Janeiro: Zahar, 1971.

STOLLER, R. J. A contribution to the study of gender identity. *Int J Psychoanal*, n. 45, p. 220-226, 1964.

WINNICOTT, D. W. *O brincar e a realidade*. Rio de Janeiro: Imago, 1975.

14

A infância: especificidades

VERA BLONDINA ZIMMERMANN
CRISTIANE CURI ABUD

ESPECIFICIDADES DO DESENVOLVIMENTO NA INFÂNCIA

A constituição de um ser social

A partir do que recortamos até agora sobre o processo de subjetivação do ser humano, pensamos que fica evidente que desejar ter um filho implica muito mais do que satisfazer nosso narcisismo e prolongar nossa existência por meio deles. Muitas vezes, os pais necessitam abrir mão do próprio prazer e pensar naquilo que é necessário fazer para que seja desenvolvido um outro ser humano, que certamente terá suas diferenças e um dia viverá separado dos pais. Para que isso aconteça, é necessário que eles ajudem os filhos a adquirirem "ferramentas" para enfrentar o mundo, das quais muitas são desenvolvidas na família. Para viver em grupo de forma integrada e produtiva, há que se desenvolver uma dose adequada de sentimento de confiança em relação ao seu semelhante. Piera Aulagnier, psicanalista, discriminou, de forma muito apropriada, dois tipos de desejos dos pais diante do filho: o primeiro seria o desejo de maternidade e o segundo, o desejo de ter um filho.

Segundo a autora, o desejo de maternidade refere um aspecto narcísico dos pais em desejarem se perpetuar e criar algo a sua semelhança; dessa forma, o filho é uma extensão e não precisa ser pensado como alguém diferente, mas que está ali para alimentar suas necessidades narcísicas. Tal desejo cumpre uma função importante no início da vida, quando os cuidados do bebê cobram uma inteira disponibilidade da mãe, principalmente no ponto em que certa indiscriminação se faz necessária, já que a criança ainda não pode revelar suas necessidades de forma evidente, cobrando uma primeira interpretação por meio da função materna.

O desejo de ter um filho nos fala de outra posição: a capacidade dos pais de ver o filho separado de si, imaginá-lo pertencendo ao mundo e não a eles; portanto, com necessidade de ser preparado para enfrentar esse mundo. Isso implica renúncia narcísica dos pais – o que é bom para eles pode não ser bom para o filho em um futuro não necessariamente distante. Entram em cena as tarefas educativas tão frustrantes e desgastantes para eles, ou seja, colocar limites a partir da definição de valores que julgam importantes passarem a seu filho.

Enfim, a partir dessas definições, como podemos pensar na formação de um ser humano capaz de perceber as necessidades e os direitos do outro que o cerca e ajudar os pais a refletir sobre seus papéis no desenvolvimento desse tipo de ser humano?

Inicialmente, bebê e mãe, ou quem quer que exerça a função materna, apresentam-se indiferenciados, um como extensão do outro. O bebê precisa viver privilégios de "rei" para que se forme uma base sólida de autoestima em sua personalidade. Mas esse "reinado" precisa ir, aos poucos, diminuindo, sem que a criança perca a "majestade". Já durante o primeiro ano, nos seus acessos de raiva, o bebê tende a "atacar" a figura materna quando frustrado. Isso pode ser traduzido por tentar bater no rosto da mãe, por exemplo. Nesse momento, já é hora de se pontuar a separação entre um e outro, ou seja, ele não tem direito de machucar a mãe, apesar de estar triste ou raivoso. O diálogo que se estabelece, predominantemente pré-verbal, não deve permitir que isso se repita, isto é, deve-se segurar a mão da criança e explicar que ela "não pode fazer isso". Ao mesmo tempo, deve-se ajudá-la a entender sua frustração e, na medida do possível, a conciliar-se com a realidade. Pontuar essa realidade não significa não consolar a criança diante da frustração, mas mostrar-lhe que existem limites na expressão desta.

Assim, o bebê já começa a ser convidado a perceber o "outro" como separado de si e, principalmente, a notar que as outras pessoas não são sua propriedade, embora queira perpetuar tal condição que, no início da vida, era vital e necessária para sua sobrevivência física e psíquica.*

O diálogo que se estabelece é no ato! Portanto, não adianta só falar, é preciso agir, ou seja, segurar a reação motora da criança. Ela pode chorar e gritar, mas não bater na mãe. A resistência que a criança revela em desistir da possessividade em relação ao adulto é normal, mas deve-se ir colocando limites, caso não se queira desenvolver um ser humano autoritário e muito narcisista.

Aos poucos, os pais vão apresentando o mundo para seu filho, quer mostrando objetos, quer mostrando seres vivos. Ele pode manusear coisas, explorar objetos, tocar os seres vivos. Nesse momento, tem-se outro nível de interdição, cujo exemplo pode ser dado no contato feito com plantas: mostram-se plantas, explicam-se suas características: "Olha a plantinha! (faz-se a criança sentir a textura, o perfume, brinca-se com o contato da planta no corpo da criança, quando possível). A tendência da criança é tentar fechar a mão quando toca na planta e tentar puxá-la, rasgando-a. Nesse ponto, cabe aos pais impedi-la, dizendo que a plantinha vai ficar estragada; portanto, novamente, o verbal deve ser acompanhado da ação de impedi-la de fazer isso uma segunda vez. Em muitas situações, cabe dizer: "A plantinha vai chorar", pois essa linguagem já pode ser entendida a partir do primeiro ano.

Nesses contatos, incrementa-se a noção de que existe uma realidade fora da criança que precisa ser cuidada, tanto como ela é cuidada pelos seus pais. A noção

---

*Na teoria psicanalítica, usa-se o conceito de "castração", introduzido por Freud, que implica, em termos gerais, um momento de constituição do psiquismo no qual se faz necessário que o ser humano renuncie ao princípio de prazer e assuma o princípio de realidade, ou seja, perceba que o "outro" que o cerca não lhe pertence e que seus desejos são limitados – condição necessária para que possa tornar-se um ser social capaz de realizar trocas produtivas com seus semelhantes (Freud, 1996).

de "ser vivo" também começa a ser discriminada com esse tipo de ajuda. Além disso, a colocação de limites deve ser acompanhada da possibilidade de a criança fazer o que chamamos de "reparações", ou seja, mostrar-se arrependido quando comete uma agressão desnecessária e tentar "consertar" o que estragou. Por exemplo, se rasgou folhas de uma planta, pode ser convidada a regá-la, a revolver a terra, etc.

Outro diálogo importante pode ser mobilizado com o contato da criança com os animais. Cada vez mais, a partir do segundo ano, ela se interessará por movimentos e precisa entender, aos poucos, o que é movimento de objeto e movimento de ser vivo. Haverá medo e paixão pelos animais, e a aproximação servirá para muitas experiências de base do que chamaremos mais tarde de "cidadania". Ao tentar explorar as características de um animal, ela tenderá a manuseá-lo também como um objeto que lhe pertence. Cabe aos pais colocar os limites, isso quando o animal não os coloca. É uma boa oportunidade, já mais explícita do que com plantas, de mostrar o que pode causar em um outro ser vivo, ou seja, sua ação provoca uma reação que nem sempre é simétrica à dela. Um animal pode reagir mal, até mesmo quando acariciado. Eis as primeiras vivências de perplexidade diante de outros seres vivos: cada um tem suas características e reações específicas, e, para podermos conviver bem, precisamos buscar entender essas diferenças e lidar com elas. Por exemplo, um determinado animal permite que lhe puxe o rabo sem reagir com raiva; outro pode reagir com uma mordida.

Assim, o mundo vai sendo apresentado nos seus mistérios, os quais a criança terá de aprender a observar e decifrar, pois não poderá agir apenas motivada por seu próprio prazer. Ao mesmo tempo, o mundo social vai sendo ampliado, quer na família, quer por meio do ingresso na creche ou pré-escola. Já não será o centro de tudo em todos os lugares. Pode sentir-se muito especial e amada, mas começará a perceber que os outros gozam dos mesmos privilégios.

Os primeiros contatos com seus pares, isto é, com crianças de sua faixa etária, também serão motivo de grande aprendizagem. Aprenderá que existem reações diferentes, em continuidade com o que já vinha desenvolvendo. O brinquedo será motivo de conscientização e, muitas vezes, de "tragédias" ambientais: dividir algo com o outro será o próximo desafio do futuro cidadão. Aos 3 anos, ela pode saber que existem outras pessoas, que deve usar a linguagem verbal se quiser ser entendida e que necessita começar a explicar-se para defender seus desejos. Começam as atitudes de ataque e defesa, muitas vezes ainda usando o recurso da "mordida" quando falha a linguagem verbal. As reações podem ser de fúria, choro, agressão gestual, enfim, inicia-se a realidade da convivência, ainda sem compreensão das regras que futuramente poderão disciplinar-la.

Nessa faixa etária, ainda faz-se necessário que o diálogo criança-adulto seja acompanhado da ação motora, mesmo que o verbal esteja presente. Isso quer dizer que um "não" ainda deve ser acompanhado da ação de contenção. É fundamental que os pais apresentem o contexto social mostrando os limites, ou seja, que apesar da criança ser o filho mais lindo do mundo para eles, a outra criança também é assim sentida por seus pais. Trata-se de um processo lento de entrada na realidade, mas fundamental para que seja desenvolvida a capacidade daquele novo ser humano de sair do egocentrismo inicial e poder, aos poucos, desenvolver a habilidade de colocar-se no lugar do seu semelhante. Cabe lembrar que essa compreensão deve ser gradativa: excessos de frustração ou de prazer são igualmente prejudiciais. É preciso dar oportunidade à criança de defender-se quando agredida, mas também de reconhecer sua culpa quando foi a causadora de agressão.

No período que sucede o terceiro ano, tudo isso pode ser enriquecido com diferentes vivências. Aos poucos, a criança irá entrando em contato com a noção de morte, ou seja, entenderá que o ser vivo pode acabar um dia e que isso também depende de nossos cuidados. As angústias de separação ainda persistem e podem aparecer fobias transitórias, como os medos de certas situações ou animais. Trata-se de um amadurecimento necessário para que a criança vá compreendendo a complexidade do mundo e dos seres humanos, enfim, de si própria.

Nesse período, além do que já falamos sobre o convívio social, ainda pode-se explorar outras noções que são base de cidadania futura, como, por exemplo, a noção de "desperdício". Sabemos que o "desperdício" é uma metáfora do individualismo, representando a posição de quem não está preocupado com o restante do mundo. Desenvolver o hábito de "economia" não é uma atitude "financeira", mas uma atitude de cidadania: usar somente o que necessito, sem desperdiçar, como, por exemplo, a água, é uma atitude de quem reconhece a existência de outros e de seus respectivos limites – o mesmo acontece em relação aos alimentos, aos objetos, às roupas, etc. Trata-se de um momento privilegiado para que os pais introduzam o hábito de dividir ou dar o que sobra, ou aquilo que não está mais sendo usado, como roupas e brinquedos. Inicialmente, a noção de colaboração pode ser trabalhada no contexto familiar e depois ser estendida para o social.

Mostrar que guardar coisas que outros precisam é uma atitude egoísta também pode desenvolver um ser humano mais solidário. Outro aspecto que se depreende dessa atitude é poder ajudar a criança a sentir-se importante ao colaborar com os demais, sentir a alegria de satisfazer as necessidades do seu semelhante, o que lhe possibilitará continuar sendo importante e amada na sociedade, assim como foi na família. Vai poder sentir o prazer de fazer parte da sociedade como um ser participante e produtivo.

A criança irá vivenciar a capacidade de fazer trocas, suprir e ser suprida, olhar para além de seu "umbigo". Desenvolver a noção de cidadania, bem como a capacidade de separar-se de objetos que não usa mais, apesar de eles terem sido importantes em determinado momento, também fazem parte da elaboração eficaz de sua capacidade de fazer mudanças na vida quando necessário. Uma pessoa muito retentiva em relação aos seus pertences materiais também tem dificuldades para trocar afetos, tendendo a ficar na posição imatura de só querer que o mundo lhe satisfaça as necessidades, levando-a a interpretar dificuldades a partir de causas externas a sua ação. Dessa forma, pode-se criar um ser humano passivo, indiferente a causas sociais que precisam ser abraçadas para melhorar a realidade.

No próprio contexto familiar, os pais também podem possibilitar situações nas quais a criança sente-se "pertencendo" e sendo útil ao grupo, mesmo com tarefas insignificantes aos olhos dos adultos: arrumar os brinquedos da forma como pode, estender a colcha na cama, guardar uma roupa no cesto ou no armário, levar o prato para a pia, acompanhar simbolicamente os pais na realização de tarefas caseiras. Tudo isso cria as bases para que a criança possa sentir-se um ser produtivo, elevando a autoestima e possibilitando que seja introduzida na cadeia produtiva de uma forma prazerosa. Auxiliar a família nas tarefas comuns pode ser motivo de recusas e brigas, mas os pais devem enfrentar essa situação, pois isso surtirá efeitos benéficos na personalidade futura.

A criança que foi valorizada em uma simples tarefa familiar tenderá a estender tal satisfação para qualquer tarefa que venha a exercer no futuro, pois terá a certeza de que é capaz de produzir algo, e isso é a base para a busca da inserção social no trabalho. Tendo o sentimento de ser capaz de "produzir", será mais fácil na adolescência fazer suas escolhas profissionais e alcançar êxito na sua busca de realização.

Chegando à faixa etária dos 7 aos 12 anos, teremos outros diálogos a serem estabelecidos com a criança, que, de certa forma, são prolongamentos das noções que se iniciaram quando bebês. Até essa faixa etária, posição ainda um tanto egocêntrica em relação ao mundo, a criança começa a perceber a complexidade das regras. Até então, já percebia a existência delas, mas ainda pensava que tinha uma realidade apenas voltada para o prazer individual, ou seja, "a regra que me convém". Quando muito, aceitava as normas, mas apenas aquelas que seus pais lhe ensinaram, sem poder entender que elas podem ser organizadas a partir dos grupos e que o importante é que, uma vez combinadas, devem ser seguidas igualmente por todos.

Inicia-se com mais força o período competitivo, em que a necessidade das regras impera, mas também começa a luta por fazê-las predominar segundo os interesses individuais ou de uma maioria. É frequente ocorrerem brigas, o abandono dos jogos, as discussões demoradas e, como não poderia deixar de ser, o início da elaboração de estratégias de enganar os semelhantes, aquilo que as crianças sintetizam gritando indignadas: "ele está roubando!".

Nessa etapa, o que se denomina "roubo", ou seja, burlar as regras, nada mais é do que atitudes de crianças que não toleram frustrações, ou seja, tiveram excesso de "reinado". Em geral, foram pouco introduzidas nas vivências de perceber seus limites e, ao mesmo tempo, não foram estimuladas adequadamente a ver suas capacidades e acreditar nelas. Assim, diante dos limites de um desempenho, não conseguem ter esperança de vir a conseguir melhorar a *performance*, não sabem perder, pois, para essas crianças, perder significa ser aniquilado para sempre.

Os pais, nessa etapa, devem aproximar-se e estar dispostos a dialogar: mostrar que as habilidades podem ser desenvolvidas, pontuar diferenças e aspectos positivos da criança. Por exemplo, ela pode não saber jogar futebol, mas desenha muito bem, ou vice-versa. Pode não saber jogar um jogo bem agora, mas é capaz de aprender estratégias com os pais ou outros adultos para obter um melhor desempenho. Nesse momento, não se trata de apaziguar a angústia do filho deixando-o ganhar, o que seria muito prejudicial para o desenvolvimento de sua percepção da realidade: trata-se de ajudá-lo a desenvolver as habilidades implicadas naquele jogo ou brincadeira, bem como contribuir para perceber e valorizar as habilidades de seus amigos. Deve haver um diálogo que, ao mesmo tempo, assegure a autoestima do filho, mas também o ajude a enxergar os valores de seus semelhantes.

São muitas as oportunidades que os pais têm de desenvolver na criança os valores que farão dela um ser humano importante para a sociedade: ajudá-la a perceber diferenças entre as pessoas, sem, necessariamente, as rotular como "boas" ou "más"; discriminar atitudes moralmente contrárias ao exercício da convivência social; ajudá-la a perceber sua parte de responsabilidade nas situações que lhe acontecem, sem cair no exagero de sempre culpabilizá-la ou, ao contrário, julgá-la vítima. Todos esses cuidados tendem a evitar que as crianças se tornem agentes ou vítimas de agressão em sua convivência grupal, prática hoje conhecida como *bullying*. São condutas agressivas e repetitivas, sem causa aparente, condutas que sempre existiram na sociedade, mas que agora parecem se revelar com mais frequência, principalmente no ambiente escolar e na internet.

Também é fundamental cuidar para que a criança eleja outros modelos de identificação, coerentes com os modelos que os pais consideram importantes na filosofia de vida que aderem. Isso implica que os pais escolham escolas que eles valorizem, professores que eles respeitam: deixar um filho em um lugar ou com pessoas que são alvo de críticas negativas significa autorizar a criança a desrespeitar as regras daquele ambiente e daquelas pessoas, o que, por consequência, desenvolve personalidades desadaptadas e antissociais.

Por fim, pensamos que a construção das bases de uma personalidade capaz de exercer um bom convívio social na vida adulta é uma tarefa que exige dedicação, principalmente da família. Ao contrário do que muitos pais pensam, não cabe à escola as tarefas fundamentais de transformar o animal homem em ser humano social – a escola apenas pode continuar um trabalho que já deve ter sido começado em casa. Naturalmente, as instituições sociais terão relevância no processo, podendo atenuar falhas ou provocar outras. Trata-se de um trabalho conjunto do mundo adulto, trabalho que poderá ter como resultado a constituição de um ser humano que faça a diferença.

A AQUISIÇÃO DA LEITURA E DA ESCRITA: QUANDO TUDO ISSO COMEÇA?[*]

Quando pensamos em alfabetização, a tendência é visualizarmos uma criança em idade escolar, sentada em uma classe, com um caderno e um lápis, escutando a professora. É difícil imaginar quando as construções de tudo isso começam. Por exemplo, quando um bebê começa a "estranhar", não está tendo nenhuma espécie de desajuste social, mas ingressando na capacidade de perceber diferenças, capacidade cognitiva que é a gênese para que um dia seja capaz de vir a compreender o conceito de número. Também é difícil imaginar que, quando o bebê começa a jogar os brinquedos no chão, observando sua queda com interesse e entusiasmo, está construindo parte das bases da noção de espaço e tempo, diretamente implicada com a alfabetização, já que as palavras são a organização de letras em um tempo e um espaço determinados; ou que, ao começar a brincar de se esconder, quer com um paninho no rosto, quer com o corpo total mais tarde, brinquedo que lhe causa imenso prazer desde bebê, esteja construindo bases da simbolização, ou seja, a capacidade de imaginar que um objeto existe mesmo estando longe de sua visão.

---

[*] Este texto foi organizado de forma a possibilitar ao leitor uma visão integral do desenvolvimento das aquisições da leitura e da escrita e sensibilizá-lo para a prevenção das patologias de aprendizagem ou sua intervenção precoce.

Para podermos pensar nos caminhos que um bebê percorre para desenvolver as habilidades ligadas à leitura e à escrita, precisamos saber quais são, afinal, as capacidades necessárias para tais aquisições. Ler e escrever é um processo simbólico, disposto temporalmente em um espaço organizado, envolvendo relações complexas entre corpo e psiquismo. Vejamos alguns aspectos importantes:

- *Motricidade* – cobra da criança um conhecimento do próprio corpo, que, por sua vez, possibilitará a organização dos dados espaciais, visuais e auditivos em determinada direção; exige postura corporal, capacidade de estabelecer uma relação estável com as coisas que a rodeiam, estabilidade com o centro de gravidade e ajuste postural flexível; uma imagem do corpo organizada das impressões que recebe do ambiente.
- *Processo perceptivo* – exige da criança uma regulação equilibrada entre os estímulos que entram (aferentes) e os que saem (eferentes); uma capacidade de perceber figura-fundo, ou seja, fixar a atenção em uma parte da cena e tornar o restante irrelevante; percepção de forma e estabelecimento de relações espaço-temporais com os dados que lhe chegam.
- *Capacidades emocionais* – ter desejo de aprender, o que representa a possibilidade de ser curiosa e aceitar que não sabe tudo; tolerar frustrações, como, por exemplo, não saber tudo ou no tempo que queria saber, não ser a única a receber as atenções da professora, errar e ter que repetir até dar certo, etc.

Ao longo de seu processo de desenvolvimento, uma criança faz aquisições que serão pré-requisitos para esse aprendizado. Com o aperfeiçoamento das funções cognitivas classificatórias, o crescimento gradativo da capacidade de abstração e do vocabulário durante os anos escolares, as crianças utilizam verbos cada vez mais precisos para descrever uma ação (bater, esbofetear, esmurrar, golpear); aprendem que uma palavra pode ter mais de um significado; a comparação e a metáfora tornam-se mais comuns; e as frases ficam mais complexas. Aprender a ler e a escrever possibilita o acesso às ideias e à imaginação de pessoas de lugares e tempos remotos.

Vejamos, agora, alguns aspectos desses pré-requisitos construindo-se durante o desenvolvimento de uma criança, desde seu primeiro ano. Vamos pensá-los por meio da relação da criança com seu ambiente, procurando situar as possibilidades que os pais ou substitutos têm para estimulá-la nessas aquisições (Bonamigo et al., 2001). Lembremo-nos, porém, de que qualquer atitude de estimulação só tem validade para a criança se for inserida em um contexto de afeto, respeitando seus limites e seu estágio de desenvolvimento; aquilo que apenas se caracteriza como "treinamento" é maléfico a sua vida emocional. Outro aspecto importante: a criança que vai se desenvolvendo dá dicas para os pais daquilo de que precisa. É necessário, antes de tudo, escutá-la e observá-la! Verificar aquilo que lhe dá prazer fazer, e, se ela repetir incessantemente, significa que está precisando elaborar! Quando não demonstra interesse, significa que ou não atingiu aquele momento evolutivo ou já está em outro.

Primeiro ano

Nos primeiros meses, enquanto mãe e bebê desenvolvem fortemente um vínculo, por meio das sensações corporais proporcionadas pelo toque, de todos os estímulos visuais, auditivos e gustativos, inicia-se, além da vida emocional, também uma série de aquisições cognitivas, perceptivas e motoras. As carícias corporais – quer feitas nos cuidados higiênicos, quer por meio das brincadeiras –, quando acompanhadas de verbalizações, são fundamentais para o desenvolvimento da criança, ao sinalizar a relação entre o ato, a expressão de afeto e o som da voz. Por exemplo, enquanto acaricia ou limpa uma parte do corpo do bebê, vai-se nomeando cada uma, fixando o nosso olhar naquela parte e nos olhos dele, como se estivéssemos apresentando-lhe seu corpo.

Uma organização gradual da rotina, com ênfase não exagerada nos estímulos, também é fundamental para as várias aquisições relacionadas à aprendizagem. Rotinas desorganizadas, troca exagerada de ambientes ou cuidadores dificultam a decodificação das informações pela criança e, consequentemente, prejudicam as bases da sua lógica de pensamento. Nesse sentido, diz-se que, nos primeiros meses, a função da mãe é ser um "para-raios" (Mahler, 1982), ou seja, deixar o bebê entrar em contato com diferentes estímulos, mas interceptar os excessos, para que seu sistema, ainda primitivo, não entre em pane.

No primeiro ano, os materiais mais importantes para estimular a criança são os corpos, o seu próprio e o dos familiares, principalmente da mãe, chocalhos, argolas e materiais de diferentes texturas e cores. Por exemplo, quando o bebê começa a pôr o dedinho em buracos do corpo da mãe, como sua boca ou nariz, está descobrindo o espaço tridimensional, descoberta que desencadeará muitas outras relacionadas a essa capacidade. A exploração que começa no corpo materno vai, aos poucos, estendendo-se ao ambiente. Com esse processo, vai construindo a gênese dos conceitos de topologia.

As brincadeiras de exploração do corpo do outro devem ser compreendidas, sem permitir que a criança o machuque; coloca-se limite verbal com o "não" ou mesmo segurando-a fisicamente, na tentativa de mostrar que dói na pessoa atingida. Poder, um dia, permanecer com colegas em uma sala de aula, respeitando-os, também começa a ser construído desde bebê. São os limites gradativos que vão ajudar a desenvolver a tolerância à frustração, condição básica para a aprendizagem formal: aprender algo pode requerer capacidade de persistência e um grau elevado de frustração.

Relacionar o som com o objeto de origem é começar a relacionar causa e efeito, processo básico na cognição; ajudar o bebê a reconhecer-se no espelho e a perceber-se diferente da mãe o auxilia a integrar a imagem corporal e a desenvolver sua individualidade; estimulá-lo a repetir sons, a imitar comportamentos e a acompanhar a linguagem verbal de gestos para que os possa ir compreendendo ajuda o bebê a desenvolver a linguagem verbal e a simbolização a ela relacionada.

Apresentar à criança outros ambientes, aos poucos, após os primeiros meses, quando ela começar a explorar com o gateio e com o deambular, também a estimula. Para isso, as pracinhas são ideais, pois além de introduzi-la aos brinquedos ao ar livre, também possibilitam novos e diferentes contatos sociais. Tudo isso sempre tentando nomear os fatos verbalmente, o que ajuda a criança a desenvolver a linguagem, além dos aspectos motores e perceptivos.

12 a 24 meses

Conquistada a deambulação, a criança passa a sentir grande prazer em explorar o desconhecido. Agora o mundo não está mais centrado no corpo da mãe. Cabe à função materna estimular, aos poucos, essa passagem; permanecer próxima da criança, interferindo e ajudando-a quando não consegue realizar o que se está propondo; mostrar os limites, o que ela não tem condições de verificar sozinha, consolando-a quando se depara com as impossibilidades de seu pequeno corpo.

Ajudar a criança a ampliar sua identificação de objetos e figuras enriquece aspectos de sua memória; cantar com a criança canções de ritmos variados, acompanhadas de movimentos corporais, contribui para antecipar ações ou gestos. Por exemplo, cantar o "atirei o pau no gato" estimulando-a a dizer o "miau" com quem canta. Isso tudo, além de ampliar o mundo simbólico, vai trabalhando as noções de temporalidade.

Brincadeiras com objetos de tamanhos e formas diferentes, em pequenos e grandes espaços, ajudam a criança a conceituar e mensurar espaços. Sempre que possível, deixar que ela experimente a cena com o seu corpo, como, por exemplo, deixá-la pôr coisas dentro de uma caixa na qual recebeu um presente, ou, se esta for grande, que entre nela e brinque; esfregar-se no papel dos presentes que recebeu, explorando os diferentes materiais por meio do tato e das sensações corporais; entrar nos armários; abrir gavetas e esvaziá-las com prazer; meter-se embaixo de móveis, etc., são todos indícios de um bom início de construção dos conceitos espaciais.

Ajudar a criança a identificar e usar funcionalmente os objetos, começando por aqueles que fazem parte da rotina, como, por exemplo, os da alimentação e do vestuário. Além disso, estimulá-la a usá-los de modo independente, o que desenvolve não só o seu nível de pensamento, mas também a motricidade e os aspectos afetivos relacionados com a individuação.

Nessa faixa etária, os materiais mais usados, além dos recursos do primeiro ano, podem ter maior variedade de formas, cores e tamanhos. Introduzem-se encaixes simples; areia e água para brincar livremente; brinquedos de alimentar e ser alimentado, de expelir e reter; brinquedos de bola; brinquedos sonoros; brinquedos de puxar o objeto por um cordão, entre outros.

24 a 36 meses

A independência é crescente. Se, no primeiro ano, a mãe funcionava muito como "para-raios", agora passa a ser um "posto de combustível", ao qual a criança recorre para reabastecer-se emocionalmente, solicitando ajuda e afeto. As saídas para exploração do ambiente vão ficando mais repetidas e variadas, e ela já brinca mais tempo sozinha.

Essa fase é delicada, pois é necessário manter uma dosagem equilibrada de distância, ou seja, não reter demais a criança perto de si, nem empurrá-la para longe. A mensagem adequada seria algo como: "vá conhecer o mundo que estou aqui para ver até onde você pode ir; volte sempre que precisar, pois não fico chateada por você estar gostando de outras coisas além de mim! Estarei sempre disponível caso precise reabastecer!".

"O que é isto?" Começa então a fase dos "porquês", denotando uma passagem do conceitual para o entendimento das causas e dos efeitos das coisas. É a evolução do pensamento. É importante estarmos disponíveis, sem dar explicações além do que foi pedido.

Nas brincadeiras e na rotina, o uso das mãos é intensificado. Agora, a criança já manuseia melhor os objetos e consegue entendê-los funcionalmente. É capaz de rabiscar, descobrindo a mágica de produzir um traço, de se fazer existir em uma folha de papel. Controla os esfíncteres. Tudo isso começa a dar-lhe o prazer de sentir-se produzindo: "com o meu corpo posso produzir coisas!". Nesse sentido, deve-se ajudá-la a observar o que produz, mostrando-lhe os resultados de suas ações e estimulando-a a repeti-las e variá-las em torno da temática em questão. Por exemplo, se está rabiscando em uma folha, fazê-la variar o tamanho do material, as cores, etc; se está mexendo em areia, argila ou água, ajudá-la a descobrir vários usos e formas de experimentar esses materiais.

Também quando a criança se depara com limites naquilo que é capaz de fazer, precisamos ajudá-la a aceitá-los como desafio a ser encarado aos poucos. Fazer tudo por ela, deixando-a pensar que é produção sua, pode criar uma ilusão onipotente que a prejudicará muito quando estiver em um grupo social, pois os amigos não irão protegê-la de enxergar suas dificuldades.

Desse modo, além de estarmos ajudando-a a construir conceitos de tempo, espaço, motricidade e pensamento lógico, estamos colaborando para que se sinta capaz de descobrir e de criar, aspecto fundamental para a aprendizagem durante toda a vida. A criança que não está bem em relação a isso precisa sempre ser empurrada para aprender; do contrário, foge das situações que ameaçam sua onipotência de saber tudo.

3 a 4 anos

Nessa fase, a criança já consegue se sentir mais firmemente separada de sua mãe, e seus questionamentos tentam dar conta da pergunta: "Já que sou alguém que existe desgrudado dela, quem sou eu?".

Por ter alcançado essa aquisição fundamental, a criança já pode simbolizar de tal forma que o brincar de faz-de-conta causa-lhe intenso prazer, pois está, por meio dele, garantindo o crescimento do seu mundo interno, com todas as implicações de desenvolvimento dos aspectos cognitivos. É capaz de representar diferentes papéis, sobretudo os familiares. Tal capacidade permite à criança, gradualmente, colocar-se no lugar do outro, imaginar-se em diferentes situações e sair um pouco do seu universo particular.

A criança deve ser estimulada a participar mais das rotinas, exercendo pequenas tarefas com os familiares, observando modos de executá-las e sendo estimulada a dar opiniões. Quando levada para um lugar, deve-se conversar com ela sobre o caminho a ser seguido. Por exemplo: "Por onde vamos ao supermercado? E para a casa da vovó? O que tem na rua da escolinha?". Quando contar-lhe alguma história ou fato, fazer-lhe algumas perguntas do tipo: "Como começou a história?", "Como terminou?" e "O que contei?", sempre ajudando-a a descobrir aos poucos a organização de tempo e espaço contida na vida diária. Estas são as noções que culminarão com a capacidade de organizar letras em palavras e frases com sentido lógico.

As noções de tempo vão se construindo de forma gradativa: primeiro entendendo "antes e depois"; na sequência, "noite e dia"; depois "manhã, tarde e noite", culminando na etapa escolar com a capacidade de entender os dias da semana e as horas. Por isso é importante sinalizarmos essas mudanças, fazendo-a dar-se conta disso. Por exemplo: "O que você faz quando levanta?", "O que fez antes de ir para a escolinha?", "O que viu ontem na casa da titia?".

Os desenhos ganham forma e aparecem tentativas de delinear figuras e cenas. Não interessa a precisão da forma, mas o prazer de fazer e falar sobre o que está tentando reproduzir.

5 a 7 anos

Nessa fase do desenvolvimento, a criança progride dos rabiscos para a diversidade de formas e símbolos – definindo quem ela é por meio de sua expansão em uma folha. A pré-escola encarrega-se, nessa etapa, de trabalhar mais especificamente todos os conceitos que serão necessários para a alfabetização.

Cabe à família estimular a criança a conviver socialmente, valorizando contatos diferentes, ajudando-a a perceber diferenças entre as pessoas que conhece e a importância de cada uma. Por exemplo: "Do que seu amigo gosta de brincar?", "O que será que a professora gostaria de receber no dia de seu aniversário?", "Quem é o mais alto da turma?", "O que aconteceu hoje no recreio?", etc. Contudo, sem chatear a criança quando ela não quiser falar sobre o assunto, pois pais intrusivos demais acabam fazendo com que a criança não conte nada do que acontece fora de casa.

Nessa etapa, as experiências socioculturais são cada vez mais importantes para o desenvolvimento da criança: leituras, passeios, exposições, lugares onde funcionam diferentes trabalhos. Tudo pode ser aproveitado para comentários e estímulos para que ela vá se posicionando em relação àquilo que está absorvendo.

Acontece de a criança, às vezes, ainda contar fantasiosamente algum fato que viveu ou observou. Só devemos corrigi-la quando isso estiver repetindo-se muito.

Continuam as atividades motoras amplas, como correr, andar de bicicleta e pular, mas agora a criança já tem condições de dominar melhor seu corpo, preparando-o para ser usado como instrumento da escrita. A motricidade fina vai se desenvolvendo mais, junto com o controle das emoções: pode parar mais tempo sentada, dedicando-se a uma atividade manual e de raciocínio. Estimular atividades de execução e descoberta é muito importante para seu desenvolvimento.

Com todas essas aquisições motoras, perceptivas, socioafetivas e cognitivas, o ato de ler e escrever é apenas uma consequência, quase natural. Por isso, muitas crianças alfabetizam-se antes de a escola ensiná-las. É aquilo que se diz leigamente: "Estava madura! De repente começou a ler os cartazes de propaganda na rua!". Ou então: "Começou a alfabetização e logo passou a ler e a escrever nos primeiros meses!".

É importante sabermos, como profissionais e pais, que nada disso é mágico! Começa desde o nascimento! Quando uma criança chega à escola e apresenta dificuldades nesse processo, é preciso, junto com a escola, avaliar o que está faltando, se há falhas em um aspecto do desenvolvimento, em uma área ampla ou nos aspectos pedagógicos da escola. Cada situação merecerá um tipo de ajuda, quer da família, quer da escola, ou, se necessário, de um profissional especializado.

Não podemos esquecer que o ato de escrever e ler, antes de ser uma aquisição mecânica e um caminho para a inserção da criança no mundo social, é uma possibilidade de ela expressar-se em mais uma forma de simbolização. Por isso, ajudá-la nessa aquisição é proporcionar-lhe mais um meio de se fazer existir, de marcar presença no mundo. É outra maneira de nascer para o mundo!

7 a 10 anos

Mesmo que a criança tenha uma boa iniciação na alfabetização, essa etapa coloca muitas dúvidas para os pais: "Até onde devo ajudar?", "Faço como se fosse uma professora?", "Obrigo a fazer a tarefa da forma como acho que deve ser feita?".

Primeiramente, é necessário lembrarmos que os primeiros anos de escolarização colocam a criança, mesmo que ela tenha tido experiência pré-escolar, em uma série de situações novas para ela: precisa funcionar em limites mais definidos, desde permanecer mais tempo sentada, até limitar-se ao espaço de uma folha do caderno. A leitura e a escrita impõem determinadas regras, tais como direção da linha, traços específicos e todas as regras gramaticais que, aos poucos, vão lhe sendo colocadas.

Nesse sentido, principalmente nos dois primeiros anos, a criança necessita de uma maior capacidade de tolerar frustrações, capacidade de aceitar que ela não pode mais fazer só do jeito que gosta ou pensa que deve ser feito. Poder acessar esse novo mundo da escrita e da leitura e desfrutar de seu uso implica passar por uma fase em que é preciso mecanizar as aquisições, o que subentende ter de fazer exercícios repetitivos e "chatos" para a criança, que até então vinha agindo mais de acordo com o prazer.

Outro aspecto importante é a nova rotina de tarefas que devem ser feitas diariamente e que cobram uma capacidade de organização nem sempre aceita pela criança. Muitas dessas tarefas necessitam da ajuda dos pais, sobretudo aquelas que demandam buscar material em revistas, responder perguntas, etc.

A tarefa dos pais requer uma dose bastante forte de dedicação: sentar com a criança, auxiliá-la sem atrapalhar o método da professora, encorajá-la a repetir o exercício mal feito, exigir, às vezes, uma correção necessária ou maior tempo para a execução do dever, valorizar o que ela aprendeu e consolá-la quando algo errado acontece.

Para tanto, torna-se necessário também uma boa comunicação com a professora: saber sobre o método empregado, a forma mais adequada de complementá-lo em casa, sobre quais aspectos a criança deve dar mais ênfase nas lições, etc. É muito importante que a criança perceba pais e professores trabalhando na mesma direção, sem discordância entre si. O bom vínculo dela com a professora será fundamental para que a aprendizagem ocorra de maneira adequada. Os pais devem estimular o afeto entre a professora e seu filho, pois garantirão, com isso, um bom andamento do processo que se inicia; se, por acaso, sentem algo atrapalhando o vínculo, devem esforçar-se para um entendimento, falando com ambas as partes e ajudando-as a se unirem.

Às vezes, o mais difícil da tarefa dos pais nesse acompanhamento é ajudar a criança a organizar seu tempo, dividindo-o entre o lazer e os deveres. Contudo, é imprescindível fazê-lo. A aquisição de hábitos, tais como fazer as tarefas e depois brincar, dormir em um horário preestabelecido, arrumar os cadernos na pasta, organizar a mesa de trabalho, entre outras práticas organizacionais, deve ser, aos poucos, estimulada e ensinada. Lembremo-nos, porém, de que a rigidez ou o excesso de liberdade prejudicam tais aquisições. É aconselhável ir adequando tudo isso à forma de ser da criança, ajudando-a a descobrir um jeito mais prazeroso de levar adiante seus compromissos, o qual que nem sempre é o mesmo dos pais. Não podemos esquecer que cada um tem sua individualidade, sua forma de funcionar melhor, a qual vai sendo descoberta aos poucos ao longo da vida.

Passados os dois primeiros anos, em que se instala a mecanização desse processo, a criança vai podendo, cada vez mais, usufruir dessas aquisições e do que elas lhe possibilitam. Inicia-se uma maior incursão pelo prazer de ler e de escrever. Nessa fase, os pais podem curtir juntos os conteúdos que os filhos começam a revelar, como, por exemplo, redações e interesses por alguma área mais específica. O companheirismo implica favorecer o desenvolvimento dessas conquistas, sentindo prazer cada vez maior com elas. Por exemplo, deixar a criança ler algo para os pais, fazer algum cálculo ligado a questões domésticas, enfim, algo que a valorize no que aprendeu.

É importante lembrar que acompanhar o filho nas atividades escolares não é fazê-las por ele, não é tirar-lhe o direito de pensar ou de errar. Pais muito ansiosos podem acabar antecipando soluções para os filhos, tirando-lhes o direito de ter um tempo para encontrar a resposta que estão buscando. Tal conduta não só atrapalha naquele determinado exercício, mas, às vezes, influencia todo o futuro, marcando-os com uma dose inadequada de passividade diante dos problemas que precisarão enfrentar.

O sucesso da carreira escolar não depende apenas das características da própria criança, mas do contexto familiar e cultural. Pais com bom desempenho escolar, que fornecem um lugar para estudar e guardar os livros, que reservam tempo para as refeições, o sono e os deveres, que controlam o tempo das crianças diante da televisão e conversam sobre a escola, entre outras intervenções, influenciam diretamente a vontade da criança de estudar. A expectativa dos professores com relação ao desempenho dos alunos também interfere em sua motivação. Segundo o princípio da profecia autodeterminada, as crianças correspondem à expectativa do professor, seja ela positiva ou negativa. Em um experimento, o professor foi falsamente informado do desempenho extraordinário de um aluno mediano, o qual, meses depois, apresentou, de fato, um crescimento muito grande. Nas salas de aula, é comum que um aluno se torne o "bode expiatório" da turma e, mesmo sendo capaz de se desenvolver normalmente, acaba vestindo a carapuça e apresenta um baixo desempenho. A cultura também é responsável pelo desempenho dos alunos. A asiática, por exemplo, é famosa por seu alto nível, pois valoriza a obediência, a disciplina e a responsabilidade, além de considerar a escolaridade a atividade mais importante da criança.

As desadaptações escolares

Os problemas de aprendizagem podem acontecer por diversas causas, e diagnosticá-las é uma tarefa complexa (Marcelli, 1998). Retardo mental, deficiências dos métodos pedagógicos, déficits sensoriais como a dislexia (transtorno do desenvolvimento da leitura de base neurológica) ou transtorno de déficit de atenção/hiperatividade (transtorno do comportamento caracterizado por persistente desatenção, distração, impulsividade, baixa tolerância à frustração e excesso de atividade) são alguns dos transtornos da aprendizagem que apresentam base biológica. Muitas vezes, uma equipe multidisciplinar é necessária para o diagnóstico e a intervenção terapêutica. Os problemas surgem quando há uma ruptura no equilíbrio psicodinâmico que deveria existir entre a criança com seu potencial de ação e as demandas inadequadas do seu ambiente, tanto escolar como familiar e social.

Na realidade escolar brasileira, ainda nos confrontamos com o problema grave de repetência na primeira série, significando a impossibilidade de a população infantil ingressar com êxito em um processo básico de leitura e escrita e denunciando falhas socioeconômicas e políticas com repercussão na escolarização (Capovilla et al., 2005). Os resultados dessas pesquisas, segundo Capovilla e colaboradores (2005), apontam para a ideia de que sempre é melhor prevenir do que remediar desadaptações escolares, ou seja, quando os alunos iniciam um programa de alfabetização com as condições e competências necessárias, sua chance de sucesso aumenta. Dessa forma, um programa de alfabetização deve contemplar o ensino de todas as competências, questões que abordamos neste texto.

Um aspecto também muito importante e ligado às dificuldades escolares está no olhar para o fator inteligência, já que ainda somos influenciados pela ideia de inteligência geral, traduzida pelo QI, segundo os primeiros trabalhos sobre o assunto feitos por Binet. Hoje, essa concepção mudou, e fala-se em inteligências múltiplas, a partir de estudos de Howard Gardner. Ou seja, existem muitos tipos de inteligência: linguística, lógico-matemática, corporal-cinestésica, espacial, musical, interpressoal, intrapessoal e naturalista (Armstrong, 2001). A partir dessa mudança, instituiu-se um novo olhar sobre as dificuldades de aprendizagem, possibilitando que muitas crianças e adolescentes considerados previamente incapazes passassem a desenvolver talentos específicos, modificando sua inserção social e sua autoestima. Porém, a pedagogia na sala de aula ainda não efetivou de forma plena tal concepção, principalmente em nossas escolas públicas.

Outro problema que o sistema escolar enfrenta é o de não conseguir manter uma sintonia entre professores e alunos em função da vertiginosa mudança no mundo das informações, criando dificuldades para se processarem metodologias que privilegiem todas as modificações e diferenças entre as pessoas e o mundo tecnológico. A maior facilidade com que os jovens transitam pelas tecnologias gera outro problema, a desvalorização da figura de autoridade do professor, o que traz prejuízos identificatórios para as crianças e para os adolescentes, porque ficam sem referências organizadoras de seus psiquismos. Essa desvalorização se estende também para outros adultos, pois tendem a confundir a facilidade de trânsito tecnológico das crianças e dos adolescentes com maturidade psíquica, submetendo-se às condutas onipotentes dos filhos, o que gera desajustes de toda ordem.

Podemos observar, no relatório a seguir, o caso de um paciente que estava internado devido a um problema na região do olho e que foi submetido a uma cirurgia. Durante a entrevista, sua mãe referiu que ele tinha dificuldades escolares. Até que ponto o médico deve intervir? Os pais do garoto não procuraram ajuda por causa de seus problemas escolares. Deve-se cuidar disso?

> **RELATÓRIO DE ENTREVISTA NA PEDIATRIA**
>
> **Uma criança internada e sua família**[*]
>
> A atividade prática dessa semana foi novamente no setor de pediatria do Hospital São Paulo. Dessa vez, fui o entrevistador e experimentei a sensação de entrar em contato direto com o paciente pela primeira vez, considerando a realização da anamnese.
>
> A pessoa com quem conversei foi Renata, casada, 27 anos, do lar, brasileira, procedente e natural de São Paulo. Ela é mãe do paciente Augusto, um garoto de 7 anos que se encontra internado há 10 dias por causa de uma celulite do tecido subcutâneo do olho direito. Augusto começou a apresentar um quadro de dor na cabeça pelo lado direito há duas semanas, com acentuada dor e inchaço no olho direito, o que deixou o paciente muito irritado, além de perda de sono e de apetite, com emagrecimento, náuseas, vômitos e diarreias. Por causa dessa situação, o pai levou o filho a um hospital público, onde foram prescritas amoxicilina e dipirona, e o paciente foi mandado de volta para casa. Mesmo tomando os medicamentos, a dor não melhorava e, assim, o paciente foi trazido para o Hospital São Paulo. Dessa vez, o menino foi internado e permaneceu no hospital para o tratamento de sua doença. A família reagiu mal no começo, por desconhecer a doença e considerá-la grave, mas os médicos conseguiram acalmá-los, o que tranquilizou a família, já que era a primeira vez que a criança ficou doente. Atualmente, os familiares demonstram consciência da importância da internação e relatam serenidade com a situação.
>
> continua >>

---

[*] Relatório elaborado por Luiz Fernando Braga, sob orientação da professora Cristiane Curi Abud.

> **RELATÓRIO DE ENTREVISTA NA PEDIATRIA**
> \>> continuação
>
> A família do paciente parece ser estável, com pai e mãe casados e sem problemas conjugais, aparentando ser de classe social baixa, pela simplicidade e pela procedência. Em relação ao garoto, o tratamento da mãe demonstra ser afetivo e carinhoso, sem qualquer tipo de agressão física ou moral, pelo menos durante a realização da entrevista. Um fato interessante é que a mãe relatou que Augusto tem dificuldades de aprendizado, não se relacionando bem com os estudos, pois ainda tem dificuldades na leitura e na escrita. O motivo desse atraso parece ser devido à hiperatividade do menino, como foi demonstrado durante a entrevista. Ele não parava um só momento e parecia demonstrar falta de concentração no que estava fazendo, o que pode explicar seu rendimento escolar. Em relação aos amigos de escola, a mãe relatou que o garoto se dá bem com seus colegas, não apresentando problemas de relacionamento.
>
> No ambiente hospitalar, a mãe pareceu bem informada sobre a doença do filho e, no entanto, não soube responder que médico tratava do filho, talvez pelo fato de ela ficar menos com a criança. Além disso, ela demonstrava ser bem atendida pelos profissionais e não reclamou de nenhum fato que a desagradou em relação a eles. Durante a entrevista, houve momentos em que os enfermeiros nos interrompiam para dar instruções à mãe, o que ocorreu de forma amigável.
>
> A criança, em relação a seu desenvolvimento, pareceu de acordo com sua idade, demonstrando esperteza, como em um fato interessante que ocorreu durante a realização da atividade. O garoto nos interrompeu dizendo que estava com febre quando perguntei à mãe sobre o que ele estava sentindo, o que foi desmentido por esta. No entanto, isso demonstra um desejo do Augusto de participar da conversa, de seu tratamento, como que pedindo licença à mãe para ganhar autonomia. Além disso, durante a entrevista, ele mexia no celular da mãe, demonstrando habilidade na atividade, o que revela um desenvolvimento psicomotor e cognitivo bem coordenado. Uma dificuldade sentida por mim na atividade foi a incapacidade de desenvolver a parte dos sintomas apresentados pela criança (HPMA), pois eu não conseguia imaginar perguntas que ajudassem na descrição exata da dor, de como começou e quando se instalou. Outro fato foi a falta de privacidade enfrentada nos hospitais públicos, já que, em uma sala pequena, encontravam-se três leitos, ocasionando muitos barulhos, o que dificultou na hora de escutar a mãe do menino, de maneira que tive que conferir várias vezes as respostas de Renata.
>
> Comentários: pensamos que o médico pode ajudar os pais a buscar ajuda especializada no caso de observar sintomas que denunciem alguma patologia, mesmo que isso não seja colocado como problema na consulta. Se possível, indicar serviços especializados de acordo com a situação social e financeira familiar. Nesse caso, a sensibilização dos pais pode ser ativada com uma reflexão sobre os efeitos do fracasso escolar na autoestima da criança e as consequentes dificuldades em sua vida futura. Nessa entrevista, foi importante a observação feita pelo aluno no sentido de verificar que não se tratava de uma dificuldade escolar ligada a uma deficiência mental, mas relacionada a uma conduta ansiosa que poderia ter como origem um déficit de atenção. Em termos de técnica de entrevista, ressaltamos a importância de se estar atento aos detalhes da cena observada, como, por exemplo, a mãe falando da dificuldade de aprendizagem do filho e ele manuseando com destreza o celular dela; a mãe relatando fatos e ele querendo participar e ganhar espaço para falar de si mesmo. O entrevistador pode juntar esses dados e levantar uma primeira hipótese: trata-se de um menino que revela desejo de aprender, tem aparentes condições cognitivas e motoras, mas está com problema de atenção. Para que o profis-
>
> continua >>

> **RELATÓRIO DE ENTREVISTA NA PEDIATRIA**
> >> continuação
>
> sional possa fazer esse tipo de raciocínio, necessita ter informações básicas sobre o desenvolvimento do paciente, sensibilidade e desejo de ajudar quem está buscando auxílio, mesmo que não haja um pedido explícito de ajuda para algum sintoma que componha parte do quadro. Em algumas situações, os pais não falam em determinado sintoma por falta de informação ou por não o considerar um problema a ser resolvido; em outras situações, não comentam por resistência a expor a dificuldade. Na medida do possível, o entrevistador deve tentar levantar pistas para compreender quais os motivos que estão em jogo na situação e, mesmo não sabendo defini-los, o adequado é optar por focar a questão. Primeiramente, se lança uma pergunta sobre o sintoma, como, por exemplo, "Vocês se preocupam com o fato de seu filho não estar indo bem na escola?". A resposta certamente dará pistas de como o entrevistador poderá continuar, ou seja, prosseguir com cuidado ou focar mais diretamente o sintoma para conduzir a um encaminhamento. Se a resposta à pergunta for: "Não nos preocupamos porque nós também tivemos o mesmo problema e resolvemos sozinhos!", mesmo assim ainda não devemos desistir e podemos continuar, como, por exemplo: "Mas será que na época de vocês era igual? Vocês não sofreram com a situação? Será que hoje isso não pode ser resolvido de outra forma para que o filho de vocês não sofra como vocês sofreram?". Enfim, diante do sofrimento físico ou psíquico de um ser humano, podemos fazer alguma coisa, por mínima que seja. Mesmo que não resolvamos a questão no presente, podemos movimentar questionamentos que, em um momento posterior, podem produzir um desenlace mais efetivo.

O BRINCAR E SUA FUNÇÃO NAS DIFERENTES FAIXAS ETÁRIAS

O brincar é o trabalho das crianças que constitui a vida psíquica e contribui em todos os domínios do desenvolvimento (Lebovici, 1985). As brincadeiras estimulam os sentidos e os músculos, coordenam a visão com o movimento, garantem o domínio sobre o corpo e desenvolvem novas habilidades. Por meio do faz-de-conta, experimentam papéis, enfrentam emoções desconfortáveis, adquirem compreensão dos pontos de vista de outras pessoas e constroem uma imagem do mundo social. Desenvolvem habilidades de resolução de problemas, experimentam a alegria da criatividade e o respeito às regras. As brincadeiras também se desenvolvem ao longo da infância, adquirindo, gradativamente, maior complexidade.

A primeira maneira de brincar, chamada jogo funcional, começa no primeiro ano de vida e envolve movimentos musculares repetitivos que evoluem de acordo com a aquisição das capacidades motoras. No início do primeiro ano de vida, a criança começa a viver os efeitos dos sons, das cores, do movimento, das texturas. Mesmo que pareça passivo, como acompanhando movimentos e ouvindo sons, já está "brincando", primeiro com o corpo de quem exerce a função materna, depois de tudo que a rodeia. Nesse período, os estímulos devem apresentar certa diversidade, como, por exemplo, móbiles, músicas, chocalhos, etc. O corpo da mãe, que lhe dá prazer e segurança, pode se estender para experiências com bichinhos de pelúcia ou mordedores macios. Na ausência da mãe, esse objeto pode lhe dar segurança e a sensação de ela não ter se afastado.

No segundo semestre, o bebê começa a perceber que as pessoas e os objetos desaparecem de seu campo visual, e inicia-se a elaboração de algo que será fundamental em sua vida: a presença e a ausência, ou seja, a separação, a perda, os limites do ser humano. Inicia-se o brincar de "esconder", primeiro com "paninhos" com que a mãe intuitivamente esconde seu rosto. Depois, tais brincadeiras evoluem para diferentes formas: esconde-esconde, procurar objetos, cabra-cega. Em todas elas, porém, sempre está em jogo a mesma questão a ser elaborada.

Ainda no primeiro ano, a criança descobre diferentes topologias nos objetos: primeiro os buracos do corpo da mãe, depois dos objetos. Gosta de pôr objetos um dentro do outro, abrir e fechar, entrar nos móveis. Descobre que saem coisas do seu corpo e entram outras: tudo que pode servir para executar o dentro e fora lhe dará prazer: pode ser o armário de panelas, latinhas simples que cabem uma dentro da outra. Não interessa a sofisticação do brinquedo, mas que lhe dê a possibilidade desse tipo de exploração.

O segundo nível de complexidade, o jogo construtivo, envolve uso de materiais ou objetos para fazer alguma coisa, uma casa em blocos ou um desenho com giz. Por volta dos 2 ou 3 anos, a criança começa a perceber a funcionalidade dos objetos, e, nesse momento, seu interesse é maior por coisas que estão ligadas à cena da alimentação: panelas, pratinhos, copos e talheres possibilitam que repita cenas prazerosas ligadas a isso. O jogo do faz-de-conta surge nessa fase e repousa na função simbólica que surge na etapa sensório-motora do desenvolvimento, segundo Piaget (apud Papalia; Olds; Feldman, 2006). Cenas com diversos seres vivos, como os animais, também despertam seu interesse; por exemplo, fantoches de animais com diferentes formas e sons.

O movimento também lhe dá prazer imenso, já que agora está caminhando e pode acompanhar certos brinquedos que se movimentam, como carrinhos. Um apita, outro é grande ou pequeno, um é trem, outro igual ao carro do papai. A diversidade lhe seduz e enriquece. A criança está começando a discriminar familiares diferentes: a vovó, a tia, o irmão. Essas cenas familiares são divertidas, podendo ser representadas via fantoches, via quebra-cabeças simples, etc. Os livros também são brinquedos importantes: trazem o jogo de cenas e cores, aspectos que estimulam os sentidos, a cognição, o motor e o emocional.

Em torno de 4 a 5 anos, a criança ainda não compreende as regras do brincar, mas elas podem ser introduzidas de forma simples, como jogos a dois, com bola e materiais pedagógicos, em que a criança é convocada a esperar a sua vez para jogar, por exemplo. Dessa forma, pode começar a perceber que existe o outro e que este também quer ser respeitado.

Surgem, aos poucos, os heróis para os meninos, simbolizando a preocupação com a força e os vínculos identificatórios com os adultos. Brincar com isso é começar a sonhar com a possibilidade de crescer e de vir a ser como esses adultos que tanto admira e pelo quais se sente protegido. As meninas, predominantemente, passam a gostar do funcional das bonecas: agora cuidam, fazem cenas familiares em que representam os cuidados femininos com os filhos. É a representação do jogo identificatório com a figura materna. Também podem expressar o que sentem com tais cuidados e elaborar certas cenas nas quais não são passivas.

As brincadeiras possibilitam a elaboração de sentimentos e a saída da passividade para uma postura ativa diante de seus conflitos e problemas. Aparecem personagens que dizem respeito àquelas individualidades: cada um gosta mais de algo específico a suas experiências.

É muito importante já brincar sozinho: espaço para criar, fantasiar e dar formas singulares para as brincadeiras. Se o adulto não deixa esse espaço, está tolhendo mecanismos de resolução da criança e, consequentemente, bloqueando sua capacidade de elaboração e adaptação ao mundo, ou seja, enfraquecendo-a (Winnicott, 1975).

Por fim, aparecem os jogos formais com regras, como pular amarelinha e jogar bola de gude. Começa o prazer em brincar com os outros e, também, as brigas para permanecer dono das regras: os limites são necessários para que a criança saia do seu trono e viva em grupo. Nessa etapa, é prazeroso sentir que se tem o poder: por isso gostam dos controles remotos. Eles são importantes, mas também devem ser acompanhados de brinquedos que exijam criatividade e esforço para brincar. Do contrário, estaremos apenas estimulando a dificuldade de tolerar frustrações e bloquear a capacidade de criar soluções próprias no mundo.

Brincar de casinha (e tudo o que é similar) continua importante até 8 a 9 anos. As brincadeiras começam com cenas familiares simples e acabam se tornando mais complexas: enfeitando a boneca para namorar ou passear, trabalhando as identificações, etc. Jogos virtuais também são importantes: desenvolvem habilidades perceptivas, motoras, cognitivas e também emocionais.

O fundamental é a dosagem de tudo. Cada brinquedo tem sua época, até cumprir seu papel elaborativo das emoções que representa, e é esse o seu valor. Apesar de cada brinquedo ter seu momento fundamental durante o desenvolvimento da criança em suas diferentes áreas, e todos cumprirem um papel na elaboração das emoções que representam, é importante a dosagem de todas as atividades lúdicas. Se a criança não consegue passar para a próxima fase, fixando-se exageradamente em um só tipo de brincadeira, os pais podem se perguntar o que está acontecendo com ela e ajudá-la. Por exemplo, se não brinca socialmente, só quer videogame, é provável que brincar com os outros esteja difícil. Por quê? Será que a criança não quer sair do "trono", quer sempre ter a razão? Será que não se sente querida e aceita por achar-se inábil? Enfim, algo deve ser feito para ajudá-la.

Com a escolaridade, abrem-se muitas oportunidades diferentes para o brincar: as regras, o virtual, o grupo, a alfabetização. Os pais, na medida do possível, devem criar oportunidades para oferecer experiências diferentes, e isso não implica sofisticação de materiais.

A seguir, elencamos algumas questões fundamentais sobre o brincar:

- Quando a criança não brinca, está com algum problema, físico ou emocional. Sobre isso não há dúvidas, e faz-se necessário investigar e resolver.
- É importante manter um equilíbrio entre brincar sozinho e junto com alguém, a não ser na primeira infância, quando ainda é comum haver solicitação da presença do outro nas brincadeiras.
- Criar brinquedos e brincadeiras é necessário. Se a criança não consegue criar nada, isso também deve preocupar os pais.
- Não se deve dar sempre o brinquedo logo que é pedido. O espaço entre o pedir e o ganhar possibilita o desenvolvimento da capacidade de sonhar, fantasiar e criar, aspecto fundamental para o desenvolvimento.
- Excesso de brinquedo atrapalha a capacidade de escolher e brincar e dificulta o desenvolvimento da capacidade de focar a atenção e explorar adequadamente aquilo que um brinquedo oferece.

As brincadeiras expressam as fantasias da criança. Por isso, é importante observar e ouvir sua verbalização (Bassols, 2001). Dessa forma, saber se a criança não brinca ou evita brincadeiras de determinada fase permite concluir que ela não está bem psíquica ou biologicamente. Enquanto brinca, mesmo revelando conflitos intensos, tem a possibilidade de transformá-los e comunicar-se com o mundo externo. Por meio da brincadeira, a criança elabora frustrações provenientes da realidade externa. Por exemplo, um menino internado para o tratamento de leucemia brincava com um jogo de damas cujas pedras eram brancas e vermelhas, armando uma verdadeira guerra entre elas, que simbolizavam sua luta interna entre glóbulos brancos e vermelhos. Podemos observar essa função das brincadeiras em uma paciente de 6 anos que, desde os 10 meses de idade, tem necessitado de cuidados médicos constantes e internações. Sua preferência por "brincar de médico" e "tirar sangue com seringa" ilustra essa função das brincadeiras, conforme descrito no relatório a seguir.

Outro aspecto importante sobre o brincar é que ele se constitui como elemento importante de diagnóstico em todas as áreas do desenvolvimento. Caso a criança persista em brincadeiras que já não são mais esperadas em sua faixa etária, podemos pensar em um atraso no desenvolvimento mental ou emocional. Também pode ocorrer que ela repita um tipo de brincadeira esperada em uma fase mais primitiva em meio a outras de sua faixa etária, o que nos indica que há uma mensagem a ser decifrada a partir do tipo de brincadeira repetido, símbolo de algum conflito não resolvido. Por isso, o brincar é um dos principais recursos terapêuticos nos tratamentos psíquicos na infância, tanto para diagnóstico como para a intervenção (Klein, 1980).

O relatório a seguir mostra como, em uma situação de internação hospitalar, a brincadeira da paciente revela suas angústias e a ajuda a elaborá-las de forma lúdica.

RELATÓRIO DE ENTREVISTA NA PEDIATRIA

Observando e escutando uma criança na internação[*]

No dia 31 de agosto de 2009, fomos ao setor de cirurgia pediátrica do Hospital São Paulo e realizamos anamnese com Carolina, uma menina de 6 anos, natural e procedente do interior de São Paulo. Sua mãe procurou o serviço de saúde por causa de um sangramento retal que a filha vem apresentado há um ano e três meses. Não é a primeira vez. Carolina tem prolapso retal, diagnosticado aos 10 meses de idade, quando apresentou sangramento pela primeira vez. Desde então, realizou duas cirurgias (cerclagem aos 2 e aos 4 anos), que corrigiram temporariamente o problema do sangramento, de maneira que ela pudesse ter uma vida relativamente normal por alguns anos, até o sangramento voltar a ocorrer. Nesse período, no entanto, a mãe teve o cuidado de manter seguimento na gastrologia (já faz quatro

---

[*] Relatório elaborado por Sabrina Jisun Myung Cho, sob orientação da professora Cristiane Curi Abud.

> **RELATÓRIO DE ENTREVISTA NA PEDIATRIA**
> \>\> continuação
>
> anos). Carolina está internada há um mês, à espera do aval da gastrologia para fazer outra cerclagem. Notamos também que a criança tinha os dedos dos pés e outras partes do corpo inchados e avermelhados, que, posteriormente, confirmamos com a mãe serem hemangiomas presentes desde o nascimento da menina.
>
> Quanto ao desenvolvimento, Carolina aparenta ser normal à parte de um possível problema de autoimagem. A menina, em geral, é "boazinha", de acordo com a mãe. No entanto, é difícil acalmá-la quando fica mal-humorada, por ser bastante determinada e teimosa. É uma menina muito argumentativa, logorreica e faz uso de vocabulário sofisticado para sua idade. Além do uso de vocabulário bastante amplo, ela tem boa memória. Lembra-se do nome de todos os profissionais que cuidaram dela, e, quando perguntávamos sobre sua doença e seus dados, ela demonstrava tamanho desejo em respondê-las no lugar de sua mãe que atropelava as palavras desta, por vezes corrigindo-a. Ao perguntar por que os dedos do pé esquerdo dela estavam inchados, lembro-me que assustei ao ouvir sua resposta: "É hemangioma. No pé, no intestino e no fígado". Na escola, ela cursa a primeira série e é a melhor aluna da classe, segundo a mãe, Luciana. Sabe, também, ler e escrever um pouco.
>
> Carolina é "boazinha", mas não obedece sempre. Há momentos em que desafia a mãe, respondendo à repreensão desta, o que demonstra ser saudável nesse aspecto. Mas parece ter alguma deficiência na autoimagem, porque procura ser sempre o centro das atenções das pessoas, seja quando atropelava as palavras da mãe para conversar conosco, seja quando interrompeu a conversa que tínhamos com Luciana, para perguntar se podia tirar o presunto do sanduíche que fora buscar para comer. Parece sentir necessidade de ser vista por todos. Além disso, a menina tem grave complexo com seu peso. Durante a anamnese, passamos bom tempo falando sobre isso. A menina disse que andava bastante de bicicleta para não ficar gorda; que falava enquanto comia para não ficar gorda. "Porque gordo é feio." A mãe, em resposta, repreendia a filha, dizendo: "Carolina não fala assim, que a mamãe é gorda também". O excesso de preocupação com o peso parece ser decorrente da influência familiar, tanto da mãe quanto de Paula, irmã mais velha. Paula tem 16 anos e, de acordo com a mãe, é igualmente (ou até mais) preocupada com seu peso: faz dietas para emagrecer e exercícios para perder gordura aqui e ali. Vive falando que precisa emagrecer. Sua influência sobre Carolina ocorre provavelmente porque dividem o mesmo quarto. A mãe, por sua vez, embora não pareça ter percebido, influencia a filha com suas palavras. Durante a anamnese, a mãe contou-nos que Carolina comia muito bem, que a menina era "gordinha", quando lhe perguntamos sobre o desmame. Essas palavras por si só podem soar normais, mas, no contexto da menina, que já é influenciada por uma cultura que supervaloriza a aparência (já sabe usar o computador e está bastante sujeita ao *marketing* e à sociedade) e por uma irmã igualmente preocupada com o peso, palavras como "gordinha" podem contribuir para a piora da autoimagem da menina, mesmo que faladas sem más intenções.
>
> Os relacionamentos sociais de Carolina, no entanto, são bons. Tem muitos amigos na escola, por vezes trazendo-os para a casa e brincando junto com eles. O único ponto que me chamou atenção foi o fato de Carolina gostar apenas de brincar "de médico". Com as amigas, chega a brincar um pouco (uma hora, no máximo) de outra coisa quando ameaçam abandoná-la, mas logo volta para o campo médico. Não só isso, mas a mãe também referiu que a filha gosta de pegar uma seringa e ficar brincando de tirar sangue das pessoas. Isso é particularmente interessante porque uma das situações que despertam bastante medo em Carolina é a coleta de
>
> continua \>\>

> **RELATÓRIO DE ENTREVISTA NA PEDIATRIA** >> continuação

sangue. Ao contrário do que imaginava, ela não evita pensar na situação, mas repete isso muitas vezes ao dia, enquanto brinca. Não se trata de mecanismo de defesa, mas uma persistência no pensamento que pode ser uma tentativa de demonstrar seu medo para as pessoas (como a psicóloga disse). Não só de demonstrar o medo, mas de elaborar o medo e a angústia que sente quando tiram seu sangue.

Outro dado interessante é o fato de a menina ainda fazer uso da chupeta. Ainda que a mãe tenha dito que isso é um acontecimento recente, há um buraco na parte da frente de sua boca, pois houve menor desenvolvimento dos dentes da frente, evidenciando o uso prolongado de chupeta ou hábito de chupar o dedo. Isso pode ser evidência de que, ao mesmo tempo em que Carolina deseja crescer, brincando de médico e sonhando em ser uma profissional, deseja também permanecer uma criança. Ela só usa chupeta no hospital, demonstrando que, quando internada, regride a um estado de dependência maior.

Quanto ao relacionamento com os familiares, não há sérios problemas aparentes. Considera a mãe "muito séria", como uma figura que repreende bastante, mas sabe que esta a ama e está sempre presente, cuidando dela. O pai, por sua vez, é "muito palhação" e divertido. Ela divide o quarto com a irmã mais velha, o que contribui para maiores brigas, ao passo que o irmão de 14 anos fica mais separado.

Quanto ao relacionamento com os profissionais e à permanência no hospital, Carolina disse gostar do ambiente, sobretudo porque pode brincar com uma barrinha que fica suspensa por duas cordas de ferro sob sua cama. Lá ela pode pendurar-se à vontade e ir de lá para cá, como em uma balança. Quando falou disso, ficou tão empolgada que nos deu uma demonstração. Além disso, no período em que estivemos juntas, a menina brincou bastante com os balões que enfeitavam não só a sua cama, como a das outras crianças. Notei que os balões e a barrinha eram uma tentativa de tornar o ambiente mais alegre para as crianças. De fato, para Carolina, parece ter funcionado. Em relação aos profissionais da saúde, a menina mostrou satisfação: ao referir-se às médicas responsáveis pelo seu cuidado, falou que uma delas, especialmente, era muito "boazinha" (dra. Luiza), mas também não reclamou da outra doutora. Em relação às enfermeiras que também cuidam dela, Carolina recebeu a estudante de enfermagem com um sorriso quando esta nos interrompeu brevemente para cumprimentar a menina.

A entrevista foi feita de maneira semiestruturada, com bom acolhimento por parte da estudante, deu aperto de mão e abraçou ambas. Porém, atrapalhou-nos a falta de experiência de nossa parte em incluir a criança na anamnese, ouvindo-a e dando atenção, sem, no entanto, prejudicar a coleta de dados.

Comentários: a entrevistadora revelou-se bastante preparada para observar a paciente em termos de informações necessárias para entender seu desenvolvimento, inclusive, aprofundando a análise de sentido de suas brincadeiras e a relação com a situação da internação e da doença: conseguiu observar, perguntar e juntar dados de uma maneira que a complexidade da situação fosse contemplada. Um aspecto técnico fundamental pode ser ressaltado nessa entrevista que vale para todas as situações de entrevistas: quando o entrevistador está inseguro ou com dificuldades para definir como proceder ou sobre o que perguntar ou responder, o mais adequado é optar por seguir ouvindo atentamente, observar tudo e, se possível, tentar assegurar-se da possibilidade de uma segunda entrevista ou outro tipo de contato, caso haja necessidade de comunicar uma decisão que não se tem segurança naquele momento. Devemos nos dar a oportunidade de pensar no assunto em um momento posterior, no qual, certamente, nosso raciocínio poderá ser recomposto ou ficar mais claro, além de nos possibilitar buscar outras informações ou discutir com colegas.

VIOLÊNCIA FÍSICA E ABUSO SEXUAL NA INFÂNCIA

Trata-se de um assunto polêmico da maior relevância, motivo de grandes discussões no mundo todo. No Brasil, a partir da Lei Federal 8.069/90 (Estatuto da Criança e do Adolescente), o assunto ganhou mais espaço, e novas soluções foram propostas, entre elas a criação de Conselhos Tutelares, planos municipais de enfrentamento da violência, de abrigos e medidas socioeducativas em meio aberto (Brasil, 1990). Recentemente, a sanção da lei sobre pedofilia na internet também significou um avanço em nossa legislação. Porém, são projetos em desenvolvimento e se faz necessário um grande movimento de cidadania para ajudar na eficácia de todos esses procedimentos.

Esse assunto convoca a classe médica ativamente, já que compete ao médico, por lei, denunciar qualquer evidência de violência ou abuso sexual.[*] No espaço de discussão deste livro, gostaríamos de levantar algumas questões norteadoras para a reflexão do médico quando diante desse contexto, buscando instrumentalizá-lo com recursos diagnósticos.

Uma dos primeiros conceitos relevantes a ser colocado é o de "aqui e agora", conceito que pertence a uma técnica psicoterápica e que foi bem explicitado pela teoria da comunicação humana da Escola de Palo Alto (Perrone; Nannini, 2003): a violência se apresenta com características de urgência e de crise e mesmo que suas razões e seus determinismos estejam inscritos nas histórias pessoais de forma complexa e profunda, o "aqui e agora" do sofrimento não admite nenhuma demora em sua intervenção.

Junta-se ao assunto "violência" questões sobre "abuso sexual", mesmo que este último, às vezes, produza-se de tal modo que até a vítima coloca dúvidas sobre a existência ou não do ato violento. Muitas vezes, a violência faz com que a vítima perca o sentido de sua integridade psíquica e chegue até a negar que está sendo maltratada. No caso do abuso sexual na infância, o abusador costuma agir de tal forma que a criança se confunde em termos de suas referências, ou seja, do que é amor e do que é violência, porque o abusador tende a produzir o ato de abuso sem caracterizá-lo como violento.

Outro aspecto conceitual importante é distinguir agressividade de violência: a primeira serve para definir o território de cada pessoa e fazer valer seus direitos, e a segunda destrói os limites entre si e o outro, invade a relação e deixa o outro confuso. Dessa forma, o ato violento pode ser definido como "todo atentado à integridade física e psíquica do indivíduo, acompanhado por um sentimento de coerção e perigo" (Perrone; Nannini, 2003, p.30). Além disso, a violência se define com uma posição de desigualdade entre o agressor e a vítima – quem pratica a violência se define como superior ao outro, e este, quase sempre, aceita tal posição. Em casos de violência tipo castigo, quase sempre a autoestima da criança fica muito afetada, bem como sua identidade, pela posição negada de sentir-se no direito de ser "outro". Em algumas situações, a violência produz uma submissão tal

---

[*] Na UNIFESP/Escola Paulista de Medicina, faz parte do currículo um módulo denominado "Saúde da Mulher e da Criança", em que o aluno é acompanhado em unidades básicas de saúde, momento no qual é informado sobre tal assunto e instrumentalizado em sua ação.

que poderíamos falar em "colonização de espírito" (Perrone; Nannini, 2003, p.89), produzindo condutas de repetição inacreditáveis aos olhos de terceiros.

Nos casos de incesto, quando revelados, desencadeiam uma crise geral na família, e o temor do castigo judicial e social levanta defesas de toda ordem: mães que não acreditam nos filhos, pais que negam a responsabilidade e filhos que se recriminam, chegando a desmentir os fatos ocorridos. É comum que as mães apresentem um perfil de sentimentos ambivalentes, como se a revelação não modificasse a situação vincular com o companheiro; mostram-se imaturas, cegas e surdas, lutando para sustentar a falsa harmonia familiar e manter-se na dependência do marido. Nas famílias em que ocorre incesto, a interdição se desloca para a fala: é proibido falar. Mantém-se uma falsa ideia de equilíbrio no funcionamento familiar, embora, no seu interior, os papéis sejam indiscriminados e confusos. O que chamamos de papéis confusos também é comum em famílias nas quais existe a figura do padrasto, e essa confusão, muitas vezes, tende a incrementar sentimentos contraditórios e favorecer o abuso sexual.

O perfil da criança vítima de incesto em relação à idade é variável. Carícias e toques dão-se já nos primeiros anos, mas a realização do ato sexual quase sempre ocorre na puberdade, quando os corpos manifestam mudanças. A relação abusiva sempre é negativa: em vez de ir descobrindo-se normalmente em relação às zonas erógenas do corpo, os mecanismos sensitivos são acelerados, sem que a criança possa evitar, o que a confunde e, principalmente, a culpabiliza. As vítimas são privadas de sua infância, aceitam o sacrifício porque se sentem culpadas em relação à família e crescem com pseudomaturidade; ficam em situação privilegiada em relação aos irmãos e, muitas vezes, isso pode ser um ganho secundário, bem como o fato de se imaginar protegendo os outros irmãos dos ataques do pai. Porém, é importante ressaltar que, mesmo em casos nos quais se verificam repetições a partir da busca da vítima, esta não é responsável, porque tal repetição é gerada pelo traumatismo e se encontra fora da área do desejo consciente.

Os sintomas da vítima são de toda ordem: podem se manifestar no rendimento escolar, em reações psicossomáticas, perda de curiosidade, transtornos amnésticos, etc. Na adolescência, as lembranças podem ser agudizadas, provocando crises emocionais de maior desorganização psíquica, sobretudo quando surgem as escolhas e as vivências sexuais; a fase adulta também repetirá a confusão e o traumatismo vivido no abuso sexual, comprometendo de forma significativa a escolha de um companheiro ou companheira.

Quanto ao perfil do abusador, pai, padrasto ou um terceiro, geralmente se trata de alguém que já alcançou a maturidade sexual, bem como a capacidade de discernimento e o juízo crítico de seu ato em todos os sentidos. São homens integrados em unidades sociais estáveis, e seus atos fazem parte de um planejamento voluntário e consciente, constituindo um perfil perverso. Outros revelam um perfil "pedofílico", que traduz transtorno do comportamento grave e desvio sexual: mostram-se simpáticos, ternos e com desejo de proteger a vítima; tendem a passar uma mensagem de fragilidade assexuada, o que aumenta a confusão da vítima que não consegue imaginá-los fazendo-lhe mal.

Esse tipo de perfil também é comum em mães abusadoras que se prevalecem da função materna para erotizar e excitar a criança excessivamente, por meio de gestos cotidianos que passam despercebidos às pessoas não tão próximas. Níveis de excitação e erotização também funcionam como violência psíquica, em especial aos bebês, que costumam reagir com agitação psicomotora e transtorno do sono, principalmente. A longo prazo, favorecem o surgimento de outras patologias, por ocasionarem dificuldades ao aparato psíquico de melhor se organizar. Em crianças maiores, também causam confusão mental.

Outro perfil de abusador é o tipo violento e agressivo. Revela-se tirânico nas relações, com prazer em submeter e expor sua virilidade de forma caricaturesca. Revela prazer sádico em torturar e causar medo à vítima, o que também o inclui nas características de personalidade perversa. Tal perfil, diferentemente do primeiro, não teme expor suas vítimas via filmes e fotos, bem como a dinheiro, estimulando nelas o gozo perverso, o que pode motivá-las futuramente a ingressarem na prostituição.

Em termos gerais,* cabe ao médico desencadear uma denúncia e/ou uma investigação via equipe multidisciplinar, ou diretamente a Justiça ou Conselho Tutelar, quando em confronto com evidências de situações caracterizadas como violência ou abuso sexual. Quando em dúvida em relação a procedimentos legais, sugerimos buscar ajuda nas equipes especializadas nesse tipo de atendimento, pois elas estão sempre mais bem preparadas para a abordagem dessas questões, inclusive com amparo da lei, o que assegura maior possibilidade de causar impacto no abusador e em uma mãe negligente.

PSICOPATOLOGIA NA INFÂNCIA: O QUE UM MÉDICO PODE OBSERVAR E COMO INTERVIR A FAVOR DA SAÚDE MENTAL NESSA FASE?

Os médicos têm posição privilegiada diante dos pais no que diz respeito à credibilidade e à confiança, aspectos fundamentais para que possam realizar intervenções, tanto no que diz respeito à doença como no que tange a sua prevenção. Na infância, essas observações e intervenções são fundamentais, já que podem evitar ou minimizar quadros psicopatológicos de toda ordem. Portanto, a ação médica é um instrumento valioso que não deve ser desperdiçado.

Na maioria das vezes, há boa vontade por parte do profissional, mas faltam operadores de observação, a qual deve ser feita durante as entrevistas, o que dificulta a ação adequada. A partir dessa constatação, profissionais da saúde mental têm se dedicado a fazer sínteses e operacionalizar conceitos para funcionarem como ferramentas de observação, instrumentos que independem da especialidade do médico que poderá utilizá-las (Lerner; Kupfer, 2008).

Detecção precoce de fatores de risco de patologias mentais graves

Acerca de patologias psíquicas graves, precisamos definir o que entendemos como percurso fundamental do processo de subjetivação do ser humano. Como um

---

*A obra de Tilman Furniss (1993), *Abuso sexual da criança: uma abordagem multidisciplinar*, aprofunda o assunto de forma a contemplar sua complexidade.

corpo biológico se transforma em um ser humano capaz de conter em si os ingredientes psíquicos fundamentais para prosseguir seu desenvolvimento? Imagine-se atendendo e/ou observando uma mãe com seu bebê em seus primeiros meses de vida: o que podemos observar na conduta de ambos que nos orientará sobre a saúde mental dessa criança?

A partir de tudo o que foi descrito até agora, você certamente dirá algo em torno dos cuidados maternos observados na cena e sobre as possíveis respostas do bebê ao que recebe no momento. Tal raciocínio está correto, e podemos ser mais específicos em relação à observação de operadores de conduta, segundo a contribuição da psicanalista Laznik (2001), como demonstraremos a seguir.

Foi escolhido um operador que é fundamental: o "olhar". Aqui, não estamos falando de um simples olhar, mas de um olhar especial – aquele que define o pedido de uma mãe quando deixa o filho sob os cuidados de outra pessoa: "Olha o meu filho até eu voltar!". Falamos de um olhar que cuida do todo, percebe diferenças e necessidades. Na verdade, popularmente, podemos defini-lo como um "olhar" que revela a atitude de "babar na sua cria"!

É esse o tipo de olhar que o médico deve observar se há na cena, o qual designamos como fundamental: quando o bebê nasce, necessita ser "olhado" por quem exerce a função materna. Tal conduta será o mote para que o bebê comece a ser decifrado, primeiro enquanto corpo, e a ser nomeado, mesmo que sejam apenas projeções dos adultos sobre ele. Não basta detectarmos se um bebê é bem cuidado fisicamente, porque pode ser apenas um cuidado material, como um objeto qualquer ou um boneco sem vida própria. A cena necessária para a saúde mental é de uma mãe que, por exemplo, arranja semelhanças do seu bebê com determinada pessoa sem que nada disso seja realidade: uma mãe que enxerga um olho verde sem que o bebê nem tenha aberto direito os olhos; ou uma perninha magra que é chamada de "fofinha". Uma mãe que sabe contar ao médico detalhes de sua "cria", sofrer e alegrar-se por ela e com ela! Em outras palavras, uma mãe emocionalmente entrosada com seu bebê. Mas como esse circuito deve prosseguir? O segundo momento implica que o bebê responda a esse olhar!

Se um circuito de comunicação for estabelecido, já podemos descartar uma patologia mais grave na relação. O bebê, ao responder ao olhar, já nos revela que percebe a existência de algo fora dele e que está disponível para realizar trocas. Ele irá mostrar seu prazer ou seu desprazer naquilo que estão lhe comunicando. Isso revela que ele está internalizando as mensagens objetivas e subjetivas desse "olhar" que lhe oferecem, constituindo as bases de estímulos para seu psiquismo e para seu desenvolvimento em geral.

Poderíamos nos referir a um clima de "provocação" entre a mãe e o bebê: os dois vão se enunciando via detalhes sensoriais – cada elemento da dupla alimenta a outra parte com uma resposta –, e o repertório de comunicação do bebê vai se tornando mais complexo. As respostas do bebê são corporais, mesmo que o olhar seja focado em quem lhe atende no momento: choro, gritos, sorriso, movimentos dos membros, etc. Quem está atento ao bebê percebe as sutilezas dessa comunicação e reativa o circuito em uma tentativa de melhor explicitação da mensagem nele contida. A mãe, por sua vez, "baba" cada vez mais ao perceber que a criança lhe responde.

No caso de não ocorrerem tais respostas de interação por parte da criança, algum tipo de intervenção já deve ser acionado, pois podemos estar diante de um futuro quadro de autismo. Quanto mais rápido houver um trabalho de estimulação, melhor será o prognóstico.

Mesmo que se observe esse tipo de interação, o circuito ainda não está completo. Falta um terceiro momento, que nos dirá se a constituição inicial do psiquismo está bem encaminhada: o bebê precisa, na ausência do olhar materno, buscar ser olhado. Essa terceira etapa é quando ele reage à ausência do olhar que experimentou e gostou, revelando alguma conduta que chame atenção de quem está lhe atendendo: vai chorar, agitar-se, gritar, espernear até que alguém o atenda, olhe para ele e estabeleça uma comunicação. Espera-se essa reação já no final do primeiro trimestre.

Nesse momento, podemos comemorar: esse bebê terá os instrumentos psíquicos que lhe garantem, no mínimo, a capacidade de lutar por seu lugar no mundo, capacidade de luta que denominamos bases narcísicas constituídas. As condutas de "buscar ser olhado". irão se modificando e tornando-se mais complexas no decorrer de seu desenvolvimento. A mensagem corporal irá se tornar linguagem verbal, na medida em que a criança ingressa em um mundo simbólico; a busca de ser olhado por uma pessoa que lhe atende irá se transformar na busca de um lugar social. Para tanto, terá que enriquecer suas respostas e "trabalhar" para continuar a ser amado e valorizado, como foi nas primeiras vivências. Falamos da busca de valorização e reconhecimento de uma caminhada que dura a vida toda!

Instalado esse circuito, há uma boa probabilidade de que esse ser humano venha a marcar presença nos ambientes pelos quais circulará, desde um choro para ser atendido, um "xixi" no meio da sala quando nascer um irmão e ele se sentir excluído, o esforço para ter êxito na escola, uma busca de relação prazerosa de trocas com amigos ou parceiro no casamento, um trabalho bem feito em qualquer idade. E você poderá nos perguntar: "O que faço se detecto falhas nesse circuito?".

Primeiramente, antes de se fechar um diagnóstico, é necessário ganhar tempo, ou seja, garantir uma probabilidade de que essa mãe volte a outras consultas para que as observações continuem sendo feitas, as hipóteses sejam confirmadas e ocorra o encaminhamento para serviço especializado, caso necessário. Isso só será possível se houver um bom vínculo com o médico; portanto, o cuidado da relação médico-paciente é fundamental nesse momento.

O médico deverá fazer perguntas sobre aquilo que o preocupou, ajudando a mãe a falar sobre o que ela verifica em outros ambientes da criança e a contar como a criança se relaciona com outros cuidadores, por exemplo. Se possível, ao verificarmos uma mãe com uma patologia mental muito explícita e/ou dificuldades subjetivas para entender o que se passa, devemos solicitar que traga um familiar na próxima consulta, sob o argumento de querer conhecê-lo e/ou ajudá-la a conseguir maior apoio para com as responsabilidades com o filho. Mesmo se os pais não apresentarem problemas emocionais explícitos, quase sempre revelam um importante grau de negação, que dificultará assimilar qualquer diagnóstico grave em apenas uma consulta.

Se não for possível a garantia de um retorno para que um encaminhamento posterior seja feito, o médico deve se certificar de que os dados referentes ao domicílio foram bem preenchidos, de modo que a família possa ser localizada pela equipe ou pelo próprio médico, caso não volte na próxima consulta. Antes de fazer qualquer diagnóstico, é necessário deixar clara a preocupação com o desenvolvimento daquela criança e a intenção do médico em ajudar a família a buscar soluções, se for configurado um quadro patológico. Condutas médicas de tranquilização com relação a dificuldades detectadas não ajudam, como, por exemplo, "isto vai passar", bem como condutas muito assertivas, do tipo "ele é autista", pois só conduzem ao afastamento dos pais da busca por ajuda. Se forem verificadas falhas nesse circuito que descrevemos, por déficits orgânicos ou relacionais, precisamos intervir providenciando assistência ao bebê no sentido de ativá-lo e completá-lo e, quase sempre, trata-se de garantir a ele um ambiente propício aos estímulos em prol da vinculação com seu(s) cuidador(es).

E as outras patologias na infância? Como observar e intervir? Quando nos referimos à psicopatologia na infância, precisamos definir o sentido de sintoma e como ele é entendido em diferentes disciplinas que se ocupam da saúde e da doença mental. A psiquiatria, ao realizar diagnósticos nosológicos, classifica determinadas patologias em função da existência de alguns sintomas observáveis fenomenologicamente, conforme demonstrado no Capítulo 8, sobre exame psíquico. Trata-se de uma abordagem importante e necessária para que sejam circunscritos quadros e síndromes e para que sejam realizados determinados tratamentos medicamentosos (Marcelli, 1998).

As disciplinas que se ocupam com uma abordagem psicodinâmica, sem se contrapor à abordagem psiquiátrica, abordam o sintoma, primeiramente, como uma forma de a criança se manifestar a respeito de algo que está lhe fazendo sofrer e que, portanto, deve ser decifrado. Esse deciframento, muitas vezes, já elimina o sintoma, uma vez que possibilita aos pais modificarem condutas em relação ao sintoma (Volvonich, 1991).

Não podemos esquecer do fato de que a criança se comunica por meio de manifestações somáticas antes de se expressar em uma linguagem simbólica, o que dificulta o deciframento de muitas questões emocionais. Em geral, podemos considerar como sintomas de sofrimento emocional do recém-nascido e da primeira infância: vômitos e regurgitações; diarreias; constipações; cólicas idiopáticas; e problemas de pele, de crescimento e de tônus muscular, sintomas comumente interpretados apenas como somáticos (Brazelton, 1994).

Nos primeiros anos de vida da criança, esse deciframento é fundamental para sua futura saúde mental – estabelecer uma riqueza na escuta das diferentes manifestações somáticas e possibilitar uma nominação é uma das probabilidades maiores de um psiquismo bem constituído. Por exemplo, observam-se várias manifestações psicossomáticas do bebê relacionadas ao afastamento ou a emoções da figura materna, mesmo que temporárias: dores de barriga associadas a angústia excessiva da mãe, febres repentinas diante de sua ausência, diarreias e constipações em situações que exigem maior elaboração da presença e ausência das figuras de cuidado, entre outras. Os bebês também expressam seus sintomas recusando o seio, apresentando dificuldades com a alimentação e com o sono e, ainda, manifestando choro ou apatia em excesso. Tudo isso pode ser uma forma de a criança manifestar seu mal-estar em relação ao ambiente.

Uma maneira importante de contribuir para a saúde mental na infância em qualquer consulta médica é justamente essa atitude de ajudar os pais a pensar sobre os sintomas em um sentido mais amplo: uma simples pergunta do médico sobre a queixa pode levá-los a refletir sobre algo da vida da criança. Isso tende a produzir modificações na forma como os pais olham para a situação e, consequentemente, redimensiona o fenômeno. O médico pode ajudar os pais a refletir e a tecer hipóteses sobre diversas situações com algumas perguntas simples:

- Em que situações a senhora observa que ele vomita?
- Aconteceu alguma mudança no ambiente nos últimos tempos?
- A dor abdominal surge quando a criança tem de enfrentar uma situação com a qual não está tranquila?

Nesta linha de investigação, pode-se descobrir que: um choro intenso do bebê pode ser causado por um excesso de angústia da mãe, que, não sabendo como acalmar a criança, a balança vigorosamente de forma a desorganizá-la e não a tranquilizá-la; um distúrbio de sono pode ser causado por um ambiente com excesso de estímulos sonoros e visuais, que impede o bebê de desfrutar de uma rotina apaziguadora antes de dormir ou por excesso de ansiedade dos pais que, diante do menor ruído da criança, se aproximam e a despertam, em vez de deixá-la se acomodar sozinha.

Assim como os sintomas da criança podem aparecer no corpo, também se manifestam comumente na conduta, em especial após o terceiro e o quarto ano de vida. Nessa faixa etária, são comuns acessos de raiva e de comportamento desafiante, argumentativo, hostil e deliberadamente irritante. São condutas normais que possibilitam à criança tornar-se psiquicamente independente dos adultos e começar a definir o que quer e o que é. Quando esse padrão de comportamento persiste na idade escolar, podemos pensar na possibilidade de alguma falha na organização dos padrões de autoridade, ou seja, as figuras parentais não estão colocando limites necessários à organização de seu psiquismo diante das frustrações da vida. Se a onipotência pertinente aos primeiros anos não for modificada, teremos certamente vários tipos de patologias, sobretudo aquelas relacionadas ao convívio social perturbado.

Em quadros de desadaptação da conduta, o médico não deve intervir com recriminações aos pais, pois estes apenas deixarão de procurá-lo. A melhor intervenção seria provocar reflexões para ajudá-los a pensar sobre os efeitos da forma de educar o filho: "O que vocês acham que acontecerá ao seu filho quando estiver trabalhando, convivendo em um grupo social maior? Será que o chefe dele irá permitir que ele trabalhe como quiser e quando quiser? E os amigos? Irão aceitar fazer suas vontades?".

As crianças gostam de ter uma rotina e costumam ser muito suscetíveis às modificações ambientais, tanto familiares como em geral. Desorganizações da rotina mobilizam reações de angústia e medo, bem como vários outros sintomas na conduta e no corpo.

Outra característica fundamental do sintoma na infância é a labilidade. O que significa isso? Um mesmo sintoma pode significar coisas diferentes e estar em inúmeras situações patológicas. Ele pode nos comunicar:

- Alguma patologia da clínica infantil.*
- Características evolutivas do desenvolvimento.
- Resultado do processo de estruturação psíquica específica daquela criança.
- Sintoma reativo a uma situação ambiental e/ou familiar.

Vamos explicitar com alguns exemplos:

- Um bebê que, durante a consulta, não responde a estímulos, como explicamos anteriormente, e que "não retorna o olhar". Podemos estar diante de: um futuro quadro de autismo, se, em outros momentos, não houve outro tipo de interação; um quadro de depressão grave da criança, em que a apatia pelo mundo a faz desistir de comunicar-se naquele momento; déficits sensoriais, como cegueira ou surdez; uma atitude de recusa específica de relação com os adultos que fazem parte da cena, significando uma resposta de negativismo passageiro ou própria de um momento do desenvolvimento.
- Uma criança que chega à consulta muito agitada e que não consegue focar a atenção, com queixa de dificuldades de conduta e aprendizagem na escola e uma mãe que desabafa não suportar mais. Em um primeiro momento, podemos pensar em déficit de atenção ou hiperatividade, porém, esses sintomas podem ter vários significados: desorganização psicótica, na qual o excesso de angústia dificulta o estabelecimento da diferença entre interno e externo, causando agitação desordenada; um quadro de transtorno de déficit de atenção/hiperatividade (TDAH), no qual a criança não desenvolve a necessária maturação neurológica, dificultando a aquisição de um bom controle do tempo e do espaço, bem como das frustrações; uma reação de ansiedade transitória em relação a alguma mudança ambiental, familiar ou mesmo intrapsíquica; um quadro neurótico depressivo, que encontra na agitação uma maneira de driblar a tristeza; um ambiente familiar e/ou escolar que não privilegia seu potencial cognitivo, oferecendo poucos estímulos que motivem e satisfaçam a criança. Os dados da evolução do sintoma e uma maior observação poderão definir uma hipótese: ela é sempre assim? Em que situações ela consegue focar a atenção e por quanto tempo? Como foi seu desenvolvimento? Como está seu ambiente familiar?

continua >>

---

*Nosso objetivo não é entrar na complexidade das patologias psíquicas, mas possibilitar um raciocínio discriminador que habilite o médico a uma primeira hipótese diagnóstica ou ressaltar indicadores da necessidade de encaminhamentos para outros profissionais.

>> continuação

Como está cognitivamente e que tipo de desafios a escola e a família lhe oferecem? Essas e outras perguntas precisam ser feitas antes de qualquer procedimento diagnóstico ou terapêutico, e o ideal seria uma avaliação por profissional da saúde mental, mesmo que a mãe tenha vindo à consulta decidida a levar consigo uma receita que deixe seu filho quieto e calado.*

- Os sintomas fóbicos também são exemplos importantes de labilidade. No primeiro ano de vida, a angústia diante de estranhos é sinal de saúde mental e cognitiva, pois a criança está nos dizendo que conseguiu romper a indiferença entre o "eu" e o "não eu", passo fundamental para a saúde psíquica; os medos do escuro, de bichos ou outros medos comuns nos primeiros anos de vida nos falam também do movimento de estruturação psíquica saudável, no qual existe o desenvolvimento da capacidade de perceber as diferenças existentes entre mundo externo e interno, a tomada de consciência gradativa de seus limites e de sua dependência dos adultos. Nesses momentos, os sintomas surgem como forma de elaboração desses sentimentos, e ajudar a criança a lidar com eles e enfrentá-los é a forma de ir decifrando com ela as questões com as quais se confronta naquela faixa etária. Ao mesmo tempo, alguns sintomas fóbicos, quando muito precoces e intensos, podem significar angústias de desestruturação psíquica, fazendo parte de quadros patológicos importantes, como a psicose, por exemplo. Outros sintomas, principalmente após o terceiro e o quarto ano, também podem indicar um quadro de formação neurótica no qual a fobia significa o deslocamento de algum sentimento indesejável para um objeto ou uma situação, exigindo um trabalho psicoterápico para que a criança possa descobrir e decifrar o significado de seus medos.

Assim, para qualquer hipótese diagnóstica, precisaremos, pelo menos, enriquecer nossa observação com perguntas sobre o início do sintoma, a situação familiar e ambiental no qual ele se apresenta. Com toda a complexidade apontada, você, médico, poderá concluir: "Não vou nem tocar no problema porque é muito complicado diagnosticar!". Mas não podemos ignorar a complexidade, pois essa conscientização ajudará os profissionais a não responderem precocemente aos pais e, principalmente, a conter o impulso de prescrever medicamento psiquiátrico antes de um parecer diagnóstico de um profissional da área da saúde mental, sempre que possível. Como já afirmamos, acreditamos que intervenções em busca de sentido dos sintomas sejam as mais eficazes em consultas médicas, pois abrem espaço para que os pais sigam pensando e aumentam a probabilidade de que eles assumam a postura de busca de ajuda, inclusive solicitando encaminhamento ao próprio médico que os auxiliou a refletir.

---

*O Conselho Regional de Psicologia de São Paulo (2010) publicou recentemente um trabalho sobre o assunto, *Medicalização de Crianças e Adolescentes – conflitos silenciados pela redução de questões sociais a doenças de indivíduos*. São produções de uma equipe multidisciplinar com contribuições importantes para nossas reflexões.

Outro aspecto fundamental na abordagem psicodinâmica sobre os sintomas na infância diz respeito à ideia de que a organização do psiquismo é aberta, principalmente até o final da adolescência. Isso quer dizer que, excluindo-se patologias mentais graves, como autismo e psicose na infância, todos os outros quadros podem se reorganizar e se modificar muito se trabalhados a tempo. Mesmo nos quadros graves, o atendimento precoce modifica e minimiza efeitos das patologias, favorecendo um melhor desenvolvimento e a inserção social desses seres humanos. Portanto, o diagnóstico e o encaminhamento precoces constituem um trabalho terapêutico de maior importância. Dessa forma, temos grande probabilidade de que os pais saiam da consulta refletindo sobre os sintomas da criança, e isso já poderá ajudar na elucidação do problema.

Em síntese, em termos de desenvolvimento emocional nos primeiros anos de vida, podemos utilizar uma metáfora que orienta nossas observações em consulta, metáfora que se utiliza de operadores de conduta explícitos em cenas: para que um ser humano se constitua dentro de parâmetros saudáveis em termos de saúde mental, é necessário que um dia ele tenha sido "rei" ou "rainha", que depois tenha perdido, gradativamente, o seu "reinado", mas que nunca deixe de se sentir "majestade". Isso significa que, no início da vida, precisamos receber toda a atenção possível para sermos decifrados e atendidos em nossas necessidades físicas e emocionais; aos poucos, as funções parentais devem introduzir a criança, gradativamente, a um confronto com os limites próprios da vida. Ela deve ir percebendo que pode ser o centro das atenções daquelas que a amam, mas que existem outras pessoas que também são amadas e sentem-se o "centro do mundo". Nesse momento é que se apontarão suas diferenças, qualidades e limitações. É hora do enfrentamento das frustrações, momento depressivo de choro e raiva, hora de se buscarem forças para lutar por algo que foi perdido, mas que um dia poderá ser reencontrado em alguma situação especial: "não poderei casar com minha mãe (pai), mas acharei uma namorada(o) legal!"; "não jogo bem futebol, mas sei nadar bem!"; "o João não gosta muito de mim como amigo, mas o Pedro gosta!", etc.

Se a criança perdeu gradativamente seu "reinado", sem cortes traumáticos, as lembranças fornecem as imagens prazerosas que sustentam a busca do ideal futuro. É essa força interna que nos faz, por exemplo, estudar para um vestibular ou uma carreira, sem termos certeza objetiva de que conseguiremos chegar lá. É essa posição subjetiva que denominamos "não perder a majestade".

Podemos não ser o melhor sempre nem a pessoa mais importante em todos os lugares, mas, internamente, temos a tranquilidade e a satisfação de saber que somos "especiais" para alguém e/ou em algum lugar, em determinada situação; isso nos satisfaz e nos conduz a lutar para prosseguir em direção à realização de nossos sonhos. Nesse sentido, não podemos dar conta de todos os sintomas que estão esperando resoluções, mas podemos fazer muito: cada um de nós, em alguma hora e em algum lugar, poderá ser especial na vida de alguém quando puder ter uma conduta que ajude na elucidação do sofrimento apresentado!

Para finalizar, apresentamos um relatório sobre uma criança que era criada pela avó, pois sua mãe não se sentia preparada para lidar com os problemas de saúde da filha. Como podemos ajudar quem cuida da criança?

Relatório de entrevista na pediatria

Uma criança no pós-cirúrgico*

Ao localizar o quarto que nos foi atribuído, notamos que havia mais de um leito no cômodo. Ao lado da inscrição em que se lia "10", indicando o leito de Sílvia, encontrava-se de pé uma senhora que, de costas, não notou nossa chegada. Ficamos parados tentando nos fazer presentes quando uma mulher que aparentemente dividia o quarto no outro leito chamou a atenção de nossa anfitriã para a nossa presença.

A senhora, que antes estava arrumando alguns pertences no armário, virou-se para nos receber. Fiquei surpreso ao deparar com essa mulher que, para minha concepção, era muito jovem para ser avó, relação essa que sabia previamente por um papel verde que me foi entregue pela professora, indicando o nome e o grau de parentesco da acompanhante. Cumprimentei-a e confirmei que era de fato Maria, a avó da criança, e apresentei o restante da equipe. Indagamos sobre o paradeiro da paciente e Maria disse que estava brincando fora do quarto. Perguntei se ela poderia chamar a neta para que prosseguíssemos com a entrevista e ela se prontificou a fazê-lo, saindo do quarto como se não quisesse nos atrasar. Sob sugestão da professora, fomos também atrás da senhora para podermos observar nossa paciente em seu ambiente.

Íamos chegando ao local quando a avó da criança já puxava a pequena menina de volta para o leito. Informamos que poderíamos realizar a entrevista ali mesmo, sem a necessidade de voltarmos ao quarto. Maria concordou, e disse quase em tom de bronca para que a menina se sentasse em uma das cadeiras do corredor; interrompemos dizendo que poderíamos prosseguir perto dos brinquedos mesmo, o que aparentemente agradou a criança, que voltou correndo à gangorra de plástico em formato de jacaré. A impressão que ficou era de que a avó parecia querer nos atrapalhar o mínimo possível, sentindo que a garota devia mostrar uma disciplina quase militar em nossa presença. Fiquei imaginando se aquilo não seria um padrão de comportamento que se repetia na frente do jaleco branco, em uma relação assimétrica de autoridade estabelecida por médicos que conhecera.

Voltei-me para a pequena criança, que parecia alegre, apesar do frio ambiente hospitalar mal disfarçado com decoração infantil típica de ambulatórios de pediatria. Consegui, então, me concentrar mais na paciente quando me ajoelhei ao seu lado. Era loira, com cabelos encaracolados, mas não de um padrão europeu; sua pele e feições indicam a miscigenação de etnias do País.

Perguntei seu nome, que, com incentivo da avó, soube responder completo: Sílvia, de 5 anos de idade. Apresentei-me também e mal deu tempo de o restante da equipe se apresentar antes da curiosidade da menina entrar em ação e questionar indicando com o dedo os nomes da Raquel e da professora Cristiane. Após a apresentação e mais algumas perguntas iniciais, questionei o que ela estava fazendo naquele lugar, e ela me respondeu, daquele jeito de criança falar palavra esquisita: "surgia". Indaguei, esperando ouvir algo relacionado com sua mão que se apresentava enfaixada, onde ela havia feito a cirurgia; fui surpreendido com um gesto de Sílvia indicando sua barriga.

A paciente apresentava um caso de bexiga neurogênica devido a uma mielomeningocele. A própria mãe da criança suspeitou de que alguma coisa estava erra-

continua >>

---

* Relatório elaborado por Victor Joon Ho Pak, sob orientação da professora Cristiane Curi Abud.

> **RELATÓRIO DE ENTREVISTA NA PEDIATRIA**
> \>\> continuação
>
> da ao localizar um "calombo" na região lombar do bebê enquanto dava o banho. O diagnóstico não foi feito durante o parto. Após diversas complicações burocráticas e transferências, Sílvia conseguiu uma vaga no Hospital São Paulo, no qual realizou a primeira cirurgia e seguiu realizando acompanhamento. A internação pela qual passava na data da entrevista era devido à não funcionalidade adequada de cirurgia prévia de sua bexiga. A queixa da avó era de que não havia uma contenção adequada da bexiga e que a criança chegava a sair da aula "molhada".
>
> Ao relatar o histórico de Sílvia, Maria demonstrou grande preocupação e zelo com a neta. Mostrava-se evidente o apego que tinha com a criança, especialmente quando se confessou chateada com a equipe médica por ter prometido que não haveria mais cirurgias no que fosse relacionado à bexiga da neta, o que não foi cumprido. Esse relato reforçou para mim a importância de não realizar "reasseguramentos prematuros". A avó da paciente se mostrava aflita com as dificuldades que a neta precisava enfrentar por causa de sua condição, mas, acima de tudo, mostrava-se muito madura em lidar com a situação.
>
> A criança frequentava a escola, mas sua abstenção era muito comum, devido a constantes internações e exigências de tratamentos. Surpreendentemente, seu desenvolvimento psíquico, social e motor parecia normal. Relacionava-se bem com as crianças ali internadas. Na ocasião, brincava com uma menina de idade próxima chamada Natália. Não possuía dificuldade de aprendizado limitada por baixo desenvolvimento intelectual, como foi testemunhado pela professora, que dizia que o único problema era a baixa frequência de Sílvia às aulas. Também demonstrou relativa facilidade em escrever seu nome sem erros quando solicitada. Sílvia era uma criança alegre e cheia de energia. Quando virávamos para perguntar alguma coisa para sua avó, ela escapava para brincar com Natália e voltava, mais tarde, curiosa para saber o que estávamos falando.
>
> Perguntamos com quem ela ficava durante o dia, e Maria nos informou que era ela mesma quem cuidava da neta e que a mãe não morava com a filha. O motivo era a falta de segurança da mãe em cuidar da filha; morria de medo das situações que as complicações de Sílvia trariam. Maria informou-nos que sua filha apresentava alguma espécie de disfunção nas mãos que lhe causava um excesso de sudorese. Ao informar também que sua filha possuía baixa estatura e certo retardo mental que a impossibilitou de seguir adiante nos estudos após a terceira série do ensino fundamental, perguntei-me se não seria alguma síndrome que não havia sido diagnosticada. Maria disse que a mãe de Sílvia tinha muito medo de ter outro filho porque dizia que, caso isso acontecesse, não cuidaria também dessa criança. Maria se mostrava preocupada com a filha e relatou que já tentou convencê-la a buscar acompanhamento médico.
>
> Despedimo-nos de Maria e desejamos que tudo corresse bem com sua neta. Procuramos por Sílvia para nos despedir, mas esta já caminhava longe. Solicitada pela avó para se despedir de nossa equipe, a esperta menina, em sua inocência, acenou de costas mesmo.
>
> Comentários: um dos aspectos importantes dessa entrevista foi que a entrevistadora teve capacidade de avaliação e sensibilidade para perceber que, nessa cena, a paciente em foco era quem menos estava sofrendo no momento, ou, pelo menos, estava tendo recursos psíquicos para lidar com suas angústias, no caso, brincando. Era a avó quem mais estava necessitando de ajuda e precisava ser ouvida, em função de estar ocupando papéis duplos – mãe da sua filha e da sua neta, temendo a possibilidade da vinda de mais uma neta-filha, o que aumentava muito suas angústias e responsabili-
>
> continua \>\>

> **RELATÓRIO DE ENTREVISTA NA PEDIATRIA** >> continuação
>
> dades. Em um primeiro momento, podemos minimizar os efeitos dessa escuta rápida e única, mas, como profissionais da saúde mental, podemos assegurar que esses momentos produzem efeitos terapêuticos, mesmo não passíveis de serem avaliados a princípio. Em geral, os efeitos ocorrem *a posteriori*. Além disso, o fato de essa avó ter podido reclamar dos médicos para alguém do mesmo grupo, mesmo sendo alunos, produz um alívio eficaz e tende a minimizar os sentimentos rancorosos prejudiciais à situação. Convém, ainda, salientarmos que, em situações de sofrimento traumático, no caso as cirurgias da neta e os déficits da filha, sempre a melhor indicação é deixar o paciente falar sobre os fatos traumatizantes. São sofrimentos que, ao serem escutados, encontram certo grau de escoamento, similar ao brincar da criança que consegue reproduzir a situação traumática em suas brincadeiras. Naturalmente, se as falas continuam a se repetir de modo indefinido, recomenda-se uma intervenção técnica especializada, similar às situações de luto: se o tempo passa e a pessoa enlutada continua a falar da perda da mesma forma que no início da ocorrência, sugere-se um trabalho psicoterápico, acompanhado ou não de medicamento.

REFERÊNCIAS

ARMSTRONG, T. *Inteligências múltiplas na sala de aula*. Porto Alegre: Artmed, 2001.

BASSOLS, A. M. S. A criança pré-escolar In: EIZIRIK, C. L.; KAPCZINSKI, F.; BASSOLS, A. M. S. *O ciclo da vida humana*: uma perspectiva psicodinâmica. Porto Alegre: Artmed, 2001.

BONAMIGO, E. et al. *Como ajudar a criança no seu desenvolvimento*. 8. ed. Porto Alegre: Ed. da Universidade, 2001.

BRASIL. *Lei nº 8.069, de 13 de julho de 1990*. Dispõe sobre o Estatuto da Criança e do Adolescente e dá outras providências. Brasília: Presidência da República, 1990.

BRAZELTON, T. B. *Momentos decisivos do desenvolvimento infantil*. São Paulo: Martins Fontes, 1994.

CAPOVILLA, F. et al. *Os novos caminhos da alfabetização infantil*. São Paulo: Memnon Ed. Científicas, 2005.

CONSELHO REGIONAL DE PSICOLOGIA (São Paulo). *Medicalização de crianças e adolescentes*: conflitos silenciados pela redução de questões sociais a doenças de indivíduos. São Paulo: Casa do Psicólogo, 2010.

FREUD, S. Três ensaios sobre a teoria da sexualidade [1905]. In: OBRAS psicológicas completas de Sigmund Freud: edição standard brasileira. Rio de Janeiro: Imago, 1996. v. 7, p. 129-251.

FURNISS, T. *Abuso sexual na infância*: uma abordagem multidisciplinar. Porto Alegre: Artmed, 1993.

KLEIN, M. *Novas tendências na psicanálise*. Rio de Janeiro: Zahar, 1980.

LAZNIK, M. C. Psicanalistas que trabalham em saúde pública. *Pulsional Rev Psicanál*, ano XIII, n. 132, p. 62-78, 2001.

LEBOVICI; D. *Significado e função do brinquedo na criança*. Porto Alegre: Artmed, 1985.

LERNER, R.; KUPFER, M. C. M. *Psicanálise com crianças*: clinica e pesquisa. São Paulo: Escuta, 2008.

MAHLER, M. *O processo de separação-individuação*. Porto Alegre: Artmed, 1982.

MARCELLI, D. *Manual de psicopatologia infantil*. 5. ed. Porto Alegre: Artmed, 1998.

PAPALIA, D. E.; OLDS, S. W.; FELDMAN, R. D. *Desenvolvimento humano*. Porto Alegre: Artmed, 2006.

PERRONE, R.; NANNINI, M. *Violencia y abusos sexuales em la família*: uma abordaje sistêmico y comunicacional. Buenos Aires: Paidos, 2003.

VOLVONICH, J. *Lições introdutórias à psicanálise de crianças*. Rio de Janeiro: Relume Dumará, 1991.

WINNICOTT, D. W. *O brincar e a realidade*. Rio de Janeiro: Imago, 1975.

15

A puberdade e a adolescência

CRISTIANE CURI ABUD
VERA BLONDINA ZIMMERMANN

> *Assim, o processo adolescente tem uma dupla importância: é, por um lado, um momento do ciclo vital que permite ao indivíduo amadurecer, revisar e reelaborar situações de sua infância e preparar-se para a vida adulta; e, por outro, um elemento renovador do processo cultural*
> Levy

A PUBERDADE

A puberdade é definida como "uma fase do ciclo vital biológico que abrange um conjunto de mudanças corporais causadas por hormônios, tais como crescimento de mamas, mudança de voz, primeira menstruação, e que está intimamente relacionada com o processo de crescimento físico, maturacional" (Ceitlin, 2001, p.117). A puberdade difere da adolescência, que se refere a um período do desenvolvimento humano entre a infância e a idade adulta, compreendendo os eventos psíquicos que orientam a criança na transformação em adulto. O impacto das mudanças físicas e cognitivas da puberdade eliciam transformações psicológicas e sociais que dependem, ainda, do contexto sócio-histórico-cultural. Por exemplo, nos últimos cem anos, a menarca vem se antecipando em três a quatro meses por década. Além disso, temos assistido a uma hipererotização de crianças, que entram na puberdade com condutas adolescentes e, mesmo, adultas. Falamos em influência sociocultural porque as famílias, influenciadas ou não pela mídia, têm permitido que meninas e meninos exercitem papéis antecipados à fase de adolescência, por exemplo, frequentando cabeleireiro, vestindo-se como adultos, promovendo encontros sociais que estimulam a sexualidade, entre outras práticas. Como resultado dessa erotização precoce, tem-se o que os próprios jovens denominaram de "ficar" – forma de relacionamento entre os sexos que pressupõe contato de carícias e beijos – iniciado com o que chamam de "selinho", evoluindo para o "beijo de língua". Percebe-se que são formas imaturas de exercícios sexuais, que, em muitos momentos, geram angústias, cuja elaboração o púbere ainda não se encontra preparado para enfrentar. Outro aspecto importante é que essa introdução precoce elimina um período de fantasia sobre a relação com o outro sexo, confronto com o real do corpo, a excitação descontrolada. Tudo isso acarreta excesso de emoções ainda não capazes de encontrar sentido adequado.

Antes do século XX, as crianças das culturas ocidentais entravam no mundo adulto quando amadureciam fisicamente ou quando iniciavam uma profissão. Hoje, o ingresso na idade adulta leva mais tempo e é menos definido. A puberdade começa mais cedo do que antes, e o ingresso em uma profissão tende a ocorrer mais tarde, pois sociedades complexas exigem períodos mais longos de educação.

O atraso da entrada na puberdade ou sua antecipação podem ser fatores de risco para doença mental. Meninas que amadurecem mais cedo, por exemplo, apresentam uma taxa maior de sintomas depressivos, tendem a sentir-se constrangidas com seu tamanho, que destoa da turma, e com sua maturação sexual. As que demoram a se desenvolver temem não se tornar mulheres. Para os meninos, a maturação precoce é mais aceita do que seu retardo (Ceitlin, 2001).

Do ponto de vista cognitivo, encontram-se no estágio de operações formais e apresentam o que Piaget chamou de egocentrismo das operações formais, ou seja, uma retomada do pensamento onipotente em uma nova versão: "os adolescentes podem pensar que são capazes de fazer qualquer coisa ou mudar o rumo dos acontecimentos somente com seu pensamento" (Ceitlin, 2001). Segundo Piaget, é na adolescência que entramos no nível mais elevado de desenvolvimento cognitivo, a capacidade para o pensamento abstrato, o que nos proporciona um modo mais flexível de gerir informações. Não mais limitados ao imediato, somos capazes de compreender o tempo histórico e o espaço extraterrestre. Podemos usar símbolos para representar outros símbolos e, assim, aprender álgebra e cálculo. Podemos apreciar melhor a metáfora e a alegoria, descobrindo significados mais ricos na literatura. Além disso, passamos a ser capazes de imaginar possibilidades e de gerar e testar hipóteses.

A puberdade impõe certos lutos a serem elaborados. O púbere abandona a infância para entrar no mundo adulto. Isso exige abandonar seu corpo infantil e aceitar as transformações de seu corpo, que apresenta caracteres sexuais secundários, como seios, pelos e barba, e requer deixar um lugar social mais protegido e assumir novos papéis sociais, o que também leva à maior definição de sua identidade sexual, como homem ou mulher. Por fim, implica mudanças na relação com os pais, com o abandono daqueles pais super-heróis da infância, dos quais se dependia, para uma visão mais realista e menos idealizada deles.

O relatório a seguir exemplifica o processo de um adolescente cujo contexto psicossocial não favorece que o luto do corpo infantil seja cumprido de modo satisfatório graças a identificação com pais negligentes, anti-heróis.

RELATÓRIO DE ENTREVISTA COM ADOLESCENTE

A adolescência, a família e o corpo[*]

Entrevistamos um paciente da área de cirurgia pediátrica do Hospital São Paulo. Chegamos por volta das 13h, no momento em que a equipe de médicos e enfermei-

continua >>

---

[*] Relatório elaborado por Raquel Guimarães, sob orientação da professora Cristiane Curi Abud.

> **RELATÓRIO DE ENTREVISTA COM ADOLESCENTE**
> \>\> continuação
>
> ros estava trocando de plantão, então houve alguma espera até que se organizassem de forma a poder atender-nos. Perguntamos à enfermeira responsável pelo período da tarde se haveria algum paciente disponível que pudesse ser entrevistado junto a sua mãe ou responsável. Encaminhou-nos e recomendou André, afirmando ser um caso tranquilo.
>
> No entanto, ao adentrarmos o recinto (um de nós inclusive hesitou em entrar) que abrangia três leitos, encontramos um paciente agitado, visivelmente abalado, impaciente, beirando o choro, relatando dor e desconforto, bem como uma mãe abatida, retraída, ensimesmada, de humor hipotímico e, antes que proferisse qualquer palavra, sua expressão me gritava para deixá-la sozinha naquele momento. Imediatamente travei. Quis recuar. E não fui a única. Uma das escaladas para conduzir a entrevista na ocasião disse (após breve introdução) que voltaria mais tarde, quando estivesse mais calmo. Engoliu o choro, pediu que ficássemos. Ele se esqueceria, assim, da fome (estava em jejum há quase 20 horas, aguardando pela disponibilidade de uma cirurgia plástica).
>
> A entrevistadora se portou muito adequadamente: avançava e recuava conforme ia tateando o paciente e sua mãe e conduziu a entrevista mais como uma conversa do que um protocolo. Dividia as próprias experiências, procurava fazer perguntas mais abertas e, de forma por vezes sutil, ia delineando os contornos de dados que nos eram mais relevantes, aqueles que pudessem fornecer-nos pistas sobre o seu desenvolvimento psíquico. Dessa forma, conquistou a adesão do paciente, o qual se tornou menos cansativo para este, que já estava indisposto.
>
> André, 12 anos, natural de São Paulo, estuda em uma escola estadual da Grande São Paulo, cursando a quinta série do ensino fundamental. Repetiu o último ano (a quinta série). Faltava muito, perdera o interesse pela escola. Relatou-nos que sua mãe, Cecília, batia nele para que frequentasse as aulas (e fez questão de reforçar que apenas batia, não o espancava, demonstrando reconhecer e até compreender o ponto de vista da mãe, ou talvez fosse por ela estar presente e ele temer alguma punição; de qualquer forma, já abdicara do trono no qual provavelmente um dia reinou onipotente); o garoto ia à escola e depois fugia: saía e passava o dia perambulando pelas ruas de seu bairro, menos para gazetear do que por alguma desadaptação escolar (fruto de ruptura no equilíbrio psicodinâmico entre os potenciais da criança e os estímulos ambientais que podem prejudicar o desenvolvimento desses potenciais).
>
> Manifestou clara preferência por português (e acrescentou que a professora era legal e gostava dele), dizia odiar matemática e que não conseguia obter um desempenho satisfatório na disciplina (tirava notas entre 1 e 2). A mãe confirmou: era excelente aluno até a quarta série. Cecília nunca deixou de comparecer às reuniões escolares do filho ou de interessar-se por seu desempenho e assiduidade.
>
> Contou-nos que tem muitos amigos (meninas também, mostrando que sua identidade de gênero já está cristalizada) na escola, mas relata que, por vezes, é nervoso (mostrando capacidade de autodescrever-se, reconhecendo em si defeitos e qualidades – relata ser bom em pintura, atividade que muito o agrada). Nervoso, porém, não é de arranjar brigas ou procurar confusões, tendo sido encaminhado à diretoria apenas uma vez. Esses amigos ficaram sabendo de sua condição atual e compadeceram-se. A entrevistadora indagou-o se já tinha alguma paquera por lá. Inicialmente ele negou, depois confessou interesse por uma menina bonita de sua sala, que mora em São Bernardo do Campo (ele mora em São Paulo, mas em uma parte perto da cidade, revelando noção de distância entre dois pontos e do tempo necessário para realizar o percurso) e que, como ele, nem sempre frequenta as aulas.
>
> continua \>\>

> **RELATÓRIO DE ENTREVISTA COM ADOLESCENTE**
> \>\> continuação
>
> Quanto a aspectos familiares, André vive com sua mãe (solteira), sua avó de 68 anos, suas irmãs mais novas, seu irmão mais velho e primos (filhos da irmã de Cecília que, no entanto, não mora com eles). A família é sustentada apenas por Cecília (realiza faxinas), o que nos faz pensar no quão afetada a família está pela enfermidade e explicaria o abatimento que notamos na mãe: André está há quase 20 dias internado; a mãe acompanha-o durante todo esse tempo, e os parentes visitam-no religiosamente todos os finais de semana.
>
> Indagamos a razão da internação. André respondeu-nos que pegara a moto de um conhecido do bairro (menor de idade também) e cria-se capaz de andar. Estava sozinho quando caiu, mas um primo seu (e amigo) logo o acudiu. A mãe estava trabalhando na ocasião. Relatava estar acordado no momento, mas que "não via nada", tamanha a dor. No momento da entrevista, já havia passado por uma cirurgia e seu pé não doía mais. Atribuía seu maior desconforto à fome (não se alimentava desde o jantar do dia anterior, às 18h, aguardando uma vaga), dores de origem postural (cama desconfortável, sem travesseiro) e ansiedade pela solução de seu problema (praticamente não conseguia dormir nos últimos dias, e isso muito o exasperava). Agora esperava apenas por um enxerto, reconstituindo a barreira cutânea (contra agentes infecciosos e tóxicos) e melhorando aspectos funcionais (espessura adequada para resistir a tensões) e estéticos.
>
> Enquanto Cecília está ali, sua mãe cuida de seus filhos e sobrinhos. Pudemos constatar que, apesar de as condições socioeconômicas não serem elevadas, a rede familiar é sólida; não percebi negligência ou falta de interesse, pelo contrário: há auxílio mútuo e visitas constantes ao rapaz por parte da avó, da tia e dos primos, principalmente.
>
> Perguntamos sobre seu relacionamento com os familiares. Disse que saíam algumas brigas com seu irmão mais velho. Já a mãe contou-nos que eram mais frequentes os conflitos com a irmã de 10 anos e que ele a provocava. O menino confirmou.
>
> Um dos problemas enfrentados por nós durante a realização da entrevista foi que, a cada vez que indagávamos algo à mãe, desviando o foco dos holofotes para ela, o menino agitava-se, quase chorava, querendo redirecioná-lo para si. A televisão encontrava-se ligada e, além disso, no leito ao lado, uma menina calma, sorridente e simpática escutava repetidamente a uma canção emitida por seu Barney de pelúcia. A paciente ideal. Quando, perplexos, oscilamos entre entrevistá-los ou não, pude notar que nossos olhos ligeiramente desviaram-se e convergimos o olhar para essa menina.
>
> Pude entender que o tranquilo a que a enfermeira se referia significava tranquilo do ponto de vista fisiológico, e não necessariamente psicológico. Talvez o caso da moçoila-do-leito-ao-lado fosse mais grave, as chances de recuperação menores, mas, ainda assim, mostrava-se esperançosa e terna com sua mãe e com o médico que adentrou o recinto em uma ocasião.
>
> Perguntamos à mãe se o pai soube do incidente com o menino, ela negou. Disse que ele sumira há mais de um ano. Nunca foi propriamente casada, mas eles moravam juntos até quando André contava com 7 anos de idade. Depois, ainda mantinha contato com o menino. A gravidez do menino não foi planejada; nas palavras da mãe, "aconteceu". Mas não me soou propriamente indesejada: ainda moravam juntos à época. Não pude analisar bem sua expressividade não verbal: de tão abatida e cansada (André posteriormente disse que, quando não conseguia dormir, acordava a mãe), a modulação e a ressonância de seus afetos estavam prejudicadas.
>
> continua \>\>

RELATÓRIO DE ENTREVISTA COM ADOLESCENTE >> continuação

Esse sumiço do seu pai muito provavelmente se refletiu na queda do desempenho escolar de André. A análise dos dados e sua inserção temporal parecem apontar para isso. Ainda que André negasse qualquer ligação com ele, pois este o espancava, dizendo que preferia 10 mil vezes a mãe; soou-me como um mecanismo de defesa. Ele foi rejeitado em algum momento pelo pai e, agora, reativamente, o rejeitava.

Ainda sobre esses aspectos escolares e futuramente profissionais, formulamos a clássica questão sobre que profissão desejava exercer quando crescesse. Como não houvesse resposta, a entrevistadora sugeriu a pintura, pois ele havia relatado que a atividade muito o agradava. Respondeu que ainda não sabia o que queria fazer, que iria estudar para ver. E que queria ajudar a mãe. Mostrou-se perspicaz: já sabe que artistas não são "valorizado$" no Brasil.

Uma de suas principais queixas era sobre sua incapacidade para dormir, fosse durante a noite ou o dia. Relatou isso ao médico, que recomendou não dormir durante o período matutino e vespertino, de modo que o sono viria naturalmente à noite. Não veio, tamanha a ansiedade. Ansiedade e impaciência essa que apreendíamos e contratransferencialmente ansiávamos por atender. Chegamos a perguntar à enfermeira e a dois pediatras se havia previsão para a realização de sua cirurgia. A enfermeira negou, dizendo que o menino entraria na urgência quando houvesse disponibilidade. Quanto aos médicos, com quem conversamos reservadamente após terminarmos a entrevista, acusaram-no de dramático e descreveram-no como um paciente difícil. E se a fome o exasperava tanto, que pensasse nisso antes de montar em uma moto. Tal resposta muito me incomodou. Trata-se de uma criança, quando muito um pré-adolescente, ainda incapaz de medir as consequências de alguns de seus atos. Cria-se capaz de pilotar a moto, e o fez. Essa habilidade haveria de conferir a ele certo *status*, fosse com seus amigos que o observavam de longe, fosse consigo mesmo, que se sentia ativo, capaz, competente e mais próximo do mundo adolescente, com rutilantes promessas de independência e liberdade, quando não do adulto.

Quanto a aspectos mais remotos do desenvolvimento de André, não sentimos abertura para indagá-los todos. Soubemos que se mexia muito durante a gestação, que aprendeu a andar com 1 ano de idade e desde então tem sido muito arteiro, segundo sua mãe. O menino confirmou que apronta e reconhece que até merece apanhar em certas ocasiões. A mãe amamentou-o até 1 ano de idade e aponta-o como o mais teimoso dos quatro filhos.

Cecília falou um pouco sobre sua família também. Seus pais eram "juntados" (moravam juntos no Rio Grande do Norte), separarando-se quando ela tinha 13 anos, quando veio com a mãe e os irmãos para São Paulo. O pai ainda mora no Nordeste e, em uma ocasião, já foi visitá-la em São Paulo e acabou conhecendo André.

A impressão que tive de André foi de uma criança vivaz, ativa, que sonha com independência e que sabe muito bem o que quer: pediu à entrevistadora o lápis de cor bege. Segundo sua mãe, manifesta preferência por desenhar/colorir figuras humanas; subiu em uma moto e acreditava-se capaz de conduzi-la aos 12 anos. E que, ainda assim, vive a metáfora de cortar o cordão umbilical, recorrente em todo o desenvolvimento humano (uma indissociável dualidade entre conquistas e perdas que as aquisições de uma nova fase nos trazem). Alguns elementos mostraram-nos que ele ainda queria permanecer em fases anteriores de desenvolvimento: sua constante busca por atenção durante a entrevista, reminiscência da infância, e um

continua >>

> **RELATÓRIO DE ENTREVISTA COM ADOLESCENTE** >> continuação
>
> desenho que ele fez depois que nos despedimos e deixamos com ele as folhas e os lápis de cor. Mais tarde, naquele dia, dois dos membros do grupo retornaram para ver se ele já tinha conseguido a vaga; ele já estava sendo operado. Cecília mostrou a eles o desenho realizado por André, e um deles até registrou-o em foto para que os demais integrantes do grupo pudessem ter acesso a ele. Os motivos e os traços pareciam um pouco infantis à primeira vista. Desenhou uma casa e um caminho que levava a ela sendo percorrido por um carro (talvez manifestação de seu desejo de voltar para a própria casa, até saudades da escola relatara, além da dos irmãos), árvores e flores do lado de fora e uma pessoa denominada Fernanda a regá-las (se não me engano, Fernanda fazia parte da equipe de enfermagem; nesse caso, seria uma metáfora dos cuidados dela para com ele), além de uma outra pessoa em ambiente distinto a observar um aquário repleto de peixes muito coloridos.
>
> Comentários: parece que o paciente "pede" para apanhar ou para ser deixado de castigo no quarto pela equipe médica. Trata-se de uma transferência da relação que tem com os pais, principalmente com o pai, que o espancava. Isso é muito sério e mereceria uma avaliação do serviço social. Ele sabe o que quer, mas ainda não sabe as consequências de seus atos. Já é um pré-adolescente que se colocou em uma situação de risco muito séria, ele próprio "espancou" seu corpo, novamente repetindo o padrão familiar.

A ADOLESCÊNCIA

Ao crescer, as pessoas libertam-se da autoridade dos pais, o que é doloroso, porém necessário, até mesmo para o progresso da sociedade, que repousa sobre a oposição entre as gerações sucessivas. Entretanto, os neuróticos falham nessa tarefa.
Sigmund Freud

O processo adolescente

O conto *A Bela Adormecida* ilustra o processo adolescente. A princesa recebe, ao nascer, uma maldição da bruxa: ao iniciar-se sua juventude, picaria o dedo no fuso de uma roca e cairia em sono profundo. Seria preciso que seu grande amor – o belo príncipe – chegasse até ela e a beijasse para que ela despertasse. Ele precisou superar diversos obstáculos: a bruxa má e seus variados meios de bloquear seu acesso até a princesa, dragões e barreiras de espinhos, até que, finalmente, chegando até a princesa, a beijou; então casaram-se e foram felizes para sempre.

O conto retrata, segundo Rocha e Levy (2003), a passagem da puberdade para a vida adulta. A menarca, representada pelo sangramento da picada no dedo, marca o início da transformação corporal e das exigências dessa nova fase da vida. Nesse momento, a jovem se volta para seu mundo interno (sono profundo), uma espécie de mergulho para dentro que permitirá uma revisão radical das suas relações com os pais da infância, seus modelos e suas proibições. Como o príncipe do conto, o jovem embrenha-se em uma luta contra esses objetos e as barreiras por eles erigidas, sendo que a bruxa assume o significado da mãe, que normalmente é rechaçada nessa idade; a espada para lutar com a bruxa assumiria o papel do pai. Esse recolhimento ao mundo interno apresenta-se pelo fechamento no quarto, pelos devaneios, pelos diários e pelos sentimentos de irrealidade típicos do adolescente. Em um primeiro momento, o púbere encolhe-se para dentro e apenas posteriormente se volta para o outro.

Os pais, que na infância eram vistos como superpoderosos, na adolescência passam a ser questionados e humanizados, o que gera muita ansiedade e sentimento de desamparo. Se meus pais não sabem tudo, quem sabe? Eu devo saber (nota-se aqui uma idealização de si próprio). Então quem sou? Sou grande ou pequeno? Homem ou mulher? Adulto ou criança? Esses questionamentos habitam boa parte do processo adolescente. Depois dessa idealização de si próprio, que consiste em uma defesa contra a frágil identidade e o desamparo, o jovem deve voltar seu amor para outras pessoas, de fora de seu círculo familiar, visando a formação de novos núcleos familiares.

Os rapazes

Os rapazes tendem a ficar, em um primeiro momento do processo adolescente, afastados das mulheres, uma vez que, fragilizados pelo turbilhão hormonal e pelas decorrentes transformações corporais, não se sentem ainda seguros de sua masculinidade para aproximar-se das garotas. Em outras palavras, os rapazes não se sentem prontos para enfrentar uma situação amorosa com alguém do sexo oposto, uma vez que ainda estão tentando reencontrar-se após a passagem do furacão da puberdade. Enquanto isso, aproximam-se de outros rapazes, em uma relação de idealização, formando "gangues", que têm por função reforçar a identificação com o masculino, com a virilidade. Nesse momento, os rapazes correm o risco de serem abusados por algum adulto alvo de sua idealização.

Por fim, chega o momento em que o adolescente, narcisicamente mais fortalecido, "subitamente surpreende-se com um novo sentimento, que é o de amor, desejo e ternura por uma mulher" (Levy, 2001, p.132). O afastamento dos amigos e a aproximação com a namorada geram reações e críticas por parte dos amigos.

As moças

O processo adolescente das moças é bastante distinto do processo dos rapazes. A genitália das mulheres é interna, diferentemente da masculina; e é só na adolescência que as moças começam a ter sensações advindas de seus órgãos sexuais internos, estimuladas pela menarca. Passam, assim, a formar representações mentais da sua genitália interna, processo facilitado pela capacidade de pensamento abstrato. No conto da Bela Adormecida, isso é representado pelo sono profundo, que significa um recolhimento para o interior.

Após o recolhimento narcísico para dentro de seu corpo, muitas vezes acompanhado do de suas amigas, as moças apaixonam-se platonicamente por galãs, ídolos e homens mais velhos, correndo também o risco de sofrerem abuso por parte de um adulto que desconhece os limites de seu papel no psiquismo de uma jovem. Chega o momento em que "fica" com algum rapaz, quando ambos buscam, não propriamente o amor, mas a afirmação de sua sexualidade mediante a experimentação e o reconhecimento do próprio corpo como território de sensações. Posteriormente, encontram namorados, estes, sim, objetos de amor e consideração.

Acontece certa evolução na qualidade desses namoros, segundo Levy (2001), sendo os primeiros uma revivescência das relações com os pais, marcados por intensa dependência, idealização e paixão. Normalmente, os namorados ou as namoradas parecem-se com o pai ou a mãe ou, pelo contrário, são o oposto deles, que, mesmo assim, não deixam de ser a referência da escolha, até que se decepcionam e vivem o luto da desilusão. Apaixonam-se novamente e o ciclo recomeça, em uma sucessão de paixões e lutos, que ajudam a elaborar a separação dos pais da infância.

Crise de identidade

A principal tarefa na adolescência, segundo Erikson (1998), é confrontar a crise de identidade com a confusão de identidade, de modo a se tornar um adulto único com um senso de identidade coerente e um papel valorizado na sociedade. A crise de identidade raramente se resolve de modo pleno na adolescência. Questões relativas à identidade aparecem repetidas vezes durante a vida adulta.

O principal perigo dessa fase é a confusão de identidade, a qual pode retardar muito a conquista da maturidade psicológica. Certo grau de confusão de identidade é normal e explica a natureza aparentemente caótica de grande parte do comportamento dos adolescentes. As panelinhas e a intolerância com as diferenças são defesas contra a confusão de identidade. Os adolescentes podem também demonstrar a confusão regredindo à infantilidade, para não ter de resolver conflitos, ou entregando-se impulsivamente a ações irrefletidas.

A identidade forma-se pela resolução de três questões importantes: a escolha de uma ocupação; a adoção de valores em que acreditar e segundo os quais viverá; e o desenvolvimento de uma identidade sexual satisfatória. Os adolescentes que resolvem essa crise de maneira satisfatória desenvolvem a virtude da "fidelidade": lealdade, fé ou um sentimento de pertencer a alguém a quem se ama e confia ou a amigos e companheiros. Fidelidade também pode significar identificação com um conjunto de valores, uma ideologia, uma religião, um movimento político, uma busca criativa ou um grupo étnico.

Identidade sexual

Identificar-se como um ser sexual, reconhecer a própria orientação, conciliar-se com as excitações e formar vínculos românticos ou sexuais, tudo isso faz parte da formação da identidade sexual. Essa consciência urgente da sexualidade é um aspecto importante da formação da identidade, influenciando profundamente a autoimagem e os relacionamentos. Ainda que esse processo seja conduzido biologicamente, sua expressão é, em parte, definida pela cultura. É na adolescência que a orientação sexual de uma pessoa torna-se, em geral, uma questão premente: se aquela pessoa sentirá consistente atração sexual, amorosa e afetiva por pessoas do sexo oposto (heterossexual), do mesmo sexo (homossexual) ou de ambos os sexos (bissexual).

Mesmo que a homossexualidade já tenha sido considerada uma doença mental, várias décadas de pesquisa não encontraram qualquer associação entre orientação sexual e problemas emocionais ou sociais, descobertas que, por fim, levaram a classe psiquiátrica a deixar de classificá-la como uma doença mental. Muitos jovens têm uma ou diversas experiências homossexuais enquanto estão crescendo, geralmente antes dos 15 anos. Entretanto, experiências isoladas (ou inclusive atrações e fantasias homossexuais) não determinam a orientação sexual. Há controvérsias quanto a orientação sexual ser determinada por influências biológicas, psicológicas ou sociais. Talvez essas influências sejam impossíveis de "desemaranhar", e sua força relativa pode diferir entre os indivíduos.

Duas grandes preocupações em relação à atividade sexual dos adolescentes são os riscos de contrair doenças sexualmente transmissíveis e a gravidez. Entre as DSTs, a de maior prevalência é o papilomavírus (HPV), seguido de herpes, ambos associados à incidência de câncer cervical. Destacam-se, ainda, clamídia, tricomonas, gonorreia, hepatite B, sífilis e aids.

O grupo

A intensidade e a importância das amizades, bem como o tempo passado com amigos, são, provavelmente, maiores na adolescência do que em qualquer outra época da vida. As amizades tornam-se mais recíprocas na adolescência. Os jovens começam a depender mais dos amigos do que dos pais para intimidade e apoio. Os amigos agora dão mais importância à lealdade e compartilham confidências que são características da amizade adulta. Seu surgimento na adolescência marca uma transição para os relacionamentos adultos.

A maior intimidade da amizade adolescente reflete o desenvolvimento cognitivo. Os adolescentes são mais capazes de expressar seus sentimentos e pensamentos privados, além de considerar mais prontamente o ponto de vista de outra pessoa e, assim, lhes é mais fácil compreender o pensamento e o sentimento dos outros. A maior intimidade também reflete a vontade de ampliar o conhecimento sobre si mesmo. Confiar em um amigo ajuda os jovens a explorarem seus próprios sentimentos, a definirem sua identidade e a validarem seu próprio valor. A amizade oferece um lugar seguro para arriscar opiniões, admitir fraquezas e obter ajuda na resolução de problemas.

A capacidade de intimidade também está relacionada com a adaptação psicológica e a competência social. Adolescentes que possuem amizades próximas, estáveis e apoiadoras geralmente têm uma opinião favorável a seu próprio respeito, saem-se bem na escola, são sociáveis e tendem a não ser hostis, ansiosos ou deprimidos. A partilha de confidências e o apoio emocional é mais comum entre as meninas do que entre os meninos, que preferem uma atividade comum, como esportes e jogos competitivos.

O relatório a seguir revela a vida de uma jovem em plena adolescência, vivenciando a crise de identidade típica dessa fase da vida.

> **RELATÓRIO DE ENTREVISTA COM ADOLESCENTE**
>
> **A crise de identidade adolescente**[*]
>
> No dia 25 de maio de 2011, realizamos uma entrevista no Centro de Apoio ao Adolescente com a paciente Carolina, 16 anos, natural de Santo André, estudante do terceiro ano do ensino médio.
>
> Carolina estava passando por consulta com a nutricionista do Centro, mas é acompanhada semanalmente no HSP por ter síndrome de Marfan. Sendo uma doença do tecido conjuntivo, afeta principalmente o sistema esquelético, o sistema cardíaco e os olhos. A paciente teve manifestação de sintomas nos três sistemas; é muito alta, toma remédio para controlar os batimentos cardíacos elevados e com 7 anos desenvolveu catarata. O diagnóstico de sua condição levou à constatação de que seu pai e seu irmão também tinham essa síndrome, sendo que esse foi o maior impacto que a doença causou na família. A queixa atual, motivo pelo qual estava em contato com a nutricionista, é uma dor de estômago que ocorre há aproximadamente três anos e que limita a paciente ao comer. Desse período, recorda-se da irmã mais velha, com quem tinha muito contato, ter sido expulsa de casa pelo fato de assumir-se homossexual.
>
> Devido ao fato de estar desacompanhada, não pudemos coletar todas as informações sobre a gestação e a primeira infância. Segundo a adolescente, sua gravidez não foi planejada, seu parto foi normal, e relatou que teve que ficar na incubadora por um dia, pois nasceu com baixo peso. Ademais, não sabia a idade do desmame, ou quando começou a andar e a falar. Tem cinco irmãos, sendo um adotivo, e seus pais são casados. Relatou que tinha maior aproximação com a irmã mais velha e com o irmão adotivo, mas que, atualmente, estão mais separados. Quando criança, era muito tímida e quieta, além de ter um mau desempenho escolar. Devido ao problema nos olhos, só aprendeu a ler e a escrever na quinta série. Atualmente, diz que não melhorou seu desempenho e que ainda nem pensou sobre qual profissão quer seguir. Carolina faz supletivo, pois ficou um tempo sem ir à escola por ter de cuidar da mãe, que não podia carregar peso devido ao histórico de infartos. Relatou, ainda, continuar sendo quieta na escola e não ter amigos.
>
> A relação com os pais foi retratada como "normal" inicialmente, o que nos fez perguntar para quem ela confidenciava seus problemas. Disso surgiu uma resposta interessante: a jovem, quando tem algum conflito, escreve palavras soltas em um tipo de diário, descrevendo fatos por detrás dos problemas e seus sentimentos. Depois, ela rasga o papel e o joga fora, para que os pais não leiam.
>
> Sua menarca ocorreu aos 13 anos, e foi sua irmã mais velha quem a orientou nesse processo. Relatou não ter tido dificuldades de aceitação das mudanças de seu
>
> continua >>

---

[*] Relatório elaborado por Bianca Avansi Camerini, sob orientação da professora Cristiane Curi Abud.

Relatório de entrevista com adolescente
>> continuação

corpo. Está namorando há dois meses um homem de 38 anos, que é afilhado da sua mãe. Curiosamente, os pais sentiram alívio com esse relacionamento, pois a adolescente se envolve com outras garotas desde os 10 anos de idade. Carolina nos contou que já ficou com 15 meninas e teve relacionamento sério com duas. Perguntamos, então, o motivo de estar namorando um homem, ao que ela respondeu que queria ter certeza de sua orientação por meio da experimentação do oposto, especialmente para saber se não se trata apenas de uma fase. Porém, relata que está "achando estranho" e que está "pendendo mais para lá do que para cá", sendo que o relacionamento com mulheres era melhor. Disse que, quando descobriu essa orientação, no começo se sentiu estranha e anormal, mas depois foi se acostumando à ideia. Na família, porém, isso foi motivo de conflito, especialmente com a mãe, a qual não aceita tais condutas e que acha que esse processo foi influência da irmã mais velha. O pai, por sua vez, também não aceita, mas não costuma ficar falando sobre o assunto nem criticando a jovem. Nessa questão, podemos explorar a comparação da adolescência com a Bela Adormecida, ou seja, a mãe seria a bruxa, que impõe diversos obstáculos, como tentar coibir a jovem em seu processo de orientação sexual e impedi-la de sair à noite. O pai, por sua vez, seria a espada com a qual o príncipe consegue combater esses obstáculos; no caso de Carolina, o pai não tem que necessariamente driblar as determinações da mãe, mas ele, tive a impressão, desperta mais a confiança da adolescente na hora de compartilhar os problemas, fornecendo uma espécie de conforto.

A jovem iniciou atividade sexual aos 10 anos com menina e aos 13 anos com menino. Relatou se sentir atraída da mesma forma pelos parceiros em ambos os casos. Nunca contraiu nenhuma doença sexualmente transmissível. Quanto aos ídolos, disse não haver ninguém em que se espelhe. Gosta de *rock* e de *rap*, e sua banda favorita é o Guns'n Roses. Quando perguntada sobre seus valores, disse acreditar em Deus, mas que não vai à Igreja há três anos (era evangélica) e que não sabe direito por que isso aconteceu. Atualmente não usa drogas, mas já fez uso de cocaína por duas semanas. Relata também que bebia de tudo, mas que, devido à tuberculose que teve recentemente, parou com esse hábito.

Vários aspectos da entrevista podem ser relacionados aos conceitos teorizados em aula. O processo de formação da identidade da jovem, constituído pela escolha de uma ocupação, de adoção de valores e de definição de uma orientação sexual, ainda está incompleto, de forma que a adolescente não passou integralmente pelo processo de amadurecimento. Carolina ainda não considerou nenhuma possibilidade de ocupação profissional, mesmo estando no último ano do ensino médio, e tem uma grande labilidade de valores, como demonstrado pela tentativa de namorar um homem ou pela incerteza quanto a sua religião. Essas constatações mostram que a garota ainda não encontrou uma posição bem definida na sociedade, o que é agravado pelo fato de, aparentemente, não pertencer a nenhuma "panelinha" – o que é um mecanismo de inserção, ainda que virtual, em uma microssociedade, muitas vezes, a escola – e pelo fato de se afirmar lésbica, o que causou muitos conflitos na família e pode torná-la alvo também de preconceitos. O processo de crise de identidade *versus* confusão de identidade, assim, está claramente presente em Carolina. Achei interessante a hipótese da jovem de experimentar o sexo oposto para verificar se sua orientação não é só uma fase, o que deixa bem claro que, apesar de ter se relacionado com meninas por sete anos, ainda não definiu os limites de seu psiquismo sexual, ou seja, sua identidade sexual também está incompleta.

continua >>

RELATÓRIO DE ENTREVISTA COM ADOLESCENTE
>> continuação

Outro fato que nos surpreendeu foi a necessidade de escrever suas angústias em um diário. Isso reflete uma falta de comunicação com a família e de um núcleo fora de casa. A ausência de um grupo pode ser reflexo da privação da virtude de fidelidade da jovem, ou seja, pela falta de uma identidade definida, ela não se sente pertencente a alguém ou a alguma corrente de pensamento. Ainda sobre isso, pude notar uma grande individualidade na paciente, tanto na falta de emoção ao referir que não tinha amigos (o que representa, normalmente, um grande fardo para os adolescentes, despertando comoção) quanto na ausência de um ídolo, ou seja, alguém em quem se espelhar. Quando perguntamos, por exemplo, de que parte do corpo menos gostava, ela respondeu "todas", dizendo que, se pudesse, mudaria tudo em seu corpo. A jovem ressaltou que queria ser outra pessoa, mas que não queria se parecer ou imitar ninguém. Para mim, isso refletiu uma necessidade de se sentir diferente, o que é muito comum em adolescentes, já que a fase de introspecção e perda da idealização dos pais leva a uma idealização de si próprio. Além disso, demonstrou baixa autoestima, o que pode levar a psicopatologias graves. Outro aspecto importante é que essa recorrência a um diário pode indicar uma regressão à infantilidade, fazendo a paciente evitar resolver os conflitos que tem com a mãe. A "perda" da irmã também pode ser um fator que contribui para a ausência de comunicação, pois Carolina se disse muito apegada a ela, especialmente para contar suas confidências. Uma vez que a irmã foi expulsa de casa pela mãe, que não aceitou sua homossexualidade, isso também pode ter contribuído para a paciente desenvolver certo medo misturado com raiva da mãe, pois esse episódio originou dois conflitos em Carolina: a perda de sua melhor amiga e o receio de lhe acontecer o mesmo. Pensei na hipótese, durante a entrevista, de que a jovem poderia estar namorando um homem – e ainda mais velho, o que significa, implicitamente, mais virilidade e masculinidade – também para obter aceitação da mãe, na tentativa de estabelecer um papel bem delimitado dentro da própria casa.

Pode-se perceber que a família, durante o processo de desenvolvimento da adolescente, restringe seus movimentos essenciais, proibindo-a, por exemplo, de sair ou não fornecendo um porto seguro dentro de casa. Isso também pode ter contribuído para esse isolamento social e até mesmo para o contrário, uma vontade de tornar-se rebelde; a jovem apresenta *piercing* e cabelo pintado, o que, em alguns casos, indica essa necessidade. De modo geral, pode-se perceber que Carolina ainda está passando por crises e confusão de identidade, de modo que isso se reflete na labilidade de valores e ações e em uma baixa autoestima, uma vez que ela não se projeta ainda como um indivíduo único, com um senso de identidade coerente.

Quanto a sua relação com os serviços, a paciente elogiou o atendimento, dizendo que prefere o HSP aos lugares mais próximos a sua casa, pois aqui os profissionais explicam melhor, com mais paciência e de forma mais didática os sintomas, os tratamentos e as consequências de cada condição.

Desta vez, tivemos grandes dificuldades para encontrar um paciente. No HSP, percorremos muitas alas à procura de adolescentes, porém, sem sucesso. Isso despertou em mim uma sensação de que esse período é realmente um "abismo" em todos os sentidos; mesmo no hospital, o jovem é velho demais para ser tratado com as crianças, porém muito imaturo para ser classificado como adulto, de modo que é considerado um ser de transição, sem um lugar específico no qual possa se encaixar, sem uma ala na qual possa ser internado com seus "semelhantes".

continua >>

> **RELATÓRIO DE ENTREVISTA COM ADOLESCENTE**
> \>\> continuação
>
> A entrevista foi feita em um anfiteatro no Centro de Apoio, e isso garantiu muita privacidade para nós e para a paciente. Isso pôde ser notado pela pouca inibição desta diante de perguntas muito pessoais ou de caráter sexual, de modo que o ambiente foi considerado agradável e confortante. A jovem, contudo, parecia estar com pressa, e a toda hora olhava o relógio no visor do celular. De início, as respostas estavam muito lacônicas; com o passar do tempo, porém, ela pareceu ter se adaptado a nossas curiosidades e começou a responder de forma mais longa e completa. Mesmo assim, foi muito difícil tocar em certos assuntos com a paciente. Muitas vezes, ela dava sinais de estar constrangida; nesses casos, mudávamos de assunto, permitindo que ela criasse confiança no grupo. Senti que, transferencialmente, despertamos empatia na jovem, que se abriu sobre muitas questões complicadas, ainda que de forma superficial. Contratransferencialmente, senti muita pena de Carolina, em especial quando ela nos relatou sobre o fato de ter de fazer um diário para expressar o que pensa.

Psicopatologia

O adolescente que não consegue participar de um grupo, que acaba assumindo funções psíquicas importante para sua sanidade mental, refugia-se no isolamento, nas drogas, nas perversões sexuais, nos transtornos da alimentação e na destrutividade em geral.

Os transtornos da alimentação são frequentes na adolescência. Muitos rapazes e moças tornam-se menos ativos na adolescência, e a falta de exercício acarreta problemas físicos e psicológicos. Os adolescentes tendem a ingerir mais calorias do que gastam e acumulam gordura corporal em excesso, sendo que a obesidade cresce no mundo. A determinação em não ficar obeso pode, às vezes, resultar em problemas ainda mais graves do que a obesidade. Anorexia e bulimia nervosa envolvem padrões anormais de ingestão de alimentos, junto com a preocupação excessiva com a imagem corporal e o controle de peso. Na puberdade, ocorre um aumento normal de gordura no corpo, o que transtorna as meninas, mas favorece os meninos, que se sentem mais fortes. Os padrões irrealistas de beleza divulgados na mídia aumentam o desgosto das jovens com relação a seus corpos. Alguns pesquisadores atribuem a anorexia a problemas genéticos, outros a transtornos psicológicos relacionados ao medo de crescer ou ao medo da sexualidade.

CASO CLÍNICO

Suzana, de 14 anos, faz regime obsessivamente. Ela se preocupa com comida – cozinhar, falar sobre comida e estimular os outros a comer –, mas ela mesma come muito pouco. Tem uma imagem corporal distorcida: acha que é gorda demais. Seu peso é menor do que 85% do que é considerado normal para sua idade e altura. Enquanto isso, ela parou de menstruar, e pelos grossos e macios espalham-se por seu corpo. Para esconder o que está fazendo consigo mesma, ela veste roupas largas ou discretamente esconde alimentos nos bolsos para mais tarde jogá-los fora; ela, porém, nega que seu comportamento seja anormal ou perigoso. Ela é uma boa aluna, descrita pelos pais como uma criança "modelo", pratica exercícios físicos de maneira compulsiva e participa de aulas de ginástica. Também é retraída e deprimida e tem um comportamento repetitivo e perfeccionista. (Papalia; Olds; Feldman, 2006, p. 450)

Na bulimia nervosa, uma pessoa, geralmente uma adolescente ou jovem, entrega-se regularmente a grandes comilanças, que duram até duas horas, e depois tenta desfazer a elevada ingestão de calorias forçando-se a vomitar, fazendo regimes ou jejuns severos, realizando exercícios vigorosos e usando laxantes e diuréticos para purgar o corpo. É duas ou três vezes mais comum que a anorexia e também afeta, na maioria dos casos, mulheres. São pessoas obcecadas pela boa forma e anormalmente magras; têm vergonha e desprezo por si e sofrem de depressão, além de desenvolverem cáries generalizadas, irritação gástrica, lesões na pele e perda de cabelo.

Outro problema comum na adolescência refere-se ao uso de drogas, que pode levar ao abuso, que, por sua vez, abre caminho para a dependência fisiológica e/ou psicológica. O uso costuma iniciar-se quando as crianças passam do primeiro para o segundo ciclo do ensino fundamental, momento em que fazem novos amigos e tornam-se mais vulneráveis à pressão destes. Experimentam as drogas por curiosidade, por quererem fazer o que os amigos fazem e por desejarem se tornar adultos. O álcool, a maconha e o cigarro são as três drogas mais populares entre essa população.

Comportamento antissocial e delinquência juvenil: alguns adolescentes cometem habitualmente uma variedade de atos antissociais graves, como roubar, atear fogo, arrombar casas e automóveis, destruir propriedade, cometer crueldade física e participar de brigas frequentes e de estupro. Os infratores crônicos são responsáveis pela maioria dos crimes juvenis e tendem a continuar sua atividade criminosa quando adultos. As práticas de criação dos pais ajudam a formar um comportamento pró ou antissocial, por atenderem ou deixarem de atender às necessidades dos filhos. Pais delinquentes, ausentes, muito rígidos ou inconsistentes promovem comportamentos agressivos nos filhos. O bairro e o grupo de amigos também interferem no comportamento dos jovens. Entretanto, jovens com essa tendência costumam se unir a jovens antissociais.

A família

Famílias com adolescentes devem alterar suas estruturas internas e seus padrões de relacionamento para acolher as novas exigências do momento, sob o risco de sofrer fraturas e produzir psicopatologias na adolescência (Levy, 2001). O adolescente transita entre seu quarto (isolamento), sua família, seu grupo de amigos e o mundo adulto. Ele se movimenta de forma a isolar-se, como quem recarrega energias; sai para o mundo, como quem o experimenta; volta para a família, seu porto seguro; sai novamente, etc. Dessa maneira, a família deve suportar e respeitar esses movimentos, dentro de seus limites, mas sem restringi-los demasiadamente. Por vezes, os pais podem tender a segurar suas crias sob as asas, mas devem conformar-se que a tendência natural dos filhos é sair de casa, para construir a própria vida, como eles mesmos o fizeram um dia. Desde a infância, cada movimento dos filhos em direção à autonomia é vivenciado pelos pais de modo bastante ambíguo, pois, por um lado, sentem um ímpeto de segurá-los, protegendo-os e evitando a separação; por outro, sentem um alívio, um sentimento de "missão cumprida" e de libertação, uma vez que os filhos, pelo menos naquele aspecto conquistado, já não dependem de sua presença. Tal ambiguidade é vivenciada desde o desmame – que dá muita saudade, mas também uma carta de alforria para a mãe, que pensa "que bom que ele não precisa mais de mim para se alimentar" – até o dia em que arruma uma namorada com quem passa o fim de semana – o que marca outra separação, sentimento de perda, ciúme, mas, ao mesmo tempo, "ufa, um final de semana livre para o casal namorar, após tantos anos de dedicação e renúncia, pelo menos até seu retorno, no domingo à noite". Há que se tolerar as ambivalências, a própria e a do filho, de modo que "os pais precisam ter a flexibilidade de aceitar esse retorno após terem sido desprezados e, em alguns momentos, até depreciados pelo adolescente" (Levy, 2001, p.138).

Outro conflito comum é o fato de os adolescentes encontrarem-se no auge da juventude, saudáveis e com a vida pela frente, com todas as perspectivas de realização que se abrem, enquanto os pais, normalmente já de meia-idade, não tão jovens, encontram-se na fase de fazer uma reavaliação daquilo que realizaram até então em suas vidas profissionais e amorosas e do que ainda gostariam de realizar, mas com menos tempo pela frente. Se, por um lado, admiram e orgulham-se da juventude dos filhos, por outro, invejam eles, conflito que a maior parte dos pais tem maturidade suficiente para enfrentar.

A sexualidade desperta nos filhos adolescentes também pode afetar os pais, que, muitas vezes, não conseguem lidar bem com a própria sexualidade, podendo restringir ou negligenciar a orientação de que os jovens necessitam.

> Uma situação comum, a título de ilustração, é a do pai que, problematizado com aspectos de sua própria sexualidade, perturba-se com a emergência da sexualidade em sua filha adolescente. Atormenta-se ao perceber o olhar de desejo de outros homens e, a partir disso, tenta sufocar a sexualidade na jovem e tiranizá-la de modo a certificar-se de que não haverá nenhum vestígio de erotização. (Levy, 2001, p.138)

Os tempos atuais caracterizam o processo da adolescência e suas relações familiares de maneira peculiar. Por exemplo, uma pessoa de 40 anos é plenamente ativa, inclusive a "vida começa aos 40", o que diminui a distância entre as gerações. Hoje, muitas mulheres dão à luz o primeiro filho aos 40 anos de idade. Os ídolos, muito rejuvenescidos, são os mesmos para os quarentões e os adolescentes, como Caetano Veloso e Rita Lee, por exemplo. Além do que, a geração que hoje tem filhos adolescentes foi a geração dos anos de 1960, rebeldes que lutavam pela liberdade sexual, de expressão, contestavam o mundo adulto e os valores vigentes. Hoje, implicitamente, eles são cúmplices das transgressões de seus filhos. Esperamos que não se esqueçam de seu papel como pais que educam filhos, ainda que possam manter alguns interesses comuns (Levy, 2001).

Independentemente da cultura à qual possamos nos referir, existe algo pertinente ao conceito de "adolescência" que é sua essência: tornar-se adulto implica a realização de trabalhos psíquicos singulares – organização de sínteses, respostas e elaboração de projeto de vida. Em algum momento de nossas vidas, precisamos responder a pergunta clássica diante da qual somos colocados, sorrateiramente, consciente e inconscientemente, desde a infância e que vai se definindo em uma frase simples: "Qual é a sua?". Respondê-la constitui a principal tarefa da fase que chamamos "adolescência".

O adolescente buscará as respostas para essa pergunta a partir de informações e vivências relacionais que o constituíram até então. Falamos de padrões iniciais de identificação, cuja importância é fornecer informações que constituem uma matriz básica sobre a qual ele terá de trabalhar para fazer sínteses que definirão o seu "eu". Nesse percurso, duas variáveis são fundamentais: tempo e diversidade de informações. O tempo de permanência do fenômeno é importante para sua internalização e a diversidade enriquece as experiências – uma delicada equação que deve buscar um equilíbrio. O que não se tem dúvida em termos de desenvolvimento é que de nada adianta a variedade de estímulos na infância se esse jovem não conseguiu organizá-los, dando-lhes sentido singular a partir de suas referências.

A geração de adultos, mesmo precisando dispensar muito tempo e energia para acompanhar as mudanças e sobreviver aos impactos da contemporaneidade, não pode deixar os adolescentes solitários para interpretar e criticar todas as informações que lhes chegam. Não devem confundir a facilidade que eles encontram em transitar pelas novas tecnologias com maturidade emocional.

O grande desafio dos pais é manter o fortalecimento de suas funções. Firmar, nessa nova situação, uma coluna dorsal de representações familiares que possibilitem ao adolescente constituir um psiquismo em que a diversidade e a transitoriedade não acarretem um sujeito "alienado" de si mesmo. Ajudá-lo a diferenciar-se, aprofundar as informações e desenvolver a capacidade de criticar e se posicionar para que ele possa, finalmente, constituir-se na singularidade que caracteriza o ser humano.

Uma ilustração bastante curiosa

Apresentamos a seguir dois relatórios escritos a partir de entrevistas realizadas por dois grupos diferentes de alunos com a mesma paciente em momentos diferentes. Trata-se de uma adolescente que foi entrevistada por um grupo de alunos que a abordou na presença de seu pai e, depois, por outro grupo, que a entrevistou na ausência dele. Os alunos não sabiam dessa coincidência que se revelou em sala de aula. Após a realização dos relatórios, os alunos elaboraram um texto que reflete sobre essa situação, como exposto a seguir.

> **RELATÓRIO DE ENTREVISTA NA PEDIATRIA**
>
> **Dificuldades na interação com adolescentes**[*]
>
> Das entrevistas que fiz até agora, essa foi, sem dúvida, a mais difícil e angustiante. A dificuldade estava no relacionamento entre entrevistadores e entrevistados. Os últimos adotaram uma postura muito fechada, de atitude não colaborativa, e, por isso, dificultaram o trabalho, até mesmo encurtando-o por nervosismo de nossa parte; acabamos fazendo uma entrevista mais dirigida, seguindo roteiro, sem descontração, ansiosos pelo término (assim como a paciente e seu pai). Fizemos um tipo de entrevista que não gostaríamos de ter feito.
>
> A paciente era Rosa e estava acompanhada do pai, Manoel. Ela estava internada no nono andar do HSP, em um quarto junto com outras duas pacientes, onde fizemos a entrevista. Apresentamo-nos, perguntamos se podíamos realizar o trabalho e eles aceitaram colaborar.
>
> Rosa tem 17 anos e mora com a família. Manoel nos contou que a gravidez que gerou Rosa foi planejada e que ela praticamente nasceu na ambulância, a caminho do hospital. Quando criança, ela dormia bem e não era muita "arteira", não se machucava muito. Segundo ele, a entrada na adolescência foi normal. Ela sempre foi muito caseira e tem muitos amigos, em muitos lugares e de todas as idades. É estudante e ainda não sabe a profissão que vai seguir.
>
> Há um ano ela descobriu que tinha lúpus. O pai nos disse que ela estava em uma chácara com amigos da escola, onde usou uma piscina. No dia seguinte ao seu retorno, "passou mal", apresentando febre, muito sono e náusea. "Ela fica usando essas piscinas por aí", disse Manoel com uma expressão muito triste. Foi internada no hospital de Itaquera. Fez muitos exames, que não revelaram um diagnóstico preciso. Nesse hospital, havia uma enfermeira experiente que também trabalhava no HSP. Ela desconfiou de lúpus e conseguiu transferir Rosa ao HSP, onde a doença foi confirmada.
>
> Com o diagnóstico, a família ficou muito assustada. "Éramos acostumados com a normalidade, de repente chega um problema desse, a gente ficou surpreso", disse o pai, relatando a dificuldade de encarar a doença da filha.
>
> Agora Rosa está internada para uma drenagem no pé que já foi feita, e a previsão de alta é de 15 dias. Quando questionados sobre o atendimento do hospital, o pai disse: "Não temos escolha, temos que estar aqui, mas o pessoal é *gente boa* (sic)". A resposta da paciente sobre o hospital foi constituída de apenas uma palavra: legal. Porém, relatou que não está se alimentando bem. "Quando estou em casa, como bem, mas quando estou fora, não."
>
> Manoel estava trabalhando de manhã, mas saiu para acompanhar a filha. A mãe iria à noite.
>
> Ambos os entrevistados tiveram uma postura não colaborativa. O pai passou o tempo todo sentado com os dedos entrelaçados sobre as pernas, e a filha, deitada. Os dois tinham uma fala lacônica, em tom muito baixo, humor depressivo, hipotímico e demonstrando economia nas respostas, não aproveitando os espaços que dávamos para a conversa. Exemplo disso foi quando perguntamos para a paciente sobre seu relacionamento com os amigos. Ela respondeu com outra questão: "O que você quer saber?". Ficou clara uma interferência emocional de ambas as partes, já que nós, como contratransferência, ficamos nervosos e ansiosos, além de tristes com a expressão também triste do pai ao falar sobre a doença da filha.
>
> continua >>

---

[*] Relatório elaborado por Jean Michel Milani, sob orientação da professora Cristiane Curi Abud.

> **RELATÓRIO DE ENTREVISTA NA PEDIATRIA** >> continuação
>
> Após sairmos do quarto e respirarmos aliviados, notamos que não tínhamos investigado muitos aspectos importantes sobre a vida da paciente, mas o nervosismo e o sentimento de que não éramos bem-vindos nos impediu de realizar uma investigação completa. Quando íamos questionar a vida sexual da paciente, avisamos que iríamos fazer algumas perguntas mais pessoais e perguntamos se ela queria que o pai saísse do quarto, mas ela negou e nós acabamos ficando receosos de fazer esse tipo de pergunta.
>
> Alguns aspectos da entrevista me levaram a concluir que os dois entrevistados não estavam se sentindo bem no ambiente hospitalar (como o relato do pai de que estava lá por uma falta de escolha) e nos encaravam como parte daquele ambiente, transferindo a nós o sentimento que tinham pelo hospital ou pela situação pela qual passavam. Notei a racionalização do pai quando ele culpa a piscina pela doença da filha, como se quisesse tirar dela o peso do problema, apesar de culpá-la por nadar "nessas piscinas". Aqui, também se pode relacionar uma projeção, pois o pai projeta a culpa para a piscina.
>
> Acho que o que não colaborou para a entrevista, além da atitude dos entrevistados, foi o ruído no ambiente. Estávamos em um quarto pequeno com mais duas pacientes, uma das quais passava por uma anamnese com duas enfermeiras.
>
> Comentários: entrevistar um paciente não colaborador é uma tarefa difícil, principalmente para profissionais iniciantes, que apresentam maior dificuldade em discriminar o que faz parte da personalidade do paciente e o que faz parte da sua. Nessa situação, pareceu-nos que duas questões resistenciais se acumularam: uma entrevista com uma adolescente sem que ela solicitasse – entrevistar adolescente sem que haja desejo manifesto transforma-se quase em uma invasão e pode ser sentido como ataque à capacidade de decisão; isso, acrescido da vulnerabilidade na qual se encontrava em função da doença e, principalmente, pelo tipo de doença, cuja etiologia colocava dúvidas de toda a ordem, incluindo a vida sexual da paciente, gera ainda mais inseguranças do que já se tem nessa faixa etária. Por fim, o ponto crucial: dificilmente se obtém espontaneidade de um adolescente junto com os pais, em especial se for para focar um problema ainda em estado de ebulição como este. Outro aspecto a ser levado em consideração é a falta de privacidade no próprio ambiente da entrevista, no caso um quarto com mais duas pacientes.

A mesma paciente entrevistada por outros alunos, em outro momento:

> **RELATÓRIO DE ENTREVISTA NA PEDIATRIA**
>
> **A adolescência – corpo e psiquismo**[*]
>
> A entrevista foi realizada no Departamento de Doenças Infecciosas Pediátricas com a adolescente de 17 anos, Rosa, natural de São Paulo, cor branca, residente no município de Suzano, evangélica e estudante do terceiro ano do ensino médio. No
>
> continua >>

---

[*]Relatório elaborado por Francisco Xavier Pauliquevis de Almeida Prado, sob orientação da professora Cristiane Curi Abud.

> **RELATÓRIO DE ENTREVISTA NA PEDIATRIA** >> continuação

momento, Rosa não estava acompanhada dos seus pais, Vanessa, auxiliar de limpeza, e Manoel, controlador do complexo esportivo do mesmo colégio em que Rosa estuda. Estava internada no Hospital São Paulo por conta de um abscesso em seu tornozelo. A contaminação ocorreu quando estava "fazendo" as unhas e se machucou. O tornozelo inchou muito, e estava com febre alta, por isso precisou procurar cuidados médicos (será que ela higienizou seus instrumentos para fazer as unhas?).

Segundo Rosa, seu desenvolvimento foi normal e sua gravidez foi tranquila, com seu nascimento ocorrendo aos oito meses de gestação, na própria ambulância que os levava para o hospital. Possui dois irmãos e duas irmãs, nos falando mais das meninas, uma de 10 e outra de 21 anos. Disse que briga um pouco com a irmã mais nova, pois ela dá muito trabalho por ser ativa demais. Já a irmã de 21 anos não possui muito contato com ela, por estar casada e não morarem mais juntas. Disse-nos que possui uma relação de mais intimidade e confiança com o pai do que com a mãe, pois esta é muito rígida. Também nos disse que seu pai sempre dá um jeito de acalmar sua mãe e que, quando pode, encobre alguns feitos que a mãe não permitiria, como sair até mais tarde com os amigos. Nesse momento, é possível perceber que a mãe ainda não processou muito bem o fato de a filha estar crescendo e tenta segurá-la debaixo de suas "asas".

A menarca de Rosa ocorreu aos 14 anos, em uma idade considerada normal. No entanto, vê-se que, em nossa sociedade, a idade na qual ocorre a primeira menstruação está se adiantando, por motivos socioculturais. Ela nos disse que não houve problemas com o fato e que conseguiu levar essa mudança em seu desenvolvimento de uma forma bem tranquila. Ainda não iniciou sua vida sexual e namorou um garoto de 19 anos, auxiliar de enfermagem, por, aproximadamente, um ano. O namoro não vingou por causa da dificuldade de estarem juntos, devido à distância e à falta de tempo. Segundo Rosa, seus pais querem que case logo, para se sentirem "livres" dela. Isso demonstra ainda mais o sentimento de ambiguidade dos pais, principalmente da mãe, com o processo de maturação da filha. Em um momento querem que ela case logo, mas, em outro, não a deixam sequer sair com os amigos.

Começamos a conversar sobre os estudos, e Rosa nos disse que vai bem na escola. Está estudando para prestar vestibular e ainda tem um pouco de dúvida sobre qual profissão seguir. Disse-nos que gostaria de estudar medicina, por influência de uma tia que cursou dois anos, mas tinha medo de não aguentar as exigências do curso e da profissão. A dificuldade de Rosa em escolher uma futura profissão para seguir reflete a crise de identidade característica do seu período de desenvolvimento (a identidade seria construída por uma escolha de profissão, pela adoção de valores e pela definição de uma identidade sexual que a satisfaça). Ela também demonstrou uma grande preocupação com o tempo de estudo que estava perdendo enquanto era mantida internada no hospital, além de nos dizer que estava com muitas saudades dos amigos e de sair com eles. Nesse momento, quase começou a chorar. Estava bastante chateada por estar ali e por precisar parar algumas atividades, como o futebol, por causa de uma doença diagnosticada recentemente, lúpus eritematoso sistêmico. Ela pareceu bastante informada sobre seu estado e sobre a doença que possui, falando-nos da facilidade que tem em contrair infecções, sobre os remédios que toma e sobre uma possível dificuldade em engravidar. Apesar de não gostar de estar no hospital, disse que era muito bem tratada pela equipe médica.

continua >>

> **RELATÓRIO DE ENTREVISTA NA PEDIATRIA**
> \>\> continuação
>
> Resolvemos então perguntar mais dos seus amigos, como eles eram e se tinha um grande círculo de amizade. Rosa nos disse que tem muitos amigos "loucos", que são roqueiros, emos e regueiros. Apesar de eles serem "loucos", disse que nem ela nem eles usavam drogas. Além disso, é amiga de todos e não sente uma afinidade específica por uma "tribo", gosta de tudo. A meu ver, o fato de Rosa possuir muitos amigos é um bom sinal, significa que ela está expandindo bem seu círculo de confiança para além da família, o que faz parte do desenvolvimento de um adolescente saudável.
>
> Perguntada sobre seus ídolos, disse que gosta muito da Britney Spears e do Justin Timberlake, músicos estrangeiros. Disse que se identificava muito com Britney por ambas possuírem muita espontaneidade e, com isso, fazerem algumas loucuras (como uma que Rosa relatou, quando saiu para beber um pouco com as amigas). Esses comentários, a meu ver, são compatíveis com sua idade. Ela se identifica com ídolos que possuem algumas atitudes rebeldes, algo natural na adolescência.
>
> Rosa nos fazia muitas perguntas, interessada em nossas vidas de estudantes de medicina, em como era nossa rotina. Ela dirigia muitas perguntas para mim, como qual foi o último filme que vi no cinema ou então se eu tinha tempo para namorar. Percebi que houve algum tipo de transferência, talvez tenha se identificado comigo por algum motivo que desconheço. Fiquei um pouco constrangido em alguns momentos, pois não esperava por isso. No entanto, tentei levar tudo com naturalidade.
>
> Em suma, creio que Rosa está se desenvolvendo bem nesse período da adolescência. Não me pareceu apresentar qualquer psicopatologia e demonstra estar construindo bem sua identidade com a procura de uma profissão (talvez medicina), com uma definição de sua sexualidade (já namorou garotos) e com a adoção de valores para sua vida (possui religião definida, é evangélica). Além disso, é uma garota extremamente espontânea, extrovertida e muito segura em suas atitudes.
>
> Comentários: essa entrevista parece comprovar o que comentamos a respeito da anterior: quando sozinha, sem o pai, a adolescente comunica-se com facilidade. Naturalmente, também se poderia pensar que o motivo da resistência está na técnica do entrevistador ou em outra questão subjetiva, o que pode acontecer, muitas vezes, porque as variáveis intervenientes são incontáveis. Outro aspecto relacionado à mudança de humor pode ter sido o fato de estar mais familiarizada com o ambiente hospitalar do que na outra experiência.
>
> Uma questão técnica bastante comum nas entrevistas com crianças e adolescentes é o fato de eles fazerem perguntas pessoais ao entrevistador. Trata-se de uma situação que deve ser avaliada em cada caso; por exemplo, nessa situação, parece que a pergunta foi focada na questão profissional, aspecto que talvez estivesse lhe angustiando e ela quis aproveitar para conversar com um aluno de medicina, o que nos parece de certa forma apropriado. Nesse caso, inapropriado seria fazer perguntas sobre a vida pessoal do entrevistador, tais como se tinha ou não namorada. Em geral, evita-se responder sobre dados pessoais, sem ofender ou magoar o entrevistado, pois quase sempre as perguntas são produto da naturalidade e da espontaneidade, próprias da infância e da adolescência. Porém, não podemos deixar de citar que alguns adolescentes tendem a ficar mobilizados com um médico do sexo oposto e, em vez de revelarem timidez, agem no intuito de seduzi-lo.

A disparidade do comportamento de Rosa nas diferentes entrevistas foi entendida pelos alunos conforme o comentário a seguir:*

> ### ANÁLISE
>
> Entre as muitas entrevistas que realizamos com pacientes do HSP durante o curso de Psicologia Médica, chamou-nos atenção a paciente Rosa, sexo feminino, 17 anos, moradora de São Paulo, estudante do ensino médio e evangélica.
>
> A paciente é portadora de lúpus eritematoso sistêmico (LES) e estava na enfermaria da DIPA pediátrica por apresentar um abscesso na região maleolar. Nas entrevistas realizadas, dois grupos entrevistaram Rosa, e houve grande disparidade no desenvolvimento das entrevistas. Em um dos grupos, a paciente mostrou-se solícita, disposta e animada e interagiu com os entrevistadores. Falou sobre sua vida, o aparecimento da doença, suas relações pessoais com amigos e familiares. Com o outro grupo, entretanto, mostrou-se lacônica, não cooperativa, de modo que os entrevistadores se sentiram incomodados, não conseguindo coletar todas as informações pertinentes ao trabalho.
>
> Partindo dessa disparidade, procuramos informações sobre alterações comportamentais extremas em pacientes com LES. Encontramos alguns autores que relacionam labilidade emocional a pacientes lúpicas. O lúpus é uma doença autoimune na qual o organismo é incapaz de diferenciar o próprio (*self*) do não próprio (não *self*). Sendo assim, há formação excessiva de anticorpos e imunocomplexos, gerando resposta inflamatória em vários órgãos e tecidos. Tem maior prevalência em mulheres e, normalmente, aparece entre a segunda e a quarta década de vida. Os fatores desencadeantes são os mais variados possíveis, de exposição ao sol a estresse. Há também fatores genéticos e hormonais associados.
>
> Quanto aos aspectos psicológicos, Denise D. Moreira, autora do texto *Estranho familiar estrangeiro: doenças autoimunes, feminino e violência*, aponta para um desequilíbrio psíquico que parece surgir durante os primeiros dias de vida, decorrentes de uma falha na relação mãe-menina, de modo que a figura materna/familiar fica fragmentada, dissociada, e a criança não pode diferenciar o que é seu e o que é estranho. Dessa maneira, cai em uma simbiose com o ambiente, não conseguindo distinguir o que lhe é interno ou externo.
>
> Mulheres lúpicas se sentem como estranhas no próprio corpo e podem apresentar comportamentos extremos para uma mesma situação. Pierre Marty, psicanalista parisiense e pioneiro da psicossomática, descreve a neurose de comportamento, na qual a paciente se apresenta de forma ambígua, imprevisível e descontrolada. Além disso, a doença pode manifestar-se em situações de estranhamento, como em viagens (chácara de amigos), ruptura de relações fusionais (fim de namoro) e mudanças que envolvam a feminilidade.
>
> Durante as entrevistas, que ocorreram em um espaço de três dias, as questões abordadas eram as mesmas. Tratava-se de dados sobre o desenvolvimento, a vida familiar, o relacionamento com os amigos, o desenvolvimento escolar, etc. Na pri-
>
> continua >>

---

*Análise realizada pelos alunos Francisco Xavier Pauliquevis de Almeida Prado, Jean Michel Milani, Maria Carolina Corsi Ferreira, Marília Montanheiro Barioni e Luciene do Nascimento, sob orientação da professora Cristiane Curi Abud.

> **ANÁLISE** >> continuação
>
> meira entrevista, Rosa apresentava-se disposta, com boa aparência. Sentou-se para conversar conosco, falou-nos de suas experiências afetivas, sobre seu relacionamento amoroso, sobre os amigos, a família, contou-nos sobre seus ídolos e sobre os sonhos que tinha. Acreditamos até que houve forte transferência com um de nossos colegas (relacionada com o namorado, também profissional da área da saúde). Além disso, ao saber que éramos estudantes de medicina, relatou que também queria seguir essa profissão.
>
> No entanto, na outra entrevista, com outros estudantes de medicina e com as mesmas perguntas, Rosa apresentou-se deitada, coberta, lacônica e respondia as perguntas de modo ríspido, algumas vezes com outras perguntas, de modo a deixar os entrevistados em situação constrangedora. Essa disparidade mostrou-nos a grande labilidade emocional da paciente, corroborando as teorias dos autores citados. Soma-se a isso o fato de que a doença manifestou-se após uma excursão do colégio (ambiente estranho). Quanto ao relacionamento com a mãe, a paciente afirmou que esta era rígida e distante. Tinha maior aproximação com o pai, sugerindo alguma falha nesse relacionamento mãe-menina.
>
> Devemos ressaltar que talvez essa labilidade de comportamento tenha sido exacerbada pela presença do pai, que estava apenas na entrevista em que Rosa se apresentou mais incomodada. É sabido que o adolescente vive situações as quais os pais desconhecem, além do fato de que adolescentes são "de lua".

REFERÊNCIAS

CEITLIN, L. H. F. A puberdade. In: EIZIRIK, C. L.; KAPCZINSKI, F.; BASSOLS, A. M. S. *O ciclo da vida humana*: uma perspectiva psicodinâmica. Porto Alegre: Artmed, 2001.

ERIKSON, E. H. *O ciclo de vida completo*. São Paulo: Artes Médicas, 1998.

LEVY, R. O adolescente. In: EIZIRIK, C. L.; KAPCZINSKI, F.; BASSOLS, A. M. S. *O ciclo da vida humana*: uma perspectiva psicodinâmica. Porto Alegre: Artmed, 2001. p. 132.

PAPALIA, D. E.; OLDS, S. W.; FELDMAN, R. D. *Desenvolvimento humano*. Porto Alegre: Artmed, 2006.

ROCHA, G. P.; LEVY, R. Adolescência. In: CATALDO NETO, A.; GAUER, J. C.; FURTADO, N. R. *Psiquiatria para estudantes de medicina*. Porto Alegre: EDIPUCRS, 2003.

16

A idade adulta

CRISTIANE CURI ABUD
VERA BLONDINA ZIMMERMANN

Casamento
Adélia Prado

Há mulheres que dizem:
Meu marido, se quiser pescar, pesque,
mas que limpe os peixes.
Eu não. A qualquer hora da noite me levanto,
ajudo a escamar, abrir, retalhar e salgar.
É tão bom, só a gente sozinhos na cozinha,
de vez em quando os cotovelos se esbarram,
ele fala coisas como "este foi difícil"
"prateou no ar dando rabanadas"
e faz o gesto com a mão.
O silêncio de quando nos vimos a primeira vez
atravessa a cozinha como um rio profundo.
Por fim, os peixes na travessa,
vamos dormir.
Coisas prateadas espocam:
somos noivo e noiva.

Solidão
Rainer Maria Rilke

A solidão é como uma chuva.
Ergue-se do mar ao encontro das noites;
de planícies distantes e remotas
sobe ao céu, que sempre a guarda.
E do céu tomba sobre a cidade.
Cai como chuva nas horas ambíguas,
quando todas as vielas se voltam para a manhã
e quando os corpos, que nada encontraram,
desiludidos e tristes se separam;
e quando aqueles que se odeiam
têm de dormir juntos na mesma cama:
então, a solidão vai com os rios...

O JOVEM ADULTO

Passada a turbulência da adolescência, chega a idade adulta, fase aparentemente tranquila da vida. Trata-se, no entanto, de uma época de profundas mudanças e redefinições nos relacionamentos pessoais, em que as pessoas estabelecem ou consolidam vínculos com base na amizade, no amor, na sexualidade e no trabalho. O grupo ao qual o adolescente pertencia, constituído por seus amigos e pelos amigos dos amigos, torna-se mais restrito a partir de um processo de escolha mais refinado, pautado em afinidades de valores, filosofia de vida, etc. O "ficar" adolescente, que basicamente inclui beijos e carinhos sem compromisso de fidelidade e continuidade, é substituído pelo namorar, caracterizado pela construção de uma intimidade emocional e sexual. A vida escolar, protegida por um ambiente familiar, de amigos de infância e professores conhecidos, é substituída pelo mercado de trabalho ou, para os jovens mais afortunados, pela universidade, ambientes já mais competitivos e exigentes de uma postura adulta e profissional. Ou seja, toda a revolução interna e imaginária do adolescente precisa agora ser colocada em prática, e, como sabemos, a realidade é sempre diferente da imaginação.

O amor e o sexo

Nessa idade, as pessoas costumam casar, ter filhos, ver seus pais envelhecendo, por vezes adoecerem e morrerem. Esse padrão de vida ainda é comum, mas encontramos em nossa sociedade uma maior liberdade de escolha, que permite às pessoas permanecer solteiras, coabitar a mesma casa sem casar-se, optar por não ter filhos, realizar uniões homossexuais, etc.

Segundo Erikson (1998), desenvolver relacionamentos íntimos é a principal tarefa do conflito intimidade *versus* isolamento dessa fase, ilustrado pelos poemas de Adélia Prado e Rainer Maria Rilke. Na sociedade atual, altamente móvel, as amizades podem ir e vir, assim como amantes e parceiros sexuais. Ainda assim, os relacionamentos continuam sendo fundamentais enquanto os jovens adultos decidem se casar, formar parcerias sem se casar, formar parcerias homossexuais, viver sozinhos, ter ou não filhos.

Intimidade é, segundo Papalia, Olds e Feldman (2006, p.561), uma experiência de "proximidade afetuosa e comunicativa", que pode incluir ou não contato sexual. Como sugere Adélia Prado, é ajudar "a escamar, abrir, retalhar e salgar" o peixe que o parceiro pescou enquanto ele conta "como este foi difícil, prateou no ar dando rabanadas". O que caracteriza uma relação de intimidade é o fato de revelar informações importantes sobre si mesmo à outra pessoa. As pessoas tornam-se íntimas por meio de revelações compartilhadas, da responsividade às necessidades umas das outras e da mútua aceitação e do respeito. Ou seja, levantar-se a qualquer hora da noite para aceitar, valorizar e partilhar a oferta do parceiro.

A intimidade inclui senso de afiliação. A necessidade de pertencer a alguém – de formar relacionamentos fortes, estáveis, próximos e carinhosos – é um poderoso motivador do comportamento humano. As emoções mais fortes – tanto positivas como negativas – são provocadas por relacionamentos íntimos. Além disso, as pessoas tendem a ser mais saudáveis, física e mentalmente, e a viver mais tempo se tiverem relacionamentos íntimos satisfatórios.

Entretanto, para que essa tarefa se cumpra, os jovens devem criar uma autonomia mais completa, o que implica passar por uma ruptura interna com suas famílias de origem, renunciando às ilusões da infância de dependência e não separação. Trata-se de um processo diferente da desidealização dos pais vivido na adolescência, muitas vezes, acompanhado de brigas e rompimentos externos. Segundo Osório (2001), o jovem adulto cria uma independência emocional e muitas vezes econômica, o que o libera para relações íntimas com pessoas não pertencentes ao meio familiar. Sem essa independência, que significa muitas vezes fazer e bancar escolhas que rompem com os padrões familiares, o jovem adulto fracassa em estabelecer uma vida própria e plena de intimidade, correndo o risco de cair em isolamento, o outro polo da intimidade, e, então, "como uma chuva que tomba sobre a cidade, a solidão vai com os rios...".

Lembramos ainda que a cultura atual favorece o isolamento, uma vez que, como nos lembra Christopher Lasch (1979) em *A cultura do narcisismo*, veicula valores e padrões de vida que levam ao individualismo extremo e ao recolhimento narcísico.

O pensamento

Para Piaget e Szeminska (1971), o estágio de operações formais seria o máximo do desenvolvimento cognitivo. Pesquisas atuais sugerem que o pensamento maduro pode ser mais rico e complexo do que as manipulações abstratas descritas por Piaget, uma vez que é flexível, aberto, adaptativo e individualista; faz uso da intuição e da emoção, bem como da lógica; aplica os frutos da experiência a situações ambíguas; e caracteriza-se pela capacidade de lidar com a incerteza, com a inconsistência, com a contradição, com a imperfeição e com os paradoxos da vida. Esse estágio é chamado de pensamento pós-formal, que possibilita modos não usuais de ver as coisas e desafia uma visão simples e polarizada do mundo.

A saúde

Do ponto de vista físico, o adulto jovem encontra-se, segundo Papalia (2006), no auge da força e resistência. Cheio de energia, encontra-se no apogeu de sua condição física. Esses dados referem-se à maior parte da população jovem e saudável. A história de Vitória, exceção à regra, ilustra que nem sempre a saúde vai assim tão bem, como se verá adiante.

Apesar de, na maior parte da população, a saúde apresentar-se no auge nessa fase da vida, doenças crônicas, como as coronarianas, as pulmonares e as cerebrovasculares, podem começar antes dos 50 anos (Osório, 2001), dependendo dos hábitos de vida de cada um. Alimentação, tabagismo, estresse emocional e exercícios físicos são fatores comprovadamente decisivos para a saúde.

Em relação à saúde mental, os transtornos do humor e esquizofrênicos costumam surgir no começo da idade adulta, entre 22 e 32 anos, assim como o início ou o agravamento do abuso de drogas e a morte por causas violentas (homicídio, suicídio, acidente de trânsito), além de aids e DSTs (Osório, 2001).

O trabalho

Consolidar a escolha profissional feita na adolescência, encontrar um emprego, ganhar dinheiro, realizar-se profissionalmente, construir uma identidade profissional e cumprir uma função social para a qual vem sendo preparado desde a infância são tarefas nada fáceis que o adulto jovem deve cumprir, escolhas que suscitam muitas dúvidas. "Vou prestar medicina porque gosto ou porque é isso que meus pais esperam de mim? Será que vou gostar dessa profissão? Serei bem-sucedido? Vou passar o resto da vida só fazendo isso?" O adulto jovem precisa cumprir tais demandas, em um mercado e em uma cultura que valorizam o sucesso, a carreira rápida e o poder, não interessando, a despeito dos valores éticos de honestidade e integridade valorizados na família, como foram alcançados.

Essas questões são oportunas de se avaliar quando o contexto socioeconômico do indivíduo permite a escolha de uma profissão. Sabemos que, no Brasil, a maior parte da população não tem oportunidade de escolher de fato uma profissão, ficando restrita apenas à escolha de um trabalho.

Porém, principalmente na classe média, em que existem mais possibilidades de escolha, hoje deparamos com uma diversidade de profissões inimagináveis até pouco tempo. Temos, agora, muitas vezes, o início da formação feita em uma área básica de conhecimento e, logo depois, uma migração para especializações ou tarefas derivadas dessa matriz profissional. As possibilidades são inúmeras, aspecto que tem o seu lado positivo – promover de maiores realizações profissionais – e o seu lado negativo – confundir quem não tem um psiquismo mais bem organizado em relação a suas inclinações vocacionais. Essa característica de diversidade também pode postergar o encontro do jovem adulto com a tarefa que irá aprofundar e desenvolver, o que igualmente posterga sua realização profissional.

A história de Suzane articula essa condição socioeconômica de trabalho, que foi ainda mais prejudicada por traumas ocorridos em sua vida pessoal, ao processo de adoecer.

> **RELATÓRIO DE ENTREVISTA NA CLÍNICA MÉDICA**
>
> **Ampliando a compreensão sobre a doença de uma paciente**[*]
>
> Suzane, de 33 anos, é viúva, nasceu em Minas Gerais, morou por um tempo em Belo Horizonte e veio para São Paulo com 16 anos de idade. Antes do nascimento do seu filho, de 4 anos, trabalhava no departamento de conferência de uma indústria
>
> continua >>

---

[*]Relatório elaborado por Felipe Augusto Vigarinho Jorge, sob orientação da professora Cristiane Curi Abud.

Relatório de entrevista na clínica médica
>> continuação

de cervejas, conferindo as caixas; desde então, não tem trabalhado em outro lugar que não seja a própria casa – como dona de casa. Há alguns dias, resolveu voltar a trabalhar fora, mas ainda não conseguiu, pois apareceram os problemas de saúde e ela teve de ser internada no Hospital São Paulo.

Há mais ou menos 15 dias – era uma segunda-feira –, ela estava dando banho em seu filho, quando escorregou. Diz ter perdido a consciência – relata não se lembrar de mais nada, somente de que ouviu o seu filho chamar-lhe, abriu os olhos e percebeu que estava totalmente caída no chão do banheiro. Nessa mesma noite, foi ao hospital e diagnosticaram-lhe a fratura do braço, que foi engessado.

Ainda nesse mesmo dia, mais à noite, ela passou a ter febre e ânsia de vômito – segundo ela, provavelmente tendo alguma relação com a sua queda. No dia seguinte (terça-feira), os sintomas pioraram, e, além da febre e das ânsias frequentes, passou a apresentar dor abdominal e diarreia. Somente no dia seguinte (quarta-feira) ela veio ao Hospital São Paulo, onde permanece internada há mais ou menos 15 dias, com quadro de anemia, infecção intestinal e pneumonia. No dia de realização da anamnese, Suzane recebeu alta do hospital.

Além do filho de 4 anos, ela tem como parentes próximos uma mãe, que mora em São Paulo, e nove irmãos, oito deles vivos. Seu pai morreu quando ela tinha 15 anos, de algum problema do coração não bem recordado por ela.

O ano de 2004 foi bastante agitado para Suzane: seu filho nasceu prematuro e por isso teve de ficar internado três meses e meio na UTI – segundo ela mesma, considerava-se internada junto com ele, na época, de tão aflitiva que deve ser uma experiência como essa. Seu filho recebeu alta e foi para casa. Uma semana depois, seu marido morreu de hipertensão arterial. Nesse mesmo ano, sua irmã mais velha faleceu, devido a um câncer na tireoide, decorrente de um hipotireoidismo não tratado. E esse mesmo hipotireoidismo apresentam a sua mãe, um dos seus irmãos e ela mesma. Eu fico imaginando como deve ter sido difícil para ela perder uma irmã, ainda mais por causa do mesmo problema que ela e mais dois familiares próximos têm. Provavelmente, uma situação como essa deve ser bastante confusa, a pessoa deve passar a ver a morte como algo mais próximo e que poderá também atingir a ela ou a um desses dois familiares a qualquer hora. Esse somatório de acontecimentos em um único ano deve ser mesmo uma situação muito complicada de ser enfrentada e que deixaria qualquer pessoa de certa forma psicologicamente afetada. Mas Suzane pareceu bem quanto a esse assunto – ficou claro para mim que ela conseguiu superar essa situação: quando questionada sobre o ano de 2004, como deve ter sido difícil para ela, concordou dizendo que foi mesmo bem difícil, mas não mostrou sinais de tristeza profunda ou qualquer alteração de humor ou tom de voz mais sérios, somente o normal para uma pessoa bem recuperada de uma situação tão ruim de ser vivida.

Suzane pareceu uma pessoa muito bem articulada, que entende bem o que lhe é perguntado e que responde de forma clara e coesa. Aparentemente, mantém uma boa relação com os profissionais da saúde que a estavam auxiliando, sendo que observei até alguma intimidade entre ela e a médica que veio comunicar-lhe a alta. Trata-se de uma pessoa bem humorada, prestativa – teve mesmo muita paciência durante a aplicação do questionário – e pareceu gostar muito da família, principalmente do filho.

Senti dificuldades quanto ao questionário durante o momento em que o estava aplicando de forma completa, preenchendo todos os campos nele dispostos. O questionário era mesmo muito extenso e continha perguntas bastante difíceis de

continua >>

> **RELATÓRIO DE ENTREVISTA NA CLÍNICA MÉDICA** >> continuação
>
> fazer e de responder, como, por exemplo, se o paciente saberia dizer como foi a sua gestação – a da sua mãe para gerá-lo – ou quando caíram os seus dentes, na infância. Fui, contudo, alertado pela professora de que deveria passar por cima de perguntas como essas e de que eu deveria focalizar mais aquelas relacionadas com os sintomas da paciente. A partir de então, a anamnese fluiu bem melhor, para o conforto de Suzane – eu já estava até com pena de ter de fazê-la responder a tantas perguntas – e também dos meus colegas, em pé há bastante tempo.
>
> No geral, gostei da experiência e simpatizei muito com a paciente. Achei interessante a história de vida dessa mulher, e também os sintomas e as doenças por ela apresentados: anemia, pneumonia e infecção intestinal simultâneas. Fiquei depois me perguntando se ela estaria de alguma forma com a imunidade baixa para ficar tão doente em uma época só, e porque os sintomas mostraram-se mais evidentes exatamente depois de ter ocorrido o acidente e de ela ter engessado o braço; e se isso poderia de alguma forma relacionar-se às doenças, sob um ponto de vista psicossomático. Justamente no momento em que ela pensa em retomar o trabalho, após alguns anos de reclusão, os sintomas aparecem. Será que isso reativou seus lutos? Com quem ela deixaria o filho de 4 anos? Outra coisa que me intrigou foi esse desmaio que ela teve – pode ter sido por causa da anemia, mas um dado muito importante que ela forneceu foi que há uns três meses tem sentido tonturas e também que costuma ter uma perda de consciência muito estranha – a ponto de estar andando em um ônibus e de repente esquecer o que está fazendo e para onde está indo, um esquecimento momentâneo, que dura alguns minutos. Não sei se esses dados podem estar relacionados, mas, de certa forma, achei-os interessantes de se investigar.
>
> Comentários: essa entrevista nos mostra de uma forma simples e direta a capacidade desse aluno de medicina de investigar os fenômenos biopsicossociais da paciente, interligando-os e gerando hipóteses diagnósticas via inter-relação dos sintomas e da história. Trata-se de um exercício profissional no qual ele alcança a capacidade de incluir em sua observação e escuta a complexidade com a qual se confrontava.

A seguir, outro relatório ilustrativo do momento adulto do desenvolvimento, revelando não apenas como o processo de adoecer pode interferir no desenvolvimento, mas como ele pode ser administrado pela paciente, que encontra outras vias de realização pessoal.

> **RELATÓRIO DE ENTREVISTA NA CLÍNICA MÉDICA**
>
> **Uma paciente falando dos limites impostos por sua doença**[*]
>
> Entrevistamos a paciente Vitória, 38 anos, branca, solteira, aposentada, católica, natural do Nordeste e procedente de São Paulo, capital.
>
> A paciente estava internada no HSP (desde 22/10/2008) devido a uma crise de falta de ar e cansaço iniciado há cerca de 40 dias que foi piorando com o tempo, im-
>
> continua >>

---

[*] Relatório elaborado por Juliano Augusto Ribeiro de Carvalho, sob orientação da professora Cristiane Curi Abud.

> **RELATÓRIO DE ENTREVISTA NA CLÍNICA MÉDICA** >> continuação

possibilitando-a de realizar atividades diárias corriqueiras, tudo como consequência de lúpus. Já havia bastante tempo que ela não apresentava manifestações graves da doença (cerca de oito anos sem crises), controlada por medicação. Ela descobriu sua doença em 1994, aos 24 anos, em decorrência de dores articulares e hemorragias. Como consequência de seu caso, ela possuía alguns outros problemas, como hipertensão e problema renal crônico, mas tudo controlado por medicamento e, segundo ela, sempre fazendo acompanhamento médico.

Mora em São Paulo há 18 anos, é aposentada há 11 anos, devido a sua doença, tem quatro irmãs e dois irmãos, adotou um filho quando ele ainda era um bebê (hoje tem 6 anos) e não pode ter filhos devido ao tratamento que faz, pois teve sua menopausa adiantada. Relata ter sido uma criança feliz, apesar do sofrimento com a morte da mãe, aos 14 anos, vítima de uma infecção hospitalar durante uma cirurgia para retirada de apêndice. Após o acontecimento, Vitória e seus irmãos foram criados por uma tia, uma vez que nunca manteve contato com o pai.

A paciente apresenta vida relativamente ativa, dentro de suas limitações. Pelo que percebi, ela procura não exceder muito suas atividades, até mesmo para não desencadear uma nova crise. Recebia ajuda de uma tia e da irmã para limpar a casa, mas hoje tem uma empregada contratada para auxiliar nos serviços domésticos.

Não é uma paciente pobre, ela vive de sua aposentadoria e também de aluguel de imóvel, até nos disse que possui plano de saúde, mas aqui ela é muito bem tratada. Quando perguntamos a ela sobre o que achava do atendimento do hospital, ela nos disse: "sinceramente, acho excelente!". Isso pode até ser algo bobo, mas sempre que elogiam o atendimento do HSP quando perguntamos, sempre que falam estar sendo muito bem atendidos e acompanhados aqui, sinto um prazer enorme, uma satisfação muito grande. É muito bom saber, pelos próprios pacientes, que estamos em uma Universidade tão boa. Mas o que mais me deixa feliz é saber que isso volta para o próprio paciente por sua cura ou pela melhora de sua condição. Ele estar sendo bem cuidado é, não só um "dever", mas algo que dá uma satisfação muito grande pelo trabalho reconhecido.

Uma coisa que me chamou atenção foi o fato de ela relatar ter sono bom normalmente; no entanto, aqui no hospital, passou a ter insônia e precisou de um medicamento para conseguir dormir na noite anterior à da entrevista. Acredito que a crise que ela passou e o fato de estar internada devem ter interferido muito para isso acontecer. Ela até nos afirmou andar muito ansiosa e irritável ultimamente.

Outro fato interessante foi a mansidão com que ela tratou o fato de não poder mais engravidar. Mostrou-se muito segura, e acredito que ela conseguiu superar bem esse "trauma" em sua vida. Essa situação não a impossibilitou de ser mãe, pois adotou uma criança há certo tempo. Isso me passou uma força muito grande da parte dela, uma vontade de viver maior do que seus problemas.

Achei essa última entrevista, assim como as outras, muito proveitosa. Como sempre, me acrescentou muito e acho que essas vivências, esse contato mais próximo com os pacientes, mudou meu modo de encarar as doenças, até mesmo a valorizar mais a vida e a não supervalorizar problemas "pequenos".

Comentários: observa-se nessa condução de entrevista a satisfação do aluno em se identificar com a instituição que está sendo valorizada e com a tarefa para a qual é treinado, aspecto relevante no processo de formação em que se encontra. A satisfação pela escolha profissional é uma das variáveis fundamentais para a eficácia de uma tarefa. Além disso, poder se surpreender com a clínica e suas informações sempre novas, mostrar-se curioso diante do enigma com o qual se confronta, traduz-se em outro ingrediente favorável ao êxito profissional. Nesse caso, poder se surpreender e se sentir aprendendo com as informações da história de vida da paciente enriquecem o diagnóstico do médico.

A MEIA-IDADE

> *Um pouco cansada, com as compras deformando o novo saco de tricô, Ana subiu no bonde. Depositou o volume no colo e o bonde começou a andar. Recostou-se então no banco procurando conforto, num suspiro e meia satisfação.*
> Clarice Lispector

É assim que Clarice Lispector começa a descrever a vida que Ana escolheu viver, em um conto chamado *Amor*. Descreve sua rotina de cuidar da casa, do marido e dos filhos. O ato de fazer coisas rotineiras é para ela um momento de amor e, assim, Ana convive com seu cotidiano com extrema satisfação. Tal concepção é quebrada quando depara com o mundo lá fora. Um dia, saiu para fazer compras e, ao voltar para casa, de bonde:

> olhou para o homem parado no ponto. A diferença entre ele e os outros é que ele estava realmente parado. De pé, suas mãos se mantinham avançadas. Era um cego. O que havia mais que fizesse Ana se aprumar em desconfiança? Alguma coisa intranquila estava sucedendo. Então ela viu: o cego mascava chicles... Um homem cego mascava chicles. Ana ainda teve tempo de pensar por um segundo que os irmãos viriam jantar – o coração batia-lhe violento, espaçado. Inclinada, olhava o cego profundamente, como se olha o que não nos vê. Ele mascava goma na escuridão. Sem sofrimento, com os olhos abertos. O movimento da mastigação fazia-o parecer sorrir e de repente deixar de sorrir, sorrir e deixar de sorrir – como se ele a tivesse insultado, Ana olhava-o. E quem a visse teria a impressão de uma mulher com ódio. Mas continuava a olhá-lo, cada vez mais inclinada – o bonde deu uma arrancada súbita jogando-a desprevenida para trás, o pesado saco de tricô despencou-se do colo, ruiu no chão – Ana deu um grito, o condutor deu ordem de parada antes de saber do que se tratava – o bonde estacou, os passageiros olharam assustados.

A presença do cego, que masca chicletes e sorri, expondo uma felicidade em seu modo de vida, na escuridão que o impede de ver as coisas, mostra que ali também há vida, também há felicidade. A perda temporária de suas convicções faz com que Ana se atrapalhe:

> Incapaz de se mover para apanhar suas compras, Ana se aprumava pálida. [...] O moleque dos jornais ria entregando-lhe o volume. Mas os ovos se haviam quebrado no embrulho de jornal. Gemas amarelas e viscosas pingavam entre os fios da rede. O cego interrompera a mastigação e avançava as mãos inseguras, tentando inutilmente pegar o que acontecia. O embrulho dos ovos foi jogado fora da rede e, entre os sorrisos dos passageiros e o sinal do condutor, o bonde deu a nova arrancada de partida. Poucos instantes depois já não a olhavam mais. O bonde se sacudia nos trilhos e o cego mascando goma ficara atrás para sempre. Mas o mal estava feito.

Uma inquietação toma conta de Ana, que, atordoada, perde o ponto no qual deveria descer e acaba entrando no Jardim Botânico, onde senta e consegue acalmar-se. Passa a prestar atenção no jardim e percebe "ruídos serenos, cheiro de árvores, pequenas surpresas entre os cipós". Tudo ali parece fazer sentido. Ana presta atenção aos sons, à beleza e à vida. Desperta, assim, um novo olhar para si mesma. "A brisa se insinuava entre as flores. Ana mais adivinhava que sentia o seu cheiro adocicado. O Jardim era tão bonito que ela teve medo do Inferno." Ana percebe então que seu mundo só faz sentido a ela mesma. Depara com o vazio. Partiu-se dentro de si mesma, despertando assim um novo olhar. Ela volta para casa e já não é mais a mesma. "Abraçou o filho, quase a ponto de machucá-lo." No final da noite, o marido a abraçou:

> É hora de dormir, disse ele, é tarde. Num gesto que não era seu, mas que pareceu natural, segurou a mão da mulher, levando-a consigo sem olhar para trás, afastando-a do perigo de viver. Acabara-se a vertigem de bondade. E, se atravessara o amor e o seu inferno, penteava-se agora diante do espelho, por um instante sem nenhum mundo no coração. Antes de se deitar, como se apagasse uma vela, soprou a pequena flama do dia. (Lispector, 1998)

O conceito de meia-idade (de 40 a 65 anos de idade), segundo Papalia, Olds e Feldman (2006), é relativamente novo: o termo começou a ser utilizado na Europa e nos Estados Unidos na virada do século XX. Hoje, as pessoas nas sociedades industriais estão vivendo muito mais do que em épocas anteriores, e a meia-idade tornou-se uma etapa distinta da vida, com normas e papéis próprios. Por isso, estudiosos descrevem essa fase como um conceito socialmente construído, com significado culturalmente atribuído.

Trata-se de uma etapa da vida na qual não acontecem mudanças abruptas nos planos físico e psicológico. O adulto de meia-idade faz uma reavaliação de sua vida, daquilo que conquistou e construiu até então, do quanto isso proporciona satisfação e do que pretende fazer dali em diante.

Para Erikson (1998), na meia-idade, ocorre a crise geratividade *versus* estagnação, cuja preocupação é o estabelecimento e a orientação da próxima geração, perpetuando-se por meio da influência sobre os que virão. Prevendo o declínio de suas vidas, as pessoas sentem a necessidade de deixar um legado – de participar na continuação da vida. As pessoas que não encontram um escape para a geratividade tornam-se absortas em si mesmas, excessivamente entregues aos próprios prazeres ou inativas e inertes. A geratividade pode expressar-se não apenas pela criação de filhos e netos, mas também por meio do ensino ou do aconselhamento, da produtividade ou da criatividade e da "autogeração" ou autodesenvolvimento. Ela pode estender-se ao mundo do trabalho, da política, das artes, da música e a outras esferas. A "virtude" desse período é o cuidado: um maior comprometimento em tomar conta das pessoas, dos produtos e das ideias com que aprendemos a nos importar.

Mudanças de personalidade e estilo de vida por volta dos 40 anos costumam ser atribuídas à crise da meia-idade, período supostamente estressante, desencadeado pelo exame e pela reavaliação da vida. Trata-se de um estado patológico que acontece com poucas pessoas. Para a maioria, ocorre apenas a transição da meia-idade. A referida crise foi conceitualizada como uma crise de identidade, uma segunda adolescência, sendo suscitada pela consciência da mortalidade, representada no conto de Lispector pela visão do cego que masca chicletes. Ver o cego desperta Ana para a própria cegueira, levando-a a reavaliar sua vida. Muitas pessoas nessa época percebem que não poderão realizar os sonhos de sua juventude, representados no conto pelos ovos que se quebram, ou que a realização de seus sonhos não trouxe a satisfação que esperavam. Sabem que, se quiserem mudar de direção, terão de agir rapidamente. Pessoas com um ego resiliente, com capacidade de adaptar-se de maneira flexível e engenhosa a possíveis fontes de estresse, têm mais chances de ser bem-sucedidas na travessia da meia-idade. Para tais pessoas, até fatos indesejados, como um divórcio ou uma demissão, podem transformar-se em trampolins para o desenvolvimento positivo.

Para Erikson (1998), a personalidade continua a se desenvolver na meia-idade. A identidade pode consistir não somente de um *self*, mas de múltiplos *selves* possíveis, incluindo o *self* que a pessoa espera ser e aquele que tem medo de ser. A identidade está intimamente ligada aos papéis e aos compromissos sociais ("sou mãe", "sou aluno", "sou professor"), e, uma vez que a meia-idade é uma época de balanço em relação aos papéis e relacionamentos, ela pode trazer à tona questões de identidade não resolvidas.

Vejamos no relatório a seguir como uma paciente lida com a questão da geratividade.

RELATÓRIO DE ENTREVISTA NA GINECOLOGIA

A complexidade de um sintoma físico*

No dia 6 de outubro de 2008, fomos ao ambulatório de ginecologia; estávamos em um grupo de quatro alunos para realizar a anamnese. A paciente se chamava Sofia, negra, 40 anos, natural e procedente de São Paulo, casada e com dois filhos – de 6 e 10 anos. Veio para a consulta fazer um "eletro" (sic) como exame complementar para análise de um caroço na mama constatado pela médica em uma consulta de ginecologia de rotina.

Há mais de 20 anos, apareceu um nódulo benigno em sua mama direita, que foi retirado cirurgicamente. Desde então, não houve recidiva, até uma consulta de rotina na ginecologista, em que a médica sentiu um pequeno nódulo e pediu exames para analisá-lo, os quais seriam feitos na consulta desse dia. Não referia outros sintomas surgidos concomitantemente com o nódulo.

Sua menstruação tinha um ciclo regular de 21 dias – devido ao uso de anticoncepcional, tomado desde o início de sua vida sexual, aos 13 anos –, com duração de três dias. Dona Sofia referia um pouco de corrimento que não era frequente, em quantidade pequena, meio transparente, não relacionado com a menstruação, nem com o nódulo.

A paciente refere uma continência intestinal, disse já ter procurado um médico, que, além do medicamento, orientou-lhe quanto à alimentação, mas ela diz que o intestino funciona somente com os remédios. Não sente dor e pode ficar mais de uma semana sem evacuar (inclusive, no dia da anamnese, ela disse que fazia uma semana que não o fazia), até o momento em que ela sente sua barriga inchar e tem dor, então toma a medicação e o intestino funciona.

continua >>

---

*Relatório elaborado por Raquel Mayumi Simakawa, sob orientação da professora Cristiane Curi Abud.

> **RELATÓRIO DE ENTREVISTA NA GINECOLOGIA** >> continuação
>
> Sofia teve duas gestações, uma com 30 anos e outra com 34 – gerando dois meninos –, e nenhum aborto. Ela manifestou o desejo de engravidar de novo, porque quer muito ter uma menina. Penso que isso seja mais um sonho do que um projeto real, porque ela continua tomando anticoncepcional e já tem 43 anos, idade arriscada para engravidar.
>
> Em relação aos antecedentes pessoais, a paciente diz que sua irmã também apresenta nódulos na mama, só que em maior quantidade e mais graves. Conta que sua irmã ficou muito deprimida com a situação e com medo de alguma cirurgia.
>
> Tal fato chamou muita atenção, pois, quando questionada sobre a situação atual de sua irmã, a paciente comentou que fazia tempo que não conversava com ela sobre a doença e se justificou: "às vezes a gente se preocupa tanto com os próprios problemas que esquece os dos outros". Naturalmente, desconfiei que não houvesse um bom relacionamento entre as duas, mas, aparentemente, essa desconfiança foi desfeita porque a paciente nos contou que ela e três irmãos (a irmã mais velha mora no interior) moram em locais próximos e diz que isso é bom porque eles podem se encontrar sempre, contando inclusive que, no último sábado, eles se reuniram. A partir dessas informações, minha hipótese é de que a aparente indiferença com o estado de saúde da irmã é o afastamento que a paciente quer ter de seu próprio problema, evitando conversar sobre isso, principalmente com a irmã, que apresenta a mesma coisa, só que em gravidade maior, segundo a paciente.
>
> O número de alunos no grupo para fazer essa anamnese foi excepcionalmente maior; entretanto, seu desenvolvimento não foi prejudicado, pois, ao contrário de minhas expectativas, Dona Sofia não se sentiu intimidada e foi muito simpática e solícita durante toda a entrevista.

O caso de Sofia ilustra como, a partir de certa idade, projetos como ter mais filhos podem ficar restritos pelo limite da idade. Aos 40 anos é mais difícil, para a mulher, ter filhos, apesar de não ser impossível. De qualquer forma, a idade aparece, nesse momento da vida, como um prazo para certas realizações, o qual, aos 20 ou 30 anos, não apresentava esse valor, ou esse sentido de restrição. Podemos pensar que a constipação intestinal de Sofia, que faz a barriga inchar, ter dor e então defecar, lembra uma gravidez e um parto(!), como uma forma imaginária de realizar seu sonho de ser mãe. Uma hipótese um tanto fantasiosa de nossa parte, mas que mereceria ser melhor investigada junto à paciente, com dados como desde quando ela sente a constipação, em que momento de sua vida isso começou. Caso não pudesse mesmo engravidar novamente, Sofia poderia pensar em outras formas de realizar seu desejo, como uma adoção, ou, ainda, realizar seu projeto a partir de outros sonhos. Por exemplo, o relatório descreve seu lado mãe, irmã, mas não contempla seu lado profissional. Muitas vezes, um projeto e a realização profissional, do tipo dar aulas, podem satisfazer o desejo de ser mãe, uma vez que, simbolicamente, ensina, prepara e educa novas gerações, cumprindo a função de geratividade descrita por Erikson.

A família

Durante a meia-idade, a maior parte das pessoas já tem filhos adolescentes em casa e precisa lidar com as crises da adolescência, em um período no qual elas mesmas passam por uma reavaliação da vida. Isso não é, necessariamente, um problema, uma vez que os pais podem "pegar uma carona" na transformação de seus filhos. Entretanto, pode ser um problema se tentarem impor aos filhos que consigam realizar os sonhos que, eles, pais, não realizaram ao longo de suas vidas.

Pode acontecer nessa fase a "síndrome do ninho vazio", quando os filhos saem de casa. Entretanto, muitos pais podem perceber esse momento, não como uma perda da maternidade ou da paternidade, mas uma transição para uma nova etapa: o relacionamento entre pais e filhos adultos. Para além da perda da convivência diária e cotidiana com os filhos, surge um sentimento de "missão cumprida", de perceber que os filhos criaram autonomia emocional e financeira suficientes para sair de casa e tomar conta de suas próprias vidas. Pode ocorrer também a "síndrome da porta giratória", quando os filhos que uma vez saíram de casa, diante de uma crise financeira ou conjugal, retornam. Esse retorno pode ser muito difícil; as discórdias podem centrar-se nas responsabilidades domésticas e no estilo de vida do filho adulto. O jovem adulto tende a sentir-se isolado de seus pares, enquanto os pais podem sentir-se impedidos de renovar sua intimidade, de explorar interesses pessoais e de resolver questões conjugais. O retorno de um filho adulto funciona melhor quando os pais e o filho negociam papéis e responsabilidades, reconhecendo a condição adulta do filho e o direito à privacidade dos pais (Papalia; Olds; Feldman, 2006).

Também é muito comum nessa fase da vida ter pais idosos que necessitam de auxílio para tarefas diárias, ajuda financeira e de saúde. Assim, na meia-idade, a pessoa pode tornar-se um "sanduíche", tendo filhos e pais para cuidar. Dada a maior longevidade dos idosos, por vezes pessoas de meia-idade têm, além dos filhos e dos pais, avós que necessitam de cuidados. Isso pode ser uma grande fonte de tensão, pois a pessoa acaba renunciando a muitos interesses e planos pessoais para poder prestar assistência aos familiares.

Mudanças físicas

Acontecem, na meia-idade, algumas mudanças físicas decorrentes do envelhecimento, muitas vezes acompanhadas de intensa ansiedade, que leva a tentativas de rejuvenescimento. Seria uma tarefa do adulto de meia-idade aceitar o envelhecimento natural do corpo. As mudanças incluem diminuição da visão, da audição, da resistência e da força; perda de gordura e colágeno da pele, que a torna menos tesa e lisa; os cabelos tornam-se mais ralos e grisalhos; há aumento de peso e diminuição da altura. Hábitos alimentares, exercícios físicos, tabagismo e outros fatores que vêm desde a juventude tendem a apresentar seus efeitos mais visivelmente nessa fase da vida.

A seguir, um caso que ilustra como maus hábitos na fase adulta podem afetar a saúde física e emocional de uma paciente.

> **RELATÓRIO DE ENTREVISTA NA CLÍNICA MÉDICA**
>
> **Um olhar para além da doença física**[*]
>
> A paciente entrevistada era Alice, 50 anos, procedente de São Paulo, casada, com dois filhos. Nasceu no Nordeste e ainda criança mudou-se para o Mato Grosso do Sul, onde morou no restante de sua infância e adolescência. Foi nessa cidade que casou. Mudou para São Paulo há 30 anos com seu marido, com quem mora atualmente, junto com um de seus netos.
>
> Procurou os serviços do HSP por apresentar forte edema nos membros inferiores, com intensa vermelhidão e algumas feridas com aspecto purulento. A paciente relata que há um mês vem notando a formação desse edema e, por isso, há uma semana, procurou atendimento em um AMA, local em que receitaram alguns medicamentos. Contudo, não houve melhora do edema, e notou-se o surgimento de algumas feridas, o que a fez procurar atendimento no HSP, onde está internada há dois dias. Além desses sintomas, a paciente apresenta tosse e disse ter fortes crises de sinusite desde a infância.
>
> Em relação aos hábitos, pareceu não ter um estilo de vida muito saudável. Aparenta estar alguns quilos acima do peso e disse não regular muito a alimentação. Além disso, contou-nos que fuma um maço de cigarro por dia desde os 11 anos de idade. O interessante foi que, quando perguntamos isso, ela respondeu que já fumou e parou de fumar. Perguntamos quando havia sido essa mudança de hábito e ela sorriu e disse que tinha sido há dois dias, com a sua internação. Não parecia ansiosa com essa mudança, o que demonstra que talvez a paciente esteja pronta para deixar o vício. É possível que, se os médicos que a tratam conversassem com ela a respeito da alteração de tal hábito, ela pensasse no assunto. Esse momento, por se tratar da primeira internação (disse nunca ter problemas de saúde) e por algumas de suas queixas poderem estar relacionadas ao tabagismo, pode ser oportuno para análises e incentivos para possíveis mudanças de hábitos. Quanto à ingestão de álcool, disse beber apenas um pouco, socialmente. Chamou-me atenção que a paciente demonstra ser alguns anos mais velha do que é, o que pode estar relacionado a seu estilo de vida (alimentação e tabagismo), bem como ao fato de ter morado e trabalhado por muito tempo na roça, no Mato Grosso do Sul.
>
> Disse ainda que notou algumas alterações em seus apetite e disposição. Há três meses, notou emagrecimento, que, segunda ela, é por causa de uma diminuição da quantidade ingerida de alimentos por ter tido menos fome. Tem menos forças para fazer serviços domésticos e, por conta disso, tem pedido ajuda para a neta, com quem mora. Em relação ao sono, contou que sofre de insônia e que tem tanto dificuldade para dormir quanto para manter o sono por um período contínuo longo. Disse acordar a cada duas horas e que, no dia seguinte, sente-se cansada, mas evita dormir para não perder mais ainda o sono da noite. Essa alteração é notada há alguns anos, com o início da menopausa.
>
> continua >>

---

[*]Relatório elaborado por Roberta Sampaio Ferreira, sob orientação da professora Cristiane Curi Abud.

> **RELATÓRIO DE ENTREVISTA NA CLÍNICA MÉDICA** >> continuação
>
> Apesar dessas alterações na sua saúde e por passar pela sua primeira internação, a paciente parecia estar em bom estado psicológico. Não negava seus problemas, mas também não os hipervalorizava. Foi possível conversar tranquilamente com ela, que nos passava serenidade e respondia a todas as perguntas sem hesitação e com muita simpatia.
>
> Alice ainda nos contou que tem uma família muito grande, uma vez que seu pai teve três casamentos e com todas as esposas teve pelo menos três filhos. Parte de sua família mora em São Paulo, mas não apresenta fortes laços com todos. Sua mãe faleceu de um problema cardíaco aos 38 anos, quando Alice tinha 15. Seu pai faleceu aos 70 anos, no ano passado. Uma de suas irmãs morreu de câncer no intestino há alguns meses. Parecia triste com o fato, mas disse não ter tido muito contato com ela.
>
> Acabamos por não perguntar muito sobre seus marido e filhos, se recebe visitas, entre outras questões de vida pessoal, o que vejo como um erro. Creio que, por não termos um diagnóstico de Alice, tivemos a tendência a formular questões investigativas sobre seu estado, a fim de tentar compreender um pouco melhor sua situação de saúde. Pareceu que focamos muito mais sua doença do que sua pessoa, sua história de vida. Não há dúvidas da importância de um médico fazer perguntas com o intuito de formular hipóteses de diagnóstico e elucidar a situação do paciente, mas muito importante é também compreender um pouco da dinâmica de vida da pessoa que trata, o que pode facilitar o diagnóstico, melhorar o tratamento e, principalmente, não ver o paciente apenas como "uma doença".
>
> Comentários: o fato de os alunos terem focado mais os aspectos investigativos sobre o estado de saúde de Alice deve-se à preocupação que seu estado de saúde desperta. O edema, o emagrecimento e o cansaço são sinais de que sua saúde não vai bem. Podem também ser sinais de que sua saúde emocional não está bem, mas, tratando-se de uma paciente de 50 anos, não é o que preocupa o profissional em um primeiro momento. De qualquer forma, a autocrítica da aluna procede; em um segundo momento, o profissional deve aprofundar a investigação do estado psíquico e emocional da paciente. O hábito de fumar e dormir pouco podem relacionar-se com um estado emocional ansioso, que compromete o bem-estar e a saúde da paciente.

Sexualidade

Quanto à sexualidade, embora a capacidade reprodutiva diminua para ambos os sexos, o prazer sexual pode permanecer durante toda a vida adulta. Nas mulheres, ocorre a menopausa, que, em algumas sociedades, é tida quase como a morte da mulher. No interior da Irlanda, por exemplo, em certa época, as mulheres que paravam de menstruar recolhiam-se a seus aposentos e ali permaneciam, muitas vezes por anos, até morrerem. Já os indígenas de Papago praticamente ignoravam a menopausa, e, na Índia, ela é vista como liberdade para as mulheres, que não precisam mais preocupar-se em evitar a gravidez e podem gozar livremente de sua sexualidade. O modo de ver a menopausa depende do valor que a mulher atribui a ser jovem e atraente, de suas atitudes em relação aos papéis das mulheres e de suas circunstâncias pessoais. Uma mulher sem filhos pode ver a menopausa como a finalização da possibilidade da maternidade; outra, que teve muitos filhos, pode encarar como oportunidade de maior liberdade e prazer sexual. A maioria das mulheres sente pouco ou nenhum desconforto físico durante o climatério, como os "calores" tão temidos. Problemas psicológicos, como irritabilidade, ansiedade e depressão, atribuídos ao climatério, também parecem ter mais a ver com as mudanças nos papéis, nos relacionamentos e nas responsabilidades, próprios dessa fase da vida.

Os homens sofrem uma queda repentina da produção hormonal na meia--idade, o que resulta em mudanças do funcionamento sexual. As ereções tendem a se tornar mais lentas e menos firmes, os orgasmos, menos frequentes, e as ejaculações, menos vigorosas. Apesar de poderem reproduzir até o fim da vida, suas chances são menores, devido à queda no número de espermatozoides produzidos. O declínio da atividade sexual, no entanto, se deve muito mais ao preconceito socialmente divulgado de que não há vida sexual na meia-idade do que a problemas decorrentes diretamente da idade (Papalia; Olds; Feldman, 2006).

A idade da sabedoria

Em termos cognitivos, as pessoas de meia-idade estão no apogeu da vida. Adultos maduros integram à lógica a emoção e a intuição, unificam fatos e ideias conflitantes e somam novas informações ao que já sabem. Interpretam o que leem, veem e ouvem em termos de seu significado para eles. Em vez de aceitar alguma coisa por seu valor aparente, eles a filtram por meio de sua experiência de vida e de sua aprendizagem prévia. Trata-se mais de sabedoria de vida do que de um simples acúmulo de conhecimento.

A produtividade das pessoas de meia-idade cai, mas pode ser compensada por ganhos em qualidade; a maturidade muda o tom e o conteúdo do trabalho criativo. Porém, isso varia também de acordo com o campo de atuação: poetas e matemáticos tendem a produzir mais ao final dos 20 e começo dos 30 anos; já romancistas, historiadores e filósofos tornam-se mais produtivos ao final dos 40 e começo dos 50 anos.

O trabalho

No trabalho, o conflito generatividade *versus* estagnação pode se dar na medida em que o adulto reconhece e "passa o bastão" para a próxima geração ou quando toma atitudes que visam tolher o desenvolvimento dos mais jovens.

A aposentadoria é comum nessa fase da vida, e não deve ser confundida com desocupação. É extremamente importante que, uma vez aposentada, a pessoa se mantenha ocupada, seja jogando cartas com amigos, cuidando dos netos ou fazendo um trabalho voluntário. Segundo Margis (2001), a aposentadoria pode ser

> aguardada, muitas vezes, como uma solução mágica quando a insatisfação ou os conflitos no trabalho são muito intensos ou como a ocasião de realizar os sonhos que não puderam ser realizados nas etapas anteriores, a aposentadoria pode ser vivenciada como uma perda tanto nos aspectos financeiros, como no poder e nas re-

lações sociais vinculadas ao trabalho e, não raro, traz grandes desilusões, sendo desencadeante de desadaptações, crises emocionais ou transtornos psiquiátricos, como a depressão, o abuso de álcool e o isolamento social. (Margis, 2001, p. 165)

Prevenção

Margis (2001) lista uma série de medidas preventivas que o adulto de meia-idade deve seguir para preparar-se para a terceira idade. Por exemplo, manter a saúde física, garantir a independência econômica, ter sua própria moradia, ter laços de amizade e vínculos fortes com a família (evita o isolamento e a depressão), manter um relacionamento íntimo com um companheiro, vincular-se à comunidade, manter-se ocupado, fazer planos para o futuro, manter algum vínculo com a profissão e praticar exercícios de forma regular. Tratam-se de medidas que garantem autonomia e independência, naquilo que é possível, na terceira idade. Depender financeiramente dos filhos, não ter um grupo social e contar exclusivamente com a família para socializar-se, não ter uma ocupação e deixar o corpo atrofiar promovem uma velhice sem qualidade, sem autonomia, que transforma o indivíduo em um peso social.

REFERÊNCIAS

ERIKSON, E. H. *O ciclo de vida completo*. São Paulo: Artes Médicas, 1998.

LASCH, C. *The culture of narcissism*. New York: Warner Barnes Books, 1979.

LISPECTOR, C. Amor. In: LISPECTOR, C. *Laços de família*: contos. Rio de Janeiro: Rocco, 1998.

MARGIS, R. Idade adulta: meia-idade. In: EIZIRIK, C. L.; KAPCZINSKI, F.; BASSOLS, A. M. S. *O ciclo da vida humana*: uma perspectiva psicodinâmica. Porto Alegre: Artmed, 2001.

OSÓRIO, C. M. S. Adultos jovens, seus scripts e cenários. In: EIZIRIK, C. L.; KAPCZINSKI, F.; BASSOLS, A. M. S. *O ciclo da vida humana*: uma perspectiva psicodinâmica. Porto Alegre: Artmed, 2001.

PAPALIA, D. E.; OLDS, S. W.; FELDMAN, R. D. *Desenvolvimento humano*. Porto Alegre: Artmed, 2006.

PIAGET, J.; SZEMINSKA, A. *A gênese do número na criança*. Rio de Janeiro: Zahar, 1971.

17

A terceira idade: ponto final?

CRISTIANE CURI ABUD
VERA BLONDINA ZIMMERMANN

José
Carlos Drummond de Andrade
E agora José?
A festa acabou,
a luz apagou,
o povo sumiu,
a noite esfriou,
e agora José?
e agora, você?
você que é sem nome,
que zomba dos outros,
você que faz versos,
que ama, protesta?
e agora, José?

Está sem mulher,
está sem discurso,
está sem carinho,
já não pode beber,
já não pode fumar,
cuspir já não pode,
a noite esfriou,
o dia não veio,
o bonde não veio,
o riso não veio
não veio a utopia
e tudo acabou
e tudo fugiu
e tudo mofou,
e agora, José?

E agora, José
Sua doce palavra,
seu instante de febre,
sua gula e jejum,
sua biblioteca,
sua lavra de ouro,
seu terno de vidro,
sua incoerência,
seu ódio – e agora?

Com a chave na mão
quer abrir a porta,
não existe porta;
quer morrer no mar,
mas o mar secou;
quer ir para Minas,
Minas não há mais.
José, e agora?

Se você gritasse,
se você gemesse,
se você tocasse
a valsa vienense,
se você dormisse,
se você cansasse,
se você morresse...
Mas você não morre,
você é duro, José!

Sozinho no escuro
qual bicho-do-mato,
sem teogonia,
sem parede nua
para se encostar,
sem cavalo preto
que fuja a galope,
você marcha, José!
José, para onde?

Aposentadoria, filhos criados, netos mimados, entes queridos perdidos, dói aqui, dói ali. Parece que chegou o ponto final, resta apenas dor, perdas, falta do que fazer, impossibilidade de realizar, não se tem mais disposição para trabalhar, saúde para namorar, vontade de encontrar amigos, força para viajar, coordenação motora para cozinhar, razão para viver. Esse é o estereótipo que a sociedade atual faz das pessoas mais velhas. Estereótipo ditado por uma cultura que preza somente força, juventude, velocidade, vigor físico e exige das pessoas que sejam felizes, e apenas felizes, 24 horas por dia.

Os adultos mais velhos precisam avaliar, resumir e aceitar sua vida para poder aceitar a aproximação da morte. Porém, nesse "balanço" da vida, muitos podem concluir que deixaram de realizar a maior parte de seus sonhos, arrepender-se de ter feito certas coisas, de não ter tentado outras e ceder ao desespero por sua incapacidade de reviver o passado de forma diferente. Não aceitam a morte como um fim inevitável de uma existência que foi vivida tão bem quanto a pessoa soube ou pôde viver. O indivíduo não aceita a vida que teve, arrepende-se e insiste em pensamentos a respeito do que deveria ter feito ou como poderia ter sido. Não se conforma em ter simplesmente feito o que foi possível fazer, assim como não se conforma pelo que os outros, principalmente seus pais, não puderam fazer. Não aceitam seus pais como pessoas que fizeram o melhor possível, e por isso merecem amor, ainda que não tenham sido perfeitos. Em suma, não se conformam com a imperfeição do próprio *self*, de seus pais e da vida. As pessoas que não alcançam a aceitação sucumbem ao desespero, percebendo que "não existe porta", que "o mar secou", que "Minas não há mais", que o tempo é curto demais para buscar outros caminhos para a integridade do ego. "José, para onde?"

Algum desespero é inevitável nessa fase; as pessoas precisam lamentar, não apenas seus próprios infortúnios por chances perdidas, mas pela vulnerabilidade e transitoriedade da condição humana. Isso ocorre, principalmente, no início da terceira idade, na década dos 60 ou dos 70 anos, que tem características diferentes daquelas da oitava década de vida, características talvez mais conflituosas porque é quando surgem as falhas nas funções corporais e os limites fazem-se mais dolorosos. Quando chega aos 80 anos, a pessoa já está mais resignada.

Entretanto, para Erikson (1998), mesmo quando as funções corporais enfraquecem, as pessoas devem manter um envolvimento vital na sociedade. Na oitava e última crise do ciclo de vida – integridade *versus* desespero –, algumas pessoas são bem-sucedidas. Nessa tarefa final, de integração, algumas pessoas conseguem adquirir um senso de ordem e significado de sua vida na ordem social mais ampla, do passado, do presente e do futuro. A virtude que pode desenvolver-se durante esse estágio é a sabedoria, uma preocupação informada e imparcial com a vida diante da própria morte. Para Erikson, sabedoria significa aceitar a vida que se viveu sem maiores arrependimentos. A integridade depende não apenas da reflexão sobre o passado, mas também da contínua estimulação e do desafio.

Dessa maneira, o estereótipo do idoso "sem mulher, sem carinho e sem discurso", nas palavras do poeta, é mais do que prejudicial, é inverossímil. Graças ao desenvolvimento do saneamento básico, da tecnologia e da medicina, a longevidade da população tem sido cada vez mais extensa, tendo por consequência um grande crescimento da faixa etária constituída por idosos. Tal crescimento obrigou a sociedade a adaptar-se à nova realidade, buscando incluir os idosos na rede social como pessoas produtivas e saudáveis. Atualmente, existem famílias constituídas por quatro gerações, sendo que a segunda geração, formada por pessoas de 60 a 70 anos, muitas vezes, é responsável pelo sustento dos pais de 80 a 90 anos, ajudam os filhos de mais ou menos 40 anos a pagar a escola dos netos de 10 anos ou a universidade dos netos de 20 anos.

Assim, a maior longevidade requer da sociedade uma nova ordem social, interferindo, inclusive, no comportamento econômico das pessoas que, preocupadas com o futuro, planejam desde muito cedo sua aposentadoria, fazendo, por exemplo, planos de previdência ou adiando a data da aposentadoria.

Como consequência, a representação social estereotipada do velhinho cansado, isolado e improdutivo cai por terra. Entretanto, é preciso cuidado para não negar os limites da idade e exigir do idoso a produtividade e a disposição de um jovem.

Assim, o profissional da saúde deve, respeitando as perdas próprias dessa faixa etária, cuidar para não ter uma conduta preconceituosa e, em vez disso, tentar entrar no universo do idoso, adaptando-se a suas possibilidades de comunicação. Vejamos como isso se dá em uma entrevista clínica:

RELATÓRIO DE ENTREVISTA NA GERIATRIA

Escutando uma longa história de vida[*]

Nesta entrevista, fomos à casinha da geriatria e eu fui atarefado de realizar a observação. A paciente era uma senhora de 93 anos chamada Valquíria, que veio acompanhada pelo seu filho Alan. Ela é natural de Portugal, veio para o Brasil com o marido e com dois filhos. Seu marido morreu há três anos, aos 92 anos de idade, o que se mostra o foco dos problemas dela, porque, quando indagada sobre qualquer problema, ela o atribui à morte do marido, "não é fácil, depois de mais de 70 anos vivendo com a mesma pessoa, viver sem ela". Este deve ser o principal fator do uso de antidepressivo, no caso, sertralina, por esta senhora, pois era visível em sua face a dor pela perda do companheiro.

Dona Valquíria atualmente mora com o filho, em São Paulo, e gosta do lugar onde reside, pois é mais perto da realidade que ela viveu aqui no Brasil, "quando eu cheguei em São Paulo só existia um prédio, o Martinelli". Valquíria se mostra muito lúcida quanto a fatos do passado, recordando a viagem que realizou quando veio ao Brasil. É uma senhora com um ótimo nível de consciência. Quando perguntamos ao filho se ela realiza alguma tarefa em casa, ele falou que, se eles deixarem, ela faz qualquer coisa, mas, atualmente, ela no máximo lava uma louça. Ela se mostra com boa forma mental. Quando perguntamos sobre aspectos como finanças, medica-

continua >>

---

[*]Relatório elaborado por Fabiano Ferreira de Abrantes, sob orientação da professora Cristiane Curi Abud.

> **RELATÓRIO DE ENTREVISTA NA GERIATRIA** >> continuação
>
> mentos e compras, o filho afirmou que ela sabe precisamente como gastar e controla muito bem suas finanças; em relação a medicamentos, ela sabe todos os horários. Quanto às tarefas de casa, o filho relatou que ela gosta muito de costurar, pois trabalhava ajudando seu marido, que era alfaiate. Imaginei que isso poderia ser uma maneira de ela se aproximar de seu marido.
>
> Ao conversar com uma idosa, percebi certas diferenças, como a dificuldade em me comunicar, já que a audição é prejudicada. Em certo ponto da entrevista, abaixei-me e comecei a olhar nos olhos dela e, quando falava alguma coisa, aumentava meu tom de voz e movia mais os lábios para facilitar o entendimento. Isso foi um detalhe que observei da diferença de entrevistar um idoso ou entrevistar uma mãe na pediatria, e outra coisa que me chamou atenção foi que não se pode ter pressa em uma entrevista com um idoso. Eles contam mais devagar suas histórias, provavelmente porque têm décadas de história para contar e resumir ou por causa da dificuldade de lembrar alguns detalhes e, com isso, devemos ter muita paciência.
>
> Voltando à história de dona Valquíria, ela, em certos períodos, fica na casa de sua filha, em Portugal, e foi em uma dessas viagens que aconteceu o principal evento de seu histórico de doenças, um episódio de infarto. Na ocasião, ela ficou internada durante 10 dias, e disse que, a partir desse fato, sua vida mudou do ponto de vista de uso de medicamentos. Ela contou que antes não tomava nada e, a partir de então, começou a tomar remédios.
>
> Nesse breve contato, consegui perceber uma particularidade da entrevista com o idoso: devido às limitações físicas e mentais, temos que ter paciência e buscar maneiras de deixar a entrevista fluir. Foi algo maravilhoso essa entrevista, porque conseguimos presenciar o contraste das consultas entre pediatria e geriatria, já que tratam de pessoas nos opostos da linha da vida. Entretanto, pude também perceber muitas semelhanças, por causa da limitação dos pacientes. No caso da pediatria, quem falava era a pessoa responsável na maior parte do tempo. Isso também ocorre na geriatria. Pude observar isso em um momento em que o doutor interrompeu a consulta e pediu que chamássemos o filho da paciente. Essa entrevista me mostrou as dificuldades de entrevistar um idoso e me fez propor soluções para facilitar a entrevista, algo que considero importante para um entrevistador.

Como sugere o aluno no relatório descrito, o profissional precisa aproximar-se do mundo do idoso, respeitando seus limites e possibilidades. Para tanto, precisa cuidar para não tratar o paciente segundo o estereótipo aqui mencionado, evitando preconceitos.

Um dos preconceitos mais comuns na clínica com idosos é considerar que o idoso "está sem discurso", que não é mais capaz de discernir e decidir sobre a própria vida, resultando em um comportamento superprotetor e por vezes até autoritário dos filhos e do médico. O filme *Gran Torino*, protagonizado por Clint Eastwood, ilustra bem essa situação familiar, na qual os filhos acham que sabem o que é melhor para o pai idoso e decidem por ele, sem perguntar o que ele deseja e considera melhor para si. O trecho a seguir revela como os familiares podem divergir do idoso e não escutar nem respeitar sua vontade e como contratransferencialmente o profissional pode se sentir surpreso ao descobrir que o desejo do idoso não coincide com aquele que imaginou.

> **RELATÓRIO**
>
> Antes de fazer a anamnese com dona Letícia, paciente de 90 anos, que mora com o filho, assistimos à parte de sua consulta com o seu médico. Fiquei impressionada quando o médico disse que a decisão de ir ou não para uma casa de repouso era dela (parecia ser um assunto já conversado entre eles), mas que, se ela quisesse ir, que chamasse seu neto mais exigente para escolher o local mais adequado. Ela respondeu, rindo e brincando, que não teria como levar nenhum neto, porque ela queria ir para a casa de repouso, mas eles não desejavam isso. Isso me marcou por dois motivos: primeiro, a preocupação do médico sobre a ida da paciente para a casa de repouso e sua qualidade; segundo, e ainda mais curioso para mim, foi ouvir de dona Letícia que ela queria ir para a casa de repouso e seus familiares não queriam, quando normalmente (pelo menos de meu conhecimento) ocorre o contrário.*

É extremamente importante que o idoso não fique "sozinho no escuro qual bicho-do-mato", que se mantenha em contato com amigos e familiares. Ainda que adultos mais velhos possam ver as pessoas com menos frequência, os relacionamentos pessoais continuam sendo muito importantes. Eizirik, Kapczinski e Bassols (2001) lembra a importância das redes sociais, que consistem em um conjunto de contatos pessoais por meio do qual o idoso mantém sua identidade social e recebe suporte emocional, ajuda material, instrumental e novos contatos sociais. Idosos sem uma rede social de apoio apresentam maior risco de mortalidade, e sua recuperação de doenças é mais longa, enquanto idosos que dispõem dessa rede tendem a ser menos institucionalizados.

As pessoas que se relacionam com o idoso, incluindo o profissional da saúde, devem ajudá-lo a decidir onde morar e com quem morar, levando em consideração a sua funcionalidade e autonomia físicas, assim como seu desejo. Em termos práticos, o profissional deve observar e orientar desde o tipo de sapato que o idoso calça, que pode predispor a quedas, até o tipo de alimentação. Se o paciente mora sozinho, deve questionar com quem ele pode contar em uma situação de emergência, a quem recorrer, a quem telefonar (filho, vizinho, zelador, etc.) e orientar que tenha esse telefone sempre à mão. Muitas vezes, é preciso orientar os filhos ou o cuidador sobre esses detalhes, que podem passar despercebidos por simples falta de experiência da parte de quem cuida.

A depressão na terceira idade também é, preconceituosamente, tida como previsível e esperada, uma vez que damos por certo que o idoso "está sem carinho". É verdade que se pode sofrer muitas perdas com a idade. Segundo Eizirik, Kapczinski e Bassols (2001), as perdas, recorrentes na terceira idade, incluem, além da saúde física e da diminuição das capacidades, a da companhia e do cônjuge e a do trabalho, bem como o declínio do padrão de vida. Não são perdas fáceis de digerir, e, muitas vezes, a elaboração do luto fica prejudicada ou impedida pelas constantes situações de perda. No entanto, dependendo da estrutura psíquica da pessoa e do grau de incapacitação no caso de uma perda física, a pessoa cer-

---

*Trecho do relatório elaborado por Raquel Mayumi Simakawa, sob orientação da professora Cristiane Curi Abud.

tamente ficará entristecida, mas não necessariamente deprimida. A angústia resultante pode, ao contrário, ser um combustível para uma vida mais produtiva.

Vejamos no relatório a seguir como dona Josefa lida com suas perdas e que impacto isso pode ter no profissional que a escutou.

> **RELATÓRIO DE ENTREVISTA NA GERIATRIA**
>
> **A velhice, os medos da morte e seus efeitos no entrevistador**[*]
>
> Esta semana visitamos o ambulatório de geriatria do Hospital São Paulo. Acompanhamos a consulta de rotina de dona Josefa, 94 anos e viúva. Logo de início, ela quis nos contar sua difícil história: durante quase toda a vida, foi cortadora de cana-de-açúcar na Bahia e por isso nunca fora à escola. Dizia que ficava sob o sol o dia todo – o que pode ser percebido pela pele cheia de pintas e manchas. Criou suas três filhas na Bahia, mas já vive em São Paulo há alguns anos (não souber dizer exatamente há quanto tempo).
>
> A paciente também nos contou que nunca nenhuma equipe de saúde foi até sua casa visitá-la. "Todas as vezes eu pegava ônibus para vir para as consultas, mas desta vez minha filha me trouxe de carro." A filha relatou que sua mãe não sai nunca de casa, só para ir às consultas. Questionei-me, em silêncio, nesse momento, se ela não sai por não ter vontade, ou se as pessoas a deixavam em casa por comodidade e talvez para não ter trabalho.
>
> Dona Josefa relatou sobre uma queda ocorrida há um mês: "Tropecei em um degrau que existe no batente da porta, caí 'espichada' no chão e depois comecei a rir sozinha de mim mesma". Ao perguntarmos do fato para sua filha, ela nos contou que isso ocorreu há mais de três meses, o que nos revela uma perda da noção de tempo.
>
> Além disso, a paciente apresenta um déficit importante de audição, o que nos fez falar bem alto e mais pausadamente para que ela pudesse nos compreender bem. Isso, de início, trouxe um desconforto, pois eu tinha medo de parecer agressiva quando elevava o tom da voz. Mas ela em nenhum momento ficou acanhada, parecia gostar que nós escutássemos suas histórias. Pelo que nos disse, não apresenta muitos problemas de saúde, apesar da idade bem avançada. Não soube informar quantos remédios toma ou para que servem: "Sei não, a moça que toma conta de mim me dá nos horários certos".
>
> Outro fato que pode nos revelar um comprometimento cognitivo ou psicológico é quando ela nos afirma que faz apenas uma refeição por dia. "Tem dias que como um mingauzinho pela manhã e só". Diante disso, perguntamos se ela tinha problemas financeiros para comprar os alimentos, mas ela negou. Quando relatamos à filha o que a paciente tinha dito, esta se mostrou surpresa: "Imagina! Isso é coisa da cabeça dela! Minha mãe faz três refeições todos os dias; só muito raramente, quando ela não quer comer, é que faz menos".
>
> Prosseguindo na análise psíquica, perguntamos à paciente se ela se sentia triste ou deprimida, e ela nos disse: "Tem muitas coisas que eu guardo só pra mim. Não fico falando para os outros que perdi meu pai e no ano seguinte minha mãe... ou que perdi meu marido... guardo tudo isso para mim". Nesse momento, a paciente emocionou-se e seus olhos encheram-se de lágrimas. Eu tive a nítida sensação de
>
> continua >>

---

[*] Relatório elaborado por Nadia Canale Cabral, sob orientação da professora Cristiane Curi Abud.

> **RELATÓRIO DE ENTREVISTA NA GERIATRIA** >> continuação
>
> que ela carregava uma tristeza, uma angústia dentro de si, mas talvez por não ter abertura dos familiares ou por não querer demonstrar saudade e tristeza, preferia guardar tudo isso.
>
> Talvez, devido à idade avançada, dona Josefa sentia-se aflita com a temática da morte, tanto a dos outros como a dela própria. Acredito que ela se sentiria bem mais aliviada se compartilhasse isso com alguém, nem que fosse apenas como um desabafo. Mas ficamos um pouco desconfortáveis com a emoção da paciente e acabamos não nos aprofundando. Por que será que agimos dessa forma? Inexperiência? Medo de nos envolver? Medo de nos emocionar também? Quem sabe, durante o curso, eu aprenda a lidar melhor com as angústias e as emoções dos pacientes, para que possa aliviar tanto suas dores físicas como emocionais.
>
> Consegui perceber a importância desse exercício, de fazermos anamnese desde o início da graduação. Essa é a melhor forma de nos sentirmos mais à vontade para tocar nesses assuntos "delicados" durante uma entrevista. Senti algo parecido durante a anamnese da obstetrícia, durante a qual não soubemos como nos comportar diante das questões relacionadas à sexualidade (outro grande tabu).
>
> Aprender a lidar com pessoas é tão (ou mais) importante do que aprender o conteúdo ensinado nas diversas disciplinas. Acredito que quem não tiver a capacidade de empatizar com o paciente e tratá-lo de forma humana e digna, por mais sábio que seja, dificilmente alcançará o sucesso e a realização pessoal.
>
> Comentários: o impacto emocional das perdas de uma paciente de 94 anos – pais, marido, audição, memória, autonomia, etc. – sobre o profissional da saúde pode ser paralisante, principalmente se o profissional for um jovem de 20 e poucos anos, para quem a questão da morte e das perdas ainda está muito distante de seu cotidiano e de seus pensamentos. Mesmo para um profissional experiente, o lacrimejar da paciente é muito impactante. Sentimos, contratransferencialmente, uma sensação de que não há o que dizer para dona Josefa. Nesses casos, o fato de a escutarmos e podermos legitimar seu sentimento dizendo que ela sofreu perdas importantes e que isso naturalmente gera muita tristeza, que é legítimo e compreensível que ela se sinta assim, pode ser de grande ajuda para a paciente. Poder dizer que essa fase da vida é difícil, que muitas pessoas já se foram e que isso deixa saudade pode aliviar seu sofrimento. Ao mesmo tempo, assim como mostramos às crianças que os limites abrem possibilidades – não pode brincar de pôr o dedo na tomada, mas pode brincar com os carrinhos ou as bonecas –, podemos mostrar à dona Josefa que ela tem ainda suas filhas, seus netos, a vida. Além dessas intervenções, o profissional deve avaliar se a paciente não apresenta uma depressão que mereça ser medicada.

O declínio da saúde mental, outro estereótipo social, não é típico na terceira idade. Na verdade, a doença mental é menos comum entre adultos mais velhos do que entre os mais jovens. Contudo, o comprometimento mental e comportamental que ocorre em adultos mais velhos pode ser devastador. Demência é o termo geral para declínios cognitivos e comportamentais de origem fisiológica suficientes para afetar a vida diária. Ao contrário do estereótipo, a demência não é uma parte inevitável do envelhecimento. Os casos de demência, em sua maioria, são irreversíveis, mas alguns podem ser revertidos com diagnóstico e tratamento precoces. Dois terços dos casos de demência devem-se à doença de Alzheimer, seguida de doença de Parkinson e demência de infartos múltiplos.

Outro fator importante relacionado ao déficit cognitivo a se avaliar no idoso é a memória, que varia muito de pessoa para pessoa. A memória recente ("O que você tomou de café da manhã?", "Você trancou a porta ao sair de casa?") tende a se deteriorar com a idade. A capacidade de armazenar informações recém--obtidas parece reduzir-se com a idade. Já a memória de evocação, a enciclopédia mental que guarda conhecimentos de fatos históricos, localizações geográficas, e assim por diante, apresenta pouco declínio com o envelhecimento, sendo que o vocabulário e regras de linguagem podem até aumentar. A memória de procedimento, como se anda de bicicleta, por exemplo, também não sofre diminuição com o passar do tempo.

Na clínica com idosos, outro preconceito bastante comum é pré-concebermos que o idoso "está sem mulher", e não perguntarmos a respeito de sua vida sexual, pressupondo-a inativa. Certa vez, na geriatria, um paciente de 85 anos entrevistado por um grupo de alunos questionou, ao final da entrevista, por que não haviam perguntado sobre sua sexualidade, e fez questão de falar sobre esta, que, dentro dos limites da sua idade, era bastante ativa. A atividade sexual regular ao longo dos anos tende a garantir a manutenção do funcionamento sexual na terceira idade. O sexo é diferente na terceira idade: o homem leva mais tempo para ter ereção e ejacular; na mulher, a vagina pode tornar-se menos flexível e lubrificada. Mesmo assim, a maioria das pessoas mais velhas pode usufruir não apenas da sexualidade como também do erotismo. Facilmente, em nossa cultura, reduzimos a sexualidade à genitalidade, como se carinho, massagens, incensos, cuidados corporais com cremes e o que mais a imaginação do leitor permitir não fizessem parte do erotismo, das possibilidades de prazer. O erotismo pode ser prescrito como um poderoso antidepressivo!

A entrevista a seguir mostra como o idoso pode ser bem-humorado, e não necessariamente depressivo, e como ele pode afetar o humor do entrevistador.

RELATÓRIO DE ENTREVISTA NA GERIATRIA

A influência do humor da paciente no entrevistador[*]

Flora é uma senhora de 82 anos, procedente de São Paulo, capital, branca, casada há 55 anos, com ensino fundamental incompleto, aposentada, que veio para a Casinha da Geriatria pegar alguns remédios que havia pedido. Logo que chegamos, uma mulher que trabalhava no local nos encaminhou para uma salinha e nos apresentou dona Flora. Apresentamo-nos com respeito e cordialidade, explicamos quem éramos e qual nosso objetivo ao realizar a entrevista com ela. A paciente desde o começo se mostrou muito prestativa, disposta a responder tudo o que quiséssemos perguntar, sempre dizendo que "tudo o que eu souber eu respondo". Ela apresentava-se em bom estado geral, em bons cuidados pessoais, com higiene adequada, bem vestida e com as unhas pintadas de vermelho (o que denota vaidade, preocu-

continua >>

---

[*]Relatório elaborado por Paulo Henrique Jerônimo da Silva, sob orientação da professora Cristiane Curi Abud.

Relatório de entrevista na geriatria
>> continuação

pação com a aparência). Pelo que pude notar de sua cinésica, ela mantinha um constante contato visual comigo (sempre que eu dirigia a palavra a ela), gesticulava muito quando falava (porém, sua expressividade verbal era perfeitamente compreensível, ou seja, os gestos não eram imprescindíveis para a compreensão de seu discurso), sua postura era levemente curvada para a frente e não movimentava muito a cabeça. Quanto aos aspectos paralinguísticos, sua emissão vocal era de boa qualidade (altura, intensidade e ritmo da voz permitiam uma boa compreensão de nossa parte); quanto à proxêmica, estávamos a uma distância pessoal, de modo afastado um do outro.

Durante a entrevista, ela mostrou-se vígil, em atenção voluntária e espontânea normais, orientada alo e autopsiquicamente. Possuía uma memória quantitativa excelente, tanto a de fixação (ela não repetia o que já havia falado e lembrou nossos nomes durante toda a entrevista, sendo que só os falamos uma vez, no começo) quanto a de evocação (lembrava-se até do dia em que conheceu o marido, 6 de abril de 1947, e nos contou o que ocorreu naquele dia, com detalhes!). Apesar de a capacidade de reter informações recém-obtidas tender a reduzir-se com a idade, a entrevistada mostrou que possui uma memória muito boa, independentemente de sua idade. Apresentava-se em humor eutímico, com o curso do pensamento um pouco acelerado, mas de forma organizada, e discurso um pouco prolixo. O ambiente no qual ocorreu a entrevista era muito adequado, pois era uma salinha que garantia um clima agradável e sem ruídos, permitindo que conversássemos tranquilamente com a entrevistada. Durante a entrevista, não houve interferências (nem cognitivas, nem emocionais, nem sociais). Utilizamos o método de entrevista semiestruturada, com questões múltiplas, abertas e fechadas. Valemo-nos da conduta da escuta ativa e portamo-nos com empatia ao longo da entrevista.

Dona Flora nos surpreendeu muito. Quando perguntamos a respeito de seu cotidiano, ela relatou que, mesmo já tendo uma idade tão avançada, ainda realiza todos os serviços domésticos, como lavar roupa, passar, limpar a casa e cozinhar. Surpreendeu-nos uma mulher nessa idade ainda ter tamanha força física. Ela diz que realiza tudo sem grandes dificuldades e que também conta com a ajuda do marido, de 84 anos. Segundo ela, o marido a ajuda muito ("até quando eu quero comer um bolo, ele vai à cozinha e faz um para mim!", diz ela). Ela elogia muito o marido, diz que têm uma relação ótima com ele, que nunca brigaram e que se dão muito bem. Flora até se baseia em sua relação com o marido para explicar para nós como um casal deve se portar um com o outro para que a relação seja duradoura e feliz.

Flora também conta que teve uma infância feliz. Diz que avalia a educação que seus pais deram a ela como excelente e que só têm a lhes agradecer. Segundo ela, era a mãe que a educava de uma maneira mais rígida, não deixava que as filhas saíssem de casa sem sua autorização e não permitia que as filhas tocassem ou aceitassem coisas de outras pessoas quando saíam. Conta que só estudou até a quarta série e repetiu a segunda. Confessa que não era uma aluna dedicada e que sua mãe brigava muito com ela por causa disso. Já o pai era muito mais liberal e sempre a presenteava com alguma coisa, como batons e esmaltes, além de levar sempre as filhas para dançar. Às vezes, a mãe até achava que o pai a mimava demais. Com certeza, essa infância cheia de afeto, atenção e cuidado por parte dos pais contribuiu para que ela se tornasse uma mulher bem-humorada, extrovertida, segura de si e muito equilibrada emocionalmente (ela deixou transparecer tudo isso ao longo da entrevista).

continua >>

> **RELATÓRIO DE ENTREVISTA NA GERIATRIA**
>
> \>> continuação
>
> Flora é aposentada de uma fábrica de tecidos, na qual trabalhava arduamente, segundo ela (das 5 às 14 horas, todos os dias; ela tinha de acordar às 3h30min da madrugada para ir à fábrica).
>
> Apesar da aparente "saúde de ferro" de dona Flora, ela é acometida por uma artrose nos dois joelhos. Porém, com a ajuda de remédios, como paracetamol e voltarem, a dor tem diminuído bastante, segundo ela, e está conseguindo caminhar e fazer suas atividades sem dificuldade. Além da artrose, também apresenta colesterolemia um pouco alta e toma inibidores de colesterol para baixá-la. Toma, ainda, carbonato de cálcio (para evitar osteoporose). Ela perdeu a audição do ouvido esquerdo, o que podia ser percebido quando ela virava o lado direito da cabeça em direção a mim ou a algum de meus colegas sempre que falávamos com ela. Dona Flora relata que é muito zelosa com sua saúde e com a saúde do marido (o marido não têm uma saúde tão boa quanto a dela: ele já possui quatro pontes de safena, além de outros problemas). Ambos possuem uma dieta equilibrada, sem exageros, e uma das coisas que incentiva dona Flora a cuidar-se são seus antecedentes familiares, que são preocupantes: o pai sofreu sete derrames, há casos de infarto na família, e vários familiares eram diabéticos. Porém, dona Flora cuida-se bem, não consome e nunca consumiu de maneira significativa bebidas alcoólicas e também nunca fumou.
>
> Além dessas enfermidades, dona Flora também apresenta outro problema de saúde: o útero virado, e nunca quis fazer uma cirurgia para corrigir isso, pois tinha medo de engravidar, uma vez que sua irmã havia morrido devido a uma gravidez. E também não quis recorrer à adoção, pois sua mãe não aprovava isso e convenceu-a a não adotar uma criança (até contou para a gente casos de filhos que descobriram que eram adotados e cometeram atrocidades com os pais, com o intuito de justificar sua decisão).
>
> Com relação à vida social, afirma que ela e seu marido possuem muitos amigos, que ligam e procuram por eles constantemente. Por isso, nunca se sentem sozinhos, e isso é importantíssimo para eles.
>
> Perdeu muitos familiares próximos e atualmente mantém relações de família apenas com o sobrinho do marido e com a cunhada. Intrigou-me como dona Flora encarava com naturalidade o assunto da morte dos familiares.
>
> Ficou nítida para mim a diferença na entrevista de diferentes faixas etárias, pois as crianças geralmente têm menos vontade de conversar com estranhos, enquanto dona Flora mostrou ter gostado muito de conversar conosco, e até passou seu telefone para que fôssemos à casa dela para provar um de seus doces. Dona Flora é uma senhora com alegria e simpatia contagiantes. Percebi que ocorreu um mecanismo de contratransferência nessa entrevista, pois a entrevista foi tão agradável e a alegria dela foi tão contagiante que eu me senti bem naquele dia, tratei com mais simpatia meus colegas também. Mesmo sabendo que naquele dia eu não tinha acordado de bom humor, a entrevista me fez melhorar.

No que se refere à relação do médico com o paciente idoso, é importante ressaltar uma reação emocional bastante comum do profissional da saúde, que acaba por lembrar-se do vovô ou da vovó e nutrir pelo paciente ternos sentimentos de neto. Essa reação emocional pode ser facilmente observada no relato anterior. Entretanto, o profissional deve estar atento para essa reação que pode inverter a relação; ou seja, de cuidador-médico, ele se transforma em paciente-neto e acaba indo comer bolo na casa da paciente, ou melhor, da vovó. A simpatia de dona Flora e sua alegria possivelmente são legítimas, mas a paciente não transpareceu e até mesmo negou qualquer tipo de sofrimento ou desconforto. Não brigar nunca com o marido, não sentir solidão, tudo parece muito exagerado. Podemos pensar na hipótese, a ser confirmada ou não nas próximas consultas, que a paciente se defendeu de qualquer mal-estar ou desprazer durante toda a entrevista, e essa defesa contagiou o entrevistador. Em uma primeira entrevista, esse contágio é benéfico, pois permite ao entrevistador perceber a dinâmica da paciente. Em um segundo contato, o médico deve avaliar a intensidade da defesa, ou seja, se trata-se de uma defesa adaptativa ou se ela é intensa a ponto de impedir que a paciente perceba, expresse e cuide dos possíveis sintomas. Em outras palavras, se a paciente recusa suas dores ou desconfortos a ponto de negligenciar a própria saúde, o que configuraria uma defesa não adaptativa. Se for esse o caso, o profissional poderá manejar a situação, retomando seu lugar como médico-cuidador e conversando com a paciente sobre os limites da idade, o arrependimento de não ter tido filhos, o medo de perder o marido e ficar sozinha, entre outras hipóteses possíveis de pensar a partir de seu relato.

> **Relatório de entrevista na geriatria**
>
> **Entrevista com uma paciente idosa poliqueixosa**[*]
>
> Depois de acompanhar meus companheiros de grupo fazerem suas entrevistas, finalmente chegou a minha vez de realizar minha primeira anamnese. Apesar da inexperiência, pude extrair bem a história clínica da paciente e tratei a anamnese como uma conversa, sendo mais tranquilo do que eu esperava e tendo um bom resultado.
>
> A paciente ajudou, era simpática e parecia ter menos idade do que os seus 82 anos. Espantou-me sua independência. Ela estava desacompanhada e se virava sozinha, apesar da idade. É bastante ativa e não precisa de ajuda para ir ao banheiro e tomar banho, além de cozinhar e limpar a casa sem empregada. Encontra algumas dificuldades para deambular, pois tem muita tontura, o que requer que ela ande sempre tateando para não haver perigo de tombos, como já aconteceu, acarretando fraturas. Não possui um cuidador, e a única pessoa que mora com ela é sua filha, ausente boa parte do dia. A filha cuida dos medicamentos e das finanças, já que sua memória não está mais lá essas coisas. Além dessa filha, possui outros dois, casados, que a visitam regularmente.
>
> Seu nome é Gina, com sobrenome italiano. Isso porque foi casada com um italiano que serviu a Itália durante a II Guerra Mundial e acabou sendo prisioneiro aqui no Brasil. Fiquei imaginando as inúmeras histórias que ela poderia contar, mas, infelizmente, não pudemos aprofundar outros assuntos. Gina tem vários irmãos. Ela
>
> continua >>

---

[*]Relatório elaborado por Bruno Cunha Fialho Cantarelli, sob orientação da professora Cristiane Curi Abud.

> **RELATÓRIO DE ENTREVISTA NA GERIATRIA**
> \>> continuação
>
> contou com dificuldade, tentando lembrar quantos possuía, e no final chegou à conclusão de que eram oito. A maioria dos irmãos é de um segundo casamento do pai, já que sua mãe morreu jovem durante o parto de um de seus irmãos. Estudou apenas um ano, tendo dificuldade para ler e escrever. Trabalhava em Jaú como empregada doméstica. Mudou-se para São Paulo e trabalhou como ajudante em um hospital. Depois que casou, não trabalhou mais. Seu marido era cozinheiro e tiveram três filhos. Ele morreu há 30 anos em decorrência de um infarto agudo do miocárdio, e foi aí que começaram os problemas de saúde de dona Gina.
>
> Ela não procurou o hospital por um problema agudo ou uma queixa exata. Ela possui as doenças clássicas da terceira idade: diabetes e hipertensão. Tenta controlá-las com medicamentos, não sei se com sucesso ou não. Refere também uma possível doença de Parkinson. O médico não tem certeza se, de fato, é Parkinson a causa do seu tremor nas mãos. Ele prescreveu uma medicação que passou a causar efeitos colaterais, como intensa falta de apetite. O remédio foi suspendido, mas o tremor piorou. Provavelmente, na consulta que se seguiria, o médico iria voltar com o medicamento.
>
> Gina possui antecedentes cirúrgicos, como uma "otura" de períneo, a retirada do apêndice e operações no pescoço e no punho. Tem consciência do que pode e não comer, tendo uma boa alimentação, adquirindo um escore 3 na miniavaliação nutricional. Não bebe, não fuma, come de tudo e procura não ficar muito tempo parada, fazendo tarefas domésticas e caminhando semanalmente ao supermercado, por indicação dos médicos.
>
> Quanto a sua vida social, Gina relatou que não convive com muitas pessoas além de sua família. Disse que não tem paciência de conversar com ninguém fora da família. As vizinhas, por exemplo, chegam a irritá-la, pois sempre a abordam para conversar e ela não tem a mínima vontade de fazê-lo. Pareceu-me um pouco contraditório, pois ela conversava com a gente aparentando estar muito atenciosa e prestativa. Pelo menos mostrou que estávamos no caminho certo, atraindo a atenção e a confiança da paciente para que pudéssemos obter uma boa anamnese.
>
> Isto tudo pode passar uma falsa ideia de que Gina é saudável e feliz. De fato, ela estava bem para sua idade. No entanto, a aparente satisfação e felicidade que apresentava durante a entrevista desabaram no final. E tudo em decorrência da pergunta presente no roteiro: "No último mês, a senhora tem estado triste?". Ela não hesitou um segundo sequer e respondeu com convicção que sim. Para ela, não existe felicidade na velhice. A vida só piora e não adianta nada viver quando a morte vem se aproximando com maior intensidade. O clima pesou um pouco e não sabíamos muito o que dizer. Sem dúvida, não é raro idosos reclamarem da vida, mas é difícil agir em uma situação como essa.
>
> Os pacientes geriátricos são, sem dúvida, especiais. A proximidade da morte e a experiência de vida inigualável que eles possuem fazem de cada consulta um aprendizado para nós, médicos. Além disso, os pacientes geralmente são poliqueixosos, tomam vários medicamentos, e temos que saber diferenciar cada sintoma físico de um eventual efeito colateral do remédio, ou seja, é um desafio. Apesar de não possuir nenhuma responsabilidade no tratamento de dona Gina, sem dúvida ela ficará marcada em toda a minha formação médica. Enfim, a anamnese foi bastante proveitosa. A tendência é que, com a prática, as coisas se tornem mais fáceis e ocorram de forma mais natural.

Outra questão que aparece com frequência nos relatórios dos alunos é o que fazer com os sentimentos oriundos das entrevistas, o que dizer quando o paciente se ressente por suas perdas, reclama de tristeza ou de dor moral ou física, etc. Muitas vezes, o profissional pode até evitar perguntar sobre o estado emocional do paciente por não saber o que fazer com uma resposta emocionalmente intensa.

Em primeiro lugar, só de abrir um espaço para que o paciente fale de sentimentos, espaço que a sociedade restringe cada vez mais – as pessoas evitam falar de sofrimento, obedecendo à exigência de vigor, juventude, alegria e felicidade constantes –, o paciente já se sente acolhido e aliviado por perceber que sentir essas coisas é tão natural que o médico até pergunta sobre elas. Em segundo lugar, o profissional pode ajudar o idoso a fazer um "balanço". Pode escutar sobre perdas e danos relatados pelo paciente, reconhecê-las, legitimar seus efeitos dolorosos, do tipo "dói mesmo não poder mais realizar certas tarefas sozinho", "é sofrido perder a autonomia", "é natural sentir tristeza durante muitos meses ao perder um cônjuge ou irmão", etc. Além de reconhecer e legitimar o sentimento expresso pelo paciente, o profissional pode ajudá-lo a conformar-se com a dor, que faz parte da vida. Mais ainda, pode ajudar o idoso a conformar-se com a própria vida que teve, que as coisas são como são e que ele fez o que pôde diante das circunstâncias que lhe foram oferecidas. Mas, além disso, para que não exaltemos apenas as perdas e os danos, correndo o risco de fazer uma apologia ao sofrimento, devemos incentivar o paciente a lembrar as conquistas e os ganhos realizados no decorrer da vida, conferindo um equilíbrio ao "balanço". Devemos incentivá-lo a lembrar-se dos momentos felizes, das realizações e das capacidades que ainda possui, para que não fique preso apenas às faltas, com a sensação de um "balanço deficitário".

Porque o *dia* continua nascendo, um após o outro, o *bonde* sempre passa – precisamos estar no ponto para vê-lo passar –, o *riso* virá em alguns momentos e a *utopia* mantém a esperança de que nem tudo *acabou*, *fugiu* ou *mofou*. José, em frente, José, enfrente!

REFERÊNCIAS

EIZIRIK, C. L.; KAPCZINSKI, F.; BASSOLS, A. M. S. *O ciclo da vida humana*: uma perspectiva psicodinâmica. Porto Alegre: Artmed, 2001.

ERIKSON, E. H. *O ciclo de vida completo*. São Paulo: Artes Médicas, 1998.

18

A morte na cultura, nos hospitais, no indivíduo

CRISTIANE CURI ABUD
VERA BLONDINA ZIMMERMANN

É a negação da morte que é parcialmente responsável pelas vidas vazias e sem sentido das pessoas, pois, quando você vive como se fosse viver para sempre, fica muito fácil adiar as coisas que você sabe que precisa fazer. Em contraste, quando você compreende plenamente que cada dia que você vive poderia ser o último, você utiliza o tempo daquele dia para crescer, para se tornar mais quem você realmente é, para se aproximar de outros seres humanos.
Klüber-Ross

MORTE E LUTO DURANTE O CICLO DE VIDA

A morte desperta, acima de tudo, medo: medo de perder a própria vida ou de perder um ente querido. Do ponto de vista psicanalítico, Eizirik (2001) nos lembra que a morte desperta fantasias e correspondentes defesas contra elas. A morte representa o incontrolável, o intangível, o desconhecido e o inominável. Por isso, sentimos medo, o qual, na maior parte do tempo, negamos, ou seja, não pensamos em tudo o que pode nos acontecer o tempo todo, pois, se assim fosse, não sairíamos de casa, e ficar em casa também seria perigoso.

Eizirik (2001) descreve algumas das fantasias e defesas despertadas pela morte, como as de caráter persecutório, nas quais a morte apresenta-se em forma de mulher de capa preta e foice nas mãos, pronta para levar o moribundo ao desconhecido, evidenciando a vivência da morte como um castigo. A morte pode ser sentida como uma oportunidade de reencontrar pessoas queridas e perdidas, fantasia que nega o limite biológico da vida que acaba, prolongando-a; ou, ainda, pode ser vivenciada com alegria e júbilo, em uma negação maníaca que transforma a dor e a perda em prazer. Eizirik (2001) menciona o filme *All That Jazz*, no qual a morte aparece em forma de uma bela mulher, envolta em véus sensuais, pronta a levar o moribundo ao êxtase. De uma forma geral, somos "todos imortais em nosso inconsciente; por mais que aceitemos a morte, temos a ilusão de que ela jamais ocorrerá. Quando pensamos em nossa morte, a imaginamos de fora, como espectadores e não sentimos como algo que aconteça a nós" (Eizirik, 2001, p. 195).

Segundo a psiquiatra Elizabeth Klübler-Ross (apud Papalia; Olds; Feldman, 2006), a maioria das pessoas que estão morrendo aprecia a oportunidade de falar abertamente de sua condição e está ciente da proximidade do fim. Ela delineou cinco etapas pelas quais as pessoas passam na conciliação com a morte, sendo que nem todas passam por todas as fases, e não necessariamente nessa ordem:

- Negação – o paciente se recusa a aceitar a realidade, ocorre normalmente por ocasião do diagnóstico ("não é comigo", "o médico trocou meus exames com o de outro paciente", "preciso refazer esse exame, o resultado não está correto").
- Raiva – o paciente se pergunta "por que eu?" e tende a culpar alguém por sua mazela.
- Barganha – o paciente negocia com Deus, "prometo... se eu me curar".
- Depressão – o paciente realiza a morte e vivencia as perdas.
- Aceitação – o paciente aceita a morte.

Para os que sobrevivem à perda de um ente querido, o pesar e o processo de luto é muito particular. Mesmo que algumas pessoas recuperem-se rapidamente após o luto, outras nunca conseguem. O chamado "trabalho de luto" envolve, segundo Brown e Stoudemire (1983), três etapas:

- O choque e a descrença – a pessoa sente-se perdida, confusa e triste, durante algumas semanas.
- Preocupação com a memória da pessoa falecida – o sobrevivente tenta conciliar-se com a morte, mas ainda não a aceita, tem muitas lembranças e acha, às vezes, que o falecido está vivo.
- Resolução – a pessoa enlutada renova o interesse nas atividades cotidianas e, no lugar da dor, fica a saudade.

A compreensão e a aceitação da morte também variam de acordo com a idade da pessoa em questão. Segundo Papalia, Olds e Feldman (2006), na infância, somente entre as idades de 5 a 7 anos as crianças entenderão que a morte é irreversível, universal e que as funções vitais cessam com ela. Antes disso, podem acreditar que certos grupos de pessoas não morrem, que uma pessoa pode evitar a morte ou que elas mesmas são capazes de viver para sempre. Também podem acreditar que uma pessoa morta é capaz de pensar e sentir. Podem ainda acreditar que causaram a morte do ente querido devido a maus pensamentos ou a mau comportamento, o que gera um sentimento de culpa. Os adultos devem ajudá-las a entender que a morte faz parte da vida e que não temos controle sobre ela.

Os adolescentes, por sua vez, apresentam muitos comportamentos de risco, pois se preocupam mais com como vivem do que com quanto tempo viverão. Assim, usam drogas, têm relações sexuais sem preservativo, sofrem acidentes, ou seja, são, em geral, inconsequentes e onipotentes. O suicídio é a terceira principal causa de morte entre os adolescentes com história de doença emocional, depressão, abuso de drogas e comportamento antissocial (Papalia; Olds; Feldman, 2006).

Na idade adulta, a morte torna-se mais presente, devido ao declínio da força e do vigor físico, e, principalmente, à perda dos pais, o que traz uma nova consciência: ser a geração mais velha, que é a próxima na fila a morrer. A morte de um cônjuge é um dos maiores desafios que pode confrontar um ser humano; a chance do viúvo morrer após a morte do cônjuge é bastante alta; isso vai depender da experiência que a pessoa tem para enfrentar a perda e dos recursos que desenvolveu – autoestima e competência para atender às demandas da vida cotidiana – para lidar com o luto. Perder um dos pais pode ser também muito sofrido, levando à tristeza e, às vezes, à depressão. Contudo, também pode ser uma experiência de amadurecimento, impelindo a pessoa a realizar um maior senso de identidade, uma consciência mais realista da própria mortalidade, junto de um maior senso de comprometimento e conexão com os outros. Perder um filho é antinatural e pode levar os pais a um sentimento de fracasso. O casamento sofre com a perda de um filho, podendo se dissolver. Em nossa cultura, segundo Zagouris (1995), quem perde os pais torna-se órfão e quem perde um cônjuge fica viúvo, mas o que é quem perde um filho? Não existe em nossa cultura uma palavra que defina essa condição tão inesperada da vida, condição muito difícil de ser superada e simbolizada.

Assim, o impacto da morte é algo brutal em nossas vidas, causando dor e sofrimento, mas também oportunidades de crescimento. Vejamos como as diversas culturas lidam com a morte e, mais especificamente, como a medicina e os hospitais o fazem.

PREPARANDO AS CRIANÇAS PARA ENTENDER O FENÔMENO "MORTE"

Antes de qualquer coisa, é preciso compreender que as crianças aprenderão a entender a morte e reagir a ela observando e vivenciando as respostas dos adultos com os quais convivem. Por isso, é fundamental que os adultos, antes de se preocuparem em dar respostas à criança, tenham atitudes de buscar apoio e esclarecimento para seus próprios processos de luto e sejam capazes de ter uma reação sadia às perdas.

Diante de uma perda de alguém familiar, as crianças tenderão a se sentir assustadas, inseguras e, também, impotentes para ajudar os adultos que estão tristes. É importante lembrar que sentirão medo de morrer também, ou de que alguém mais morra. Na lista a seguir, apresentamos algumas orientações para ajudar as crianças a lidar com o fenômeno morte:

- Elas precisam de explicações adequadas, evitando termos vagos como ir embora, dormir, doença. Esses termos podem aumentar a confusão.
- Observar a criança para ver se ela não associou magicamente a morte a um comportamento ou pensamento seu. Caso isso ocorra, tentar conversar e mudar esse tipo de raciocínio, se possível.
- Não excluir as crianças da cena em que amigos se encontram com as pessoas enlutadas; elas precisam ser ajudadas a enfrentar e a lidar com a perda, em vez de serem protegidas da tristeza.
- Elas devem ser ajudadas a expressar e nomear seus sentimentos (tristeza, saudade, medo), verbalmente ou de formas gráficas e motoras.
- Evitar que elas assumam papéis de adultos, cuidando de familiares que estão sofrendo, de forma a se sobrecarregarem.

Como a criança internaliza a noção de morte

No início da primeira infância, até os 2 anos, a criança já desenvolve a noção de presença e ausência, ou seja, percebe que as pessoas saem de perto dela e podem voltar. Tal noção do retorno vai sendo estabelecida aos poucos e já anuncia as formas como ela lida com a separação, com a perda.

Por volta de 4 ou 5 anos, começa a perceber que existe o nascimento, o crescimento e a morte. Nesse período, faz muitas perguntas sobre sua origem e observa o desaparecimento das pessoas que morrem, interessando-se por saber desse final. Inclusive, intensificam-se medos e angústias que são, em grande parte, provenientes dessa percepção que está em desenvolvimento e que gera insegurança, desamparo e tristeza. Ainda persiste o pensamento mágico, e isso dificulta que entenda relações de causa e efeito de uma forma lógica e objetiva.

É importante desde logo possibilitar o convívio com plantas e animais, ajudando a criança a elaborar as noções com fenômenos que são um pouco distanciados da realidade humana, mas que também reproduzem vínculos e podem ajudá-la a ir entendendo o assunto. Por exemplo, estações do ano, crescimento de plantas e animais, transformação ovo-lagarta-casulo-borboleta, mudanças nas pessoas (bebê, adulto, velho, etc.), entre outros. Trata-se de ajudá-la a perceber que a mudança faz parte da existência, que a morte é o final da vida, que ela pode expressar seus sentimentos acerca dessa realidade e falar das "teorias" que vai fazendo sobre isso.

Devemos responder às perguntas da criança de acordo com sua curiosidade. Os tipos de perguntas vão se tornando mais complexos, mas todas as mudanças terminam em uma condição chamada morte, que é uma parte natural da vida, que os mortos não comem, não dormem, não pensam e não sentem nada.

Se a família for religiosa, poderá explicar que o corpo termina, mas fica o "espírito" ou a alma, que não podemos ver. O corpo vai para o caixão e o espírito para o céu, com Deus. Também, mais tarde, pode-se falar que algumas pessoas acreditam que o espírito vai para outro animal ou pessoa. Outras entendem que a pessoa que morreu fica na lembrança de quem gostava dela e por isso mantém-se, em parte, viva.

O velório é para a família e os amigos se reunirem e prestarem uma homenagem ao morto, lembrar das coisas boas que ele fez e mostrar amor por ele. As crianças não devem ser excluídas desse ritual, pois também precisam iniciar um trabalho de luto.

Fundamental é não omitir, não fazer segredo de mortes de pessoas que ela conhece; possibilitar que ela presencie as cenas de tristeza e que possa conversar sobre isso com alguém que a escute e a ajude a ir penetrando nesse assunto, sem, porém, dar respostas a mais do que ela pergunta.

A CULTURA

Viver é mesmo muito perigoso.
Guimarães Rosa

A morte e o luto são, segundo Papalia, Olds e Feldman (2006), experiências universais. No entanto, os costumes relativos à remoção, à recordação dos mortos, à transferência de posses e até à expressão de dor variam muito de uma cultura para outra e são determinados pela visão que a sociedade tem do que é a morte e do que acontece depois. A autora ilustra essa afirmação citando como exemplo a sociedade malaia, na qual a morte era vista como uma transição gradual, sendo que o corpo inicialmente recebia um enterro provisório, enquanto os sobreviventes continuavam realizando rituais fúnebres, até que o corpo se deteriorasse ao ponto que se acreditava que a alma o havia abandonado e entrado no reino espiritual.

Na Grécia antiga, continua a autora, os corpos dos heróis eram publicamente queimados como sinal de honra, ritual ainda praticado pelos hindus na Índia e no Nepal. Em contraste, a cremação é proibida sob a lei judaica ortodoxa, na crença de que os mortos se levantarão outra vez para o Juízo Final. No Japão, os rituais religiosos encorajam os sobreviventes a manter contato com os mortos, seja por meio de um altar montado em seu lar, seja por meio de conversas com os entes queridos falecidos ou, ainda, pela oferta de comida ou charutos. Na Gâmbia, os mortos são considerados parte da comunidade; entre os norte-americanos nativos, os hopi temem os espíritos dos mortos e tentam esquecer uma pessoa falecida o mais rápido possível. Os muçulmanos do Egito demonstram pesar mediante expressões de tristeza profunda; os muçulmanos em Bali são encorajados a suprimir a tristeza, a rir e a ficar felizes.

Todos esses costumes e práticas ajudam a lidar com a morte e com o luto por meio de significados culturais bem compreendidos, que oferecem uma âncora estável em meio à turbulência da perda. Esses rituais proporcionam às pessoas que enfrentam uma perda algo previsível e importante para fazer em um momento em que elas, de outro modo, poderiam sentir-se confusas e impotentes.

Áries (1974) realizou um importante estudo cujo objetivo era descrever historicamente como a cultura ocidental vem lidando com a morte desde os tempos antigos até o século atual. Constatou, nos tempo antigos, um sentimento de familiaridade com a morte, isento de medo ou desespero. O moribundo aceitava a própria morte como parte de seu destino, em uma cerimônia pública, cujo ritual era estabelecido pelos costumes. A cerimônia da morte era tão importante quanto o funeral e o luto. Tratava-se de um evento banal que a própria pessoa organizava e comandava.

Desde a Idade Média, esses costumes foram sutilmente se modificando. A existência individual passou a ser valorizada, e a morte deixou de ser a aceitação do destino coletivo, dando lugar à consciência individual, à consciência da morte de si mesmo.

Na Era Moderna, apesar da aparente continuidade dos rituais, a morte passa a ser desafiada e é retirada do mundo das coisas familiares. Nas relações familiares, a morte se torna uma inaceitável separação. Gradualmente, assumiu uma nova forma, mais distante e ao mesmo tempo mais dramática do ponto de vista emocional.

No século XX, ocorre uma revolução brutal de ideias e sentimentos, e a morte, tão familiar no passado, passa a ser vergonhosa e proibida. Os familiares tendem a esconder do moribundo sua real condição, o que, segundo Áries é uma forma de proteger não só o moribundo, mas os próprios parentes e a sociedade da insuportável emoção despertada pela morte. Em uma sociedade que preza a felicidade, e apenas a felicidade, não há espaço para a dor, o sofrimento e as perdas. Os rituais funestos não são muito diferentes em sua forma, mas foram esvaziados de seu impacto dramático. Entre 1930 e 1950, as pessoas passaram a morrer em hospitais, sozinhas.

O hospital, que antes era um abrigo para pobres e peregrinos, torna-se um centro médico no qual se trava a luta contra a morte. A pessoa não morre mais de "mortalidade", morre porque o médico não foi bem-sucedido nessa batalha. Morrer em casa tornou-se inconveniente, e seu ritual desaparece, deixando espaço para um fenômeno técnico dirigido pela equipe de profissionais. As emoções passam a ser evitadas nos hospitais e na sociedade, devendo ser vivenciadas de modo secreto e privado. Os ritos passam a ser conduzidos por profissionais, que tratam, o mais rápido possível, de tirar o cadáver das vistas dos parentes, para que estes sejam logo liberados para retornar a sua vida rotineira. As cerimônias devem ser discretas, evitar emoções, e as expressões de luto são motivo de repugnância e não mais de compaixão. Expressões muito dramáticas são interpretadas como desequilíbrio mental, não como uma reação natural. "Solitary and shaming mourning is the only recourse, like a sort of masturbation"* (Áries, 1974, p.90).

Entretanto, a privatização da morte, em vez de nos livrar de seus efeitos, agrava seu poder traumático. As viúvas de nossa era guardam um tempo longo de luto, enquanto as da Idade Média casavam-se alguns meses depois.

Citando Geoffrey Gorer, Áries afirma que o tabu sexual vigente até o século XX foi deslocado para o tabu da morte. Hoje, as crianças são precocemente informadas sobre a fisiologia do sexo, mas, quando alguém morre, vira "uma estrelinha no céu". Para Gorer, quanto mais sexualmente liberal a sociedade tornou-se, mais o tabu deslocou-se para a morte. E, obviamente, inerente à interdição, aparece a transgressão, expressa pela erotização, pelo sadismo e pela violência. O consumo voyerístico da morte tornou-se uma forma de pornografia – uma catástrofe visual que é vista, mas não é sentida, é emocionalmente vazia. Quando a morte real che-

---

*"O luto solitário e tímido é o único recurso, como uma espécie de masturbação."

ga a nossas vidas, procuramos "profissionais" que façam o trabalho duro por nós. Para Gorer, essa fascinação voyerística com imagens da morte continuará até que tenhamos uma relação natural com esta.

Para Áries, a causa da interdição do tabu da morte é a obrigação de felicidade vigente em nossa cultura. Assim, a morte deve ser apagada, não encontrando formas de expressão em nossa sociedade. As pessoas não se consideram mortais, e a morte passa a ser uma decisão do médico e dos familiares, passa a ser ilusoriamente controlável. Torna-se algo da ordem do inominável e, portanto, muito difícil de ser psiquicamente representado e elaborado.

A MORTE, A MEDICINA E OS HOSPITAIS

Uma grave consequência dessa forma de lidar com a morte é, segundo Smith (2006), a objetivação e a reificação do corpo dos pacientes nos hospitais. O autor ilustra seu ponto de vista com um exemplo dramático ocorrido no hospital infantil Alder Hey, em Liverpool, onde órgãos de crianças que foram operadas e depois morreram foram "guardados" pelo hospital sem a autorização dos pais, com fins de pesquisa e transplante. O fato é que esses órgãos foram simplesmente colecionados pelo hospital e nunca foram usados para dar continuidade à vida de outras crianças. Muitos pais tiveram que fazer outro funeral dos órgãos encontrados em uma espécie de depósito. A descoberta dos órgãos desestabilizou o processo de luto desses pais, que precisaram realizar novos funerais para recobrar a estabilidade. Foi preciso uma nova ordenação. Os pais afirmaram que, se os órgãos tivessem sido usados para transplantes, isso teria um significado de que a vida continua.

O conceito de morte cerebral seria muito questionado décadas atrás, uma vez que, se os pacientes ainda estão vivos, quentes, requerem cuidados, alimentação, por que seriam considerados mortos? Segundo Smith (2006), o conceito de morte cerebral surge após o desenvolvimento da possibilidade de transplantes. A partir daí, cria-se toda uma legislação para definir o que é ou não morte cerebral. Além disso, o marco da morte é historicamente sujeito a mudanças. Definir o marco da morte quando o coração para de bater foi instituído no século XIX. Antes, a putrefação do corpo era o critério. Hoje, se associa a morte à perda da personalidade, ou seja, quando o cérebro para de funcionar. Nesses casos, a morte médica tornou-se a morte social: a perda da identidade, por meio da morte cerebral, transforma o corpo em um complexo mecânico, cujas partes podem ser objetivadas. O indivíduo com morte cerebral é mantido no respirador para oxigenar os órgãos a serem doados. Assim, os órgãos estão ao mesmo tempo vivos e mortos: para o doador, os órgãos estão mortos; para o receptor, os órgãos estão vivos.

O fato é que, nas instituições hospitalares, a objetivação do corpo acontece, como ilustra o caso de Liverpool, mesmo quando o corpo encontra-se são. Quando o paciente é institucionalizado, separa-se seu corpo objetivado de sua vida pessoal, e ele passa a ser um complexo de órgãos fragmentado a ser tratado.

A própria história da medicina aponta para o fato de que, na Idade Média, os cadáveres não podiam ser dissecados, pois o corpo sagrado era propriedade da Igreja (De Marco, 2003). No Iluminismo, a "razão substituiu a tradição e a fé em todos os aspectos da sociedade" e instituiu-se o modelo biomédico, com suas decorrentes especializações, o que favoreceu muito o desenvolvimento da medicina. Entretanto, a especialização foi pervertida naquilo que De Marco chamou de especialismo, que seria uma tentativa de "conformar e reduzir os fenômenos à visão própria da especialidade, com perda de contato com o todo... o problema não é a fragmentação, mas uma fragmentação rígida e estática que bloqueia o trânsito entre diferentes áreas e aspectos envolvidos em nossas atividades" (De Marco, 2003, p.39).

Os profissionais da saúde também estão sujeitos a essa fragmentação organizacional que não propicia espaço para vivenciar as próprias angústias. Se, por um lado, os médicos são os heróis a quem se atribui a decisão sobre a vida ou a morte do paciente, por outro, caso fracassem, tornam-se incompetentes. Um exemplo clínico fornecido por De Marco (2003) ilustra o exposto. Uma residente de psiquiatria é chamada para atender uma paciente da oncologia e faz o seguinte relato:

> Uma paciente de 30 anos com um linfoma em estágio terminal foi internada para fazer quimioterapia, mas não foi possível o procedimento, dada sua condição física já bastante debilitada. Seu médico a considera deprimida e chama a interconsulta psiquiátrica, além de se mostrar muito indisponível para falar da paciente. A interconsultora pergunta a ele se a paciente sabe de seu estado, e ele diz achar que ela não sabe e que até pensa que vai melhorar. A psiquiatra conversa com a paciente, que diz saber que está "indo embora" e acredita que foi chamada para prepará-la, pois acha que os médicos não sabem como conversar com ela; acredita que os médicos devem ter muita dificuldade para conversar sobre a morte. Relata que apenas uma médica, um pouco mais velha, conseguiu não desconversar totalmente quando ela perguntou diretamente se achava que ia morrer; a médica respondeu que todo mundo morre um dia.
>
> O fato é que a paciente queria morrer em casa, se possível, com suas dores controladas, e gostaria de ficar a par de tudo que estava acontecendo. A interconsultora relatou essa conversa ao médico, assim como relatou o impacto emocional que a paciente lhe causara, falando da tempestade emocional, da sensação de paralisia e do desejo de evasão que vivenciava no confronto com a situação. Muito aliviado, o médico pôde reconhecer-se nas emoções expressas pela interconsultora e validar suas próprias vivências, mudando sua atitude e ajudando a paciente a morrer em casa. (De Marco, 2003, p.185)

Nota-se que, na verdade, a psiquiatra atendeu, não apenas a paciente, mas a relação entre a paciente e o médico. Diante do seu suposto "fracasso", o médico não conseguiu mais cuidar da paciente, dando o tratamento como encerrado e confundindo a "retirada para a morte" com uma depressão. Nesse ponto, corremos o risco de culpar o médico por incompetência em lidar com a morte e com as próprias limitações. Ele não estaria subjetivamente preparado para enfrentar a morte. Dessa forma, livramos a organização hospitalar e a própria sociedade de seus entraves, contribuindo para a institucionalização da morte tal como ela vem sendo realizada. Obviamente, não é esse o nosso propósito, pois, segundo nos ensina Enriquez (1997), a personalidade do profissional pode modular a forma como as instituições vivem suas relações, mas não a cria.

Do ponto de vista individual, os profissionais podem apresentar dificuldades emocionais em sua prática médica. Na residência médica, são observados diversos transtornos psiquiátricos, que incluem "estados depressivos com ideação suicida, consumo excessivo de álcool, adicção a drogas, raiva crônica e o desenvolvimento de um amargo ceticismo e um irônico humor negro" (De Marco, 2003, p.245), a ponto de a American Psychiatric Association (Associação Médica Americana) considerar os médicos residentes como um grupo de risco para condições emocionais.

Esse não foi o caso do residente que solicitou a interconsulta psiquiátrica. Mesmo inserido em uma enfermaria na qual, segundo a paciente, todos os médicos e profissionais têm dificuldade para falar sobre a morte, esse residente pôde pedir ajuda e fazer uso de um serviço que, apesar de ser um privilégio raro nas instituições hospitalares, é "esquecido" pelos profissionais.

A paciente, por sua vez, demonstrou já aceitar sua morte, o que descarta a hipótese diagnóstica de depressão. A interconsultora foi muito habilidosa na condução do caso, pois não "psicologizou" nem a paciente nem o médico. Nessas situações, corre-se o risco de desconsiderar as circunstâncias em prol de uma psicologização individualista que só leva a uma culpabilização infrutífera. A função da interconsultora foi tão somente propiciar um espaço para falar da morte e das angústias dela decorrentes, tanto para a paciente quanto para o médico. Isso tornou possível um trabalho de antifragmentação, ou seja, de integração da experiência emocional e sua decorrente simbolização.

O que nos interessa nesse fragmento clínico é o fato de ninguém, nessa enfermaria, ter conseguido falar sobre a morte com a paciente. Retira-se, assim, do indivíduo esse peso, e pode-se olhar seu entorno. A questão é: por que não se pode falar de morte nessa enfermaria? Trata-se de uma dificuldade dessa enfermaria específica, da organização hospitalar ou da cultura ocidental?

Outros relatos e pesquisas referem a mesma dificuldade, seja nessa organização, seja em outras organizações hospitalares. Por exemplo, há poucos estudos que observam a morte ocorrida no hospital, como ela se dá, qual a preocupação com a qualidade de vida do paciente, dos familiares e dos profissionais da saúde. As pesquisas existentes indicam insatisfação de pacientes e familiares quanto à atenção a necessidades físicas, sociais e emocionais. Revelam que a maior parte das pessoas preferiria morrer em casa, e 60% de todas as mortes acontecem na instituição (De Marco, 2003).

Mesmo nos hospitais, onde a morte foi institucionalizada, poucos profissionais ficam em contato com pacientes terminais e acompanham seu processo de morte. Eileen e colaboradores (apud De Marco, 2003) relatam a observação de uma enfermeira trabalhando há 20 anos em um setor de pacientes agudos e críticos de um hospital e que nunca esteve próxima do leito de um paciente na hora de sua morte.

Os profissionais da saúde têm de corresponder às mesmas expectativas que outras categorias profissionais dos tempos atuais devem corresponder. Segundo Sievers (1990), são características que cercam os profissionais de energia, competência, sucesso, carreira, masculinidade e criatividade. Entre as razões etiológicas dos quadros de perturbação emocional dos médicos residentes, destacam-se: privação do sono, excessiva carga de trabalho, responsabilidade profissional, mudanças frequentes nas condições de trabalho e competição entre os colegas (De Marco, 2003, p.246). O corpo desses profissionais é tratado como um corpo imortal e infalível, submetido a condições de trabalho absolutamente insuportáveis. Corpos objetivados, como os dos pacientes por eles tratados.

Essa cultura que objetiva os corpos, que limita a vida e se nega a enfrentar a morte pode ser observada nos detalhes de um hospital. Por exemplo, uma folha de evolução clínica utilizada pelos profissionais para descrever a história clínica e as condutas relativas aos pacientes, a qual será arquivada no prontuário do paciente, tem em seu rodapé a seguinte orientação: "As anotações devem ser objetivas, destacando razões para o estabelecimento de condutas clínicas ou cirúrgicas, resultados de exames-chave e considerações realizadas pelo preceptor ou visita médica". Ou seja, não se fala da vida e não se fala da morte. Abordam-se apenas doenças e procedimentos objetivos.

Os métodos de institucionalização da divisão entre a vida e a morte podem então ser resumidos a: primeiro, separar no paciente sua vida pessoal e emocional de seu corpo; e segundo, fazer com que médicos e profissionais da saúde tratem seu próprio corpo como infalível e imortal. Assim, as organizações hospitalares seguem as tendências da sociedade e da cultura ocidentais em relação à morte. Sua estrutura e suas regras de funcionamento são construídas para facilitar a divisão entre vida e morte, entre corpo e vida emocional e privada. Cabe a essas organizações uma reflexão crítica desse estado de coisas, porque, à sua moda, essas organizações e seus profissionais tomam para si uma responsabilidade que deveria ser de toda a sociedade.

REFERÊNCIAS

ÁRIES, P. *Western Attitudes toward death, from the middle ages to the present*. Baltimore: John Hopkins University, 1974.

BROWN, J. T.; STOUDEMIRE, G. A. Normal and pathological grief. *J Am Med Assoc*, v. 250, n. 3, 1983.

DE MARCO, M. A. *A face humana da medicina*: do modelo biomédico ao modelo biopsicossocial. São Paulo: Caso do Psicólogo, 2003.

EIZIRIK, C. L. A morte: última etapa do ciclo vital. In: EIZIRIK, C. L.; KAPCZINSKI, F.; BASSOLS, A. M. S. *O ciclo da vida humana*: uma perspectiva psicodinâmica. Porto Alegre: Artmed, 2001.

ENRIQUEZ, E. A *organização em análise*. Rio de Janeiro: Vozes, 1997.

PAPALIA, D. E.; OLDS, S. W.; FELDMAN, R. D. *Desenvolvimento humano*. Porto Alegre: Artmed, 2006.

SIEVERS, B. The diabolization of death. some thoughts on the obsolescence of mortality in organization theory and practice. In: HASSARD, J.; PYM, D. (Org.). *The theory and philosophy of organizations*: critical Issues and new perspectives. London: Routledge, 1990. p. 125-136.

SMITH, W. Organizing death: remembrance and re-collection. *Organization*, v. 13, n. 2, p. 225-244, 2006.

ZAGOURIS, R. *Ah! As belas lições*. São Paulo: Escuta, 1995.

LEITURAS SUGERIDAS

BUSNEL, M. C.; SOUSSUMI, Y.; CUNHA, I. Relação mãe-feto: visão atual das neurociências. In: ENCONTRO BRASILEIRO PARA O ESTUDO DO PSIQUISMO PRÉ E PERINATAL, 6., 2000, São Paulo. *Anais...* São Paulo: Casa do Psicólogo, 2000.

FREUD, S. Romances familiares [1909]. In: OBRAS psicológicas completas de Sigmund Freud: edição standard brasileira. Rio de Janeiro: Imago, 1974. v. 9.

KAHN, M. *Freud básico*: pensamentos psicanalíticos para o século XXXI. Rio de Janeiro: Civilização Brasileira, 2003.

LEBOVICI, S.; DIAKTINE, R. *Significado e função do brinquedo na criança*. Porto Alegre: Artes Médicas, 1986.

MANNONI, M. *A criança, sua "doença" e os outros*. Rio de Janeiro: Zahar, 1971.

MARCELLI, D.; BRACONNIER, A. *Psicopatologia do adolescente*. Porto Alegre: Artes Médicas, 1989.

MCDOUGALL, J. *Teatros do corpo*. São Paulo: Martins Fontes, 1991, p.33.

PIAGET, J.; INHELDER, B. *Da lógica da criança à lógica do adolescente*. São Paulo: Pioneira, 1976.

PRADO, A. *Poesia reunida*. São Paulo: Siciliano, 1991.

SPITZ, R. A. *O primeiro ano de vida*. São Paulo: Martins Fontes, 1993.

VIOLANTE, M. L. *Ensaios freudianos em torno da psicosexualidade*. São Paulo: Via Lettera, 2009.

Anexo 18.1

O DESENVOLVIMENTO DA INTELIGÊNCIA SEGUNDO A TEORIA PIAGETIANA

Piaget é o principal representante da teoria cognitivo-desenvolvimental, que enfatiza o papel da criança como participante ativo do processo de desenvolvimento. O principal pressuposto de Piaget é o da natureza do organismo de *adaptar-se* ao seu ambiente. Piaget não acredita que o ambiente modele a criança, mas que ela explora, manipula e examina ativamente os objetos e as pessoas em seu mundo.

O autor propõe um conceito fundamental em sua teoria, o *esquema*: trata-se de um repertório de ações, físicas ou mentais, tais como olhar para algo ou segurar alguma coisa de determinada maneira, ou categorizar essa coisa, mentalmente, como uma bola, ou denominá-la com a palavra bola, ou, ainda, compará-la com outra coisa. O bebê nasce com um pequeno repertório de esquemas sensoriais ou motores, tais como olhar, tocar, ouvir ou alcançar. Para o bebê, o objeto é uma coisa que tem um gosto, uma cor, etc. Mais tarde, o bebê apresenta esquemas mentais que permitem a criação de categorias de objetos, comparando um objeto a outro. Na adolescência, os esquemas são complexos, permitindo análise dedutiva ou raciocínio sistemático.

Para explicar como a criança parte de esquemas simples para os mais complexos, Piaget propõe três processos básicos: assimilação, acomodação e equilibração.

A assimilação é o processo de absorver algum evento ou experiência em algum esquema. Por exemplo, ao olhar para um móbile acima de seu berço, o bebê tenta alcançá-lo. Ele assimilou o móbile ao esquema de seu olhar e alcançar. Ao ler este parágrafo, você está assimilando as informações, ligando o conceito a qualquer outro esquema que possua e que possa ser similar. A assimilação constitui um processo ativo, pois selecionamos as informações que assimilamos.

A acomodação é um processo complementar que envolve a mudança do esquema como consequência da nova informação assimilada. Por exemplo, posso classificar o vestido vermelho-alaranjado que uma amiga esteja usando de "vermelho", assimilando-o ao meu esquema de "vermelho". Depois disso, meu esquema do "vermelho" pode ser ampliado e passo a incluir essa nova variação, acomodando-a ao esquema, que pode, ainda, ser modificado se eu criar uma subcategoria para essa cor. Por meio da acomodação, reorganizamos nossos pensamentos, aperfeiçoamos nossas habilidades e mudamos nossas estratégias.

Por fim, a equilibração é definida como um empenho que a criança faz por coerência, por ficar em equilíbrio, por ter uma compreensão do mundo que faça sentido para ela. É como um cientista que quer uma teoria que explique qualquer observação e que tenha coerência interna. Diante de novas descobertas de pesquisa, o cientista as assimila a sua teoria existente. Caso não haja coerência, ele muda sua teoria para reequilibrar os dados.

A criança passa por quatro estágios de desenvolvimento, nos quais mudanças significativas as levam a operar equilibrações (Quadro A.18.1):

- *0 a 2 anos*: estágio sensório-motor – o bebê entende o mundo em termos de seus sentidos e suas ações motoras. Um móbile seria aquilo que ele sente ao agarrar, a forma como ele parece, o gosto que ele produz na sua boca, etc.
- *2 a 6 anos*: estágio pré-operacional – por volta dos 18 a 24 meses, a criança consegue usar símbolos para representar os objetos a si mesma, internamente, e começa a ser capaz de captar as perspectivas dos outros, a classificar objetos e a utilizar a lógica simples.
- *7 a 12 anos*: estágio das operações concretas – a lógica da criança dá um grande salto na direção do desenvolvimento de operações mentais internas novas e poderosas, tais como adição, subtração e inclusão de classes. A criança ainda está apegada à experiência específica, embora já seja capaz de realizar manipulações mentais e físicas.
- *Mais de 12 anos*: estágio das operações formais – a criança torna-se capaz de manipular ideias e eventos ou objetos. Ela é capaz de pensar sobre as coisas que jamais viu ou que ainda não aconteceram; consegue organizar ideias ou objetos de maneira sistemática e pensar dedutivamente.

QUADRO A.18.1
Estágios de desenvolvimento segundo Piaget

Sensório-motor (0 a 2 anos)	Pré-operacional (até 6 anos, aproximadamente)	Operações concretas (6 a 12 anos, aproximadamente)	Operações formais (12 anos em diante)
0-1 mês: exercícios reflexos e modificações destes a partir da experiência.	Ausência de conservação de todas as propriedades do objeto: comprimento, área, peso e quantidade.	Adquire a capacidade de considerar a relação lógica nas mudanças do objeto a partir de vivências concretas: conservação de substância, peso, volume e distância.	Capacidade de refletir sobre os objetos e suas ações, substituindo a experiência concreta por proposições; libertação do mundo concreto para refletir.

(*continua*)

QUADRO A.18.1 (continuação)
Estágios de desenvolvimento segundo Piaget

Sensório-motor (0 a 2 anos)	Pré-operacional (até 6 anos, aproximadamente)	Operações concretas (6 a 12 anos, aproximadamente)	Operações formais (12 anos em diante)
1 a 4 meses: repetições de algumas ações; explorações sistemáticas, mas ainda não relacionando suas ações com os resultados externos.	Irreversibilidade do pensamento.	Reversibilidade do pensamento (forma mais evoluída da constância do objeto).	Representação de ações possíveis: capacidade de reflexões abstratas e de construção de teorias.
4 a 10 meses: tentativas de repetir ações com intencionalidade; coordenação de informações provenientes de sensações e desenvolvimento do conceito de objeto.	Animalismo.	Capacidade de classificar – inclusão de classes a partir da vivência concreta.	Distinção entre o real e o possível; capacidade de raciocinar com probabilidades: examina os problemas imaginando as relações possíveis, por meio de combinação de procedimentos de experimentação e de análise lógica.
10 a 12 meses: início de combinações de ações intencionais; uso de estratégias conhecidas combinadas com novas.	Egocentrismo – raciocínio a partir do seu ponto de vista apenas.	Potencial criador via experimentação concreta; compreensão das regras como produto do consenso grupal.	Egocentrismo cognitivo – atribui poder ilimitado a sua capacidade de raciocinar dedutivamente.
12 a 18 meses: início da "experimentação" – novas maneiras de brincar; exploração mais ampla da motricidade.	Raciocínio transdutivo (do particular para o particular), a partir da configuração perceptiva.	Raciocínio indutivo (do particular para o geral); representação de uma ação possível.	Raciocínio hipotético-dedutivo (do geral para o particular); pensamento proposicional; operações combinatórias.
18 a 24 meses: representação interna estabelecida e uso dessas imagens, palavras e ações para significar objetos e fazer manipulações internas primitivas com eles; conservação do objeto; primeiras noções de causalidade, de tempo e de espaço; representação dos deslocamentos invisíveis.		Capacidade de realizar operações (esquemas internos): soma, subtração, multiplicação, ordenação serial, etc.	

Fonte: Flavell (1975).

REFERÊNCIA

FLAVELL, J. H. *A psicologia do desenvolvimento de Jean Piaget*. São Paulo: Pioneira, 1975.

Parte VI
O processo de adoecer

19

O adoecer como processo

MARIO ALFREDO DE MARCO
MARIELLA VARGAS DEGIOVANI

Conforme já pontuamos, a perspectiva a partir da qual estruturamos nossas intervenções pode fazer uma enorme diferença na condução das situações. Uma perspectiva corrente, ancorada, basicamente, no modelo biomédico, trabalha a partir de uma abordagem centrada na doença. Nessa perspectiva, o adoecer é um evento que acomete o organismo, e a finalidade é tratar ou prevenir essas doenças. Para tanto, o aprendizado fundamental é o conhecimento dos mecanismos biológicos envolvidos na instalação das doenças.

Uma perspectiva alternativa visualiza o adoecer como um processo (perspectiva processual do adoecer), em que a doença é uma ocorrência que se instala a partir da confluência de uma série de fatores, em um horizonte de eventos, envolvendo as dimensões biológica, psicológica e social em interação dinâmica. Por seu turno, a doença, uma vez instalada, repercute na pessoa e em seu entorno, produzindo dinâmicas que podem acarretar danos e mais doenças. Nessa perspectiva, além do conhecimento e do manejo dos mecanismos biológicos, são necessários um conhecimento e um manejo das dinâmicas psicológicas e sociais.

A INTERVENÇÃO QUE FAZ A DIFERENÇA

A partir de exemplo extraído de nossa prática, vamos ilustrar as diferenças que surgem na aplicação de um ou outro modelo: uma criança de 2 anos está internada com um quadro de meningite bacteriana. A mãe acompanha o paciente na internação e passa quase todo o tempo no hospital a seu lado.

Se está funcionando a partir de um modelo biomédico, centrado na doença, o profissional fez uma entrevista na internação (uma boa entrevista, supondo que teve uma boa formação nesse tópico), por meio da qual realizou todas as investigações que possibilitaram formular o diagnóstico da doença (queixa e duração, história pregressa da moléstia atual, etc.) e propôs o tratamento. Além disso, levantou as possibilidades de contaminação (como se contaminou, que outras pessoas estiveram expostas à contaminação) e tomou as medidas necessárias do ponto de vista preventivo. Também investigou outros problemas de saúde que a criança apresentou ou apresenta (histórico de doenças, interrogatório complementar).

Agora está acompanhando a evolução do tratamento, avaliando a eficácia das medidas terapêuticas e atento a possíveis complicações.

Se o profissional funciona a partir de um modelo biopsicossocial, centrado no processo, tudo isso que já foi feito é necessário, mas não suficiente. Nessa perspectiva ampliada, a doença e suas consequências dependem de uma série de eventos, que envolvem as dimensões biológica, psicológica e social, em uma interação dinâmica. Apresentamos, a título de exemplo, um pequeno resumo do quadro que obtivemos a partir da investigação ampliada desse caso:

> **Resumo de caso**
>
> Este menino é o filho mais velho de uma prole de dois (o irmão mais novo tem 4 meses de idade). O pai tem 26 anos e trabalha na construção civil. A mãe, com 24 anos, é doméstica e parou de trabalhar com o nascimento do segundo filho. Aqui, vemos quantos outros fatores podem ser adicionados ao horizonte de eventos que contribuíram para a instalação da doença:
>
> - o menino passou a apresentar, após o nascimento do irmão, algumas perturbações, como sono agitado e comportamentos regressivos (ficou "manhoso", voltou a usar chupeta e a ter enurese noturna);
> - a perda da renda da mãe trouxe restrições ao orçamento familiar, com repercussões na qualidade de vida e de alimentação, além de perturbações emocionais para o pai e para a mãe.
>
> Todos esses eventos que levaram ao comprometimento emocional na família e no paciente podem ter desempenhado algum papel na instalação da doença (fatores facilitadores). Contudo, uma vez instalada, a doença gera também uma série de eventos que podem repercutir em todo o contexto. Por exemplo, o afastamento da mãe estava trazendo as seguintes consequências para o equilíbrio familiar: a criança de 4 meses estava adoecendo, e o pai, atrapalhado com a condução da administração da casa (estava sendo ajudado pela sogra, com quem não tinha um bom entendimento), apresentava sinais de esgotamento, com repercussões em seu bem-estar e no trabalho.

Esse quadro, mesmo bastante resumido, já permite delinear as diferenças que as duas perspectivas produzem tanto para a investigação como para as condutas e os procedimentos.

Só para exemplificar, nesse caso, uma intervenção muito importante foi fruto de um diálogo com a família, mostrando a necessidade de manter alguma presença da mãe também junto ao outro filho e ao marido. Como resultado, a mãe passou a dividir sua função no hospital com a avó materna, ficando liberada para estar mais presente em sua casa. Esse procedimento ajudou a restaurar um equilíbrio, que foi benéfico tanto para o paciente internado como para todos os outros protagonistas.

Em uma perspectiva baseada na doença, todos esses aspectos e suas consequências (esgotamento da mãe com repercussões no próprio filho internado, desequilíbrio no núcleo familiar com repercussões na saúde dos outros membros, entre outras) passariam despercebidos e desatendidos, pois a atenção estaria concentrada primordialmente na terapêutica da doença do paciente internado. O profissional nem mesmo perceberia que deixou de realizar ações que poderiam tanto ajudar no tratamento do paciente como a evitar a instalação de outras doenças e complicações nos demais membros da família e no entorno social.

CURA E CUIDADO: NATUREZA E TECNOLOGIAS

Os poderes curativos da natureza

As máximas hipocráticas *vix medicatrix naturae* (os poderes curativos da natureza) e *primum non nocere* (primeiro, não provocar dano) destacam a importância concedida aos fatores naturais para a remissão da doença e à atitude do profissional no sentido de estimular e favorecer ou, pelo menos, não perturbar o processo natural. Essas máximas ganharam expressão em uma época em que a medicina dispunha de escassos recursos para o diagnóstico e o tratamento das morbidades, de forma que o médico estava muito mais na dependência dos fatores naturais, contrastando fortemente com os nossos tempos, em que a medicina pode se valer das mais variadas técnicas, ferramentas e medicações.

Será que essa atitude era consequência dos escassos recursos disponíveis? É possível que esse seja um dos fatores e que, com o grande avanço da ciência, a confiança passou a se deslocar cada vez mais para as intervenções, em detrimento da confiança nos poderes naturais de cura. É importante restabelecer a confiança nesses poderes naturais? Como fazê-lo? Quais os cuidados?

É impossível que uma visão isenta dos dinamismos envolvidos no processo saúde-doença coloque em dúvida a importância dos poderes naturais de cura. Há, no entanto, algumas confusões quanto às condições e aos limites na confiança em tais poderes.

O grande perigo é tomar essa confiança de uma forma absoluta e não ter em conta que, em muitas situações, os poderes naturais podem não ser inteiramente favoráveis ou até mesmo nefastos para a evolução das afecções. Consideremos, por exemplo, os processos inflamatórios, reações naturais do organismo para fazer frente a algum tipo de agressão e que podem se transformar em uma ameaça à integridade do organismo. As doenças autoimunes são outro exemplo contundente de como um processo natural de proteção pode se voltar contra o próprio organismo. Devemos, então, ter muito claro que essa confiança é muito importante, mas deve ser relativizada, justificando-se intervenções em casos de processos naturais que podem ser prejudiciais. É o que ocorre também em relação às substâncias medicamentosas naturais: muitos pacientes e também uma série de profissionais tomam ou recomendam remédios naturais acreditando que, por serem naturais, no mínimo não provocarão nenhum malefício. Não pode haver engano maior! Mesmo havendo muitas substâncias naturais com um potencial curativo para diferentes males, não podemos esquecer que os grandes venenos também são naturais.

Nesse campo, é muito importante, então, reconhecer a importância fundamental dos processos naturais de cura, evitando, ao mesmo tempo, uma visão ingênua e maniqueísta.

O efeito placebo

Uma expressão das mais importantes com relação aos poderes naturais de cura pode ser observada no fenômeno denominado "efeito placebo". Esse efeito costuma ser mal compreendido, ganhando, muitas vezes, conotações que nada tem a ver com seu real funcionamento: associações com fingimento – "isto é apenas efeito placebo" – conferem a esse importante fenômeno e a suas implicações uma conotação de mentira, de engano. Eis um exemplo corriqueiro: Um médico está atendendo um paciente que apresenta uma condição dolorosa, em função de uma doença grave (câncer). Ele desconfia que o paciente está exagerando a dor e decide aplicar uma injeção sem nenhum princípio farmacologicamente ativo (placebo). O paciente tem uma melhora considerável e fica praticamente livre da dor; o médico, não sem certo ar de triunfo, conclui que o paciente de fato estava exagerando ou fingindo.

Essa situação ilustra uma percepção e uma atitude equivocada do profissional, por incompreensão do poder real do efeito placebo, levando a um comportamento que pode interferir negativamente nos cuidados e na relação com o paciente. Placebo, etimologicamente, pode ser traduzido como "eu agrado" – nomeando a sensação de bem-estar, fé e confiança que é despertada por um procedimento e que pode torná-lo efetivo, independentemente de sua natureza. Pode ser um ritual, uma medicação ou a própria figura do médico ou de outro curador. Na realidade, o que é descrito nessa denominação é a propriedade que o envolvimento produzido por certas ações, crenças ou outras intervenções tem de despertar reações no organismo, ativando os poderes naturais de alívio sintomático e/ou autocura. O efeito placebo é um efeito real que produz mudanças reais, não somente no plano psíquico, mas também no plano físico.

Mesmo que esses fatos possam ser muito evidentes e aceitos racionalmente, existe uma grande dificuldade em ter presente que os poderes de autocura do organismo são de importância fundamental para o equilíbrio do organismo, bem como para a prevenção e a cura das condições mórbidas. É importante estarmos conscientes que de nada vale o recurso aos métodos mais sofisticados de tratamento se o organismo não estiver ativamente mobilizado em seus processos de regeneração e defesa.

Os poderes de autocura e regeneração do organismo não podem, em circunstâncias habituais, ser ativados voluntariamente. Não é possível, por meio do pensamento voluntário, inibir ou estimular funções orgânicas. Um dos caminhos naturais envolve o condicionamento e a participação das emoções.

Hoje, já se acumulam inúmeras provas experimentais que não só comprovam a eficácia real do efeito placebo como identificam algumas etapas dos caminhos fisiológicos que conduzem dos estados mentais para os processos orgânicos corporais, inibindo ou estimulando os poderes intrínsecos de cura. A psiconeuroimunologia, por exemplo, é um campo que tem alcançado uma série de provas experimentais, que tem confirmado amplamente experiências empíricas e clínicas acumuladas de longa data. Trata-se de um campo de conhecimento e investigação que ganhou destaque e tem contribuído para uma comprovação da visão multifatorial das doenças e do processo de cura, a partir da perspectiva científico-experimental, aproximando o que podemos denominar uma "psicossomática" constituída a partir de um vértice psicológico e uma "psicossomática" de vértice fisiológico.

A pedra fundamental para a edificação da psiconeuroimunologia foi lançada em 1926, por Metal'nikov e Chorine. A partir de seu trabalho no Instituto Pasteur, demonstraram que a imunidade é um reflexo defensivo e, como tal, poderia ser condicionada pelo método pavloviano clássico. Essa verificação não impediu que o sistema imune continuasse a ser considerado como autônomo (reagindo tão somente ao antígeno) e autorregulatório. Quase 50 anos de latência foram necessários para que, em 1975, em um experimento que Solomon (1993) qualificou de "elegante e esplendidamente controlado", Robert Ader e Nicolas Cohen, da Universidade de Rochester, produzissem uma demonstração experimental inquestionável: eles injetaram ciclofosfamida (uma substância imunossupressora) em ratos e ao mesmo tempo adicionaram um novo sabor (sacarina) à água dos animais. Após algum tempo, os ratos suprimiram a imunidade apenas com o sabor da sacarina (De Marco, 1996).

Cura e cuidado

Como vimos, as máximas hipocráticas *vix medicatrix naturae* (os poderes curativos da natureza) e *primum non nocere* (primeiro, não provocar dano) ilustram a importância concedida aos fatores naturais para a remissão da doença e da atitude do profissional no sentido de estimular e favorecer ou, pelo menos, não perturbar o processo natural. Elas preconizam uma atitude que modere o intervencionismo e se atenha de maneira privilegiada ao cuidado e ao acompanhamento.

Qual a diferença entre cura e cuidado? Na realidade, etimologicamente, as duas palavras se equivalem, pois o termo "cura" provém do latim *curare*, que significa cuidado, atenção, preocupação com algo ou alguém. *Medicus curat, natura sanat*, diz o antigo aforismo, indicando a correlação entre a arte do cuidado exercida pelo médico e a possibilidade de remissão da doença, dependente da natureza. Na evolução de sua utilização, "cura" distanciou-se de seu sentido original de cuidado e passou a ter a mesma acepção de "sarar", ou seja, remissão da doença. O que determinou tal mudança de sentido? É possível que, como o resultado do cuidado é muitas vezes a remissão da doença, "curar" tenha passado a ter o mesmo sentido de "sarar", e é nesse sentido que vem sendo empregado.

É possível que tal substituição já seja uma consequência da evolução histórica que determinou uma concentração mais exclusiva da medicina na remissão da doença, promovendo um afastamento das situações nas quais as possibilidades de combate à moléstia se esgotaram. O que observamos nessas situações é uma tendência dos médicos a se desinteressarem e a abandonarem os cuidados ao paciente. Quando o profissional sente que os recursos para a cura estão se esgotando, sua tendência é partir para um *furor curandi*, tentando lançar mão de medidas heroicas e recursos questionáveis, tendo em vista a qualidade de vida do paciente, ou abandonar o paciente.

No entanto, o cuidado é aspecto essencial da atenção médica e da própria existência humana. Heidegger utilizou uma fábula de origem grega e base latina escrita por Higino (Gaius Julius Higinus, 64 a.C.-17 d.C.) para ilustrar o papel do cuidado como manifestação primeira de uma característica fundamental do ser humano.

Na fábula, Cuidado (ou Cura, no sentido primeiro) caminha junto a um rio, quando vê um pedaço de argila. Mergulhado em seus pensamentos, apanha-o e se põe a moldar uma figura. Enquanto deliberava, admirado, sobre o que fizera, Júpiter apareceu, e Cuidado, vendo que faltava vida a sua obra, pediu ao deus que remediasse essa falta. Este, atendendo ao pedido, insufla nas narinas da figura o hálito da vida. Cuidado quer, então, dar um nome à criatura, mas isso cria um impasse, pois tanto Júpiter como Cuidado querem ter a escolha do nome. Enquanto discutem, aparece a deusa Terra, que também deseja o mesmo, uma vez que ela fornecera o material para o corpo. Saturno é, então, escolhido para arbitrar o conflito. Ele julga e equitativamente assim se pronuncia: Tu, Júpiter, que lhe deste a alma, ela a ti retornará após a morte da criatura; tu, Terra, que forneceste o material do corpo, o receberás tão logo da sua morte; e tu, Cuidado, por ter sido quem a moldou, serás responsável pela criatura durante toda a sua existência no mundo. E uma vez que entre vocês há acalorada discussão acerca do nome, decido eu: esta criatura será chamada Homem, isto é, feita de *humus*, que significa "terra fértil". (Luz; Miranda, 2010).

Cuidados paliativos

A evolução exponencial da ciência nos últimos séculos tem cada vez mais alimentado o sonho do homem de um domínio total sobre a natureza, como resultado do imenso progresso alcançado. Como avançar com o progresso sem ferir de forma irremediável a natureza tem sido o desafio proposto por líderes e pensadores sensíveis a esse crucial dilema. Tal situação tem se refletido fortemente no campo da saúde, e uma questão fundamental que aqui também se coloca é: como avançar e aproveitar os recursos que a tecnologia tem colocado à disposição sem violentar a natureza e a dignidade humana?

O poder de prolongar a vida cresceu assustadoramente com a invenção da ventilação mecânica durante a década de 1950, tornando nosso entendimento do que significa a morte e quando retirar o suporte de vida muito difícil: a morte como parada da respiração ou como último suspiro tornou-se irrelevante. Quando retirar os suportes? Quando renunciar a procedimentos para manter a vida?

A atitude dominante, inspirada pela "inflação" científica, tem sido a de manter a vida a qualquer preço, tendo em vista que a morte não é mais considerada um evento natural, mas um fracasso da ciência. Nesse sentido, é comum observar que, quando os recursos técnicos convencionais não oferecem mais possibilidade de cura, a equipe médica costuma se retirar, abandonando o doente a seu próprio destino.

A área dos cuidados paliativos se estrutura como contraponto a essa situação, não se opondo ao avanço científico. Pelo contrário, propõe que o poder da ciência pode ser usado não só na busca da cura, mas para aliviar os sintomas e tornar mais suportável o processo de morte (Cain, 2001). A seguir, apresentamos uma breve história dos cuidados paliativos.

Originalmente, o que denominamos cuidados paliativos era proporcionado por instituições denominadas *hospices*. Atualmente, em alguns países, os termos cuidados paliativos e *hospice* são intercambiáveis.

Hospice deriva do latim *hospitium*, que indicava o local onde se oferecia hospitalidade. As raízes dos termos *hospice* e hospital são as mesmas e podem ser rastreadas até o século IV a.C. O nome grego original era *xenodochium*, que significava hospitalidade. Os *hospices* originais nos remetem a Fabiola, uma matrona romana que abriu sua casa para pobres, viajantes, famintos, sedentos e doentes. Nessa época, o termo *hospis* nomeava tanto o anfitrião como o convidado, e o *hospitium* era o local onde a hospitalidade era oferecida. Mais tarde, muitos *hospices* foram fundados na rota dos cruzados, sendo onde os peregrinos, em suas viagens, recebiam alimentos e cuidados médicos. Nenhum desses *hospices* cuidavam especificamente de moribundos, e todos eram bem-vindos para permanecer o quanto precisassem. Em meados do século XIX, Jeanne Garnier fundou, em Lion (França), a primeira instituição designada como *hospice*, destinada ao cuidado de pacientes moribundos. Na Inglaterra, o conceito de *hospice* avançou no final do século XIX, quando as Irmãs Irlandesas da Caridade fundaram instituições em Dublin e Cork e, posteriormente (1905), em Londres, o St. Joseph's Hospice, o qual acolhia somente os moribundos e foi um importante modelo para os *hospices* britânicos da época (Milicevic, 2002).

A evolução e o movimento de *hospice* moderno deve muito ao envolvimento de Cicely Saunders. Enfermeira, assistente social e médica, ela trabalhou durante alguns anos no St. Joseph's Hospice e, em 1967, fundou o St. Christopher's Hospice, o primeiro centro de atendimento, ensino e pesquisa moderno no campo. Muito envolvida com o trabalho, ela enfrentou as atitudes negativas e os preconceitos, revolucionando a forma de encarar as necessidades dos pacientes moribundos e de suas famílias. Saunders faleceu em 14 de julho de 2005, aos 87 anos, em decorrência de câncer de mama, recebendo os cuidados no próprio St. Christopher's Hospice.

Nos Estados Unidos, *hospice* é um conceito relativamente novo no espectro dos cuidados em saúde disponíveis. Dois eventos coincidentes, ocorridos no final da década de 1960, contribuíram para influenciar o cuidado com os pacientes diagnosticados com quadros irreversíveis: a inspiração provocada pela visita de Cicely Saunders e o lançamento do livro *Sobre a morte e o morrer*, de Elizabeth Kübler-Ross. Saunders fez várias viagens a Nova York, Los Angeles e Boston. Quando falou em Yale, com Elisabeth Kübler-Ross, Saunders inspirou Florence Wald, de Connecticut, a iniciar o movimento a favor dos *hospices* nos Estados Unidos. A fundação do primeiro *hospice* nesse país deu-se em 1974 (Doherty, 2009).

O termo "paliativo" data dessa época e foi introduzido em 1974, pelo dr. Balfour Mount, um cirurgião oncológico do Royal Victoria Hospital of McGill University of Montreal, que cunhou o termo medicina paliativa. Em suas origens, "palio" deriva da palavra latina *pallium*, que significava cobertura, e passou a designar o manto utilizado para aquecer e proteger os peregrinos e/ou viajantes das intempéries com as quais poderiam deparar durante suas viagens. A intenção do dr. Mount ao criar o termo medicina paliativa era evitar as conotações negativas que o nome "*hospice*" tinha na cultura francesa. Em português, temos o mesmo problema, pois a tradução de *hospice* para o nosso idioma é "hospício", que, conforme podemos verificar no dicionário, além do seu sentido primeiro de asilo, abrigo, estabelecimento onde se dá hospedagem e/ou tratamento gratuitos a pessoas pobres ou doentes, passou a significar também asilo de loucos, hospital de alienados, manicômio. No uso corrente, inclusive, o que prevalece é essa segunda acepção. No Brasil, acabou-se mantendo a palavra *hospice*, sem tradução, utilizada conjunta ou alternadamente com medicina ou cuidados paliativos. Paliativo e paliar já foram incorporados e ganharam na língua portuguesa o sentido de amenizar, aliviar, abrandar.

Na Inglaterra, a rápida expansão dos *hospices* para internação, dos serviços de *homecare*, das unidades de hospital-dia e das equipes hospitalares multidisciplinares de consultoria começou na década de 1980 e se fortaleceu com o reconhecimento da medicina paliativa como especialidade, em 1987. Nos Estados Unidos, o que é descrito como *hospice* é amplamente fundamentado em cuidados domiciliares (Brooksbank, 2009).

Nos Estados Unidos, um *Guia prático de cuidados paliativos* foi editado em 2004, expandindo o foco dos cuidados paliativos, para incluir não somente pacientes moribundos, mas também aqueles diagnosticados com doenças limitantes. Em 2006, o American Board of Medical Specialties (ABMS) e o Accreditation Council for Graduate Medical Education reconheceram a subespecialidade medicina paliativa (Loscalzo, 2008).

No Brasil, a história dos cuidados paliativos é relativamente recente. Iniciativas isoladas e discussões a respeito dessa área são encontradas desde a década de 1970, mas somente em 1983 surgiu, no Rio Grande do Sul, o primeiro serviço, quando o Hospital das Clínicas da Universidade Federal do Rio Grande do Sul anexou a seu serviço de dor um serviço de cuidados paliativos. Em 1986, amplia-se para São Paulo e, em 1989, Santa Catarina. Em dezembro de 2002, o Hospital do Servidor Público Estadual de São Paulo (HSPE/SP) inaugurou sua enfermaria de cuidados paliativos. Outro marco foi a inauguração da Hospedaria (termo aportuguesado para *hospice*) de Cuidados Especiais do Hospital do Servidor Público Municipal de São Paulo, em 2004.

Em outubro de 1997, foi fundada a Associação Brasileira de Cuidados Paliativos, e, em 2005, a Academia Nacional de Cuidados Paliativos. Em 2010, o Conselho Federal de Medicina incluiu, em seu novo Código de Ética Médica, os cuidados paliativos como princípio fundamental, com os seguintes dizeres: "Nas situações clínicas irreversíveis e terminais, o médico evitará a realização de procedimentos diagnósticos e terapêuticos desnecessários e propiciará aos pacientes sob sua atenção todos os cuidados paliativos apropriados" (Conselho Federal de Medicina, 2010).

O tema é reforçado no artigo que trata do que é vedado ao médico na relação com paciente e familiares:

> Art. 41. É vedado ao médico abreviar a vida do paciente, ainda que a pedido deste ou de seu representante legal.
> Parágrafo único. Nos casos de doença incurável e terminal, deve o médico oferecer todos os cuidados paliativos disponíveis, sem empreender ações diagnósticas ou terapêuticas inúteis ou obstinadas, levando sempre em consideração a vontade expressa do paciente ou, na sua impossibilidade, de seu representante legal. (Conselho Federal de Medicina, 2010)

Contudo, ainda há no Brasil um grande preconceito e desconhecimento nesse campo, tanto entre os profissionais da saúde como entre administradores e gestores hospitalares, bem como no próprio poder judiciário. Ainda se confunde cuidado paliativo e eutanásia, e existe um enorme preconceito na utilização de opioides como morfina para o alívio da dor. O preparo dos profissionais nesse campo é ainda extremamente precário. Na graduação, quando existe alguma oferta de curso ou orientação na área, é na forma de disciplinas eletivas ou na dependência de interesse pessoal dos professores.

Conceitos e diretrizes

A Organização Mundial da Saúde (OMS; World Health Organization, 2002) define cuidados paliativos como uma abordagem voltada para a melhora da qualidade de vida do paciente e de seus familiares diante de uma doença que ameaça a vida. Tendo esse objetivo em foco, é função dos cuidados paliativos prevenir e aliviar o sofrimento por meio da identificação precoce e de abordagem e tratamento impecáveis da dor e de outros problemas físicos, psicossociais e espirituais.

Podemos resumir a função dos cuidados paliativos em:

- Fornecer alívio da dor e de outros sintomas estressantes.
- Afirmar a vida e encarar a morte como um processo normal.
- Não pretender adiar ou apressar a morte.
- Integrar os aspectos psicológicos e espirituais dos cuidados ao paciente.
- Oferecer um sistema de apoio para ajudar os pacientes a viver tão ativamente quanto possível até a morte.
- Utilizar uma abordagem de equipe para atender às necessidades dos pacientes e suas famílias, incluindo assistência ao luto, se indicado.
- Melhorar a qualidade de vida e influenciar positivamente o curso da doença.
- Participar do tratamento desde o início do curso da doença, em associação com outras terapias que visem prolongar a vida, como quimioterapia ou radioterapia, incluindo as investigações necessárias para melhor entender e manejar as angustiantes complicações clínicas.

Os cuidados paliativos, quando dirigidos às crianças e a seus familiares, embora mantenham características muito próximas às dos adultos, apresentam algumas peculiaridades. Eis os pontos principais:

- Cuidado ativo total do corpo, da mente e do espírito da criança, envolvendo também apoio à família.
- Iniciam-se quando a doença é diagnosticada e continuam independentemente de estar ou não a criança recebendo tratamento dirigido para a doença.
- Os cuidadores devem avaliar e aliviar o sofrimento físico, psicológico e social da criança.
- Para sua efetividade, exigem uma abordagem ampla e multidisciplinar, que inclua a família e faça uso de recursos comunitários disponíveis, podendo ser implementados com sucesso mesmo que os recursos sejam limitados.
- Podem ser desenvolvidos em instalações de cuidados terciários, em centros comunitários de saúde e até mesmo nas casas das crianças.

A OMS preconiza um modelo de intervenção no qual as ações paliativas devem ter início já no momento do diagnóstico, caminhando junto com as terapêuticas capazes de modificar o curso da doença. À medida que o tratamento que visa o controle ou a remissão da doença perde sua efetividade, os cuidados paliativos ganham importância e imperiosidade, perdurando até o final e estendendo-se mesmo após a morte do paciente, na forma de atenção e assistência à família e à equipe de saúde (World Health Organization, 2002).

Os cuidados paliativos não são dirigidos a uma doença específica e abrangem o período compreendido entre o diagnóstico de doença avançada e o final do luto, que pode variar de anos a semanas ou (raramente) a dias. É importante ter presente que cuidado paliativo não é sinônimo de cuidados terminais, mas os engloba.

Entre os objetivos e princípios que regem os cuidados paliativos está o de ajudar as pessoas próximas ao paciente (principalmente os membros da família) a fazer bom uso e a desenvolver suas habilidades de oferecer suporte emocional e prático aos pacientes, no sentido de se adaptar ao processo e lidar com a dor e a perda. Uma atenção especial deve ser dada à prevenção e ao tratamento da depressão por exaustão.

Os cuidados paliativos não se referem apenas aos cuidados institucionais. Pelo contrário, é uma filosofia de cuidado aplicável em todos os locais de atendimento. Comumente, vemos a criação de equipes de base comunitária, em que o atendimento é levado para a casa do próprio paciente ou para um lar de idosos. Da mesma forma, vemos os diferentes modelos de prestação de cuidados paliativos em hospitais gerais. O ideal é que, os pacientes tenham uma escolha em relação a seu lugar preferido: casa, *hospice* ou hospital. Sempre que possível, os pacientes devem ser capazes de se beneficiar dos cuidados em uma variedade de locais, dependendo de suas necessidades clínicas e preferências.

Os cuidados paliativos envolvem o uso de todas as intervenções paliativas adequadas, que podem incluir terapias modificadoras da doença, como cirurgia, radioterapia, quimioterapia, manipulações hormonais, entre outras. O objetivo final de todas essas intervenções é reabilitar o paciente, na medida do possível, e obter melhor qualidade de vida. Portanto, é fundamental que programas de cuidados paliativos estejam totalmente integrados aos programas de saúde hospitalares e da comunidade. Os méritos relativos de todas as abordagens a cuidados, tanto modificadores da doença como sintomáticos, devem ser apreciados em uma base individual e intervalos frequentes, de modo que esquemas de tratamento adequado possam ser implementados.

Os cuidados paliativos exigem uma abordagem multidisciplinar coordenada, pois, em função do que já foi exposto, é evidente que, em geral, nenhum indivíduo ou disciplina conseguem enfrentar de modo adequado o alcance e a complexidade das questões que surgem durante o período de cuidados paliativos. É fundamental, portanto, o trabalho em equipe multiprofissional, que atue de forma coesa, com metas e objetivos compartilhados e meios eficazes e rápidos de comunicação.

Os cuidados paliativos são aplicáveis no início do curso da doença, em conjunto com terapias modificadoras da doença e para prolongar a vida. Historicamente, estes foram associados a cuidados oferecidos aos pacientes de câncer quando eles se aproximavam da morte. É reconhecido que os cuidados paliativos têm muito a oferecer a pacientes e familiares em um estágio mais precoce do curso da doença, pelo menos a partir do momento em que o estágio de doença avançada é atingido e a progressão não pode ser evitada de modo duradouro. Isso exige que os serviços de cuidados paliativos estejam integrados a uma gama completa de serviços de saúde hospitalares e da comunidade.

Como é evidente a partir das definições aqui elencadas, os cuidados paliativos não são definidos a partir de alguma doença particular, mas potencialmente aplicáveis a pacientes de todas as idades, com base em uma avaliação de seu prognóstico provável e de suas necessidades específicas.

O preparo dos profissionais

A recomendação é que, em diferentes graus, todos os profissionais e serviços tenham um contato e uma formação voltada para os cuidados paliativos. Dependendo do grau de compromisso com o campo, podemos classificar os seguintes níveis de envolvimento:

- *Atitude paliativa de cuidados* – todos os profissionais devem ter familiaridade com os princípios dos cuidados paliativos e aplicá-los em sua prática quando for apropriado.
- *Cuidados paliativos gerais* – alguns profissionais da saúde, embora não engajados exclusivamente na prática de cuidados paliativos, podem ter formação complementar e experiência na área de cuidados paliativos.
- *Cuidados paliativos especializados* – serviços de cuidados paliativos especializados são aqueles oferecidos por profissionais cuja principal atividade é a prestação de cuidados paliativos. As equipes ou os serviços a que esses profissionais se vinculam estão, em geral, envolvidos no atendimento de pacientes com necessidades de cuidados mais complexos e exigentes. Como consequência, requerem maior grau de formação, de pessoal e de outros recursos.

No Brasil, conforme já assinalado, há uma grande lacuna na formação dos profissionais da saúde nesse campo, seja em nível de graduação, seja em nível de pós-graduação, *lato sensu* e *stricto sensu*. Os poucos cursos de especialização oferecidos são, de forma geral, de baixa qualidade.

Questões éticas

É mais do que esperado que, nesse campo, lidemos o tempo todo com questões éticas. Acompanhamos pela imprensa alguns casos que repercutiram no mundo, como, por exemplo, o da norte-americana Terri Schiavo, de 41 anos, que morreu após permanecer 13 dias sem receber alimentação devido a uma determinação da justiça. Terri permaneceu 15 anos em um estado que os médicos chamam de "vegetativo persistente", uma condição em que não há mais o funcionamento do córtex cerebral, e postula-se que as reações apresentadas (como sucção, movimento dos olhos, etc.) não sejam voluntárias, mas reflexas. Nos últimos sete anos, seu marido e guardião legal, Michael Schiavo, vinha pedindo às cortes norte-americanas pela morte de sua mulher, com base na argumentação de que esta teria manifestado reiteradas vezes antes de entrar em estado vegetativo que não gostaria que sua vida fosse mantida artificialmente, caso algo lhe acontecesse.

Havia uma disputa judicial entre o marido e os pais de Terri, que defendiam a posição de que ela ainda mantinha um "estado mínimo de consciência". Mesmo com a obtenção de laudos médicos comprovando o fato, a justiça dos Estados Unidos permaneceu ao lado de Michael, determinando a retirada do tubo de alimentação que garantia a vida da paciente.

Na época, o jornal *Folha de São Paulo* fez um levantamento entre 16 médicos, publicado no seguinte texto:

> Apesar de ilegal, a eutanásia – apressar, sem dor ou sofrimento, a morte de um doente incurável – é ato frequente e, muitas vezes, pouco discutido nas UTIs de hospitais brasileiros. Dezesseis médicos ouvidos pela *Folha* confirmam que hoje o procedimento é comum e veem a eutanásia como abreviação do sofrimento do doente e de sua família. "Vamos deixá-lo descansar." É assim que o médico avisa a família e dá início ao fim do sofrimento, diz o infectologista Caio Rosenthal, um dos conhecidos defensores da eutanásia quando não há mais recursos de tratamento. (Collucci; Leite; Gois, 2005)

Um caso mais recente, que teve desfecho em fevereiro de 2009 e colocou em confronto o primeiro-ministro e o presidente da Itália, foi o de Eluana Englaro, uma paciente de 38 anos que estava há 17 em estado vegetativo. A italiana sofreu um acidente de trânsito em 1992 e, desde então, permanecia em coma. Em novembro de 2008, seus pais obtiveram na justiça, em última instância, uma autorização para deixar a filha morrer. A sentença, no entanto, foi ameaçada por um projeto de lei proposto pelo *premier* italiano, Silvio Berlusconi, que começaria a ser votado no Senado.

O caso provocou uma polêmica sobre a eutanásia na Itália e abriu uma crise entre o premiê e o presidente Giorgio Napolitano. Na semana anterior à votação no Senado, porém, uma clínica particular aceitou receber a mulher e executar o procedimento. Napolitano se opôs ao decreto de Berlusconi tendo em vista não contradizer a sentença de novembro de 2008 do Tribunal de Cassação, principal instância jurídica da Itália. A decisão autorizou a interrupção da alimentação e da hidratação de Eluana, como pedia o pai dela, Beppino Englaro, há 10 anos.

Esses casos nos colocam diante de diversas questões e abordagens. Uma questão central diz respeito a quem é o representante do paciente para defender seus interesses quando este está impossibilitado. No caso de Terri Schiavo, essa questão ganhou contornos dramáticos. Outras questões envolvem profissionais e instituições na forma de conflitos de interesse entre profissionais, políticos, advogados e juízes. A discussão envolve alguns outros pontos fundamentais, nos quais a definição e o estabelecimento de fronteiras é particularmente difícil: dignidade, beneficência, autodeterminação, privacidade, veracidade, justiça, eutanásia *versus* retirada de tratamento, eutanásia *versus* homicídio, entre outros.

Delimitação dos conceitos

Como vemos, até a própria delimitação dos conceitos associados às condutas tem sido uma tarefa difícil. A seguir, apresentamos uma das tentativas mais recentes de delimitação de alguns desses conceitos centrais (Barroso; Martel, 2010): eutanásia; ortotanásia; distanásia; tratamento fútil e obstinação terapêutica; cuidado paliativo; recusa de tratamento médico e limitação consentida de tratamento; retirada de suporte vital e não oferta de suporte vital, ordem de não ressuscitação ou não reanimação; e suicídio assistido.

- *Eutanásia*: inclui, atualmente, somente a forma ativa aplicada por médicos a doentes terminais cuja morte é inevitável em curto período de tempo. É uma conduta médica intencional destinada a apressar ou provocar a morte – com exclusiva finalidade benevolente – da pessoa que se encontre em situação irreversível e incurável de acordo com os padrões médicos vigentes e que padeça de intensos sofrimentos físicos e psíquicos. Estão excluídos do conceito a chamada eutanásia *passiva*, ocasionada por omissão, bem como a *indireta*, ocasionada por ação desprovida de intenção de provocar a morte. Não se confunde tampouco com *homicídio piedoso*, conceito mais amplo que contém o de eutanásia.
- *Distanásia*: tentativa de retardar a morte o máximo possível, empregando, para isso, todos os meios médicos disponíveis, ordinários e extraordinários, ao alcance, proporcionais ou não, mesmo que isso signifique causar dores e padecimentos a uma pessoa cuja morte é iminente e inevitável. Em outras palavras, é um prolongamento artificial da vida do paciente, sem chance de cura ou recuperação segundo o estado da arte da ciência da saúde, mediante conduta na qual não se prolonga a vida propriamente dita, mas o processo de morrer. A obstinação terapêutica e o tratamento fútil estão associados à distanásia. Alguns autores, inclusive, tratam tais aspectos como sinônimos. A primeira consiste no comportamento médico de combater a morte de todas as formas, como se fosse possível curá-la, sem que se tenha em conta os padecimentos e os custos humanos gerados. O segundo refere-se ao emprego de técnicas e métodos extraordinários e desproporcionais de tratamento, incapazes de ensejar a melhora ou a cura, mas hábeis para prolongar a vida, ainda que agravando sofrimentos, de tal forma que os benefícios previsíveis são muito inferiores aos danos causados.
- *Ortotanásia*: orientada para a aceitação da morte em seu tempo adequado, não combatida com os métodos extraordinários e desproporcionais utilizados na distanásia, nem apressada por ação intencional externa, como na eutanásia. A ortotanásia, cuja perspectiva é deixar a morte seguir seu curso, está estreitamente vinculada aos cuidados paliativos voltados à utilização de toda tecnologia possível para aplacar o sofrimento físico e psíquico do enfermo. O cuidado paliativo pode envolver o que se denomina duplo efeito: em determinados casos, a utilização de algumas substâncias para controlar a dor e a angústia pode aproximar o momento da morte. A diminuição do tempo de vida é um efeito previsível, sem ser desejado, pois o objetivo primário é oferecer o máximo conforto possível ao paciente, sem intenção de ocasionar o evento morte.

continua >>

> **>> continuação**
>
> - *Recusa de tratamento médico*: consiste na negativa de iniciar ou de manter um ou alguns tratamentos. Após o devido processo de informação, o paciente – ou, em certos casos, seus responsáveis – decide se deseja ou não iniciar ou continuar um tratamento. O processo culmina com a assinatura de um Termo de Consentimento Livre e Esclarecido (TCLE).
> - *Retirada de suporte vital (RSV), não oferta de suporte vital (NSV) e ordem de não ressuscitação ou não reanimação (ONR)*: são partes integrantes da limitação consentida de tratamento. A RSV significa a suspensão de mecanismos artificiais de manutenção de vida, como os sistemas de hidratação e nutrição artificiais e/ou o sistema de ventilação mecânica. A NSV, por sua vez, significa o não emprego desses mecanismos. A ONR é uma determinação de não iniciar procedimentos para reanimar um paciente acometido de mal irreversível e incurável quando ocorre parada cardiorrespiratória.
> - *Suicídio assistido*: retirada da própria vida com o auxílio ou a assistência de terceiro. O ato causador da morte é de autoria daquele que põe termo à própria vida. O terceiro colabora com o ato, quer prestando informações, quer colocando à disposição do paciente os meios e as condições necessários à prática.

Regulamentação e conflitos

Esses conceitos resultam de uma reestruturação que vem se fazendo no campo, mas a situação ainda envolve muita discussão e confusão. Para se ter ideia da polêmica que envolve o tema, citamos uma situação recente em que se procurou resolver o descompasso entre a interpretação do direito vigente e a ética médica.

Tanto a eutanásia como a ortotanásia – incluindo aí a limitação do tratamento – constituíam perante a lei hipóteses de homicídio. Nessa interpretação, a decisão do paciente ou da família de descontinuar um tratamento médico desproporcional, extraordinário ou fútil não alteraria o caráter criminoso da conduta. A existência do consentimento também não produziria o efeito jurídico de salvaguardar o médico de uma persecução penal.

O Conselho Federal de Medicina (CFM), procurando equacionar essa questão, promulgou a resolução nº 1805/2006, de 9/11/2006. Invocando sua função disciplinadora da classe médica, bem como o artigo 5, inciso terceiro da Constituição, pretendeu dar suporte jurídico à ortotanásia. Trazendo uma fundamentada exposição de motivos, a resolução tem o seguinte conteúdo resumido em sua ementa:

> Na fase terminal de enfermidades graves e incuráveis, é permitido ao médico limitar ou suspender tratamentos que prolonguem a vida do doente, garantindo-lhe os cuidados necessários para aliviar os sintomas que levam ao sofrimento, na perspectiva de uma assistência integral, respeitada a vontade do paciente ou de seu representante legal. (Conselho Federal de Medicina, 2006)

Essa resolução foi suspensa por decisão judicial produzida em ação civil pública movida pelo Ministério Público Federal perante a Justiça Federal de Brasília. O procurador geral da República que a subscreve colocou-se frontalmente contra o conteúdo da resolução. Em meio a muitas considerações jurídicas, morais e metafísicas, afirmou:

> A ortotanásia não passa de um artifício homicida; expediente desprovido de razões lógicas e violador da Constituição Federal, mero desejo de dar ao homem, pelo próprio homem, a possibilidade de uma decisão que nunca lhe pertenceu.

Por fim, em dezembro de 2010, foi emitida uma sentença considerando improcedente o pedido do Ministério Público e validada a resolução 1805/06 do CFM. Em sua sentença, o juiz afirma que chegou "à convicção de que a resolução que regulamenta a possibilidade de o médico limitar ou suspender procedimentos e tratamentos que prolonguem a vida do doente na fase terminal de enfermidades graves e incuráveis realmente não ofende o ordenamento jurídico posto" e que a resolução não determina modificação significativa no dia a dia dos médicos que lidam com pacientes terminais. A decisão avança ainda mais ao considerar que a ortotanásia se insere em um contexto científico da medicina paliativa e que, diagnosticada a terminalidade da vida, já não se pode aceitar que o médico deva fazer tudo para salvar a vida do paciente se esta não pode ser salva. Desse modo, sendo o quadro irreversível, é melhor – caso o paciente e sua família assim o desejem – não lançar mão de cuidados terapêuticos excessivos (pois ineficazes).

Em alguns países, como os Estados Unidos, o direcionamento das ações médicas em determinadas situações tem sido definido pela elaboração de um documento conhecido como "diretivas antecipadas" (*advanced directives*). O documento provê as instruções deixadas por escrito pelo paciente quanto aos cuidados referentes a sua saúde que desejaria receber em uma eventual incapacidade de poder decidir; inclui a designação de alguém, reconhecido legalmente como seu legítimo procurador, com poder de decidir sobre eventuais intervenções. Partindo-se da premissa de que o paciente ou seu procurador estão devidamente esclarecidos e plenamente conscientes do estado clínico, do prognóstico e das opções terapêuticas possíveis, o que se objetiva é a possibilidade de oferecer ao paciente o que tem sido chamado na literatura de "boa morte", tendo suas decisões autônomas como fundamento.

No início da década de 2000, a Holanda foi o primeiro país a reconhecer legalmente a eutanásia e o suicídio assistido, seguida pela Bélgica. Nos Estados Unidos, apenas o estado de Oregon reconhece, já a partir de 1998, o suicídio assistido por médico (Florlani; Schramm, 2008).

Grande parte dos profissionais que se dedicam aos cuidados paliativos considera que, na maioria dos casos, a busca pela eutanásia e pelo suicídio assistido é consequência da não adoção de cuidados paliativos. Saunders (2003) afirma, nesse sentido, que:

> Ainda há muito a fazer quanto a oferecer aos pacientes um controle verdadeiramente informado sobre o que acontece com eles, apoiando-os em casa, com muita frequência o lugar de escolha, melhores serviços da comunidade e na adoção de cuidados paliativos eficazes disponíveis, onde quer que possam estar.
>
> Se estes não são oferecidos... mais e mais pessoas vão considerar que não vale a pena viver a vida, e será a indiferença da sociedade, em vez de qualquer falta de potencial de suas próprias vidas, que os levará a pedir pelo "direito a morrer". Chegar a esse ponto seria, a nosso ver, um triste fracasso da sociedade.

O desafio para aqueles que trabalham em qualquer ramo da medicina paliativa é claro: não só temos que trabalhar continuamente nossas próprias normas profissionais, mas também difundir o conhecimento que já existe. Precisamos igualmente realçar a nossos colegas e ao público que existe uma forma aceitável de tratamento adequado que não necessita leis para sua implementação. Em nenhuma circunstância deveria ser designado como uma forma de eutanásia.

Como vemos, o campo é bastante controverso e palco de um debate ético envolvendo amplos setores da sociedade. Uma tendência predominante no posicionamento das organizações ligadas aos profissionais de cuidados paliativos tem sido a de que a provisão da eutanásia e do suicídio medicamente assistido não sejam incluídos como parte da responsabilidade dos cuidados paliativos. Nesse sentido, procuram lançar uma distinção importante entre eutanásia e alguns outros procedimentos que consideram de sua responsabilidade, quais sejam (Materstvedt et al., 2003):

- Não administração de tratamento fútil.
- Retirada de tratamento fútil.
- "Sedação terminal" (uso de medicação sedativa pala aliviar estresse intolerável nos últimos dias de vida).

Alguns autores propõem a designação "sedação para estresse intratável no paciente moribundo" como alternativa para esse último item (Billings, 2003).

O que está em jogo é alcançar um critério apoiado nas intenções: a diferenciação crucial que se procura estabelecer é entre quando a intenção de cuidar da dor e do sofrimento pode, incidentalmente, como efeito secundário (nomeado duplo efeito na literatura), facilitar a morte e quando a intenção é provocar a morte.

Serviços

Uma distinção básica se dá entre serviços que têm cuidados paliativos como atividade central (serviços especializados) e os que não têm (serviços não especializados). A grande maioria dos cuidados paliativos é, e sempre será, realizada pelos serviços não especializados.

Os serviços especializados são totalmente dedicados aos cuidados paliativos. Tais serviços não tomam o lugar dos cuidados prestados pelos profissionais da linha de frente (serviços de *homecare*, hospital ou reabilitação), mas apoiam e complementam esse cuidado, de acordo com as necessidades identificadas e a complexidade da situação. Onde quer que estejam os pacientes, devem ter acesso, quando necessário, a esses serviços em todos os momentos e sem demora. Serviços de cuidados paliativos especializados exigem maior nível de qualificação profissional de funcionários treinados e uma alta relação equipe/paciente. O recomendável seria que tais serviços estivessem disponíveis em todos os ambientes de cuidado, devendo estar capacitados a dar suporte aos pacientes onde quer que estejam: em casa, no hospital, em ambulatório, em lares de idosos, em unidade de cuidados paliativos, etc. Devem ter também um papel importante no apoio aos outros profissionais da saúde na prestação de serviços de cuidados paliativos em nível hospitalar e comunitário. Deveria ser possível a todos os profissionais da saúde acessar aconselhamento e apoio dos prestadores de cuidados paliativos especializados, quando necessário.

Aos profissionais não especializados compete fornecer os cuidados, na maioria dos casos sem a intervenção de especialistas. Para outros, a intervenção especializada pode ser necessária, e, em uma pequena proporção dos casos, os especialistas terão de assumir o atendimento completo.

Serviços de consultoria de fácil acesso têm demonstrado boas possibilidades de apoio para profissionais não especializados, permitindo que o paciente permaneça sob seus cuidados. Quando o hospital conta com uma unidade de cuidados paliativos, esse serviço de consultoria pode estar sob sua responsabilidade.

Saúde mental e cuidados paliativos

A contribuição dos profissionais da saúde mental na atenção em cuidados paliativos é de fundamental importância tanto para a atuação em situações mais específicas do seu campo, envolvendo os transtornos psiquiátricos e psicológicos, quanto na participação na equipe multiprofissional para a formulação de um plano de cuidados integral e integrado.

Delirium

Detectar e capacitar a equipe a reconhecer os quadros de *delirium* é uma das funções importantes do profissional da saúde mental. O *delirium* é a complicação neuropsiquiátrica mais comum e grave em pacientes com doenças em fase de terminalidade. Seu reconhecimento e tratamento são importantes, pois costuma ser uma condição altamente estressante para o paciente e seus familiares. Para o diagnóstico, uma distinção importante, particularmente no caso de idosos, se dá entre *delirium* e demência.

Sempre que se diagnostica *delirium*, deve-se procurar os fatores orgânicos que contribuíram para sua eclosão. Entre os principais fatores, podemos citar (Bookbinder; Mchughsymptom, 2010):

- Sepse.
- Problemas metabólicos (insuficiência renal, insuficiência hepática, hipercalcemia, hiponatremia).
- Envolvimento do sistema nervoso central (metástases cerebrais, doença meningeal).
- Medicamentos opioides.

continua >>

> **>> continuação**
>
> - Outros medicamentos (p. ex., antidepressivos tricíclicos, anticolinérgicos, benzodiazepínicos, corticosteroides, antieméticos).
> - Síndrome de retirada (opioides, benzodiazepínicos, álcool).
> - Agentes quimioterápicos (p. ex., ifosfamida).
> - Desidratação.
> - Hipoxia.
> - Síndromes paraneoplásicas.
> - Deficiências nutricionais (vitaminas).
> - Alterações endócrinas (p. ex., disfunção da tireoide ou da suprarrenal).

Nos pacientes em cuidados paliativos, a prevalência de *delirium* varia entre 25 e 83% (Bookbinder; Mchughsymptom, 2007). Ele pode se apresentar tanto sob a forma hipoativa (com apatia, diminuição da psicomotricidade e sonolência) quanto hiperativa (com agitação psicomotora, pensamento desconexo e ilusões ou alucinações visuais). O *delirium* é, em regra, agudo e reversível, porém, em pacientes em situação de terminalidade, pode se tornar crônico e irreversível, em função da progressiva falência dos órgãos.

O tratamento do *delirium* no paciente terminal deve sempre ter como objetivo a melhora da qualidade de vida, bem como a investigação dos fatores orgânicos desencadeantes. Quando a busca pelos fatores desencadeantes apenas servir para aumentar o sofrimento do paciente, com novos exames e tratamentos, costuma-se restringir a abordagem do *delirium* ao tratamento sintomático.

Ansiedade

A ansiedade é um sintoma comum nas doenças em que se enfrenta risco de vida. Pode estar presente isoladamente ou como parte de um dos vários transtornos psiquiátricos. A ansiedade é muitas vezes uma componente importante de:

> - Dor aguda ou crônica, dispneia, náuseas ou arritmias cardíacas.
> - Efeitos adversos a medicamentos – corticosteroides, antieméticos, broncodilatadores, psicoestimulantes e alguns antidepressivos.
> - Retirada de substâncias – álcool, opiáceos, benzodiazepínicos, nicotina, clonidina, antidepressivos e corticosteroides.
> - Causas metabólicas – hipertireoidismo e síndromes adrenérgicas ou serotonérgicas.
> - Preocupações existenciais e psicossociais em relação a morte, invalidez, perda, legado, família, finanças, religião e espiritualidade.

Os níveis de ansiedade mudam ao longo de uma doença e podem aumentar com o diagnóstico de doença grave. O aumento da ansiedade também pode ocorrer antes do início dos cuidados paliativos. Muitas vezes, conforme já mencionamos, ela é componente de outra síndrome psiquiátrica, como depressão, transtorno de estresse pós-traumático ou *delirium*.

As manifestações somáticas de ansiedade podem ofuscar as manifestações psicológicas e cognitivas e ser difíceis de diferenciar dos sintomas físicos da doença, tais como taquicardia e falta de ar.

A ansiedade em si pode surgir de uma complicação da doença orgânica, como hipoxia, sepse, dor mal controlada, desidratação ou retirada de substância (p. ex., ópio), ou pode ser efeito colateral de um medicamento. Questões existenciais relativas à morte e ao morrer, à dependência e ao desfiguramento também costumam desempenhar um papel na ansiedade e talvez precisem ser tratadas, quando pertinente, em colaboração com conselheiros religiosos (Dein, 2003).

O desconforto resultante da ansiedade deve ser objeto privilegiado da atenção em cuidados paliativos. O cuidado pode envolver as mais diversas medidas e providências, que incluem abordagens farmacológica, psicossocial e espiritual.

Depressão

O transtorno depressivo maior em pacientes sob cuidado paliativo varia em prevalência entre 11 e 18% (Mitchell et al., 2011). O reconhecimento e o tratamento dos sintomas encontram algumas barreiras, entre as quais:

- A crença equivocada de que todos os pacientes que estão morrendo estão "deprimidos".
- Reconhecimento de que os sintomas são uma reação natural à doença.
- Falta de vontade do paciente em relatar os sintomas.
- Dificuldade do médico em perguntar sobre o sintoma.
- Falta de conhecimento e habilidade dos clínicos em reconhecer a depressão (Passik et al., 1998).
- Medo de prejudicar o paciente ou de se intrometer em um momento de vulnerabilidade emocional.
- Estigma associado a diagnósticos psiquiátricos como depressão.
- Receio de possíveis interações medicamentosas com os agentes psicotrópicos.
- Possível sensação de desesperança do médico ao tratar pacientes que estão morrendo, conduzindo ao niilismo terapêutico (Block, 2000).

Bons cuidados paliativos são, por si só, uma estratégia fundamental para a prevenção da depressão no final da vida. A comunicação é crucial – entre os serviços, entre os profissionais da saúde, entre os pacientes e esses profissionais e entre os pacientes e suas famílias. Escutar ativamente, empatizar e fazer perguntas abertas incentivam o paciente a expressar seus problemas e preferências, habilitando, por sua vez, os profissionais da saúde a prestarem informações e apoio adequados. Os objetivos dos cuidados paliativos de diminuir o estresse por meio do cuidado dos sintomas e de controlar a dor e outros sintomas físicos tendem a ser estratégias eficazes de prevenção.

A identificação dos pacientes "em risco" facilita maiores apoio e sensibilidade para os sintomas e sinais de depressão. Entre os fatores que contribuem para o risco de depressão nos pacientes em cuidados paliativos, temos:

- História pessoal ou familiar de depressão.
- Condição estressante concomitante.
- Ausência de suporte social.
- Pouca idade.
- Doença avançada à época do diagnóstico.
- Sintomas mal controlados.
- Mau estado geral, ou portadores de deficiência física.

Outros fatores biopsicossociais que podem contribuir são:

- Biológicos:
    - sintomas físicos não controlados (p. ex., dor);
    - substâncias que causam ou contribuem para a depressão (p. ex., esteroides);
    - fatores metabólicos contribuindo ou causando depressão (p. ex., hipercalcemia).
- Psicológicos:
    - falta de informação quanto ao diagnóstico, ao prognóstico, etc.;
    - raiva ou culpa quanto a diagnóstico, atraso no diagnóstico, etc.;
    - medos e preocupações relacionados com o prognóstico, o medo de morrer e o medo dos sintomas que possam levar à morte;
    - preocupações com o bem-estar dos familiares após a morte;
    - luto recente.
- Sociais:
    - conflitos familiares;
    - isolamento social;
    - condições de vida precárias;
    - dificuldades financeiras;
    - perda de funções, papéis, relacionamentos;
    - preocupações sobre o local de atendimento/morte.

Diagnosticar a depressão em cuidados paliativos é desafiador. A depressão é particularmente difícil de diferenciar na população que demanda tais cuidados, uma vez que a doença avançada, invariavelmente, implica medo e tristeza. Os profissionais da saúde devem equilibrar o risco de medicar uma aflição normal com o risco de subdetectar e subtratar a depressão. Um desafio adicional é que os sintomas somáticos da depressão (p. ex., fadiga, insônia, falta de apetite) mimetizam os da doença avançada, o que torna difícil determinar se esses sintomas são decorrentes de depressão ou de doença física. Além disso, são vários os diagnósticos diferenciais que podem ser confundidos com depressão.

Quanto ao manejo, é preciso ter presente que, nos cuidados paliativos, o tempo é geralmente curto, e o tratamento da depressão deve levar em consideração o prognóstico do paciente. Os pacientes costumam levar de 2 a 4 semanas para começar a responder aos antidepressivos. Para aqueles com curta expectativa de vida, a terapia psicológica deve ser breve e endereçada às preocupações imediatas do paciente. Os profissionais da saúde devem discutir todas as opções de tratamento com o paciente e garantir que eles estejam bem informados. A resposta ao tratamento e os efeitos colaterais devem ser monitorados regularmente (Rayner et al., 2009).

O cuidado com os cuidadores

A atenção aos cuidadores tem sido um ponto que, de modo progressivo, vem sendo valorizado no campo da atenção em saúde em geral e, mais especificamente, na área dos cuidados paliativos.

Uma pesquisa recente (Kapari et al., 2010) identificou que 32% dos cuidadores apresentaram algum transtorno psiquiátrico ao longo do processo de acompanhamento do paciente em cuidados paliativos. O não reconhecimento e a ausência de abordagem dessas condições, além das consequências desfavoráveis para o cuidador, a curto e a longo prazo, podem influenciar negativamente o próprio acompanhamento do paciente.

Nessa perspectiva, que engloba o cuidado com os cuidadores como uma dimensão essencial do trabalho, é importante ter presente que a morte do paciente não determina o encerramento dos trabalhos da equipe de cuidados paliativos. O óbito deve deflagrar todo um processo de acompanhamento e assistência familiar pós-morte, o qual pode envolver diferentes ações, dependendo das situações: o agendamento de alguns contatos e entrevistas, uma ligação telefônica para expressar condolências, a presença de um dos membros da equipe no funeral, a participação dos familiares em eventos ou grupos com familiares enlutados promovidos pela equipe de cuidados paliativos ou por outras instituições, etc. É importante, também, a identificação e o encaminhamento para tratamento de cuidadores que necessitem de intervenção e acompanhamento psicológico ou psiquiátrico especializado.

O papel da intervenção em saúde mental

Como já mencionamos, o cuidado com a saúde mental não deve se restringir à abordagem dos transtornos emocionais e mentais que ocorrem nessa fase. Uma visão atual (De Marco; Citero; Nogueira-Martins, 2007) do papel da intervenção da saúde mental nos cenários do atendimento em saúde se aplica ainda com mais pertinência quando o campo de atenção envolve o manejo das situações mobilizadas pelo atendimento em cuidados paliativos.

De acordo com essa perspectiva, o cuidado da saúde mental na equipe de atendimento multiprofissional deve, sempre que possível, não se restringir ao atendimento das condições psicológicas e psiquiátricas do paciente, mas se estender e incorporar outras dimensões que transcendam o atendimento ao paciente, englobando a atenção à equipe, ao campo e à atividade. A partir desse enfoque, a atenção em saúde mental deve contribuir para:

- *Deslocar o foco da "doença como evento" para o "adoecer como processo"* – o foco no adoecer como processo permite uma percepção e uma abordagem que respeita o ser em sua realidade global. A interação "médico-doença" é substituída pela interação complexa "equipe de saúde-paciente-familiares-rede de apoio social", na qual o adoecer é um evento crítico situado em um horizonte de eventos resultantes de uma evolução das singularidades daquele ser em seu contexto biopsicossocial. Nessa perspectiva, a doença é manejada levando-se em consideração a crise que se instala no indivíduo e na rede social e suas repercussões (que podem resultar em mais crises e mais doenças).
- *Promover a abrangência e a continuidade dos cuidados* – a abrangência dos cuidados toma como referência o fato de que o adoecer afeta o indivíduo e seu entorno. Dessa forma, a atenção ao processo do adoecer deve contemplar o indivíduo em sua globalidade, incluindo a rede familiar e social. A continuidade dos cuidados, por seu turno, é um fator de extrema relevância, ainda bastante negligenciado nas práticas. A fragmentação dos cuidados tende a criar o hábito de os profissionais se interessarem, exclusivamente, por sua intervenção especializada, e esta acaba, em geral, ficando limitada ao procedimento, descuidando de uma série de outras necessidades, como, por exemplo, o processo de reabilitação, reintegração e readaptação, que, no caso dos cuidados paliativos, deve ter um foco especial também nos familiares. A continuidade dos cuidados envolve vários aspectos, como disponibilidade de informações, constância da equipe, constância dos locais de atendimento, acompanhamento e cuidado com a transmissão dos dados e das orientações na transição de um lugar para outro, bem como identificação das necessidades médicas, psicossociais e de reabilitação do paciente e de seus familiares ao longo do *continuum* dos cuidados.
- *O aumento da abrangência e a integração dos diferentes cenários* – ampliar e otimizar as ações dos diferentes cenários de atenção à saúde, como, por exemplo, ampliar a capacidade de atendimento e resolutividade na atenção primária e, complementarmente, acrescentar e ampliar a dimensão preventiva nos cenários hospitalares. No caso dos cuidados paliativos, é fundamental a integração dos diferentes cenários possíveis (hospital, *hospice*, casa), bem como a construção, em cada um desses ambientes, das condições que possibilitem um acompanhamento adequado.
- *A adequação dos programas de ensino, educação continuada e promoção de cuidados de saúde e qualidade de vida para estudantes e trabalhadores da área de saúde* – a atenção ao ensino e à educação continuada é fundamental, na medida em que a possibilidade de traduzir os conceitos propostos em mudanças reais é fortemente dependente da incorporação efetiva destes por estudantes e profissionais. Da mesma forma, os cuidados com a saúde e a qualidade de vida dos estudantes e dos trabalhadores são essenciais, pois, dificilmente, um profissional que é cuidado e/ou se cuida de forma inadequada poderá dispensar bons cuidados ao seu paciente. Esse é um ponto crítico se almejamos produzir uma mudança efetiva em consonância com a perspectiva da integralidade. A possibilidade dessa mudança efetiva é altamente potencializada se tal perspectiva estiver conduzindo a formulação dos programas de graduação e educação continuada, bem como os diferentes programas de orientação e assistência à saúde e à qualidade de vida dos estudantes e profissionais. Trata-se de uma di-

>> continuação

mensão extremamente importante na área dos cuidados com o processo de morte, tendo em vista que o preparo e o cuidado com os profissionais, incluindo questões de carga horária, jornadas de trabalho e programas de cuidado e assistência, são determinantes para que o trabalhador possa enfrentar de forma apropriada essa difícil tarefa, preservando sua saúde e seu bem-estar.

- *Capacitação e educação continuada de pacientes e familiares* – este é um ponto importante, pois, tradicionalmente, as intervenções nesse campo tem se concentrado nos profissionais da saúde, em particular nos médicos. As evidências, no entanto, mostram que o comportamento dos pacientes exerce forte influência nas respostas dos profissionais e pode abrir espaço para um trabalho participativo, que permita ao paciente lidar com suas condições e seu tratamento em parceria com os profissionais da saúde, comunicando-se de forma mais efetiva com estes, estando mais preparado para dividir responsabilidades no tratamento e sendo realista sobre o impacto de suas doenças em si próprio e em sua família.
- *A promoção e ampliação do trabalho em equipe multiprofissional* – o trabalho em equipe multiprofissional permeia todas as nossas reflexões, pois é impossível concebermos um atendimento integral e integrado sem considerarmos essa perspectiva de trabalho. A necessidade e as vantagens desse tipo de ação são inegáveis tanto para o atendimento como para propiciar crescimento profissional e desenvolvimento pessoal a todos os membros da equipe. Apesar de todas essas vantagens óbvias, sabemos o quanto é difícil a implementação efetiva dessa proposta e que, em geral, o que temos é uma série de profissionais das várias áreas trabalhando juntos, mas de forma absolutamente estanque e divorciada.
- *Contribuir para o dimensionamento e o equacionamento das questões éticas*: as questões e os dilemas éticos que surgem na prática costumam mobilizar intensas emoções que, repercutem na comunicação, interferindo no equacionamento dos dilemas. Nessas situações, uma atuação apropriada no plano das relações e das comunicações pode ser determinante para um desfecho favorável e compartilhado dos dilemas. Em nossa experiência, a grande maioria dos dilemas éticos presentes no campo é equacionada pela ativação ou pela desobstrução dos canais de comunicação.

REFERÊNCIAS

BARROSO, L. B.; MARTEL, L. C. V. A morte como ela é: dignidade e autonomia individual no final da vida. *Panoptica*, v. 19, p. 69-104, 2010.

BILLINGS, A. From the USA. *Palliat Med*, v. 17, p. 104-105, 2003.

BLOCK, S. D. Assessing and managing depression in the terminally ill patient. ACP-ASIM End-of-Life Care Consensus Panel. American College of Physicians. American Society of Internal Medicine. *Ann Intern Med*, v. 132, n. 3, p. 209-218, 2000.

BOOKBINDER, M.; MCHUGHSYMPTOM, M. E. Management in palliative care and end of life care. *Nurs Clin North Am*, v. 45, n. 3, p. 271-327, 2010.

BROOKSBANK, M. Palliative care: where have we come from and where are we going? *PAIN*, v. 144, p. 233-235, 2009.

CAIN, J. M. End of life care: history and the role of the obstetrician and gynaecologist. *Best Pract Res Clin Obstetr Gynaecol*, v. 15, n. 2, p. 195-202, 2001.

COLLUCCI, C.; LEITE, F.; GOIS, A. Médicos revelam que eutanásia é prática habitual em UTIs do país. *Folha de São Paulo*, 20 fev. 2005.

CONSELHO FEDERAL DE MEDICINA. *Código de ética médica*. Brasília: CFM, 2010.

CONSELHO FEDERAL DE MEDICINA. *Resolução CFM nº 1805, de 09 de novembro de 2006*. Brasília: CFM, 2006.

DE MARCO, M. A. Psiconeuroimunologia e imaginação. *Bol Psiquiatr*, v. 29, n. 2, 1996.

DE MARCO, M. A.; CITERO, V. A.; NOGUEIRA-MARTINS, L. A. Revisando conceitos: o papel da psiquiatria moderna no hospital geral e na atenção primária. *Rev Bras Psiquiatr*, v. 29, n. 2, p. 188-199, 2007.

DEIN, S. Psychiatric liaison in palliative care. *Adv Psychiatr Treat*, v. 9, p. 241-248, 2003.

DOHERTY, M. E. Hospice: organizational perspectives. *Nurs Clin North Am*, v. 44, n. 2, p. 233-238, 2009.

FLORIANI, C. A.; SCHRAMM, F. R. Cuidados paliativos: interfaces, conflitos e necessidades. *Ciênc Saude Col*, v. 13, p. 2123-2132, 2008.

KAPARI, M. et al. Factors for common mental disorder in caregiving and bereavement. *J Pain Sympt Manag*, v. 40, n. 6, p. p. 844-856, 2010.

LOSCALZO, M. J. Palliative care: an historical perspective. *Hematology*, v. 1, p. 465, 2008.

LUZ, P. M.; MIRANDA , K. C. L. The philosophical and historical bases of the care and the call of sexual partners in HIV/Aids as a form to look after. *Cienc Saude Col*, v. 15, p. 1143-1148, 2010.

MATERSTVEDT, L. J. et al. Euthanasia and physician-assisted suicide: a view from an EAPC ethics task force. *Palliat Med*, v. 17, p. 97-101, 2003.

MILICEVIC, N. The hospice movement: history and current worldwide situation. *Arch Oncol*, v. 10, n. 1, p. 29-32, 2002.

MITCHELL, A. J. et al. Prevalence of depression, anxiety, and adjustment disorder in oncological, haematological, and palliative-care settings: a meta-analysis of 94 interview-based studies. *Lancet Oncol*, v. 121, n. 2, p. 160-174, 2011.

PASSIK, S. D. et al. Oncologists' recognition of depression in their patients with cancer. *J Clin Oncol*, v. 16, n. 4, p. 1594-600, 1998.

RAYNER, L. et al. *The management of depression in palliative care*: draft european clinical guidelines. London: European Palliative Care Research Collaborative, 2009.

SAUNDERS, C. From the UK. *Palliat Med*, v. 17, p. 102-103, 2003.

SOLOMON, G. F. Whither psychoneuroimmunology? A new era of immunology, of psychosomatic medicine, and of neuroscience. *Brain Behav Immun*, v. 7, n. 4, p. 352-366, 1993.

WORLD HEALTH ORGANIZATION. *Definition of palliative care*. Geneva: WHO, 2002. Disponível em: <http://www.who.int/cancer/palliative/definition/en/>. Acesso em: 5 jan. 2011.

20

Reações e crises

ANA CECILIA LUCCHESE

Você certamente se lembra de ter passado por momentos desagradáveis em decorrência de algum problema de saúde, já teve dores ou algum desconforto e, talvez, tenha precisado buscar ajuda médica. Como você se sentiu? O que acontece com um indivíduo quando adoece?

O *equilíbrio* entre organismo e seu meio é o modo mais clássico e talvez antigo de conceitualizar a saúde. Canguilhem (apud Lerman, 2010) afirma que "a saúde é a vida no silêncio dos órgãos". Entende-se como saúde esse estado "silencioso" do organismo, isto é, quando nada se sente, nada se percebe e tudo funciona conforme desejado. Quando nosso corpo está em silêncio, esquecemos dele e de muitos limites humanos. Porém, quando somos acometidos por alguma doença, que escapa a nosso controle, somos lembrados da fragilidade humana, de nossa vulnerabilidade e de que somos todos mortais. Precisar da ajuda de um serviço de saúde, seja de ambulatório, pronto-socorro ou hospital, pode trazer muito sofrimento pelo contato com toda essa fragilidade. As reações psicológicas diante desse novo estado variam imensamente e dependem de inúmeros fatores: a doença pode ser aguda ou crônica, a pessoa em questão pode ser jovem ou idosa, ter tido experiências prévias boas ou ruins com profissionais da saúde, enfim, das circunstâncias e da história de vida de cada um. Neste capítulo, iremos discorrer sobre a experiência de indivíduos em serviços de saúde; sem intenção de tentar fazer um manual, tentaremos aguçar o olhar do leitor para uma vasta gama de reações possíveis. Cabe salientar que uma reação psicológica "normal", que é "esperada", também merece ser cuidada, pois traz um sofrimento *real* para o paciente. Esse sofrimento, muitas vezes "dentro do esperado", não recebe a devida atenção e acaba não tendo um tratamento adequado.

DOENÇAS AGUDAS

Quando o indivíduo precisa ser internado em um hospital, em decorrência de uma doença, sofre um forte impacto psicológico. Esse paciente ocupa involuntariamente um papel, submete-se a rotinas e a normas pouco individualizadas, é afastado de suas tarefas diárias e perde o espaço íntimo de sua própria casa, além de ser, a todo momento, avaliado, observado ou até mesmo vigiado. Hoje, muitos hospitais preocupam-se em "humanizar" seu atendimento e tentam fazer com que o paciente "sinta-se em casa". Porém, por melhor que sejam os serviços de hotelaria de um hospital, ele será sempre um hospital, com tudo o que representa. Uma internação continuará a ter um forte impacto no paciente e em sua família. Strain (apud Botega, 2002) postula oito categorias de estresse psicológico a que um paciente internado está sujeito:

1. *Ameaça básica à integridade narcísica.* São atingidas as fantasias onipotentes de imortalidade, de controle sobre o próprio destino e de um corpo indestrutível. Podem emergir fantasias catastróficas, com sensação de pânico, aniquilamento e impotência.
2. *Ansiedade de separação.* Não só de pessoas significativas, mas de objetos, ambiente e estilo de vida.
3. *Medo de estranhos.* Ao entrar no hospital, o paciente coloca sua vida e seu corpo em mãos de pessoas desconhecidas, cuja competência e intenção ele também desconhece.
4. *Culpa e medo de retaliação.* Ideias de que a doença veio como um castigo por pecados e omissões, fantasias de destruição de uma parte do corpo enferma, "traidora".
5. *Medo da perda do controle* de funções adquiridas durante o desenvolvimento, como a fala, o controle dos esfíncteres, a marcha, etc.
6. *Perda de amor e aprovação*, com sentimentos de autodesvalorização gerados pela dependência, pela sobrecarga financeira, etc.
7. *Medo de perda de, ou dano a, partes do corpo.* Mutilações e disfunções de membros e de órgãos que alteram o esquema corporal são perdas equivalentes à de uma pessoa muito querida.
8. *O medo da morte, da dor.*

Acrescentamos, a essa lista proposta por Strain, um outro medo, importante no caso de pacientes adultos: o medo de perder o lugar na cadeia produtiva, como emprego ou lugar ocupado no trabalho.

As reações de cada paciente diante de todo esse estresse são denominadas reações de ajustamento, as quais apresentam sintomas e durações variados. Cada paciente lida com essa situação de sua própria maneira, mas podemos observar algumas características comuns entre essas reações de ajustamento a uma doença: regressão, negação e depressão.

Regressão

O impacto psicológico da doença, aliado a todo o cuidado que o paciente recebe em uma internação, favorece certo grau de afrouxamento em suas funções e atitudes adultas, que chamamos de regressão. O paciente busca ajuda médica quando percebe que não pode dar conta de seu problema sozinho. Estabelece-se, então, entre médico e paciente, uma relação assimétrica, em que, de um lado, existe uma pessoa em uma situação de vulnerabilidade e, de outro, alguém que detém um saber. Essa relação segue um modelo parental e que deixa aflorar os aspectos mais infantis dos pacientes (Lucchese; Abud; De Marco, 2009). Isso é favorecido pela situação real de dependência em que se encontra o paciente, que se coloca nas mãos da equipe médica e permite que cuide dele. Tal reação nada tem de anormal (Botega, 2002). A regressão constitui um mecanismo importante de adaptação à doença e à internação, já que permite ao paciente aceitar ser cuidado pela equipe médica. Se o paciente tiver muitas dificuldades em entrar nesse lugar e se recusar a receber cuidados, pode tornar a internação mais desgastante para todos. Em casos extremos, pode não aceitar estar doente, recusar-se a ser tratado e até mesmo abandonar o hospital.

Negação

A negação da realidade, frequentemente percebida nas fases iniciais das doenças, é um recurso para evitar sofrimento e para não se sentir sob nenhuma ameaça. Nessa fase, é comum que o paciente pense que os exames estão errados, não acredite ou até mesmo não ouça aquilo que lhe é dito pela equipe médica. O paciente pode insistir em manter antigos hábitos e não tomar seus remédios. A piora dos sintomas costuma levar os pacientes a ter de enfrentar aquilo que vinham negando.

Esses mecanismos de defesa precisam ser respeitados, pois significam a impossibilidade de lidar com determinada situação emocional. "Para muitos pacientes, certo grau de negação é um mecanismo útil para enfrentar a ansiedade despertada por uma doença ou uma cirurgia iminente" (Botega, 2002, p. 46).

A fase da negação pode ser sucedida por uma fase de raiva, quando o paciente busca evitar sua tristeza, atribuindo ao exterior a causa dos seus sofrimentos. Médicos e enfermeiros costumam ser alvos dessas projeções e acabam sendo responsabilizados por todo o sofrimento pelo qual o paciente está passando. Isso pode levar o paciente a se sentir tratado e cuidado de modo inadequado (Spitz, 1997).

Depressão

A tristeza, a desesperança e a preocupação são sentimentos esperados em qualquer paciente que enfrenta uma doença grave e uma internação e costumam ser denominadas, apressadamente, de "depressão". É importante não confundir esses sentimentos com quadros depressivos, que devem ser cuidadosamente avaliados.

> Existem vários tipos de depressões, influenciados pela patologia clínica de base do paciente ou por seu tratamento, ou reativas ao processo de adoecer, ou mesmo mimetizadas pelos sintomas da doença de base. O diagnóstico é difícil, devido à sobreposição dos sintomas depressivos com os sintomas presentes na doença de base, como diminuição de apetite, alteração do sono, cansaço, falta de energia, lentidão psicomotora e emagrecimento. Assim, o reconhecimento dos sintomas subjetivos facilita o diagnóstico: culpa excessiva, vivência punitiva marcante da doença, incapacidade de melhorar o humor diante da melhora dos sintomas da doença clínica, sentimento de tristeza, desesperança e desejo de morrer. (Parro-Pires et al., 2007, p. 1120)

CIRURGIAS

Certo grau de preocupação e até mesmo medo do procedimento cirúrgico é uma reação esperada. É comum o paciente ter fantasias sobre as dores de seu pós-operatório e sobre sua morte. Fornecer informações sobre o procedimento, sobre a recuperação e sobre os riscos do procedimento costuma tranquilizar o paciente, pois as fantasias tendem a ser mais terroríficas do que a realidade que será enfrentada.

Momentos de tristeza são comuns no pré e no pós-operatório, decorrentes de momentos de reflexão e de um balanço de vida. O período mais difícil do tratamento cirúrgico é o de sua permanência na UTI. Essa é a fase em que ele se sente mais debilitado, possivelmente ligado a sondas e cateteres, e dependente dos outros para realizar as funções mais cotidianas da vida. Ao mesmo tempo, sente-se aliviado da ansiedade do pré-operatório e ocorre uma queda de defesas, que podem ocasionar diversas reações psicológicas, como agitação, depressão, etc. (Oliveira; Sharovsky; Ismael, 1995).

Quando o paciente recebe alta da UTI e vai para um quarto, é sinal de melhora, mas pode ser também o momento em que terá que encarar sua nova condição e as limitações decorrentes da cirurgia. O êxito de uma cirurgia costumava ser medido pela correção do processo patológico que levou o paciente à intervenção. Logo ficou claro que a cirurgia é apenas um passo de um longo um processo e que seu resultado precisa levar em consideração, além do êxito cirúrgico, a qualidade de vida na fase pós-operatória e a reintegração familiar e social (Romano, 2001).

TRANSPLANTES

Quando um paciente recebe a indicação de um transplante, é sinal de que seu estado de saúde físico já está, provavelmente, muito comprometido. O transplante nunca é a primeira opção para lidar com nenhuma doença. O indivíduo nessa situação já passou por um longo tratamento médico, que, certamente, produziu profundos efeitos psicológicos nele e em sua família. Poderíamos esperar que esses pacientes reportassem altos graus de ansiedade e depressão, mas, devido a todo o processo de adoecimento, provavelmente já fizeram muitas adaptações e tiveram que rever suas expectativas em relação a todo o tratamento (Goetzmann et al., 2006). Ter suporte social é fundamental para o bem-estar psicológico do paciente antes e depois do transplante.

Os pacientes elegíveis para um transplante devem passar por uma avaliação psicossocial cuidadosa, a fim de se identificarem fatores facilitadores que contribuirão para o êxito da cirurgia. É importante também que o paciente seja informado sobre riscos, benefícios e eventuais sequelas e limitações da cirurgia. Romano (2001) sugere que sejam investigados alguns critérios psicológicos:

- Sinais de estabilidade emocional.
- História pregressa de alcoolismo e/ou uso de drogas.
- Um forte desejo de viver, uma energia para a vida.
- Relações familiares.

O período de espera para um transplante costuma ser longo e marcado por momentos de ansiedade e depressão. Quando a espera é muito prolongada, os sentimentos de abandono e de solidão são comuns, além da desconfiança: "Será que passaram minha vez? Deram preferência para outro paciente?". A agressividade costuma ser o primeiro sinal de que a confiança na equipe pode estar abalada.

O paciente transplantado precisa ficar em isolamento no período de recuperação. Isso, por si só, acarreta muitas dificuldades psicológicas. Se o paciente foi bem selecionado e preparado no período anterior ao transplante, costuma ser solícito e cooperativo com a equipe em todas as atividades necessárias.

Após o transplante, certa euforia por ter sobrevivido ao período de espera e à cirurgia costumam ser frequentes, bem como um período de muita instabilidade emocional. A sensação de ganhar uma "nova chance de vida" leva muitos a fazer um balanço de suas conquistas e de sua vida. Os pacientes logo percebem sua melhora física, referem menor ansiedade e índices de bem-estar superior ao da população em geral. Os pacientes relatam se sentir mais felizes do que antes, uma reação ao período em que sua sobrevivência esteve muito ameaçada (Goetzmann et al., 2006).

HEMODIÁLISE

Há algumas décadas, a insuficiência renal crônica significava a morte. Hoje, o transplante renal e os diversos tipos de diálise melhoraram significativamente esse prognóstico. A experiência da hemodiálise é única: duas ou três vezes por semana, o paciente tem sua vida dependente de uma máquina de diálise e da equipe médica. Esse tratamento requer uma grande adaptação e representa um estresse importante para todos os indivíduos afetados. Além do estresse gerado pelo tratamento da doença, provavelmente ocorrem dificuldades profissionais, queda de rendimentos, prejuízo da capacidade, perda do interesse sexual, medo da morte e restrições dietéticas e hídricas. Muitos pacientes se adaptam, mas sintomas depressivos podem surgir como parte de um processo de adaptação a essa nova condição (Almeida; Meleiro, 2000). Se houver indicação de transplante, algumas considerações já foram feitas no tópico anterior, mas há diferenças importantes entre o transplante renal e o transplante de órgãos sólidos. A primeira é que o transplante é uma entre as várias terapias de substituição da função renal. Pela possibilidade de escolha, o paciente pode se considerar responsável pelas consequências. A outra particularidade é que o rim pode ser obtido de um doador vivo e, se o transplante falhar, doador e receptor podem se sentir culpados e responsabilizados (Almeida; Meleiro, 2000).

A conclusão predominante das pesquisas é que, em termos de reabilitação e qualidade de vida, algumas pessoas têm mais sucesso do que outras, independentemente do tipo de tratamento, tendo em vista a personalidade dos pacientes, que influencia muito suas reações às doenças (Almeida; Meleiro, 2000).

ONCOLOGIA

Apesar de muito disseminada no meio leigo, não há comprovação da ideia de que a depressão e outros transtornos psiquiátricos provoquem câncer (Costa; Nakamoto;

Zeni, 2009). No entanto, muitas vezes, o tratamento oncológico necessita de acompanhamento psiquiátrico e psicológico. O impacto da notícia do diagnóstico, por si só, já é um fator estressante importante. Ainda hoje, mesmo com o avanço da medicina, um diagnostico de câncer é vivido com muito pavor, porque continua enraizada a ideia, real ou imaginária, de morte iminente. Atualmente, há inúmeras opções de tratamentos de quimioterapia e de radioterapia, além de cirurgias, tratamentos que podem manter um paciente vivo por anos e, em alguns casos, até curar um câncer. O paciente oncológico, apesar de suas especificidades, enfrenta o medo do sofrimento e da morte e pode apresentar diversas reações emocionais, uma vez que encarar o tratamento da doença não é nada fácil. Esse período costuma ser permeado por incertezas, o que pode estimular pacientes e familiares a repensar seus valores e o sentido da sua existência. As formas de enfrentamento de toda a situação dependerão de recursos médicos, tecnológicos e psicológicos disponíveis a cada paciente.

REFERÊNCIAS

ALMEIDA, A. M.; MELEIRO, A. M. A. S. Depressão e insuficiência renal crônica: uma revisão. *J Bras Nefrol*, v. 22, n. 1, p. 192-200, 2000.

BOTEGA, N. J. (Org.). *Prática psiquiátrica no hospital geral*: interconsulta e emergência. Porto Alegre: Artmed, 2002.

COSTA, C. L.; NAKAMOTO, L. H.; ZENI, L. L. *Psicooncologia em discussão*. São Paulo: Lemar, 2009.

GOETZMANN, L. et al. Quality of life and psychosocial situation before and after a lung, liver or an allogeneic bone marrow transplant. *Swiss Med Wkly*, v. 136, n. 17-18, p. 281-290, 2006.

LERMAN, T. G. *O significado de saúde e doença para o aluno de medicina ao longo da graduação*. Dissertação (Mestrado em Psiquiatria e Psicologia Médica) – UNIFESP, São Paulo, 2010.

LUCCHESE, A. C.; ABUD, C. C.; DE MARCO, M. A. Transferências na formação médica. *Rev Bras Educ Med*, v. 33, n. 4, p. 644-647, 2009.

OLIVEIRA, M. F. P.; SHAROVSKY, L. L.; ISMAEL, S. M. C. Aspectos emocionais no paciente coronariano. In: OLIVEIRA, M. F. P.; ISMAEL, S. M. C. (Org.). *Rumos da psicologia hospitalar em cardiologia*. Campinas: Papirus, 1995.

PARRO-PIRES, D. B. et al. Saúde mental. In: SCHOR, N.; LOPES, A. C . (Org.). *Guia de clínica médica*. Barueri: Manole, 2007. p. 1109-1122.

ROMANO, B. W. *Psicologia e cardiologia*: encontros possíveis. São Paulo: Casa do Psicólogo, 2001.

SPITZ, L. As reações psicológicas à doença e a adoecer. *Cad IPUB*, v. 1, n. 6, p. 85-97, 1997.

LEITURA SUGERIDA

ROMANO, B. W. *Princípios para a prática da psicologia clinica em hospitais*. São Paulo: Casa do Psicólogo, 1999.

21

A família e o adoecer

ANA CECILIA LUCCHESE

A atenção aos familiares dos pacientes internados é parte da perspectiva de manutenção de uma visão integral do ser e objetiva tanto favorecer o bem-estar dos pacientes durante a internação quanto evitar a crise que acomete a família em função do adoecimento de um de seus membros. Para evitar um abalo significativo na estrutura familiar e social, é necessário que os familiares do paciente também tenham espaço dentro do hospital. Observa-se que eles têm um impacto benéfico importante, agindo como "tranquilizadores" e aplacando as angústias dos pacientes (Leske, 1998, Shiotsu; Takahashi, 2000). Os familiares podem também fornecer à equipe médica dados sobre as dificuldades e os comportamentos habituais do paciente, colaborando para que se planeje o tratamento mais adequado a cada caso. Entretanto, familiares e pacientes não costumam estar em situação propícia para colaborar, pois toda hospitalização é um momento de crise para ambos. Eles precisam de cuidados para que a sua capacidade de receber e de compreender informações importantes sobre o tratamento do paciente não seja comprometida e não interfira no entendimento de políticas, rotinas e procedimentos do hospital (Leske, 1998).

Acompanhar um paciente internado é tarefa permeada por preocupação e implica identificar e atender suas necessidades, assegurar o atendimento pela equipe, favorecer a comunicação entre paciente e equipe, observar e fiscalizar a assistência prestada e acompanhar a evolução clínica (Friedman, 1998; Castro, 1999; Shiotsu; Takahashi, 2000). Essas atividades geram ansiedade nas famílias, a qual pode se manifestar como desconfiança em relação à equipe médica, não adesão e insatisfação com o tratamento (Leske, 1998). Todo o turbilhão emocional pelo qual eles passam durante uma internação pode colocar em risco o bom andamento do tratamento.

Um paciente, sexo masculino, internado na enfermaria da DIPA (Doenças Infecciosas e Parasitárias), recebeu o diagnóstico de HIV-positivo. Após isso, começou a reclamar de seu tratamento, dizia que a equipe estava sendo negligente com ele e que queria ir embora. Sua esposa, também assustada, acreditava nas reclamações do marido, concordava que ele não estava sendo bem atendido pelos profissionais daquele serviço e queria ajudá-lo a sair da enfermaria. Uma interconsulta psiquiátrica foi solicitada para avaliar se o paciente e sua esposa estavam em condições de tomar tal decisão e assinar "alta a pedido". O paciente havia desenvolvido um quadro delirante, sentia-se perseguido pela equipe médica e teve de ser medicado. Sua esposa, que foi esclarecida sobre a gravidade da doença do marido e de toda a situação, passou a colaborar com a equipe.

Para que se estabeleça uma relação de confiança entre familiares e equipe médica, é necessário que eles sejam esclarecidos e estejam bem informados. Só assim poderão ser parceiros do tratamento, tranquilizando os pacientes, evitando tumultos e trazendo benefícios a todos. Entretanto, não é isso o que costuma acontecer dentro do hospital: tradicionalmente, as famílias são envolvidas no tratamento e recebem atenção dos profissionais da saúde apenas quando se trata de pacientes psiquiátricos ou pediátricos. Os familiares não são vistos como objetos de cuidado pela equipe médica (Romano, 1999; Van der Smagt-Duijnstee et al., 2001), e o contato com eles se restringe aos breves períodos de visita. Romano (1999) observou que não há nenhuma profissão da saúde que diz ser responsável por cuidar dos familiares, e essa interação, que é habitualmente vista como estressante, é evitada pelos profissionais da saúde (Nogueira-Martins; Jorge, 1998; Romano, 1999; Azoulay et al., 2000).

Diversas pesquisas sobre as necessidades dos familiares apontam "receber informações" como a principal delas, mostrando que a falta de entendimento da situação e a falta de informação são as maiores fontes de ansiedade e estresse (Molter, 1979; Castro, 1999; Novaes, 2000; Pochard et al., 2001). Ter informações sobre o estado e a evolução do paciente é fundamental para a compreensão e a aceitação do que ocorre, além de facilitar a comunicação entre a família e a equipe. Familiares bem informados lidam melhor com as demandas psicológicas e/ou físicas de uma internação, o que contribui para a redução do estresse inerente à hospitalização (Castro, 1999).

Em um levantamento realizado no Hospital São Paulo (Lucchese et al., 2008), observou-se que os familiares dos pacientes internados consideram importante receber informação sobre os pacientes e querem que ela seja passada de maneira franca e compreensível, para que se sintam seguros de que o paciente está recebendo o melhor tratamento possível. Eles procuram estar vigilantes a tudo que acontece no hospital e a todos que tratam do paciente. Os familiares querem ver os pacientes com frequência, têm necessidade de se sentir aceitos e querem receber atenção da equipe de saúde. Eles dizem não considerar importante receber suporte ou ter conforto. Observa-se que os familiares tendem a deixar em segundo plano suas próprias necessidades, o que pode causar dificuldades à organização da rotina familiar.

Nesse mesmo estudo, foi observada alta prevalência de pacientes crônicos entre os internados naquele hospital. Isso nos leva a ressaltar a importância do envolvimento dos familiares, que podem ser aliados importantes do tratamento, colaborando para que os pacientes não abandonem as recomendações médicas após a alta (Ellers, 1993; Castro, 1999).

Temos indícios de que incluir as famílias como clientes do hospital pode trazer benefícios a todos: aos pacientes, à equipe de saúde e, obviamente, a elas próprias. As dificuldades vividas pelos acompanhantes podem ser minimizadas por meio de atendimentos sistematizados que fortaleçam a estrutura familiar, a qual fica ameaçada com a doença de um membro, ajudando-os a se reorganizar na nova rotina e a dar o devido suporte ao paciente.

Muitas doenças, antes fatais, agora podem ser tratadas. O desafio de muitos pacientes é conviver com doenças crônicas e com a inabilidade de funcionar bem. Já para familiares e profissionais da saúde, o desafio é aprender a lidar com esses pacientes e os incentivar a continuarem se cuidando. Mesmo aprendendo a conviver com as dificuldades e limitações de uma doença, a morte estará sempre entre nós. Não podemos mudar esse fato, mas podemos alterar a maneira como as pessoas são tratadas no final da vida e minimizar o sofrimento causado pelo processo do adoecer em toda a família.

REFERÊNCIAS

AZOULAY, E. et al. Half the families of intensive care unit patients experience inadequate communication with physicians. *Crit Care Med*, v. 28, n. 28, p. 3044-3049, 2000.

CASTRO, D. S. *Estresse e estressores dos familiares de pacientes com traumatismo crânioencefálico em terapia intensiva*. 1999. Tese (Doutorado em Enfermagem) – Universidade Federal do Rio de Janeiro, Rio de Janeiro, 1999.

ELLERS, B. Involving and supporting family and friends. In: GERTEIS, M. et al. (Ed.). *Thought the patients eyes*. San Francisco: Jossey-Bass, 1993.

FRIEDMAN, M. M. *Family nursing*: research, theory & practice. Norwalk: Appleton & Lange, 1998.

LESKE, J. S. Intervention to decrease family anxiety. *Crit Care Nurs*, v. 18, n. 4, p. 92-95, 1998.

LUCCHESE, A. C. et al. The needs of members of the families of general hospital inpatients. *Sao Paulo Med J*, v. 126, n. 2, p. 128-131, 2008.

MOLTER, N. C. Needs of relatives of critically ill patients: a descriptive study. *Heart Lung*, v. 8, n. 2, p. 332-339, 1979.

NOGUEIRA-MARTINS, L. A.; JORGE, M. R. Natureza e magnitude do estresse na residência médica. *Rev Ass Med Brasil*, v. 44, n. 1, p. 21-27, 1998.

NOVAES, M. A. F. P. *Fatores estressores em unidade de terapia intensiva*. 2000. Dissertação (Mestrado em Medicina) – Universidade Federal de São Paulo, São Paulo, 2000.

POCHARD, F. et al. Symptoms of anxiety and depression in family members of intensive care unit patients: ethical hypothesis regarding decision-making capacity. *Crit Care Med*, v. 29, n. 10, p. 1893-1897, 2001.

ROMANO, B. W. *Princípios para a prática da psicologia clínica em hospitais*. São Paulo: Casa do Psicólogo, 1999.

SHIOTSU, C. H.; TAKAHASHI, R. T. O acompanhante na instituição hospitalar. *Rev Esc Enf USP*, v. 34, n. 1, p. 99-107, 2000.

VAN DER SMAGT-DUIJNSTEE, M. E. et al. Relatives of hospitalized stroke patients: their needs for information, counseling and accessibility. *J Adv Nurs*, v. 33, n. 3, p. 307-315, 2001.

Parte VII
Dilemas e situações críticas

22
A ética e seus dilemas

MARIO ALFREDO DE MARCO

O que fazer com um paciente que, em função de sua religião, não autoriza uma transfusão de sangue para o filho que está internado? Quando é a hora certa de interromper o tratamento de uma doença em que não há mais esperança de cura? E se o paciente não quiser seguir o tratamento? Se a filha não quiser que eu informe o diagnóstico para o pai de 70 anos, o que faço?

Essas são questões retiradas de nossa prática que, mais cedo ou mais tarde, aparecem na prática de todo profissional e que demandam, entre outros, um conhecimento da ética.

A palavra ética vem do grego *ethos* e se refere a costume ou hábito e também a caráter, índole e temperamento. Os romanos traduziram *ethos* como *mos* (no plural: *mores*), indicando os costumes e os comportamentos humanos que não são naturais, mas adquiridos por comportamentos ou hábitos.

A moral e a ética ocupam-se, essencialmente, das regras de conduta e mantém, em muitos pontos, laços estreitos com a psicologia. Enquanto ciência, a ética tem como objeto de estudo os juízos de valor, ou seja, as considerações subjetivas sobre o bem e o mal na conduta humana, de modo individual e/ou em sua relação a determinada sociedade.

É importante ter presente que, embora sua presença seja universal, os valores diferem de uma cultura para outra e que, em uma mesma sociedade, os valores vão mudando ao longo do tempo em intensidade e ritmo peculiares. Quanto mais lentas as mudanças, maior a estabilidade (e o perigo de uma estagnação); quanto mais aceleradas, maiores as possibilidades de evolução (e o perigo de crise e desagregação).

Ainda que a moral e os valores variem em função da cultura, a evolução dos conhecimentos no campo da investigação psíquica, reforçada pelas descobertas da biologia, da antropologia e das neurociências, tem demonstrado uma base inata para a construção do desenvolvimento moral. A evolução desses conhecimentos coloca em questão, inclusive, a concepção de muitos filósofos e antropólogos quanto ao fato de que, entre os atributos que tornam o ser humano único, está a capacidade de agir moralmente.

Repetidas e consistentes observações demonstram a existência de comportamentos sociais em animais, associados à empatia e à preocupação com o sofrimento dos outros: quando um chimpanzé sofre por ter perdido uma luta, caído de uma árvore ou qualquer outro evento estressante, os outros prontamente se disponibilizam a lhe proporcionar conforto e reasseguramento. Eles o abraçam, beijam e tentam acalmá-lo com afagos. Esses comportamentos, considerados como componentes da evolução da inteligência social, não estão restritos aos primatas, sendo observados também em elefantes, em cetáceos (golfinhos e baleias) e mesmo em pássaros (em uma espécie da família dos corvos). Os humanos podem ser únicos no grau de aplicação da ética e da moralidade para a tomada racional de decisões, mas essas observações que demonstram a presença da empatia em animais fornecem importantes pistas quanto a um substrato neurológico dessas habilidades (Hunter, 2010).

Do campo das neurociências, sistemas cerebrais envolvidos na empatia e na inteligência social têm sido identificados, indicando que nosso complexo mundo social, culturalmente variado e governado por códigos morais escritos e tácitos, que estimulam comportamentos de solidariedade mútua, parece estar ancorado em um sistema neural que tem como propriedade central permitir a identificação e a compreensão das intenções e das ações do outro. Esse sistema foi denominado de sistema de neurônios-espelho, pois parece "espelhar" as ações realizadas, codificando uma correspondência funcional entre a ação motora e a percepção sensorial dessa ação. As evidências, por meio de observações e técnicas de neuroimagem, indicam que esse sistema forma parte da atividade neural que participa do processo de mobilização de preocupação empática, a capacidade de sentir e compreender o estado emocional do outro. Tal base biológica, correlacionada à capacidade empática, constitui, segundo a visão que essas pesquisas vêm sugerindo, o substrato para o desenvolvimento de nossa sofisticada evolução social e da base moral que a governa (Molnar-Szakacs, 2011).

A partir dessa perspectiva, podemos avançar a concepção de que, na evolução social, regras de moralidade são elaboradas apoiadas nessa base biológica, determinando a construção de fundamentos éticos e papéis sociais, bem como as expectativas e as sanções a que o sujeito estará submetido.

A ética, quando aplicada à vida em um contexto social, é a bioética. Seu campo de aplicação privilegiado são as situações novas causadas pelo progresso da biotecnologia e os problemas decorrentes de sua aplicabilidade em humanos (Pessini; Barchifontaine, 1996).

Em nossa sociedade, estamos vivendo uma época de mudanças aceleradas, de forma que o médico, além de alguns dilemas que acompanham desde sempre o exercício da profissão, vai se defrontar com uma série de outros, provocados, de um lado, pelas rápidas mudanças sociais – por exemplo, a globalização acelerada com intensa interpenetração cultural associada ao capitalismo globalizado e suas leis de mercado – e, de outro, pela intensa evolução tecnológica que disponibiliza novas máquinas e processos que viabilizam mudanças (às vezes radicais e impressionantes) nos procedimentos médicos.

Com certeza, todos já têm alguma ideia ou vivência dos conflitos trazidos por essas mudanças. No caso do capitalismo globalizado, um conflito particularmente central é, de forma ampla, "ganhar dinheiro *versus* sacerdócio". Basta acompanhar os jornais para nos inteirarmos que esse é um conflito diário e permanente: empresas de saúde acusadas de explorar profissionais, médicos que cobram por serviços prestados pelo SUS, empresas que financiam cirurgias, turismo cirúrgico e assim por diante. No caso das novas tecnologias, podemos citar: células-tronco, procedimentos e máquinas que mantêm os pacientes sobrevivendo indefinidamente, doadores e transplantes de órgãos, clonagem, etc.

Não é nada fácil se movimentar nesse campo, e o profissional de alguma forma vai se defrontar (e, com sorte e empenho, refletir e amadurecer) com essas questões. Em muitas situações, vai precisar e poder contar com ajuda especializada, seja dos órgãos de classe, seja de comissões e consultorias que têm sido implantadas em muitos serviços. Aulisio, Arnold e Youngner (2000) consideram que, diante de questões morais complexas que envolvem autonomia do paciente, consentimento informado, competência, direitos de consciência, futilidade de procedimentos médicos, alocação de recursos, confidencialidade e tomada de decisões, pacientes, familiares e equipes de saúde têm cada vez mais recorrido à consultoria ética. De uma consultoria ética é esperada uma contribuição que facilite o manejo das complexas questões afetivas interpessoais que frequentemente acompanham essas situações, tais como culpas, discordâncias, conflitos de interesses e descrenças.

A Society for Health and Human Values – Society for Bioethics Consultation Task Force on Standards for Bioethics Consultation considerou a aproximação que denominou "facilitação ética" como a mais apropriada em consultoria ética. O que vem a ser a facilitação ética?

A literatura bioética reporta diversas possibilidades de abordagem em consultoria ética. A maioria situa-se entre um extremo, que pode ser denominado abordagem autoritária, e outro, de abordagem puramente facilitadora; a facilitação ética é colocada como uma abordagem alternativa.

ABORDAGEM AUTORITÁRIA

Nessa abordagem, a ênfase está colocada na atribuição ao consultante da responsabilidade pela tomada de decisão. Ela pode ser autoritária quanto aos resultados ou quanto ao processo. No primeiro caso, o consultor conduz o processo de forma a ouvir todos os interessados, mas toma a decisão autoritariamente. No segundo, o próprio processo é conduzido de forma autoritária, sem a escuta e a participação dos interessados.

ABORDAGEM PURAMENTE FACILITADORA

Ela se reduz a simplesmente alcançar uma decisão consensual entre as partes envolvidas, sem considerar valores legais, societários e institucionais.

ABORDAGEM DE FACILITAÇÃO ÉTICA

A abordagem de facilitação ética busca como principais metas a identificação e a análise da natureza da incerteza dos valores, bem como a facilitação da construção de consenso.

Para tanto, os seguintes passos são necessários:

- Obter os dados relevantes (p. ex., por meio de discussões com partes envolvidas e exame dos registros médicos ou de outros documentos relevantes).
- Esclarecer conceitos relevantes (como confidencialidade, privacidade, consenso informado).
- Esclarecer questões normativas relacionadas (valores, leis, ética, política institucional, etc.).
- Ajudar a identificar a gama de opções moralmente aceitáveis no contexto.

Em resumo, a facilitação ética reconhece os limites sociais para as soluções moralmente aceitáveis; em contraste com a aproximação autoritária, enfatiza um processo inclusivo de construção do consenso e respeita os direitos individuais de viver de acordo com seus valores. Em contraste com a aproximação puramente facilitadora, reconhece que valores, leis e política institucionais têm implicações para um consenso moralmente aceitável (De Marco, 2003).

PLANEJANDO UM DOADOR

A seguir, um exemplo de impasse extraído de nossa prática de consultoria.

Uma médica da pediatria comparece pessoalmente ao nosso serviço e passa a descrever, com muita aflição, a difícil situação em que se encontra: está acompanhando uma menina de 8 anos, filha única, portadora de grave doença hematológica.

Há poucos dias, a mãe da criança veio conversar sobre uma decisão que estava pensando em tomar. Estava inteirada de que uma possibilidade de tratamento para a filha seria um transplante de medula e que o melhor doador seria um irmão, por isso estava pensando em voltar a procurar o pai da criança, de quem estava separada há anos, engravidar e, assim que a criança nascesse, fazer o transplante e salvar a filha. A mãe expôs o seu projeto e perguntou à residente se ela o aprovava. Este era o motivo de sua presença em nosso serviço.

A situação foi discutida na reunião, despertando fortes reações em todos os membros da equipe. Foi detectada uma diferença de atitude entre homens e mulheres, com o grupo feminino apresentando uma maior empatia com a mãe da criança. A médica sentiu alívio ao perceber que a aflição que estava vivendo era vivida por todos, e isso lhe permitiu iniciar um processo de reflexão, desobrigando-se de tomar partido na questão, porém mantendo uma atitude de compreensão em relação à mãe. Em contatos subsequentes, a pediatra informou que estava conversando com a mãe da criança e que esta repensava o seu projeto.

Como vemos, são situações altamente mobilizadoras, que podem ter uma facilitação mediante a percepção do campo emocional em que estão envolvidos o profissional e o paciente.

A ESCOLHA DE MARIA

Outro exemplo extraído de nossa prática ilustra também esse aspecto, bem como o da necessidade de informar e envolver o paciente nas decisões.

A paciente Maria era uma senhora de 32 anos, casada, com filhos, internada na enfermaria de ginecologia com diagnóstico de câncer de mama e indicação de mastectomia radical. Ela estava chorosa e recusava submeter-se ao tratamento.

O que fazer diante desse quadro? Aceitar a decisão da paciente? Em última análise, não é o paciente quem decide? Damos simplesmente alta a pedido para a paciente e ficamos tranquilos?

Nessas situações, é sempre muito importante um exame cuidadoso. Devemos desconfiar de qualquer decisão precipitada, pois ela pode estar sendo ditada por reações emocionais (p. ex., pela ação do fenômeno denominado contratransferência), e não por uma análise criteriosa e uma decisão apoiada nos fatos.

No caso dessa paciente, uma análise cuidadosa nos mostrou, entre outras coisas, que ela não estava participando efetivamente da decisão, pois não lhe haviam sido apresentadas todas as possibilidades, sendo atribuído aos médicos todo o poder da situação (isso de alguma forma era também "confortável" para a paciente). Ao se dar conta da situação, a equipe apresentou, além da proposta de mastectomia radical, considerada a que traria melhor prognóstico, todas as outras possibilidades cirúrgicas, bem como as vantagens e os riscos de cada uma delas. E a paciente optou pela mastectomia radical!

A DESPEDIDA

Trata-se do caso de uma paciente de 36 anos com tumor de ovário e metástase em vários órgãos, inclusive nos pulmões, acarretando dificuldade respiratória. Foi intubada (atendendo a seu pedido). Não foi informada da gravidade de seu quadro, mas fez o sinal da cruz antes de ser intubada. No momento, foram suspensos medicamentos para infecção pulmonar, por considerar que a situação é de terminalidade. Era paciente da obstetrícia e, quando deu à luz, já havia sido diagnosticado o tumor de ovário com metástase.

O pedido de consultoria é da obstetrícia, que considera a possibilidade de extubar a paciente para poder contar sobre sua situação e dar-lhe oportunidade de decidir como se preparar para a morte (ver e se despedir da filha que agora está com 7 meses, despedir-se do marido, etc.). A clínica que acompanha o caso é contrária a essa medida por acreditar que só causaria confusão. Para ela, a paciente, ainda que fosse extubada, não teria condições de lucidez para interagir de forma adequada com o ambiente e os familiares.

O que fazer diante dessa situação?

Em conversas com a profissional da obstetrícia, verificamos que ela está aflita porque acha que se omitiu ao não contar à paciente que seu caso era grave e que iria morrer (a paciente perguntou diretamente à obstetra se ela iria morrer, a qual respondeu que todo mundo morre). A equipe também demonstra alguma culpa por não ter detectado o tumor por ocasião do pré-natal.

O que decidir? Quem deve decidir?

Essas perguntas foram colocadas à equipe tendo em vista procurarmos juntos uma resposta. A conclusão foi a seguinte: essa decisão não caberia à equipe, mas à paciente. Como ela estava impossibilitada de decidir, caberia ao familiar, no caso, o marido. Decidiu-se, então, consultar o marido, observando os seguintes procedimentos: primeiro, informá-lo, de fato, sobre as reais condições de sua esposa (ele ainda não está devidamente informado de que a esposa está morrendo); segundo, ajudá-lo a lidar com as reações despertadas pelo contato com essa realidade; terceiro, consultá-lo quanto à decisão de extubar a esposa, tendo em vista seu desejo de poder ter um último contato com ela.

JOSUÉ QUASE PERDEU O PÉ

O paciente Josué, de 55 anos, internado na unidade de hemodiálise, recusa submeter-se à amputação do membro inferior. Ele está internado em função de problemas renais, apresentando lesão ulcerosa na perna, que se expandiu e não responde satisfatoriamente aos antibióticos. Por causa dessa lesão na perna, vinha sendo acompanhado, concomitantemente, pela cirurgia vascular. Nosso serviço é chamado para avaliar a situação, pois o profissional que fez o pedido considerava que a amputação do pé precisava ser realizada o mais rapidamente possível, tendo em vista o risco de septicemia: havia sinais de gangrena gasosa, observados em exploração cirúrgica anterior, quando haviam sido amputados dois pododáctilos; a amputação só não havia sido estendida à perna por não haver autorização do paciente.

Na entrevista com o paciente, as frases mais importantes dele, que foram pronunciadas logo que nosso profissional se apresentou, foram que ele já sabia quem ele era e que tinha ido lá por causa "dele" (apontando o olhar para o pé doente); emendou, em seguida, ter conhecimento de que sua função era tentar convencê-lo a cortar o membro fora. Nosso profissional prontamente esclareceu que sua função não era convencê-lo, mas ouvi-lo. Isso fez com que o paciente se colocasse mais à vontade e pudesse expressar que tinha uma forte convicção que poderia curar-se com o tratamento clínico.

Nosso profissional conversou longamente com o médico da hemodiálise e, entre outras coisas, sugeriu que a família (da qual o paciente estava desligado há muitos anos) fosse mobilizada para participar do processo.

Um fato que chamou atenção do profissional foi que, à medida que ia conversando e indagando, um sentimento de incerteza se fazia cada vez mais presente durante o contato com o médico. Quando indagado sobre as possibilidades de cura por meio de tratamento clínico, o médico da hemodiálise passou a externar dúvidas quanto à indicação da cirurgia vascular, pois acreditava nas possibilidades de tratamento clínico. Parecia muito provável que havia um sentimento de dúvida e incerteza, que ia se tornando cada vez mais manifesto e revelava um conflito entre a equipe quanto à necessidade efetiva da amputação; essa incerteza deveria estar sendo captada, também, pelo paciente.

Quando voltou à enfermaria, no dia seguinte, a intenção do nosso profissional era aprofundar a questão da incerteza da equipe. Entretanto, algo surpreendente ocorreu: o médico informou que, embora o paciente já se mostrasse mais disposto à amputação, ela não seria mais necessária, pois havia presença de tecido de granulação que indicava uma boa resposta clínica.

O que pensar desse desfecho?

Nessa situação, podemos observar como a postura do nosso profissional deu espaço para que o dilema pudesse ser plenamente vivenciado e houvesse lugar para dúvidas e incertezas. De um lado, o paciente, na medida em que nosso profissional não se colocou em situação polarizada, pôde ficar mais flexível e vivenciar o dilema da possibilidade de escolha, ficando mais aberto para a possibilidade de optar pela amputação. De outro, o conflito (inicialmente inconsciente) entre os especialistas também pôde ficar mais explícito e ser equacionado. Ficou uma indagação: o tecido de granulação surgiu repentinamente ou já estava presente, e agora o médico se sentiu "autorizado" a percebê-lo?

INCORPORANDO A DIMENSÃO ÉTICA À FORMAÇÃO E AO EXERCÍCIO PROFISSIONAL

Esses exemplos ajudam a perceber a enorme importância do reconhecimento e do equacionamento dos dilemas éticos e a necessidade de integrar a atenção a essa dimensão do exercício profissional em todos os estágios, incluindo graduação, residência e educação continuada. Tal integração precisa ser efetiva e, mais importante, incorporada à própria cultura da instituição, de forma que, entre outras coisas, ajude a inibir comportamentos dos profissionais da saúde (por vezes médicos em situações influentes) que não se norteiam por um respeito ao paciente e aos princípios éticos.

É necessário aprofundar o conceito de instituição ética e a implementação de ações para alcançar esse objetivo mediante a definição de missões eticamente defensáveis que envolvam a instituição em todos os seus níveis, partilhando responsabilidades de implementar e preservar a fidelidade à missão.

No plano de nossa prática, verificamos que a análise dos fenômenos psicológicos que se desenrolam na interação equipe de saúde-paciente/familiares quando estão em jogo questões éticas pode contribuir para a difícil tarefa de lidar com os inevitáveis e crescentes dilemas da prática médica, muitos dos quais se relacionam com o predomínio de uma forte rigidez na relação médico-paciente. A psicologia ensina que essa rigidez, que aparece tanto no médico como no paciente, é, na maioria das vezes, um mecanismo de defesa para evitar as angústias associadas às vivências de impotência, insegurança e incertezas inerentes à condição humana. Nós, humanos, tendemos a ser mais rígidos e autoritários quanto mais inseguros estamos. Evitar o contato com a fragilidade e o desamparo intrínsecos a nossa condição é a função básica desse mecanismo psicológico defensivo.

Assim, quando um médico se torna autoritário e se sente com plenos poderes sobre a vida de um paciente e este não realiza o papel esperado de aceitação e passividade, explode um conflito. Esse conflito é sentido pelo médico como um desafio e ele passa a suspeitar da capacidade do paciente em fazer opções. Quando um médico se torna, por meio da ação de um mecanismo de defesa, excessivamente autoritário e encontra um paciente que também se defende, construindo uma couraça rígida e autoritária, o diálogo se interrompe.

Um aspecto que merece ser ressaltado diz respeito às mudanças de valores e atitudes que os avanços técnicos e o conhecimento médico acarretam. Os progressos tecnológicos tendem a estimular o desejo humano de ter poderes ilimitados. Há uma tendência do indivíduo – tanto médicos quanto pacientes ou familiares – a se identificar com esses novos conhecimentos, incorporando-os em seus pensamentos e ações, gerando uma adesão emocional.

O grau de adesão emocional pode facilmente levar o indivíduo do interesse para o entusiasmo, podendo desaguar em intolerância. Nesse caso, um valor diferente não será reconhecido como "um outro valor", mas como um "desvalor" ou "um verdadeiro absurdo".

Acreditamos que a adesão emocional, que tende a ser irracional e incondicional, seja uma questão de grande relevância para o tema, pois o que observamos no campo dos dilemas éticos é que a paralisia e o impasse decorrem sobretudo da dificuldade de aceitar plenamente a existência do dilema. A tendência é eludir sua existência, reduzindo a situação a uma questão de desafio ou de má vontade do outro, que se recusa a aceitar o "bem" e/ou a "verdade". Nas situações descritas, observa-se como a explicitação do dilema é capaz de trazer mudanças significativas no campo interacional e encaminhar para uma resolução compartilhada (De Marco, 2003).

REFERÊNCIAS

AULISIO, M. P.; ARNOLD, R. M.; YOUNGNER, S. J. Health care ethics consultation: nature, goals, and competencies. A position paper from the Society for Health and Human Values-Society for Bioethics Consultation Task Force on Standards for Bioethics Consultation. *Ann Intern Med*, v. 133, n. 1, p. 59-69, 2000.

DE MARCO, M. A. *A face humana da medicina*. São Paulo: Casa do Psicólogo, 2003.

HUNTER, P. The basis of morality. Psychologists, anthropologists and biologists are uncovering the bigger picture behind the development of empathy and altruism. *EMBO Rep*, v. 11, n. 3, p. 166-169, 2010.

MOLNAR-SZAKACS, I. From actions to empathy and moralit: a neural perspective. *J Econ Behav Org*, v. 77, n. 1, p. 76-85, 2011.

PESSINI, L.; BARCHIFONTAINE, C. P. *Fundamentos da bioética*. São Paulo: Paulus, 1996.

23

Situações e relações difíceis

MARIO ALFREDO DE MARCO

CONSULTAS E ENCONTROS DIFÍCEIS

Como vem ficando claro ao longo dos capítulos, toda relação humana envolve dimensões e níveis de complexidades variáveis, muitos dos quais escapam ao nosso conhecimento e controle. A aceitação desse fato é importante para que tenhamos presente que a relação entre o profissional e seus pacientes é muito mais que uma mera atuação técnica: é uma interação humana complexa que envolve a mobilização de intensas manifestações emocionais, as quais podem perturbar a relação e a objetividade. Isso tem determinado um interesse pelo aprofundamento das intervenções e das pesquisas neste campo.

Entre os temas de interesse no estudo da relação, um tópico importante que vem recebendo atenção crescente na prática médica é o chamado *paciente difícil*. Os médicos reportam um entre seis pacientes como difíceis. Uma estimativa (Hahn, 2001) aponta que em 10 a 20% das consultas ocorrem essas situações. Isso pode significar três ou quatro consultas desagradáveis em um dia completo de trabalho (Kroenke, 2009).

Contudo, alguns médicos reportam mais dificuldades que outros. Um estudo recente (An et al., 2009) verificou duas características predominantes entre os médicos que com mais frequência consideravam seus pacientes difíceis: ser jovem e do sexo feminino. Outro fato importante associado aos médicos que mais consideravam seus pacientes difíceis é que eles apresentavam 12 vezes mais possibilidade de referir *burn-out* do que os demais profissionais.

Todos os médicos irão cuidar, em algum momento, de pacientes percebidos como difíceis em função dos aspectos comportamentais e emocionais que afetam o seu cuidado e podem mobilizar perturbações no profissional. Nesse sentido, uma das definições é formulada precisamente a partir da reação que eles provocam nos profissionais: "pacientes difíceis" são aqueles que provocam um distresse no médico que supera o nível esperado de dificuldade. Normalmente, se perguntamos a alunos ou profissionais da área da saúde quais são, para eles, os "pacientes difíceis", obteremos, inicialmente, uma série de respostas apontando características: o agressivo, o desafiador, o que já sabe tudo, o que não cumpre as recomendações. Contudo, em geral, após algum tempo, começam a surgir respostas um pouco diferentes, apontando para as reações despertadas no aluno ou no profissional:

"o paciente que me irrita". Uma infinidade de qualificativos podem ser evocados: o hiperfrequentador, o psiquiátrico, o que pergunta muito, o que não cumpre, o somatizador, o terminal, o agressivo, o que se alonga muito nas explicações, o que chega fora do horário, etc. Porém, se damos algum tempo mais para pensar sobre a pergunta, os profissionais começam a fazer reflexões sobre si mesmos: o que me deixa nervoso, aquele que não consigo me conectar, o que me faz sentir impotente, o que não sei como tratar, etc. Como podemos observar, nos encontramos com dois tipos de fatores que influenciam na categorização do paciente como difícil: os derivados das características do próprio paciente e os derivados de sentimentos ou emoções que certos pacientes geram no profissional.

Essas ponderações são importantes, pois a categoria "pacientes difíceis" é cada vez mais aceita e mencionada nos estudos. Entretanto, esse rótulo pode trazer consequências emocionais e repercussões importantes na prática e nas pesquisas. Ele leva a subestimar a contribuição que o profissional tem na relação, considerando como se somente o paciente tivesse emoções, atitudes e características (de personalidade, de classe social, etc.). Além disso, o rótulo provoca distorções e tendência a um julgamento moral, muito mais do que um olhar e um debate científico. Para termos uma ideia das intensas emoções que podem ser despertadas, basta imaginar a reação que provocaria a criação de uma categoria "médicos difíceis" (De Marco et al., 2005).

Com base nessas ponderações, muitos autores têm considerado mais realista falar de relações ou encontros difíceis, abrindo espaço para a investigação dos fatores que contribuem para a dificuldade. Os fatores podem estar primordialmente relacionados ao paciente, ao médico ou ao sistema de saúde.

São características e comportamentos dos pacientes que podem promover dificuldades:

- Apresenta uma enfermidade complicada por sua gravidade (câncer, aids, etc.) ou por outros problemas associados (comprometimento emocional intenso, perda de autonomia, etc.).
- Transtorno mental não identificado ou mal manejado.
- Transtorno da personalidade.
- Características físicas (higiene, roupas, etc.).
- Barreiras socioculturais ou de comunicação.
- Ser frequentador em demasia.
- Sentir-se constantemente insatisfeito com os cuidados que recebe.
- Apresentar mais problemas crônicos que outros pacientes de igual sexo e idade.
- Apresentar seus problemas (crônicos e agudos) de forma mais complexa e não usual.
- Apresentar de forma repetida sintomas variados em intensidade e qualidades, que, caracteristicamente, resistem a qualquer explicação biomédica.
- Apresentar-se como um especialista em questões médicas e/ou no diagnóstico dos males que o afligem.
- Propor de antemão exames e/ou prescrições.
- Ter opiniões ou crenças contrárias às dos profissionais.

continua >>

>> continuação

- Apresentar elementos de suporte e continência social (família, trabalho, relações, etc.) escassos ou conflitivos.
- Ter experiências prévias negativas com o sistema de saúde.

São características e comportamentos dos profissionais que podem promover dificuldades:

- Transtorno mental não reconhecido ou não tratado.
- Transtorno da personalidade.
- Alterações da própria saúde.
- Excesso de atividades, resultando em pouca disponibilidade de tempo e emocional.
- Problemas familiares.
- Barreiras socioculturais ou de comunicação.
- Estresse e insatisfação com o trabalho.
- Experiências prévias negativas com pacientes.
- Dificuldade na abordagem de conteúdos psicossociais.
- Falta de conhecimento e/ou disponibilidade para os aspectos de comunicação e os fenômenos mentais.

São características do sistema e dos locais de atendimento que podem promover dificuldades:

- Pressões para a diminuição de custos e o aumento da produtividade.
- Impessoalidade no atendimento.
- Falta de continuidade dos cuidados.
- Tempo escasso para atendimento.
- Áreas de recepção não centradas no usuário.
- Tempos excessivos de espera.
- Informações imprecisas ou contraditórias.
- Interrupções frequentes na consulta.
- Falhas burocráticas frequentes.

Os fatores do paciente, do médico e do sistema de saúde, muitas vezes, interagem negativamente. É sempre a combinação dessas características que irá provocar as situações difíceis, os confrontos ou as verdadeiras batalhas. O encontro entre um paciente com transtorno da personalidade e um médico sobrecarregado e estressado, trabalhando em um local pouco organizado e com demanda excessiva, tem uma grande probabilidade de impedir o estabelecimento de qualquer aliança terapêutica. Pelo contrário, as probabilidades de esse encontro se transformar em campo de batalha são muito grandes. Da mesma forma, um paciente especialista que encontra um profissional inseguro e/ou arrogante (a insegurança e a arrogância são duas faces da mesma moeda) dará lugar a uma combinação explosiva.

LIDANDO COM AS SITUAÇÕES DIFÍCEIS

Existem estratégias eficazes para modificar habilidades comunicativas, melhorando, com isso, nossas capacidades para manejar relações problemáticas. Já mencionamos aspectos básicos, como capacidade de observação, empatia, continência, etc. Vamos discutir, agora, a respeito de algumas estratégias e técnicas adicionais que podem favorecer a condução das "consultas difíceis" (é evidente que essas estratégias e técnicas podem ser facilitadoras para as consultas em geral).

Doze segundos que fazem a diferença

Escutar é o primeiro mandamento em comunicação. Uma boa capacidade de escuta contribui de forma significativa para uma evolução satisfatória do encontro. O grau de satisfação do paciente aumentará ao sentir-se com espaço suficiente e alvo de um genuíno interesse por parte do médico. Um estudo que investigou o tempo médio ao fim do qual os médicos interrompem o discurso inicial dos pacientes encontrou o resultado médio de 18 segundos. Todavia, quando o discurso não é interrompido, sua duração média não ultrapassa 30 segundos. São nada mais do que 12 segundos!

Certamente, é um investimento que vale a pena pelo que pode representar para a qualidade da relação e na estruturação da consulta (Salgado, 2008). É muito importante um bom aproveitamento desses 30 segundos, pois a escuta em seu sentido mais amplo implica uma avaliação global da situação. Dessa forma, esse primeiro momento do encontro é também a ocasião para o profissional já fazer uma avaliação do estado emocional do paciente e da qualidade da relação que está se construindo.

Suspender os juízos de valor e adotar uma atitude avaliadora

É impossível tentar abordar uma relação difícil da maneira apropriada se o profissional não adota claramente a vontade e a atitude de estudar de modo objetivo tal relação. Isso significa dispor-se a observar a situação, sem julgamento, o que chamamos de atitude avaliadora. O simples fato de adotar essa atitude já influencia o componente emocional da relação, transformando ou mitigando as emoções e impedindo, assim, que interfiram de forma negativa na tarefa profissional.

Percepção das próprias emoções

O profissional deve ter presente, antes de tudo, que sua atitude com o paciente deve ser positiva, ou seja, deve sempre basear-se no trato respeitoso, digno, amável e bem-intencionado. Entretanto, como humanos, temos nossa própria vida, com as questões que nos afetam emocionalmente em nosso cotidiano. Em certos dias, estamos mais alegres e satisfeitos e, em outros, aborrecidos ou mesmo deprimidos. É importante para a nossa atividade profissional (e também para a nossa vida) desenvolver uma capacidade de perceber e identificar nossos estados emocionais. Essa percepção pode nos ajudar a não "descarregar" nossas emoções nos pacientes, bem como a discriminar quais são as emoções despertadas pelo contato com o paciente, o que pode ser bastante útil, tendo em vista a ideia de fazer o diagnóstico do chamado "paciente difícil" precisamente a partir dessas emoções negativas geradas nos profissionais, e não tanto pela percepção objetiva das dificuldades do paciente. Às vezes, é mais fácil autodiagnosticar nossas emoções negativas que as do próprio paciente, sobretudo quando a conduta hostil deste não é muito pronunciada.

Essa reação emocional provocada pelo contato com o paciente, conforme já mencionamos, foi descrita e denominada "contratransferência" por Freud. A percepção de nossa reação contratransferencial pode ser muito útil para nos ajudar a compreender (e tentar mudar) o padrão que se estabelece em uma relação.

Não tomar as dificuldades ou as limitações como algo pessoal

O conhecimento da existência do mecanismo transferência-contratransferência nos auxilia a não considerar as emoções do paciente como algo pessoal e a evitar uma resposta em curto-circuito (resposta contratransferencial). Se consideramos a atuação do paciente como a repetição de um padrão de relacionamento – a atualização de uma cena, de um drama que se repete constantemente –, nossa atitude poderá ter uma orientação menos reativa. Em primeiro plano, conforme pontuamos, deixaremos de perceber as emoções do paciente em nível pessoal e tentaremos verificar qual o drama que está sendo atualizado pelo comportamento do paciente.

Tentar mudar o padrão de comunicação

Esse nosso posicionamento já pode, por si só, trazer alguma mudança ao padrão de comunicação, evitando a tendência à repetição. A possibilidade de mantermos de forma sistemática um comportamento que não responda ao padrão estereotipado "proposto" pelo paciente pode determinar uma mudança progressiva do padrão de comunicação.

RECONHECER TRANSTORNOS MAIS GRAVES

A prevalência de psicopatologia diagnosticada e tratada em pacientes envolvidos em situações difíceis sugere que uma gestão eficaz desses pacientes deve sempre envolver cuidado com uma avaliação de sua condição mental. Além da atenção aos sinais mais evidentes na observação do paciente, a observação de nossa reação emocional também pode ser útil nessa avaliação: a percepção de uma forte reação emocional negativa sugere um diagnóstico de transtorno da personalidade no paciente.

Reconhecer quando os pacientes apresentam problemas de saúde mental mais graves (depressão grave, esquizofrenia, etc.) tem implicações importantes para a comunicação e o encaminhamento da relação e dos cuidados.

ACEITAR LIMITAÇÕES

Aceitar que, em muitas situações, não é possível mudar o comportamento do paciente, mas apenas nosso modo de enfrentá-lo (e reconhecer que isso já é o bastante). Aceitar também que, em algumas circunstâncias, por características peculiares, nossas e do paciente, a situação ficou muito difícil ou mesmo insuportável e que, nesse caso, o melhor a fazer é romper a relação clínica, indicando ao paciente, da melhor forma possível, a conveniência de buscar outro profissional.

BUSCAR AJUDA

Os médicos que têm dificuldades constantes com pacientes podem precisar de apoio profissional. As opções incluem um colega de confiança, um aprofundamento no estudo e no desenvolvimento de habilidades de comunicação, um grupo de reflexão sobre a tarefa, como um grupo Balint, ou um psicoterapeuta (essas opções podem ser concomitantes). A possibilidade de troca com outros colegas em relações formais e informais proporciona oportunidades de apoio e descontaminação emocional. O treino em habilidades de comunicação, conforme já deixamos expresso em outros capítulos, é essencial não só para o estudante, mas também para o profissional, na forma de programas de educação continuada.

Os grupos de reflexão sobre a tarefa, como os grupos Balint, são outra forma importante de troca interpares e de aprofundamento do conhecimento dos mecanismos emocionais envolvidos na relação profissional. A ampliação desse conhecimento é fundamental para um exercício profissional mais eficiente e eficaz, pois, utilizando as palavras do próprio Balint, "o remédio mais usado em medicina é o próprio médico, o qual, como os demais medicamentos, precisa ser conhecido em sua posologia, efeitos colaterais e toxicidade" (Balint, 2005).

REFERÊNCIAS

AN, P. G. et al. Burden of difficult encounters in primary care: data from the minimizing error, maximizing outcomes study. *Arch Intern Med*, v. 169, n. 4, p. 410-414, 2009.

BALINT, M. *O médico, seu paciente e a doença* [1955]. Rio de Janeiro: Atheneu, 2005.

DE MARCO, M. A. et al. Difficult patients or difficult encounters. *QJM*, v. 98, n. 7, p. 542-543, 2005.

HAHN, S. R. Physical symptoms and physician-experienced difficulty in the physician–patient relationship. *Ann Intern Med*, v. 134, n. 9, p. 897-904, 2001.

KROENKE, K. Unburdening the difficult clinical encounter. *Arch Intern Med*, v. 169, n. 4, p. 333-334, 2009.

SALGADO, R. O que facilita e o que dificulta uma consulta. *Rev Port Clin Geral*, v. 24, p. 513-518, 2008.

24

Comunicação dolorosa

MARIO ALFREDO DE MARCO

Um ponto importante a ser destacado em relação ao fornecimento de informações é a clareza da perspectiva a partir da qual estamos funcionando; por exemplo, agiremos de forma diferente se consideramos o acesso à informação um direito do paciente ou um dever (De Marco, 2003). Na primeira situação, forneceremos ao paciente as informações de acordo com suas possibilidades e respeitando suas resistências. No segundo caso, forneceremos a informação ao paciente, independentemente de seu estado.

Para tornar mais claros esses pontos, é útil examinar o tópico "comunicação de más notícias", que teve uma evolução curiosa ao longo das últimas décadas: até a década de 1960, a tendência era de não revelar ao paciente os diagnósticos mais graves (em relação ao câncer, por exemplo, não se revelava o diagnóstico em 90% dos casos). Nessa época, nos Estados Unidos, foi realizada uma pesquisa tentando descobrir os fatores que motivavam essa atitude. A pesquisa revelou que a maioria dos médicos (90%) considerava que, para o paciente, era melhor que o diagnóstico não fosse revelado. Quando se indagava como haviam chegado a essa conclusão, a resposta mais comum era: "com base em minha experiência". O que intrigou os pesquisadores foi que mesmo os profissionais recém-formados forneciam essa resposta. Com a análise desses dados, o trabalho demonstrou a falta de uma base empírica, chegando à conclusão de que essa conduta estava baseada em preconceitos e crenças, e não na experiência.

Como consequência desse e de outros trabalhos, na década de 1970, o pêndulo deslocou-se fortemente na direção de sempre dizer a verdade. Novamente, um trabalho veio apontar a falta de uma base empírica para a atitude dos médicos, pois demonstrou que os estudantes já entravam na escola médica com a convicção de que deveriam dizer a todos os pacientes "a verdade", e essa convicção se mantinha durante o treinamento.

Em nosso meio, Novaes-Pinto (2001), em estudo realizado com pacientes de câncer que teve como objetivo conhecer como se comporta o paciente recém-diagnosticado em relação ao recebimento de informações sobre a doença e seu tratamento, concluiu que a maioria dos pacientes considerava importante estar bem informado sobre sua doença e conhecer bem o tratamento proposto, saber qual era o prognóstico, os efeitos colaterais e as chances de cura. Esse mesmo estudo observou que a grande maioria dos pacientes gostaria de receber a informação pelo médico especialista, ou seja, aquele que detém o maior conhecimento da doença e melhor poderá responder às dúvidas que surgirem.

Essas constatações ressaltam a importância de evitar atitudes preconceituosas e estereotipadas; a atitude que se tem procurado estimular é a de uma reflexão permanente sobre "que verdade, para qual paciente e quando".

Esse *quando*, inclusive, é muito importante, como demonstra o seguinte exemplo: um médico foi conversar com um paciente recém-operado de um tumor sobre o resultado da cirurgia, na qual não foi possível a remoção total do tumor. Explicou a gravidade da situação e as opções (todas muito difíceis). Após o profissional terminar uma exposição detalhada da gravidade da situação, o paciente esboça um sorriso e diz: "Que bom, doutor, então está tudo bem, vou ficar bom!".

O que pensar dessa situação? O que fazer?

Esse profissional conseguiu conter a irritação e se dar um tempo para refletir e elaborar. Com uma assessoria especializada (interconsulta em saúde mental), pôde compreender que o paciente estava utilizando um mecanismo de defesa denominado "negação", muito comum nessas situações. Percebeu, também, que, nesses casos, é preciso respeitar um tempo de elaboração do paciente. No exemplo descrito, o profissional pôde, de fato, manter uma atitude de espera e disponibilidade; depois de alguns dias, o próprio paciente começou a se interessar e se inteirar de sua situação real. Esse quadro nos ajuda a concluir que a melhor resposta é aquela para a qual existe uma pergunta, ou seja, responder na medida em que o paciente vai perguntando, pois ele só pergunta aquilo que quer e pode saber. Da mesma forma como ocorre quando as crianças começam a perguntar sobre a sexualidade, não adianta esconder nem adiantar informações; elas irão assimilar apenas aquilo para o qual seu psiquismo estiver preparado.

Portanto, é importante ter presente que, embora, no caso que relatamos, o paciente (graças à postura do profissional) tenha podido assimilar a verdade de sua condição, isso nem sempre acontece. Muitos pacientes morrem negando sua real situação, e isso, em consonância com a máxima "que verdade, para qual paciente e quando", precisa ser respeitado.

Quanto ao profissional, é importante que tenha um preparo para lidar com essas situações, e que possa contar com o auxílio de outros profissionais na forma de apoio, consultoria e educação continuada. Em algumas das atividades de discussão e capacitação com estudantes e profissionais, costumamos utilizar filmes para apoiar a observação e a reflexão quanto à adequação e à inadequação de posturas do profissional na comunicação de más notícias. Alguns filmes que retratam esse tipo de situação são:

Uma Lição de Vida (*Wit*, drama, 99min, 2001, Estados Unidos): nesse filme, Vivian Bearing (Emma Thompson) é uma professora universitária que leciona poesia inglesa e descobre, através de um oncologista famoso, Dr. Kelekian (Christopher Lloyd), que tem câncer de ovário em estágio avançado. A forma de comunicação, tanto do Dr. Kelekian quanto da paciente, dá ensejo a muitas observações e reflexões.

Lado a Lado (*Step Mom*, drama, 125min, 1998, Estados Unidos): Jackie é uma mulher divorciada cujo ex-marido vive com uma fotógrafa bem-sucedida. Ela tem um relacionamento conturbado com os filhos e, após ser diagnosticada com câncer, é informada de que pode morrer por causa da doença. A comunicação da médica com a paciente também dá ensejo a discussões interessantes.

Minha Vida sem Mim (*My Life Without Me/Mi Vida sin Mi*, drama, 106min, 2003, Canadá/Espanha): Ann, de apenas 23 anos e mãe de duas filhas, descobre que tem câncer de ovário com metástases. O intenso grau de envolvimento do médico ao comunicar o diagnóstico à paciente possibilita a reflexão sobre a postura profissional.

CUIDANDO DA COMUNICAÇÃO COM A FAMÍLIA

Nem sempre o paciente, ao procurar um profissional da saúde, recebe a garantia de que a informação de sua doença pode ser compartilhada com um parente ou um amigo. No entanto, a prática de dar mais informações aos parentes do que ao paciente sobre o diagnóstico e o prognóstico de uma doença grave é comum.

A família faz parte do contexto do adoecimento do paciente e, portanto, pode ser um elemento facilitador da comunicação equipe-paciente. Os familiares podem também oferecer à equipe médica dados sobre as dificuldades e os comportamentos habituais do paciente, colaborando para que se planeje o tratamento mais adequado para cada caso (Lucchese, 2003).

Um dificultador diz respeito às famílias que insistem que o paciente não receba informações acerca de sua doença. Essa atitude familiar coloca o profissional em situações difíceis, especialmente quando o paciente solicita, de forma explícita ou não – mais informações e se mostra pronto para recebê-las.

Existem várias razões para que os familiares peçam o segredo. Os motivos, em geral, estão relacionados aos mitos de que o paciente nunca está preparado para saber de sua doença e que isso pode acarretar danos a sua integridade física e psicológica. O parente tende a acreditar que o paciente informado perderá as esperanças ou deixará de lutar por sua vida.

Junto a esse desejo de não revelação, muitas famílias escondem seus sentimentos de tristeza, preocupação e desespero e se mostram com a fisionomia sempre alegre diante do paciente. O paciente, ao perceber que há algo errado nesse comportamento familiar, passa a se comportar da mesma forma – escondendo suas preocupações e expressando-se como se tudo estivesse indo muito bem. A negação, tanto da família como do paciente, torna a comunicação com a equipe de saúde tensa, conflituosa e, muitas vezes, permeada de angústias pelo que está sendo impedido de ser dito.

Cabe pensar aqui, também, que o paciente é a pessoa que mais pensa seus sintomas e conhece seu corpo. Quando algo não está bem, em geral, ele tem uma boa percepção disso. Em muitas situações, as famílias insistem que o paciente não sabe a verdade, mesmo quando este já deu vários indícios para a equipe sobre o contrário. O paciente costuma dar "dicas", fazendo perguntas ou relacionando sua doença com histórias de outras pessoas. Mesmo quando expressam frases de negação, estas podem ser interpretadas como afirmativas do que o paciente pensa e sabe a respeito de seu diagnóstico.

Essas situações merecem ser tratadas com muito cuidado pelos profissionais da saúde, tanto no sentido de ajudar a família no entendimento dessas questões como no enfrentamento da má notícia. O paciente também precisa ser cuidado ao expressar ou negar o desejo de ser informado. Quaisquer dessas situações são sempre motivo de sofrimento para todos os envolvidos. Quando forem reconhecidas como decisivas para a qualidade da continuidade do cuidado, a equipe deve colocá-las como prioridade em suas metas de abordagem com a família e o paciente.

Em um estudo feito no Hospital São Paulo (Lucchese, 2003), constatou-se que os familiares dos pacientes internados consideram importante receber informação sobre os pacientes e querem que ela seja passada de maneira franca e compreensível, para que se sintam seguros de que seu parente está recebendo o melhor tratamento possível.

O QUE É UMA MÁ NOTÍCIA

Podemos definir uma má notícia como aquela que altera drástica e negativamente a perspectiva do paciente quanto a si mesmo e seu futuro (Buckman, 1992). Evidentemente, o impacto da má notícia está diretamente vinculado às expectativas do paciente: o impacto sobre o paciente e a família depende da distância entre as expectativas e a realidade médica da situação. Portanto, não é possível saber como um paciente reagirá à má notícia até conhecer suas percepções sobre a sua situação clínica. Em função disso, uma orientação que tem sido proposta nas diferentes recomendações e nos diversos protocolos para o fornecimento das notícias é que "antes de contar, é importante perguntar" (Buckman, 2005).

O PREPARO DO PROFISSIONAL

Nosso serviço foi chamado para atender a um pedido de interconsulta em uma enfermaria do hospital. A seguir, apresentamos o relato de como a situação foi abordada em uma supervisão e de como o atendimento se desenvolveu.

Atendendo uma solicitação de assessoria

A residente de psiquiatria comparece à reunião relatando uma chamada de uma enfermaria pelo *bip*. Refere também que, quando estava subindo, foi abordada de forma intempestiva pelo residente dessa enfermaria, que ansiosamente pediu para que ela atendesse ao pedido. Ela se inteirou do que se tratava e subiu para a supervisão, avisando que voltaria em breve para atender. Na supervisão, a residente relatou que o pedido era para comunicar a uma paciente, que estava internada, que seu marido havia falecido e que o velório seria naquele dia. A família queria que a paciente fosse informada para poder ir ao velório. A paciente de 90 anos estava internada devido a queimaduras por um acidente doméstico (explosão de um botijão de gás); o marido, ferido no mesmo acidente, havia sido encaminhado para outro hospital e falecido.

A residente de psiquiatria relatou a situação e expressou a posição de que não era sua tarefa atender àquela solicitação. Quem deveria lidar com a situação e pensar em como informar a paciente era o residente da enfermaria.

O que você pensa dessa situação? O que você propõe?

Nossa primeira recomendação à residente de psiquiatria foi feita pela enunciação do que consideramos o primeiro mandamento em matéria de comunicação: escutar.

Esse é um mandamento da maior importância e que deve ser estritamente respeitado. É importante estar muito atento: se você vai atender a um pedido e já tem uma resposta pronta, pode estar certo de que está agindo em função de ansiedade e/ou preconceito e não com base em uma análise racional dos fatos.

Depois de conversar sobre esse tópico com a residente, nossa pergunta seguinte foi a respeito de quantas vezes ela havia se defrontado com aquela situação e se já tinha recebido algum treinamento sobre o tema. A resposta da residente é que aquela era sua primeira vez e que nunca havia recebido treinamento. Essa resposta, que pode parecer estranha, não é nada incomum.

Diante desse quadro, como se avalia a proposta inicial da residente, que considerava que quem deveria se ocupar do assunto era o residente da enfermaria?

Não parece provável que o motor da decisão tenha sido a ansiedade em vez de uma análise racional da situação? Ou seja, não seria a decisão decorrente da necessidade de se livrar daquela situação difícil e penosa?

Como reagiria o residente da enfermaria (que, possivelmente, também teria pouco ou nenhum treinamento no campo) se a atuação da psiquiatra se encaminhasse na forma como se delineava nessa decisão inicial? Não parece lógico imaginar que se instalaria um grande conflito, uma verdadeira guerra, entre os profissionais? Uma disputa entre ambos para empurrar para o outro a responsabilidade?

Discutimos essas questões com nossa residente e o restante da equipe e nos encaminhamos para a enfermaria, para dar prosseguimento ao atendimento do pedido.

Na enfermaria, conversamos com os residentes e a médica responsável pela enfermaria, ouvindo a natureza do pedido: a família da paciente (a nora e a neta) estava esperando para decidir o que fazer quanto a comunicar o falecimento à paciente. A equipe médica estava bastante aflita e preocupada: seria o caso de contar a ela? Seria o caso de ela ir ao velório?

Discutimos a situação com a equipe e perguntamos se já haviam lidado antes com esse tipo de situação. A resposta foi negativa. Conversamos com eles sobre os passos necessários para encaminhar as decisões, enfatizando que o primeiro deles é sempre escutar todos os envolvidos: escutar a família, suas necessidades e suas dúvidas, bem como a paciente (tentar perceber se ela está com abertura para ser informada ou se está evitando entrar em contato com as situações difíceis).

Procuramos abordar com a equipe as questões, as dúvidas e a importância de definir alguns pontos, entre os quais: as condições médicas da paciente permitiam que saísse de licença para assistir ao velório e ao funeral do marido? De quem deveria ser a decisão de contar ou não à paciente? De quem era a atribuição de contar à paciente sobre a morte de seu marido?

Em relação à primeira indagação, a equipe tinha clareza que, do ponto de vista médico, a paciente não poderia sair de licença. Indagamos a respeito do quanto a família estava informada e concluímos, junto a eles, que essa posição não havia sido colocada com clareza à família, o que poderia estar acarretando ansiedade e confusão. Ficou evidenciado, então, que, antes de mais nada, seria importante informar claramente e negociar com a família a concordância quanto a esse ponto. Tal concordância era importante, pois, uma vez que se afastasse a possibilidade de a paciente sair de licença para participar do velório, a pressão que estava sendo colocada para informar a paciente deixaria de ter sentido.

Quanto à segunda questão, sobre de quem deveria ser a decisão de informar a paciente, o que você pensa a respeito? O que proporia?

O assunto foi discutido, e a conclusão foi de que, como não se tratava de uma informação médica relativa à paciente, caberia à família a decisão sobre contar ou não. Isso, evidentemente, não implicando omissão da equipe, que deveria se colocar à disposição para discutir o assunto com a família e as possíveis implicações para a saúde e o bem-estar da paciente que a decisão acarretaria.

Quanto a quem caberia contar, a conclusão também foi que, em princípio, deveria ser a família (podendo valer-se, aqui também, da assessoria e/ou participação da equipe). Junto à equipe da enfermaria, conversamos com a família, atentos a suas questões e necessidades e ventilando amplamente todas as questões que havíamos levantado. A decisão da família foi a de contar, sendo que a neta se dispôs a dar a notícia.

REAÇÕES A MÁS NOTÍCIAS

É desejável que pacientes com doenças que envolvam perdas significativas ou risco à vida sejam assistidos por profissionais com uma boa competência comunicativa, que lhes possibilitem articular as complexas questões biomédicas com questões que envolvam a observância, o respeito e o manejo apropriado de emoções, necessidades e valores dos pacientes e familiares. Na formação profissional, esse preparo, quando não está totalmente ausente dos currículos, é considerado uma competência acessória, uma tarefa menor.

A capacitação do profissional envolve tanto o desenvolvimento e a evolução das habilidades e do conhecimento das pessoas, conforme já mencionamos em capítulos anteriores, quanto o conhecimento das reações possíveis diante dessas situações difíceis.

Vários modelos de reação às más notícias já foram propostos; o mais importante continua sendo aquele formulado por Elizabeth Kübler-Ross (1969), que, a partir de entrevistas com mais de 200 pacientes moribundos, sistematizou cinco fases principais no processo de enfrentamento das perdas:

- Negação, ou "não, não eu" – ocorre habitualmente com a revelação diagnóstica inicial e o prognóstico. É utilizada em alguma forma ou intensidade por quase todos os pacientes, sendo, em geral, temporária. Contudo, as pessoas podem voltar a esse estágio sempre que houver novas "más notícias".
- Revolta, ou "por que eu?" – quando a negação não pode ser mais mantida, em geral, sobrevem a raiva. Ela pode ter várias formas de expressão, como, por exemplo, raiva de Deus, dos membros da equipe de saúde (médicos, enfermeiros, etc.) ou até mesmo dos familiares.
- Barganha, ou "sim, mas" – situação na qual o paciente acredita que, se fizer as promessas certas, o prognóstico vai mudar. É um estágio breve e difícil de observar, pois geralmente o diálogo é entre o paciente e uma divindade.
- Depressão ou "sou eu" – o estágio em que o paciente realiza que a morte é uma realidade e experimenta as perdas.
- Aceitação ou "é a minha morte e parte da minha vida" – o paciente caminha para um ponto no qual ele se entrega para a vivência do fim e pode ajudar as pessoas amadas a aceitar que irá morrer. É um estágio difícil de ser atingido, pois depende de parar de lutar contra a morte.

Os pacientes não transitam por esses estágios em progressão linear, nem existe uma forma correta de vivê-los. Eles podem experimentá-los com diferentes graus de intensidade e oscilar entre um estado e outro ou permanecer fixos em um estágio até a morte (De Marco, 2003).

Após a fase de aceitação, vários outros tipos de reação podem ser observados:

- Espírito de luta – tendência a ver a doença como desafio.
- Desamparo/desesperança – tendência a se concentrar na perda e sentir-se inábil e desmotivado para qualquer ação.
- Fatalismo – tendência a aceitar as coisas como são, abrindo mão de qualquer tentativa de controle.
- Preocupação ansiosa – tendência a focar-se exclusivamente na doença, deixando esse pensamento dominar a vida e aumentar a ansiedade.
- Evitação – tendência a evitar ou bloquear sentimentos de preocupação.

FATORES QUE INFLUENCIAM A RESPOSTA A MÁS NOTÍCIAS

Alguns modelos tentam detectar os fatores envolvidos nessas diferentes respostas. Entre alguns fatores relacionados às capacidades pessoais, dois conceitos tornaram-se amplamente difundidos: enfrentamento e resiliência.

Enfrentamento é a tradução para português do conceito de *coping* (Lazarus, 1966). Na realidade, uma tradução que deixa a desejar, na medida em que *coping* corresponde muito mais à forma como se lida com determinado agente perturbador, sendo que uma das formas de lidar pode ser exatamente não enfrentar (fugir). Por isso a inadequação do termo, visto que teríamos o paradoxo de que uma forma de enfrentamento seria não enfrentar. Feita essa ressalva, e uma vez que a tradução está consagrada, vamos utilizá-la.

O enfrentamento está relacionado aos nossos esforços para manejar as demandas de adaptação e as emoções que elas geram. Engloba os esforços cognitivos e comportamentais constantemente alteráveis para controlar (vencer, tolerar ou reduzir) demandas internas ou externas específicas, as quais são avaliadas como excedendo ou fatigando os recursos da pessoa. A resposta a essas demandas consiste em três processos:

- Avaliação (*appraisal*) primária – processo de perceber a ameaça.
- Avaliação (*appraisal*) secundária – processo de conceber mentalmente uma resposta potencial à ameaça.
- Enfrentamento (*coping*) – processo de executar essa resposta.

Quanto às formas de enfrentamento, são descritas duas possibilidades:

- Centrada no problema – busca resolver o problema ou fazer algo para modificar a fonte do estresse.
- Centrada na emoção – busca reduzir ou manejar o estresse emocional que está associado à situação ou é provocado por ela.

Na realidade, é preferível ver essas duas formas de enfrentamento como complementares (Lazarus, 2006).

A definição e o estudo, no campo da psicologia, do fenômeno descrito como *resiliência* é mais recente. Um dos pioneiros desse estudo é Michael Rutter (1978, 1985, 1993), que derivou o termo do conceito de "invulnerabilidade" (Anthony, 1974) desenvolvido a partir da observação de crianças que, apesar de prolongados períodos de adversidades e estresse psicológico, apresentavam saúde emocional e alta competência.

Rutter criticou o conceito de invulnerabilidade, na medida em que passa uma ideia de resistência absoluta ao estresse, de uma característica imutável, como se fôssemos intocáveis e sem limites para suportar o sofrimento. Ele desenvolveu o conceito de resiliência (Rutter, 1978) a partir da pergunta: por que, apesar de passar por terríveis experiências, alguns indivíduos não são atingidos e apresentam um desenvolvimento estável e saudável? A resposta envolve a capacidade que denomina de resiliência, que é um conceito derivado da física, que indica a propriedade de alguns materiais de acumular energia quando exigidos e estressados e voltar ao seu estado original sem qualquer deformação.

A resiliência, ou resistência ao estresse e às adversidades, é relativa, sendo suas bases tanto constitucionais como ambientais e variando de acordo com as circunstâncias, ou seja, não é uma característica ou um traço individual fixo. Em associação com características da personalidade, há também uma série de outros fatores que podem estar vinculados às dificuldades de ajustamento. Eis os mais importantes:

- História psiquiátrica prévia.
- Falta de suporte social (família, amigos, comunidade).
- Inabilidade para aceitar as mudanças físicas causadas pela doença e/ou tratamento.
- Falta de envolvimento em atividades satisfatórias.
- Baixa expectativa quanto à efetividade do tratamento e/ou da reabilitação.
- Problemas estressantes preexistentes.
- Diagnóstico em idade precoce.

ORIENTAÇÕES E MÉTODOS PARA A COMUNICAÇÃO DE MÁS NOTÍCIAS

Visando organizar uma metodologia para esse difícil momento da atividade profissional, diversos protocolos têm sido desenvolvidos com a finalidade de facilitar a reflexão e a organização da tarefa. Um dos mais difundidos é o protocolo de seis passos desenvolvido por Baile e Buckman, também conhecido como estratégia SPIKES (cada letra é a inicial, em inglês, de um dos seis passos: *Setting*, *Perception*, *Invitation*, *Knowledge*, *Explore emotions*, *Strategy and sumary*).

Resumidamente, eis o que propõe cada um dos passos:

- *Setting* – preparar o entorno, criando um ambiente apropriado – considerar o lugar, a privacidade, o conforto para o paciente, a hora, a circunstância e o apoio de companheiros ou de familiares.
- *Perception* – verificar o que o paciente já sabe – averiguar o que sabe da doença por meio de perguntas abertas e com técnicas de apoio narrativo, como, por exemplo:
  - O que você pensa sobre os exames que fizemos?
  - O que disseram a você no hospital?
  - Você está preocupado com a doença?
  - O que você pensa a respeito de sua doença?
- *Invitation* – o que quer saber – averiguar o que deseja saber facilitando ao paciente e a seus familiares expressá-lo:
  - Gostaria que eu explicasse mais sobre sua doença?
  - Vocês querem que eu comente alguma coisa sobre a doença do seu familiar?

  É importante aceitar os silêncios, as evasivas e as negativas e sempre dar a oportunidade de continuar a conversa em momento mais apropriado.

- *Knowledge* – fornecendo informação – a informação deve ser oferecida de maneira gradual, dando tempo para que o paciente e seus familiares assimilem a gravidade da doença, sobretudo se eles têm expectativas infundadas de melhora. Verifique a compreensão constantemente.
- *Explore emotions* – responder adequadamente aos sentimentos do paciente e/ou dos familiares – as reações mais frequentes nesse processo são ansiedade,

continua >>

> **>> continuação**
>
> medo, tristeza, agressividade, negação e ambivalência. Todas essas respostas podem misturar-se com o tempo, e devemos respeitá-las e estar atentos para poder ajudar de modo efetivo e afetivo. Devemos ter presente que é nessa etapa que costumam aparecer a dor e a solidão mais profundas. A forma mais eficaz de lidar com essas reações é oferecendo apoio e solidariedade, por meio de uma resposta empática, tentando identificar e dar continência às emoções e expressando compreensão.
> - *Strategy and sumary* – estabelecendo estratégias e planos conjuntos de cuidado – a sequência lógica até esta etapa é a seguinte: informamos, recolhemos a resposta emocional e oferecemos um plano de cuidados ao paciente junto aos familiares; comprometemo-nos a apoiar, a aliviar os sintomas e a compartilhar preocupações e medos. A capacidade de ajudar a organizar e dar uma solução ao problema do paciente e dos familiares é o que distingue um profissional da saúde de um terceiro bem intencionado.

Esses protocolos, bem como uma série de outras técnicas (utilização de filmes, treinamento em laboratório de comunicação, etc.), têm se mostrado úteis no preparo do profissional. O que é importante ressaltar é a necessidade de que esse preparo seja contemplado nos currículos, tendo em vista a relevância do tópico para a atuação e para o próprio bem-estar do profissional, bem como a repercussão que o papel de mensageiro de más notícias provoca. O sofrimento já intrínseco de levar uma má notícia é acompanhado de um fenômeno, muito comum, que tende a responsabilizar o mensageiro. Em muitas culturas, o recebimento de uma má notícia podia provocar punição (inclusive morte) do mensageiro. No próprio mito de Asclépio, conforme já relatamos, observamos essa atitude em relação ao mensageiro: quando o corvo leva a Apolo a notícia de que sua amada Coronis (que carrega Asclépio, filho de Apolo, em seu ventre) o está traindo com um mortal (Ísquis), o deus, enfurecido, transforma o corvo, que até então era um pássaro de cor branca, na ave negra que conhecemos.

REFERÊNCIAS

ANTHONY, E. J. The syndrome of the psychologically invulnerable child. In: ANTHONY, E. J.; KOUPERNIK, C. (Ed.). *The child in his family*: children at psychiatric risk. New York: Wiley, 1974. p. 529-545.

BUCKMAN, R. *Breaking bad news*: a guide for health care professionals. Baltimore: Johns Hopkins University, 1992.

BUCKMAN, R. Breaking bad news: the S-P-I-K-E-S strategy. *Commun Oncol*, v. 2, n. 2, p. 138-142, 2005.

DE MARCO, M. A. *A face humana da medicina*. São Paulo: Casa do Psicólogo, 2003.

KÜBLER-ROSS, E. *Sobre a morte e o morrer*. São Paulo: Martins Fontes, 2002. Publicado originalmente em 1969.

LAZARUS, R. S. Emotions and interpersonal relationships: toward a person-centered conceptualization of emotions and coping. *J Pers*, v. 74, n. 1, p. 9-46, 2006.

LAZARUS, R. S. *Psychological stress and the coping process*. New York: Springer, 1966.

LUCCHESE, A.C. Famílias: clientes do hospital? – o adoecer e a crise familiar. In: DE MARCO, M. A. *A face humana da medicina*. São Paulo: Casa do Psicólogo, 2003. p. 172-173.

NOVAES-PINTO, R. *A comunicação do diagnóstico em pacientes com câncer*. 2001. Dissertação (Mestrado) – Universidade Federal de São Paulo, São Paulo, 2001.

RUTTER, M. Early sources of security and competences. In: BRUNER, J. S.; GARTEN, A. (Ed.). *Human growth and development*. London: Oxford University, 1978.

RUTTER, M. Resilience: some conceptual considerations. *J Adolesc Health*, v. 14, n. 8, p. 626-631, 1993.

RUTTER, M. Resilience in the face of adversity: protective factors and resistance to psychiatric disorder. *Br J Psychiatry*, v. 147, p. 598-611, 1985.

25

Sobre os relatórios de entrevista

CRISTIANE CURI ABUD

Em nossos livros de leitura havia a parábola de um velho que no momento da morte revela a seus filhos a existência de um tesouro enterrado em seus vinhedos. Os filhos cavam, mas não descobrem qualquer vestígio do tesouro. Com a chegada do outono, as vinhas produzem mais que qualquer outra na região. Só então compreenderam que o pai lhes havia transmitido uma certa experiência: a felicidade não está no ouro, mas no trabalho. Tais experiências nos foram transmitidas, de modo benevolente ou ameaçador, à medida que cresciamos: "Ele é muito jovem, em breve poderá compreender". Ou: "Um dia ainda compreenderá". Sabia-se exatamente o significado da experiência: ela sempre fora comunicada aos jovens. De forma concisa, com a autoridade da velhice, em provérbios; de forma prolixa, com a sua loquacidade, em histórias; muitas vezes como narrativas de países longínquos, diante da lareira, contadas a pais e netos. Que foi feito de tudo isso? Quem encontra ainda pessoas que saibam contar histórias como elas devem ser contadas? Que moribundos dizem hoje palavras tão duráveis que possam ser transmitidas como um anel, de geração em geração? Quem é ajudado, hoje, por um provérbio oportuno? Quem tentará, sequer, lidar com a juventude invocando sua experiência?
Walter Benjamin

O RELATÓRIO

Os relatórios escritos pelos alunos são instrumentos dinâmicos, nos quais o estudante registra e organiza suas entrevistas de forma sistematizada através do discurso narrativo, contínuo e reflexivo. A reflexão é um processo em que o sujeito atribui sentido a uma situação.

A narração é uma história, um discurso com significação. Assim, solicitamos aos estudantes que escrevam narrativamente, em primeiro lugar, os fatos descritos pelo paciente. Dados de história de vida passada e atual devem ser registrados com a maior proximidade possível do discurso do paciente. A realidade psíquica do indivíduo é diferente de sua realidade histórica, e devemos investigar os fatos para, a partir deles, encontrar o sentido psíquico que o paciente lhes atribui.

Após transcrever os dados fornecidos pelo paciente – identificação, história de vida, história da doença, dados sobre a família, o trabalho, o grupo social, a relação com o hospital (ambiente e profissional), etc. –, o aluno deve relacionar esses fatos com aspectos teóricos apreendidos no curso teórico. Descrever o paciente, sua comunicação não verbal, sua maneira de se comunicar, seu exame psíquico, seus mecanismos de defesa, aspectos transferenciais e contratransferenciais, enfim, conceitos que possam servir à melhor compreensão do paciente no que se refere a seu funcionamento psíquico, sua personalidade, sua forma de relacionar-se com os outros e com a própria saúde. Ao refletir sobre conceitos como comunicação não verbal do paciente, o estudante pode, inclusive, comparar os dados obtidos pelo discurso do paciente com os dados observados diretamente. Por exemplo, um aluno entrevistou, na pediatria, o pai de uma criança que cheirava a álcool, no período da manhã. Trata-se de um dado da comunicação não verbal que pode comprometer a veracidade dos fatos relatados pelo pai.

Por fim, o aluno deve realizar uma autorreflexão, levantando aspectos da entrevista que despertaram sua atenção, que trouxeram dificuldades ou indagações, temores, gratificação e alegrias.

Os relatórios, que um dia se tornarão anamneses escritas e registradas nos prontuários dos pacientes, serão os instrumentos de comunicação dos quais os profissionais da saúde dispõem para sua comunicação com colegas e, portanto, devem ser apreendidos e bem redigidos.

ROTEIROS DE ENTREVISTA DE PSICOLOGIA MÉDICA

Os roteiros descritos a seguir devem servir de referência ao aluno que realizará a entrevista com o paciente. Os roteiros resumem e estruturam o que deve ser investigado, baseando-se em toda a teoria exposta neste livro. No entanto, sugerimos que o entrevistador não se deixe engessar pelo roteiro, tomando-o como um *checklist* a ser cumprido.

Gestação

1. **Identificação:** nome, sexo, idade, procedência, estado civil, grau de instrução, profissão, naturalidade e nacionalidade.
2. **História de vida:** dados gerais sobre desenvolvimento infantil (caso algum dado chame atenção, aprofundar) e história atual.
3. **História da gravidez:** foi planejada? Foi desejada? Como foi o recebimento da notícia? Quais são as expectativas em relação ao bebê (sexo, personalidade, saúde)? Expectativas em relação aos cuidados do bebê (se é primeiro filho, quem vai cuidar, qual será o "esquema" da casa); sente mal-estar? Como sente as transformações do corpo? E o marido, como as sentiu? como o marido reagiu à gravidez de uma forma geral? Como vai a vida sexual? Sente ansiedade? Tem pesadelos? Qual a expectativa em relação ao parto? Como foi o parto (se for o caso)? Conhecia a equipe médica que realizou o parto? E o puerpério, como está sendo (se for o caso)? O bebê teve alta hospitalar? Como a mãe se sente do ponto de vista emocional? Como vai a amamentação? Como se sente ao amamentar? Como está sendo voltar para casa e retomar os cuidados do

lar, do marido e dos filhos? Como é o bebê se comparado ao que ela imaginou durante a gravidez?
4. **A família**: constituição, relacionamento familiar, vida sexual e impacto da gravidez na família.
5. **O trabalho ou escola** (no caso de gravidez na adolescência): relacionamento com o trabalho e impacto da gravidez no trabalho ou na escola.
6. **O grupo social**: características da inserção social e cultural; impacto da gravidez no contexto social.
7. **O ambiente hospitalar e profissionais da saúde**: impressão geral sobre o hospital e relacionamento com a equipe de saúde.
8. **Articulação da observação** com os aspectos teóricos e práticos já discutidos (psicologia do desenvolvimento, técnicas de comunicação e entrevista, transferência e contratransferência).
9. **Aspectos**, vivências, indagações e dificuldades da entrevista que chamaram atenção.

O bebê (0-1 ano)

1. **Identificação:** nome, sexo, idade, procedência, naturalidade e nacionalidade.
2. **História de vida e desenvolvimento atual:** vida dos pais, de seus familiares e da gestação (foi planejada)? Foi desejada? Como foi o recebimento da notícia? Quais eram as expectativas em relação ao bebê (sexo, personalidade, saúde)? Como o marido reagiu à gravidez de uma forma geral? Como vai a vida sexual? Como foi o parto? E o puerpério, como está sendo ou foi? O bebê teve alta hospitalar? Como a mãe se sente do ponto de vista emocional? Como foi voltar para casa e retomar os cuidados do lar, do marido e dos filhos? Como foi voltar ao trabalho, separar-se do bebê? Como é o bebê se comparado ao que ela imaginou durante a gravidez? O bebê chora? O que a mãe faz quando isso acontece? O bebê se acalma? A mãe está amamentando? Como se sente? Amamenta sempre que o bebê chora? Sabe distinguir o choro de "manha"? Desmamou? Como foi o desmame para o bebê? E para a mãe? Como é o sono do bebê?
3. **História da doença:** no dia em que apareceram os primeiros sintomas, descreva detalhadamente o que o paciente e a família estavam fazendo; havia alguma situação extraordinária acontecendo (separação, divórcio, perda de emprego, falecimento na família, estresses ou traumas de uma forma geral)?
4. **A família:** constituição, relacionamento familiar e impacto da doença na família.
5. **O berçário ou a creche:** relacionamento com os cuidadores; impacto da doença no berçário ou na creche.
6. **O grupo social:** características da inserção social e cultural; impacto da doença no contexto social.
7. **O ambiente hospitalar e profissionais da saúde:** impressão geral sobre o hospital e relacionamento com a equipe de saúde.
8. **Observação do bebê:** desenvolvimento psicomotor – segue os objetos com os olhos? segura as coisas com as mãos? Consegue sugar o seio ou a mamadeira?

Ao ouvir um som, volta sua cabeça na direção do som? Sorri (a partir de dois e três meses)? Chora diante de estranhos (7 a 8 meses)? Faz "não" com a cabeça (12 meses)? Brinca com os objetos, joga-os no chão, aparece e desaparece atrás da cortina ou lençol (4 a 8 meses)? Consegue sentar (6 meses)?
9. **Articulação da observação** com os aspectos teóricos e práticos já discutidos (psicologia do desenvolvimento, técnicas de comunicação e entrevista, transferência e contratransferência).
10. **Aspectos**, vivências, indagações e dificuldades da entrevista que chamaram atenção.

Criança de 1 a 3 anos

1. **Identificação:** nome, sexo, idade, procedência, naturalidade e nacionalidade.
2. **História de vida e desenvolvimento atual:** vida dos pais, de seus familiares e da gestação (foi planejada)? Foi desejada? Como foi o recebimento da notícia? Quais eram as expectativas em relação ao bebê (sexo, personalidade, saúde)? Como o marido reagiu à gravidez de uma forma geral? Como vai a vida sexual? Como foi o parto? E o puerpério, como foi? O bebê teve alta hospitalar? Como a mãe se sente do ponto de vista emocional? Como foi voltar para casa e retomar os cuidados do lar, do marido e dos filhos? Como foi voltar ao trabalho, separar-se do bebê? Como é o bebê se comparado ao que ela imaginou durante a gravidez? O bebê chora? O que a mãe faz quando ele chora? O bebê se acalma? A mãe está amamentando? Como se sente? Amamenta sempre que o bebê chora? Sabe distinguir o choro de "manha"? Desmamou? Como foi o desmame para o bebê? E para a mãe? A criança dormia bem quando bebê? E hoje? Como se alimenta? A criança já anda? Como isso modificou o contexto da casa? A criança tem vontades (escolher a própria roupa)? A criança usa fraldas? Se não, como foi o processo de tirá-las? A criança fala? Diz muito "não"? Como os pais reagem às iniciativas da criança? Tendem a incentivar ou a brecar suas iniciativas motoras e linguísticas? A criança se aborrece com a bronca dos pais? Obedece aos pais? Sempre? A criança tem algum objeto ao qual se agarra na ausência dos pais? Chegou algum irmãozinho novo? Como foi a reação diante dele?
3. **História da doença:** no dia em que apareceram os primeiros sintomas, descreva detalhadamente o que o paciente e a família estavam fazendo; havia alguma situação extraordinária acontecendo (separação, divórcio, perda de emprego, falecimento na família, estresses ou traumas de uma forma geral)?
4. **A família:** constituição, relacionamento familiar e impacto da doença na família.
5. **A escola:** relacionamento com a escola, professores e amigos; impacto da doença na escola.
6. **O grupo social:** características da inserção social e cultural; impacto da doença no contexto social.
7. **O ambiente hospitalar e profissionais da saúde:** impressão geral sobre o hospital e relacionamento com a equipe de saúde.

8. **Observação da criança:** a criança anda? Fala? Diz "não"? Fala "eu" (dois anos)? Como é sua linguagem? É desenvolta? Exporá o ambiente? Diferencia menina de menino? Reconhece a própria imagem no espelho (18 meses)? É capaz de uma autodescrição e uma autoavaliação (19-30 trinta meses)? Se deixada sozinha na sala por algum tempo, sente-se insegura e chora (18-24 meses)? Brinca? Desenha?
9. **Articulação da observação** com os aspectos teóricos e práticos já discutidos (psicologia do desenvolvimento, técnicas de comunicação e entrevista, transferência e contratransferência).
10. **Aspectos**, vivências, indagações e dificuldades da entrevista que chamaram atenção.

Criança de 3 a 6 anos

1. **Identificação:** nome, sexo, idade, procedência, naturalidade e nacionalidade.
2. **História de vida e desenvolvimento atual:** vida dos pais, de seus familiares e da gestação (foi planejada)? Foi desejada? Como foi o recebimento da notícia? Quais eram as expectativas em relação ao bebê (sexo, personalidade, saúde)? Como o marido reagiu à gravidez de uma forma geral? Como foi o parto? E o puerpério, como foi? O bebê teve alta hospitalar? Como a mãe se sentia do ponto de vista emocional? Como foi voltar para casa e retomar os cuidados do lar, do marido e dos filhos? Como foi voltar ao trabalho, separar-se do bebê? Como era o bebê se comparado ao que ela imaginou durante a gravidez? O bebê chorava? Dormia? O que a mãe faz quando ele chorava? O bebê se acalmava? A mãe amamentou? Como se sentia? Amamenta sempre que o bebê chorava? Sabia distinguir o choro de "manha"? Desmamou? Como foi o desmame para o bebê? E para a mãe? A criança anda? Com que idade começou a andar? Como isso modificou o contexto da casa? A criança tem ou tinha vontades (escolher a própria roupa)? A criança usa fraldas? Se não, como foi ou está sendo o processo de tirá-las? A criança fala? Diz muito "não"? Como os pais reagem às iniciativas da criança? Tendem a incentivar ou a brecar suas iniciativas motoras e linguísticas? A criança se aborrece com a bronca dos pais? Obedece aos pais? Sempre? A criança tem algum objeto ao qual se agarra na ausência dos pais? Chegou algum irmãozinho novo? Como foi a reação diante dele? Como é o sono da criança? Como é sua alimentação? A criança se machuca muito? Tem doenças respiratórias?
3. **História da doença:** no dia em que apareceram os primeiros sintomas, descreva detalhadamente o que o paciente e a família estavam fazendo; e se havia alguma situação extraordinária acontecendo (separação, divórcio, perda de emprego, falecimento na família, estresses ou traumas de uma forma geral)?
4. **A família:** constituição, relacionamento familiar e impacto da doença na família.
5. **A escola:** relacionamento com a escola, professores e amigos; impacto da doença na escola.
6. **O grupo social:** características da inserção social e cultural; impacto da doença no contexto social.

7. **O ambiente hospitalar e profissionais da saúde:** impressão geral sobre o hospital e relacionamento com a equipe de saúde.
8. **Observação da criança:** consegue abotoar uma camisa? Desenha figuras? Figuras humanas? Com que formas e tamanhos? Pergunta muito os "porquês"? Se vir uma bola vindo de trás da parede, tenta ver quem a chutou? Consegue organizar categorias de objetos? Consegue lidar com quantidades, por exemplo, dividir balas? Percebe se alguém está chateado? Conseguem distinguir pensamentos de sonhos? Distingue o real do imaginário? Papai Noel existe? A criança se "despede do balanço"? Como é sua linguagem? Como a criança se autodescreve? Consegue conciliar o desejo de fazer alguma coisa com o desejo de aprovação dos pais (conciliar atitude e culpa)? É menino ou menina? Como é sua identidade de gênero, compatível com sua cultura? Brinca? Brinca de faz de conta? Descreva detalhadamente uma brincadeira que a criança tenha proposto. Como é seu julgamento moral?
9. **Articulação da observação** com os aspectos teóricos e práticos já discutidos (psicologia do desenvolvimento, técnicas de comunicação e entrevista, transferência e contratransferência).
10. **Aspectos,** vivências, indagações e dificuldades da entrevista que chamaram atenção.

Criança de 6 a 12 anos

1. **Identificação:** nome, sexo, idade, procedência, grau de instrução, naturalidade e nacionalidade.
2. **História de vida e desenvolvimento atual:** vida dos pais, de seus familiares e da gestação (foi planejada)? Foi desejada? Como foi o recebimento da notícia? Quais eram as expectativas em relação ao bebê (sexo, personalidade, saúde)? Como o marido reagiu à gravidez de uma forma geral? Como foi o parto? E o puerpério, como foi? O bebê teve alta hospitalar? Como a mãe se sentia do ponto de vista emocional? Como foi voltar para casa e retomar os cuidados do lar, do marido e dos filhos? Como foi voltar ao trabalho, separar-se do bebê? Como era o bebê se comparado ao que ela imaginou durante a gravidez? O bebê chorava? Dormia? O que a mãe faz quando ele chorava? O bebê se acalmava? A mãe amamentou? Como se sentia? Amamenta sempre que o bebê chorava? Sabia distinguir o choro de "manha"? Desmamou? Como foi o desmame para o bebê? E para a mãe? A criança anda? Com que idade começou a andar? Como isso modificou o contexto da casa? A criança tem ou tinha vontades (escolher a própria roupa)? Como foi ou o processo de tirar as fraldas? A criança fala? Quando começou a falar? Diz muito "não"? A criança se aborrece com a bronca dos pais? Obedece aos pais? Sempre? Desafia? É agressiva? Sente medo, apatia, tristeza? Tem irmãos? Como foi a reação diante da chegada de irmãos? Como é o sono da criança? Como é sua alimentação? A criança se machuca muito? Tem doenças respiratórias? Adoece com facilidade? Como se relaciona com a mãe? E com o pai? Consegue sair e voltar sozinha aos lugares (descontada a violência em grandes cidades)? Os

pais gostam de estudar? Incentivam os filhos? Como? Como é o desempenho escolar da criança?
3. **História da doença:** no dia em que apareceram os primeiros sintomas, descreva detalhadamente o que o paciente e a família estavam fazendo; havia alguma situação extraordinária acontecendo (separação, divórcio, perda de emprego, falecimento na família, estresses ou traumas de uma forma geral)?
4. **A família:** constituição, relacionamento familiar e impacto da doença na família.
5. **A escola:** relacionamento com a escola, professores e amigos; impacto da doença na escola.
6. **O grupo social:** características da inserção social e cultural; impacto da doença no contexto social.
7. **O ambiente hospitalar e profissionais da saúde:** impressão geral sobre o hospital e relacionamento com a equipe de saúde.
8. **Observação da criança:** anda só com meninos ou só com meninas? Consegue memorizar trajetos? Tem noção da distância e do tempo entre dois pontos? Categoriza objetos? Infere relações entre suas características? Identifica a relação entre o todo e as partes de um conjunto? Tem a noção de conservação? Compreende o princípio de identidade? E o de reversibilidade? Sabe descentrar? Faz contas mentalmente, calcula troco? Como é seu julgamento moral? Diferencia fantasia da realidade? Acredita em Papai Noel? Como é o desenho da figura humana? Como é sua linguagem, seu vocabulário? Sabe ler e escrever? Como se autodescreve? Sente-se competente e ativa ou é tímida e sente-se incapaz? Sente-se capaz demais?
9. **Articulação da observação** com os aspectos teóricos e práticos já discutidos (psicologia do desenvolvimento, técnicas de comunicação e entrevista, transferência e contratransferência).
10. **Aspectos,** vivências, indagações e dificuldades da entrevista que despertaram a atenção.

Adolescência

1. **Identificação:** nome, sexo, idade, procedência, estado civil, grau de instrução, profissão, naturalidade e nacionalidade.
2. **História de vida:** vida dos pais, de seus familiares e da gestação (foi planejada)? Foi desejada? Como foi o parto? E o puerpério? Como a mãe se sentia do ponto de vista emocional? Como foi voltar ao trabalho, separar-se do bebê? Quando bebê chorava? Dormia? O que a mãe fazia quando ele chorava? O bebê se acalmava? A mãe amamentou? Desmamou? Como foi o desmame para o bebê? E para a mãe? Com que idade começou a andar? Como foi ou o processo de tirar as fraldas? Quando começou a falar? Obedece aos pais? Sempre? Desafia? É agressivo? Sente medo, apatia, tristeza? Tem irmãos? Como foi a reação diante da chegada de irmãos? Como é o sono do adolescente? Como é sua alimentação? Arrisca-se e machuca-se muito? Tem doenças respiratórias? Adoece com facilidade? Como se relaciona com a mãe? E com o pai? Como é seu desempenho escolar? Como lida com as transformações do corpo? Como e

quando foi a menarca (no caso das meninas)? Como é seu pensamento? Consegue compreender uma metáfora ou outro tipo de abstração simbólica? Como é a sexualidade e a vida amorosa das moças? E dos rapazes? Ficam? Namoram? Como é o namoro? Dependente? Livre? Já contraíram alguma doença sexualmente transmissível? Como é o grupo de amigos? E os ídolos? Que ocupação profissional pretendem buscar? Tem clareza de seus valores? Usa drogas?

3. **História da doença:** no dia em que apareceram os primeiros sintomas, descreva detalhadamente o que o paciente e a família estavam fazendo; havia alguma situação extraordinária acontecendo (separação, divórcio, perda de emprego, falecimento na família, estresses ou traumas de uma forma geral)?
4. **A família:** constituição, relacionamento familiar e impacto da doença na família.
5. **A escola:** relacionamento com a escola, professores e amigos; impacto da doença na escola.
6. **O grupo social:** características da inserção social e cultural; impacto da doença no contexto social.
7. **O ambiente hospitalar e profissionais da saúde:** impressão geral sobre o hospital e relacionamento com a equipe de saúde.
8. **Articulação da observação** com os aspectos teóricos e práticos já discutidos (psicologia do desenvolvimento, técnicas de comunicação e entrevista, transferência e contratransferência).
9. **Aspectos**, vivências, indagações e dificuldades da entrevista que chamaram atenção.

Adulto

1. **Identificação:** nome, sexo, idade, procedência, estado civil, grau de instrução, profissão, naturalidade e nacionalidade.
2. **História de vida:** dados gerais sobre desenvolvimento infantil (caso algum dado chame atenção, aprofundar); história atual; observar o pensamento: se usa simbolismo, suporta contradições, incertezas, se integra as informações a sua experiência de vida; se possui relacionamentos íntimos; investigar se passa ou passou pela crise de meia idade (por voltados 40 anos), perguntando o que realizou profissional e pessoalmente, se está satisfeito com isso ou não, se mudou seu estilo de vida ou pensa em mudar; preocupa-se em "deixar um legado" para os mais jovens; como vai a vida sexual? O desejo sexual? E o desempenho? A menopausa (no caso das mulheres)?
3. **História da doença:** no dia em que apareceram os primeiros sintomas, descreva detalhadamente o que o paciente e a família estavam fazendo; havia alguma situação extraordinária acontecendo (separação, divórcio, perda de emprego, falecimento na família, estresses ou traumas de uma forma geral)?
4. **A família:** constituição, relacionamento familiar, dependência ou independência (econômica e emocional) em relação aos familiares e impacto da doença na família.
5. **O trabalho:** relacionamento com o trabalho; impacto da doença no trabalho ou na aposentadoria (no caso dos mais velhos).

6. **O grupo social:** características da inserção social e cultural; impacto da doença no contexto social.
7. **O ambiente hospitalar e profissionais da saúde:** impressão geral sobre o hospital e relacionamento com a equipe de saúde.
8. **Articulação da observação** com os aspectos teóricos e práticos já discutidos (psicologia do desenvolvimento, técnicas de comunicação e entrevista, transferência e contratransferência).
9. **Aspectos**, vivências, indagações e dificuldades da entrevista que chamaram atenção.

Terceira idade

1. **Identificação:** nome, sexo, idade, procedência, estado civil, grau de instrução, profissão, naturalidade e nacionalidade.
2. **História de vida:** dados gerais sobre desenvolvimento infantil (caso algum dado chame atenção, aprofundar); história atual; sofreu perdas? Como está a atividade sexual? Como estão a saúde mental e as memórias recente e de evocação? A personalidade mudou? Ou apenas acentuou alguns traços? Que reflexão/avaliação faz sobre a própria vida? Encontra um significado para a própria vida e para o que viveu? Tem arrependimentos? O que pensa sobre a morte?
3. **História da doença:** no dia em que apareceram os primeiros sintomas, descreva detalhadamente o que o paciente e a família estavam fazendo; havia alguma situação extraordinária acontecendo (separação, divórcio, perda de emprego, falecimento na família, estresses ou traumas de uma forma geral)?
4. **A família:** constituição, relacionamento familiar e impacto da doença na família.
5. **O trabalho:** relacionamento com o trabalho; impacto da doença no trabalho ou na aposentadoria; mantém-se ocupado? É ativo?
6. **O grupo social:** características da inserção social e cultural; impacto da doença no contexto social.
7. **O ambiente hospitalar e profissionais da saúde:** impressão geral sobre o hospital e relacionamento com a equipe de saúde.
8. **Articulação da observação** com os aspectos teóricos e práticos já discutidos (psicologia do desenvolvimento, técnicas de comunicação e entrevista, transferência e contratransferência).
9. **Aspectos**, vivências, indagações e dificuldades da entrevista que chamaram atenção.

Paciente terminal

1. **Identificação:** nome, sexo, idade, procedência, estado civil, grau de instrução, profissão, naturalidade e nacionalidade.
2. **História de vida:** dados gerais sobre história (caso algum dado chame atenção, aprofundar); história atual; que reflexão/avaliação faz sobre a própria

vida? Encontra um significado para a própria vida e para o que viveu? Tem arrependimentos? O que pensa sobre a morte?
3. **História da doença:** no dia em que apareceram os primeiros sintomas, descreva detalhadamente o que o paciente e a família estavam fazendo; havia alguma situação extraordinária acontecendo (separação, divórcio, perda de emprego, falecimento na família, estresses ou traumas de uma forma geral)?
4. **A família:** constituição, relacionamento familiar e impacto da doença na família.
5. **O trabalho:** relacionamento com o trabalho; impacto da doença no trabalho ou na aposentadoria; mantém-se ocupado? É ativo?
6. **O grupo social:** características da inserção social e cultural; impacto da doença no contexto social.
7. **O ambiente hospitalar e profissionais da saúde:** impressão geral sobre o hospital e relacionamento com a equipe de saúde.
8. **Articulação da observação** com os aspectos teóricos e práticos já discutidos (psicologia do desenvolvimento, técnicas de comunicação e entrevista, transferência e contratransferência).
9. **Aspectos**, vivências, indagações e dificuldades da entrevista que chamaram atenção.

Familiares de luto

1. **Identificação do familiar:** nome, sexo, idade, procedência, estado civil, grau de instrução, profissão, naturalidade e nacionalidade.
2. **História de vida do familiar:** dados gerais sobre história de vida (caso algum dado chame atenção, aprofundar); história atual; como era a relação com o falecido? Como foi o processo de doença? Como foi o processo de morte? Como foi o velório e o enterro? Como foram os primeiros dias? Tem lembranças? Aceita a morte? Faz ritos (ir ao cemitério, rezar, conversar com o falecido)? O que sente quando lembra e fala da pessoa? Conseguiu retomar atividades cotidianas?
3. **A família:** constituição, relacionamento familiar e impacto da morte na família.
4. **O trabalho:** relacionamento com o trabalho; impacto da morte no trabalho.
5. **O grupo social:** características da inserção social e cultural; impacto da morte no contexto social.
6. **Articulação da observação** com os aspectos teóricos e práticos já discutidos (psicologia do desenvolvimento, técnicas de comunicação e entrevista, transferência e contratransferência).
7. **Aspectos**, vivências, indagações e dificuldades da entrevista que chamaram atenção.